问止中医系列

AI 岐黄

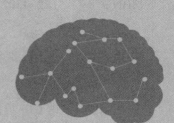

——中医大脑疑难重症医案集

编　著　（美）林大栋　张灿宏

全国百佳图书出版单位
中国中医药出版社
·北京·

图书在版编目（CIP）数据

AI 岐黄：中医大脑疑难重症医案集 /（美）林大栋，
张灿宏编著 . —北京：中国中医药出版社，2023.6
（问止中医系列）
ISBN 978–7–5132–4502–9

Ⅰ . ① A… Ⅱ . ①林… ②张… Ⅲ . ①人工智能—应用
—中医临床—研究②医案—汇编—中国—现代 Ⅳ .
① R24–39 ② R249.7

中国国家版本馆 CIP 数据核字（2023）第 021214 号

中国中医药出版社出版

北京经济技术开发区科创十三街 31 号院二区 8 号楼
邮政编码　100176
传真　010–64405721
万卷书坊印刷（天津）有限公司印刷
各地新华书店经销

开本 787×1092　1/16　印张 61　字数 1122 千字
2023 年 6 月第 1 版　2023 年 6 月第 1 次印刷
书号　ISBN 978 – 7 – 5132 – 4502 – 9

定价　198.00 元
网址　www.cptcm.com

服 务 热 线　010–64405510
购 书 热 线　010–89535836
维 权 打 假　010–64405753

微信服务号　zgzyycbs
微商城网址　https://kdt.im/LIdUGr
官 方 微 博　http://e.weibo.com/cptcm
天猫旗舰店网址　https://zgzyycbs.tmall.com

如有印装质量问题请与本社出版部联系（010–64405510）

序言

中医最精华者，无非内难本伤四大经典（《黄帝内经》《难经》《神农本草经》《伤寒论》），其中，尤以《伤寒论》所载方证体系传播最广，影响最深，临床之际最令人叹为观止。在各个朝代，精于岐黄之大医多从此书入门，最终虽各成体系，但寻根溯源，无非枝叶之于根蒂也。同时，这些大医的海量医疗实践也成就了伤寒方证无与伦比的临床大数据，令其跨越时空，彪炳千秋。

由于伤寒方证在临床的巨大价值，截至目前，研究伤寒的著作已逾千本，但并未完全揭示其奥秘，足见此书之精妙，如何强调也不过分。对于医圣仲景留下的这本奇书，我们目前虽不能彻解，但历代大医也摸索出了不少规律，临证只要遵循这些规律，有效率也相当之高。

从人系统功能态的角度看，最为关键的两个词，一是六经，二是方证。六经是基于人系统功能态的高度提炼，是仲景建立伤寒体系的逻辑骨架，所有正邪对抗都在这个骨架上发生，只要找到合适的路径，就找到了正确的战略方向，就有可能扶助正气，祛邪外出。方证是正邪对抗的具体招数拆解，某种招数对应着某种特殊场景，唯有精熟方证，通过六经辨证做出的战略规划才有战术实现的可能。历代深研伤寒的大医所做的工作，概括起来基本就这两类，只不过，有人长于战略，不动如山，有人精于战术，神鬼莫测。

然世间之事，道不变，术无常。医圣仲景也不曾想到，在他著成《伤寒论》的千余年后，出现了人工智能这种颠覆性的发明。

其实，人类自从发明第一件工具开始，就不断通过发明各种工具，突破自身体力与脑力的局限，从而改造自然为己所用，只不过，自工业革命以来，人类发明的工具多是体力增幅器，但20世纪计算机的诞生，宣告了人类脑力增幅器的问世，短短几十年，已令世界翻天覆地。今日的人工智能，正延续着这条前人开拓的道路继续前行，各行各业都已出现了不同程度的人工智能化，其未来着实不可估量。

从人类历史来看，新的工具一旦问世，必然几家欢喜几家愁，但大江东去之势，不以个体意志为转移，唯有不断吸纳人类文明的精华，我们才能始终屹立在世界文明的巅峰。在过去，中医守护了中华民族的健康，在未来，同样如此，而要能更好地做到这一点，就得践行"传承精华，守正创新"这八个字，这是国家对中医界的殷切期望。中医人工智能的问世，正是响应号召，应运而生。

不过，人工智能再强大，也只是一个超级聪明的学生，没有知识的输入，也一文不值。中医人工智能的知识库，正是以伤寒方证为骨架的久经考验的历代高效方证。经过人工智能专家和中医临床高手的深度合作，将此知识库以特殊算法管理，就成了中医临床的利剑，经过人机结合培训的中医师执此剑"杀病"，事半功倍。

与很多人想象的不同，人工智能虽以方证为基础，但并不是证和方的简单机械对应。方剂在特殊算法的管理下，其实是以"药对"为基本单元与证有机对应的，这是加减的基础，而调控加减的关键数据，就是人工智能的核心竞争力。在人类中医高手而言，这就是"经验"，往往只可意会不可言传。在人工智能而言，这叫大数据，代表着人类对于模糊巨系统的崭新研究思路，在目前，已经取得了相当可观的成绩，未来可期。

当然，尺有所短，寸有所长，人工智能在记忆和运算方面的优势，虽不是人类可以比拟的，但人类在宏观战略方向上的灵性，也不是人工智能可以通过算法简单模拟的。二者的有机结合，诞生的将是一个完全崭新的未来。

这个未来就在《AI岐黄——中医大脑疑难重症医案集》中徐徐展开。

俞梦孙

2022.11.2

目录

下 篇

导论：科技中医第三春

这是问止中医科技第三本基于中医人工智能的医案集。

2020 年，我们出版了世界上首部中医人工智能的医案集——《AI 岐黄——中医大脑医案集》。那是我们在临床实际使用人工智能看诊的医案合集，收入了包括疑难、情志、心脑血管、脾胃与消化、肺与呼吸、肾与泌尿、女科、儿科、皮肤科、骨伤外科等各领域的诊疗案例。2021 年，我们出版了第二本中医人工智能医案集——《AI 岐黄——中医大脑重症医案集》，本书侧重在中医人工智能对治癌症等各类重症。这标志着随着临床大数据的不断累积，中医人工智能不仅拓展了治疗范围，进入到重症范畴，而且在中医重症医学领域探索出卓有疗效的诊疗路径。在过去四年的每一天，所有使用人工智能中医大脑的医者都不断地把各种临床面对的症状和计算结果回传至大数据库，在这段时间，中医大脑累积的案例已超过 30 万例。在不断的学习优化之下，我们不但攻克了一般的病症，也走进了重症治疗的范围，更在一些特殊的疑难症上取得了令人惊喜的成绩。中医大脑在不断累积医案的情况下，展开其"中医学习大脑"的功能，它目前的功力对比上一本医案集出版时已是不可同日而语。

这一本中医人工智能医案集起名为《AI 岐黄——中医大脑疑难重症医案集》，顾名思义，包含了中医治疗疑难症和重症的诊疗实录。当然，一如既往，本书中也加入了我们不断进步和强化的"中医学习大脑"的分析。本书不但有翔实的案例记录，也有患者真实的回馈和部分现代医学检查数据的前后对比，更有通过"中医结构分析"之后的医学说明。关于案例记录的原始图像资料包括在诊治过程中的电脑记录截图、聊天截图、现代医学检查拍照、患处拍照等，除了对部分敏感内容用马赛克模糊处理，全部原汁原味，真实可靠。本书中，保留了我们在上本医案集中分析医案及处方的工具——"中医学习大脑"中的"病机治则分析""组成方剂结构分析"的功能，另外，我们还针对中医大脑制定出的方剂中所有单味药的药性做出"单味药药性分布图"。这不但能展现出中医大脑治症时的思路，更可以同时提供中医大脑组方取药的诸多细节。

在问止"中医学习大脑"的分析之后，编者也以有限的学力和大家探讨中医大脑在这些医案中涉及的传统方剂结构的"理、法、方、药"的说明。希望就此能和读者在学术上做一些交流。

本篇导论，我们将会如前两本书的导论一样，向大家说明本书的编写方式，以及我们分析医案的方法，作为大家在阅读本书时的指南。

一、本书的新启迪

在这本书的医案收集期间，中医大脑通过大数据分析不断在自行优化。同时，为了让第一线的医者能够得到人工智能更大的协助，我们在这期间也增加了很多新的功能，而因为这些功能的出现，我们在治疗上较之以往更为细腻和准确。我们列举其中少数几个重要的功能如下：

1. 重症用药自动转化

当患者的疾病比较危重的时候，中医大脑会自动转化方剂中的部分单味药，比方说可能用生附子代换炮附子，或者用生半夏替换姜半夏等。这增加了我们在对治重症时的药力，但也会提醒医者要根据患者的身体状况做剂量上的调整。

2. 自动推荐外治处方

外治法可以强化我们治疗的效果。适度加入外治可以增加方剂的力量，快速缓解患者的症状并缩短疗程。中医大脑会在分析患者症状组成之后，在开具方剂处方的同时，适时地建议患者相对应该做的中医外治法，形成"方剂－外治法"相结合的组合处方。这样就可以让患者自己动手做经络穴位的按压或者是用灸法，这些都能够提供很好的帮助。

3. 自动推荐针灸处方

在开具方剂处方的同时，中医大脑还会根据患者症状分析并提供实时的针灸必用穴位，形成"针药结合"的组合处方。就如兼用其他外治法时的增益作用，针药结合也会提高整体疗效。

4. 药对智能加

在临床上，当某些症状同时出现的时候，我们会有一些非常适合的药物增加，这一类中医用药规则一般来说都是经验丰富的老医师之所以疗效卓著的原因，但也十分难以掌握。而在中医大脑不断优化的过程中，通过大数据的分析和随访的有效结果的交互比对，中医大脑的智能增加就会把这些经验与方法随时提供给医者参考，这就会让在第一线的医者能够随时掌握所有既有的经验传承，在选择了基础方之后，再根据患者特异性的表现增加药对，以获得更佳的治疗效果。在这本医案集中，我们可以看到非常多精彩的单味药或药对的增加，就是来自这个功能。

5. 药对智能减

这个功能和前一个功能相近，但区别不在于"加"而在于"减"。当患者符合某些特殊情况时，中医大脑会自动删除原有方剂中的某些药。这种情形虽然不多，但是我们增加了这个功能以防止不当用药的出现，并通过"减药"再度提升疗效。比方说，当前列腺增生而造成小便不利的情况下，处方中如果有麻黄就会被自动删除。

中医大脑医案集是记录着我们在临床上运用人工智能治症的报告，而中医大脑的不断优化使得这本书中呈现出来的治疗方法和医理更加丰富。通过接连三本医案集，我们可以看出中医大脑强大的学习与进化能力。这也是问止中医和我们医者精益求精的追求。

二、医案的选取

随着团队的扩大、问止 AI 联盟合作伙伴的增多，我们每天都有来自海内外不同医者使用中医大脑而汇入的真实案例。我们进行了非常严谨的随访，除了病患主动反馈之外，更有互联网医院用户中心的电话随访、医师的微信随访。我们把这些随访结果做回归分析，发现中医大脑有着令人惊喜的有效率。案例甚多，疑难重症医案更是随之大量累积。本书的重点便是专注在中医对各类疑难重症的治疗上。有些病症虽不是可以令人生命受到威胁的重症，但其难以治疗，常常给患者造成大量痛苦；更有些病症，其少见程度令经验不够充分的医者感到紧张；当然，避不开的就是以各类癌症为代表的重症，对于人类的生命威胁尤大。本书共收入了 50 个不同类型的医案，其中有些是癌重症，有些是疑难症，且举一些特殊案例如下：

● 中医抢救危急重症，蛛网膜下腔出血

● 治肾衰竭二例，治疗后停止透析

● 从"脾气"治好严重高危的血小板低

● 治重度脑瘫患儿，5个月经历纪实

● 吃油炸炒货、沙琪玛导致的耳聋，却用阳药治

● 逆转多年糖尿病，指标恢复正常

● 频繁眨眼的怪病二例

● 中医治视网膜静脉阻塞，视力复原

● 睡眠呼吸暂停，中医也能治吗

还有一些看似不至危及性命的病症，但困扰患者甚久而来求治成功的，如：

● 喝药后，感觉肚子里有股力量，把内脏从左往右拉

● 弹琴老师多年手汗，两诊解决

● 治疗肾结石二例，顺利排石

● 治疗顽固难愈的牛皮癣二例

● 奇怪的全身游走性疼痛，四诊愈

● 治阿尔茨海默病，戒断西药，生活如常

● 脱发毁颜值，治疗脱发，长回秀发

当然，有一些是属于癌重症范围的案例：

● 宫颈癌的中西医配合治疗二例

● 中医治乳癌，肿瘤缩小，指标复常

● 中医大脑治肾癌，取得超预期疗效

● 中西医配合治肠癌肝肿瘤，病灶消失

● 反复便血的结肠癌，"武汉好了，爸爸是不是也快好了？"

● 中医大脑治肺癌肺积水

● 以体质调理治肺癌淋巴和骨转移，生活恢复正常

● 卵巢癌压迫导致肠梗阻，西医无策，中医有方

这只是本书中部分案例，全书50个精彩案例，正文会有细节解说。

中医大脑正式上线至今不过四年，累积的病种不敢说是全面，但总算是有一些

成绩！

我们另一个选取医案的原则是希望通过这些医案能让读者有所收获和启发。更多的就诊医案，我们每周会通过"深圳问止中医"的公众号对外发布，也请大家阅读后向我们提出批评和指导。

三、本书体例说明

在前两本医案集中，我们就已经开始应用问止"中医学习大脑"分析医案。这个功能其实已经融合在人工智能中医大脑辅助诊治系统之中，在其中一个叫"学习大脑"的功能模块里。本功能帮助医者分析、了解、学习中医大脑的用方用药思路。这个工具在本书中起到了很重要的作用。通过方剂的单味药、药对、结构符合方剂、方性、症状与体质等方面的分析，我们拆解并学习中医大脑的思路，提高医者自身的临床修为。这样的分析虽可用人工来做，但可说是事倍功半且不实际，通过"中医学习大脑"的分析，往往会给我们不同的视野和惊奇。

利用"中医学习大脑"分析中医大脑自己的处方，本身就是一个非常有趣的过程。"中医学习大脑"对方剂的拆解分析十分详细，在书中还有笔者对中医大脑分析结果的点评和说明，提供给大家参考，当然更希望读者能有自己不同的体会。

我们在此重申在第一本医案集中的观念：当我们用中医人工智能来辅助诊治的时候，医者的角色是不是变得不重要？医者是不是再也不用精进？事实上，有这种疑惑的人恰好误解了我们希望推动中医大脑运用的初衷。中医大脑辅助医者在他原有的基础上能够更深度而精确地分析病症，用方和用针，通过中医大脑的辅助，医者不会因为个人学习及经验的差别而在临证时有所遗漏和偏失，医者是第一线面对患者而做出四诊的核心，所以医者的重要性始终都是最高的。这就如同在现代医学体系里，西医早已经有各种科学的设备和分析方法来帮助自己看诊。对医者本身的提升和学习精进，中医大脑的学习模块就是一个很好的工具，不断地使用中医大脑在临床上诊治，医者的医术也会随之上升到一个更高的境界。

在医者的临床记录说明之外，本书还会把每一个中医大脑输出的处方做分析，最后再针对该医案的整体诊治和用方思维做评述。为清晰呈现，我们使用了大量的图表来帮助大家更好地掌握中医大脑的心法。

在这本医案集中，我们将首次使用中医学习大脑的一个新功能，也就是"病机治则分析"功能。这个功能会将整个方剂的用药结构根据其病机治则分类之后自动做出图表，其中除了整体的药对分析之外，中医学习大脑还可以根据八纲辨证、气血水辨证、脏腑辨证、中药动力学等几个角度来分析其病机治则。它也能够同时针对单味药来做病机治则分析。只是限于本书的篇幅，在本书中我们会用到的只是药对整体分析的部分而已。通过这些分类和整理，可以一目了然地看到方剂的功能及诊治方向。

以下且举补中益气汤和四物汤的合方为例，来看看这些分析图：

【整体药对之病机治则分析图】

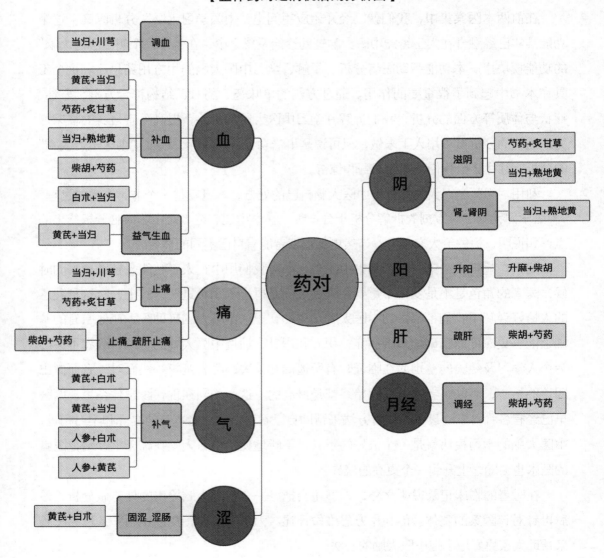

【八纲辨证之病机治则分析图】

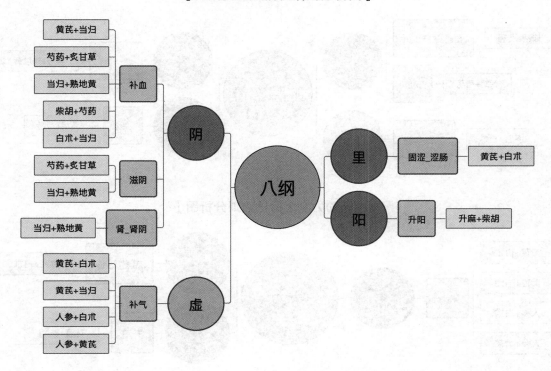

【气血津液辨证之病机治则分析图】

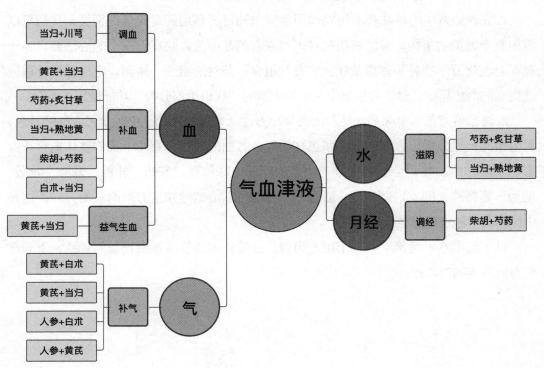

【脏腑辨证之病机治则分析图】

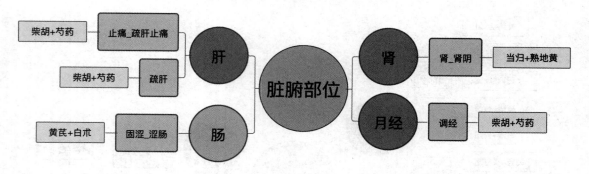

【中药动力学之病机治则分析图】

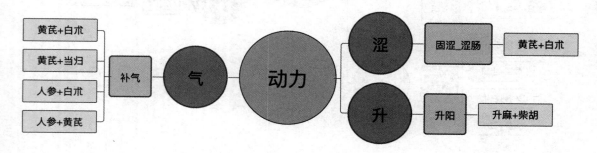

我们在本书中分析处方的步骤如下：

1. 先就处方中的单味药的协同作用整理出药对。利用药对的分门别类，我们可以看出整个方剂的架构。灵活利用药对来组成方剂是中医大脑在临床上的心法要点，毕竟面对变化万千的各种体质及症状的交互组合，药对的组合、协调、应用是一种适应性更强的治症思维。然后再根据中医学习大脑的"病机治则分析"功能做出关系图。

2. 再来就方剂的单味药药性和比例算出方性。方性的使用是中医学习大脑的特色，可以借此定量分析出方剂的升降寒热润燥等各方面的属性，有助于我们整体地看待处方的功能作用。我们会就一个方剂中组成的各单味药在"寒热、补泻、升降、收散、润燥"等特性上的差别做计算。通过方性分析可以清楚地知道方剂的对治方向，这是中医本草学的成就总结。

以下且举本书案例中的一个用方为例，这是补中益气汤和四物汤的加减，下面来看看此方剂的方性图：

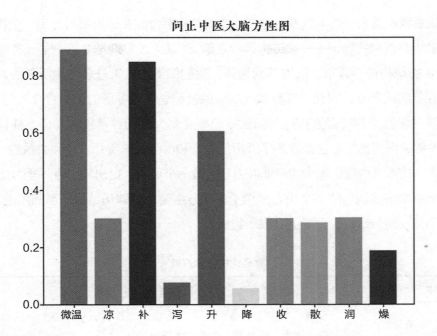

问止中医大脑方性图

3. 与此同时我们也会把方剂中的单味药药性的分布做成图表，比如以下这个单味药药性分布图就是来自本书医案中的用方——补中益气汤和四物汤的加减。这可以让读者一目了然地看到在某一诊中方剂里的单味药药性的分布。再配合整个方剂的方性图来看，这会让我们对于中医大脑所设计出来的方剂有更清楚的认识。

	温热药	平药	寒凉药
补药	人参☀、白术☀、黄芪、当归☀、砂仁☀、川芎☀、熟地黄☀	炙甘草☀	酒白芍☀、丹参
平药	陈皮☀、紫石英		
泻药			升麻、柴胡☀

	升性药	平药	降性药
散性药	升麻、柴胡☀、当归☀、川芎☀	陈皮☀、砂仁☀	丹参
平药	黄芪	紫石英	
收性药	人参☀、熟地黄☀	白术☀、炙甘草☀、酒白芍☀	

（注：☀：燥性药，☂：湿性药）

4. 然后我们再来分析本处方所包含的方剂结构组合。在这里要再介绍一个我们在上一本医案集中新创的名词——"结构符合方剂"，即当 A 方剂是 B 方剂的子集时，我们称 A 是 B 的结构符合方剂。以胃苓汤为例，我们知道这是朱丹溪先生所创的，它是平胃散和五苓散的合方，因此平胃散和五苓散就被称之为胃苓汤的结构符合方剂。此外，同样是胃苓汤的结构符合方剂还包括茯苓桂枝甘草大枣汤、苓桂术甘汤、桂枝去芍药汤、猪苓散、泽泻汤等。这是我们了解历代名方和中医大脑所开方之间关系的一个重要分析模式，在本书中我们也为读者就以上分析做一个说明，提出其中值得学习的要点。

以下举本书案例中的一个用方做例子，此方主要由归脾汤结构、当归四逆汤结构、桂枝加龙骨牡蛎汤结构，再加上乌梅所组成。

重要结构符合方剂

结构符合方剂	方剂组成	药数
归脾汤	白术、当归、茯苓、黄芪、远志、龙眼肉、炒酸枣仁、人参、木香、炙甘草、生姜、大枣	12
当归四逆汤	当归、桂枝、芍药、细辛、炙甘草、通草、大枣	7
归芪建中汤	桂枝、芍药、炙甘草、生姜、大枣、当归、黄芪	7
桂枝加龙骨牡蛎汤	桂枝、龙骨、牡蛎、芍药、炙甘草、生姜、大枣	7
桂枝去桂加茯苓白术汤	芍药、炙甘草、生姜、大枣、茯苓、白术	6
桂枝加黄芪汤	桂枝、芍药、大枣、生姜、炙甘草、黄芪	6
桂枝人参新加汤	桂枝、大枣、人参、芍药、生姜、炙甘草	6
四君子汤	人参、白术、茯苓、炙甘草、生姜、大枣	6
黄芪桂枝五物汤	黄芪、芍药、桂枝、生姜、大枣	5
桂枝汤	桂枝、芍药、炙甘草、生姜、大枣	5
桂枝加芍药汤	桂枝、芍药、炙甘草、大枣、生姜	5
桂枝加桂汤	桂枝、芍药、生姜、炙甘草、大枣	5
茯苓甘草汤	茯苓、桂枝、生姜、炙甘草	4
茯苓桂枝甘草大枣汤	茯苓、桂枝、炙甘草、大枣	4
苓桂术甘汤	茯苓、桂枝、白术、炙甘草	4
桂枝甘草龙骨牡蛎汤	桂枝、炙甘草、牡蛎、龙骨	4
桂枝去芍药汤	桂枝、大枣、生姜、炙甘草	4

可作为方根的结构符合方剂

结构符合方剂	方剂组成	药数
芍药甘草汤	芍药、炙甘草	2
桂枝甘草汤	桂枝、炙甘草	2

另外再特别加上的单味药：乌梅。

通过这些步骤，我们在处方分析上就会有更深入而精确的整体认识。这不只是学术上的突破，更是临床实效之由来。而这不但是本书的一大特色，更是我们利用人工智能的优点而发展出来的中医方剂学习新模式。

四、医学要点说明

1. 本书《喝药后，感觉肚子里有股力量，把内脏从左往右拉》的案例讲述了用中医内科用药解决西医外科范畴的内脏移位问题。为什么中医内科的手段能解决外科的问题？其实只要用方对应了体质和准确的方证，中药就能激发人体的自愈能力。因此患者服药后会有内脏的拉扯感而自动复位。古代其实没有内脏移位的病名，但却能通过望闻问切来诊断病证，进而精准用药。骨科的手法回正，能帮助内科疾病的恢复；内科用药的能量推动，同样也能让筋骨复位。其关键在于找到了人体自愈的钥匙，也就是加速气的循环。

2. 在本书《治疗肾结石二例，顺利排石》案例中，患者有多年的肾结石和严重的眩晕问题，因此中医大脑用药在利湿通淋的同时也大补肾气，结果除了解决患者的主症眩晕之外也帮助患者排出了巨大的肾结石。寒热并用的方药平淡无奇，效果却出奇的好！

3. 牛皮癣是一个常见而恼人的皮肤病，相当难治，但本书《治疗顽固难愈的牛皮癣二例》向我们展示了中医大脑治疗这种难治皮肤病的不同用药方式：在第一则医案中，中医大脑利用皮肤病常用方结合体质方的用药模式，补泻兼顾、寒热并用，最终让患者的皮肤病获得很大的改善；而在第二则医案中，中医大脑则是用治表湿的方子兼补气和补阳，最终改善了多年难愈的牛皮癣问题。

4. 本书《治好老太太的顽固性干性湿疹》案例中，中医大脑在二诊时运用了时方，"温清饮"和经方"麻杏薏甘汤"的合方，守方两次就获得了相当大的改善，而笔者也认为这是相当好的合方！这足以证明真正的中医没有所谓的经方时方之争，临床有效才是王道！

5. 脱发虽然不是大病，但却会影响人们的容貌和信心。在《脱发毁颜值，治疗脱发，长回秀发》案例中，由于患者有抑郁、多梦等肝气郁结的问题，又有头发干枯、梦遗、性冷淡等肝肾不足之证，因此中医大脑用"肝肾同源"的理论，选用了逍遥散合七宝美髯丹这个结构，结果在第三诊时患者的头发就开始变厚了，出油和头皮屑也减少了。此案例只是单纯地运用中医的理论和临床的常用方，足以证明中医的可重复性。

6. 在本书《中医治视网膜静脉阻塞，视力复原》和《三叉神经痛二例，多么痛的领悟》案例中，面对如此严重的疾病，中医大脑掌握其上热下寒之证，运用火神派的名方"潜阳封髓丹"的加减，在几诊之内就治好了病症。其中运用的心法，值得读者在医案中细细体会。

7. 在本书《中医抢救危急重症，蛛网膜下腔出血》案例中，中医大脑运用寒热并用的手法，用三黄泻心汤和麻黄附子细辛汤的加减就解决了被西医宣判无救的如此严重的病症。其中第三诊中的加减更是隐含诸多学问：郁金、石菖蒲合用可化湿浊、开心窍，治疗本诊神识昏乱的问题；吴茱萸可散寒止痛，主要是加强麻黄附子细辛汤治疗头痛的效果；石膏、知母合用可加强退热的效果，可治疗本诊头热、身上发热的问题；石膏、黄连可制衡吴茱萸的燥性，避免头部再度出血。经方大师胡希恕治疗头痛时常以吴茱萸和石膏同用，治疗头痛兼有上热的问题，而在本诊中，中医大脑也是如此运用。细辛和石膏的组合也是同样寒热并用的手法，可治疗上热兼有痛证的问题。

8. 在本书《心悸的成功对治二则》案例中，在第一则医案里中医大脑掌握了其肝木克脾土的本质问题，运用了柴胡桂枝汤、胃苓汤、四逆散的合方结构，两周就治好了心悸的症状。值得探讨的是，所用方剂中隐含着平胃散、二陈汤、六君子汤等诸多基本方结构，因此能有效治疗由肠胃问题引起的心脏相关症状如心悸怔忡、胸闷胸痛等问题。此例告诉我们遇到心脏的问题也需考量患者整体状况，兼顾其他症状，尤其是胃胀气的问题。

9. 在本书《治重度脑瘫患儿，5个月经历纪实》案例中，中医大脑用了六味地黄丸和润肠汤的合方，可说是攻补兼施，既可补先天不足，又能治疗严重的便秘问题。而对于阴虚型的便秘，此合方也可标本兼治，是相当好的方对。

10. 在本书《重症崩漏的艰难治疗史》案例中，中医大脑运用了傅青主的两个名方：加减当归补血汤、逐瘀止血汤。尤其是加减当归补血汤，临床多用于崩漏重症，因此大幅缩短了此案例的疗程。

其他医学要点散见于"重要结构符合方剂说明""本医案之整体分析""疑难症综述"里，请读者细细体会，希望读者阅读后可以收获良多。

五、小结

在中医大脑的后台资料中，保存着海量医者长期临床拼搏而累积下来的大数据库，其中有太多值得我们分析整理的宝藏！这第三本医案集既是中医人工智能临床诊治的医案记录和分析，更是一个问止中医科技工作的里程碑。在本书集结编辑的过程中，我们也通过大数据分析针对特定病种整理出了《中医大脑心脏病白皮书》《中医大脑肾病白皮书》《中医大脑神志病白皮书》等资料。相信在中医大脑不断优化的过程中，我们还会有更多的分析内容可以和大家分享。

如同在第一本医案集中所说的，我们希望能够做到"实事求是、诚意确实"！一本书的出版，离不开许多人在背后默默地工作。借本书出版之际，我谨代表公司向奋斗在临床一线的问止中医师团队表示感谢，没有优秀的问止青年医师团队，中医大脑无法发挥诊疗实力为患者造福；也向一直在后台辛勤工作的问止南北药局同事们表示感谢，药师团队是中医大脑疗效落到实处的供应链保障大队，为患者提供了覆盖全国的精品中药代煎配送服务；也向增长中心、用户中心、运营中心等同仁表示感谢，大家的力量集合在一起，才有问止中医蓬勃发展的今日。最后，我要向本书的读者表示感谢，也欢迎读者给我们指教，谢谢大家在中医现代化的过程中给我们的鼓励和支持！

本书案例中所用药物和剂量都有专业医生把控，但临床情况多变，仅供参考，不可生搬硬套，具体治病请咨询专业医生。

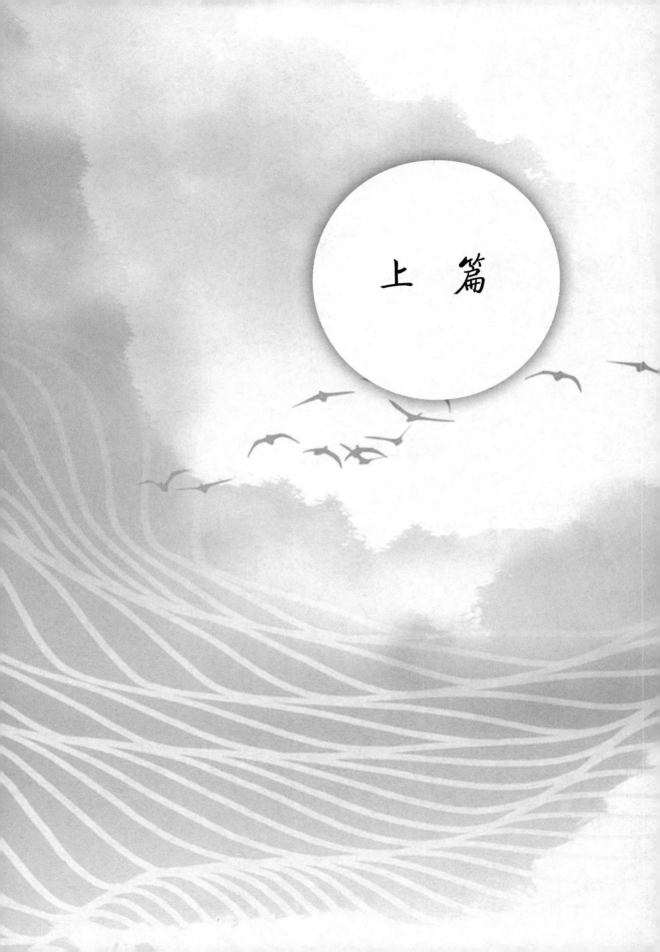

上　篇

·医案 1·

脱发毁颜值，治疗脱发，长回秀发

现在连 00 后都脱发了！再脱下去，胎儿都不长胎毛了。

《黄帝内经》认为"发为血之余，发为肾之候"。《诸病源候论》认为"冲任之脉，为十二经之海，谓之血海……故须发秃落"。所以毛发的生长有赖于气、血、精。病因以肝肾不足为本，血瘀、血热、湿热、血虚、风邪等为标。

中医把脱发分为四个常见证型：肾气阴虚型、肝郁气滞型、血虚风燥型、痰湿壅蒸型。

初诊：头皮屑多、掉发

今天，我们跟大家分享脂溢性脱发（又叫雄性激素性脱发）的医案 1 例。2021 年 7 月上旬，四十出头的 D 先生看了我的采访视频，决定挂我的号，咨询脱发问题。

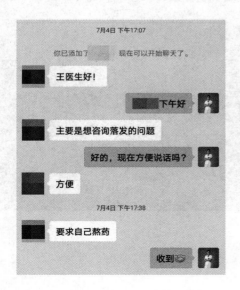
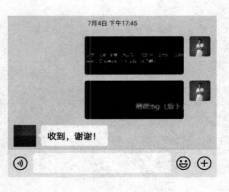

2012年的时候，D先生由于肚子不舒服，一胀气就感到心慌，到北京阜外医院做心脏相关检查，报告均显示没有问题。

后来，D先生又到首都医科大学宣武医院神经内科就诊，也没有检查出具体病因，医院方给出诊断为"植物神经紊乱"。

D先生对诊断结果不大信任，所以没有吃西药，没想到后来慢慢好了。但在之后的日子里症状不断反复，遂自己不断试方，最后发现平胃散对此症有效果。

从2015年开始，D先生出现头皮屑多、掉发、头发稀少、干枯、头发油的症状。几年前从海南回家后，头皮就轻微发痒，长少量小红疹。小便黄，每天有1次，大便不成形，阴囊潮湿。平时做梦多。有时情绪低落，性欲减退，每个月会梦遗两次。

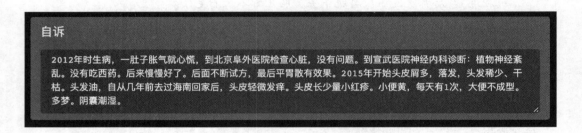

自诉

2012年时生病，一肚子胀气就心慌，到北京阜外医院检查心脏，没有问题。到宣武医院神经内科诊断：植物神经紊乱。没有吃西药。后来慢慢好了。后面不断试方，最后平胃散有效果。2015年开始头皮屑多，落发，头发稀少、干枯。头发油，自从几年前去过海南回家后，头皮轻微发痒。头皮长少量小红疹。小便黄，每天有1次，大便不成型。多梦。阴囊潮湿。

我将D先生的症状录入中医大脑，中医大脑开方如下：

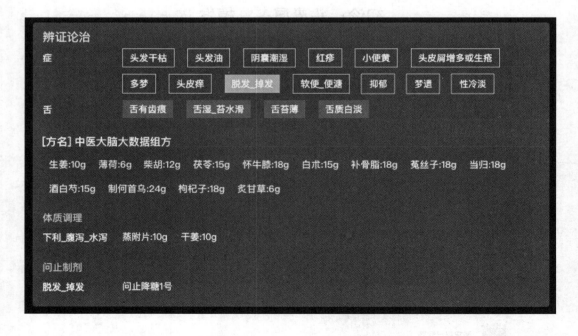

辨证论治

症　头发干枯　头发油　阴囊潮湿　红疹　小便黄　头皮屑增多或生疮
多梦　头皮痒　脱发_掉发　软便_便溏　抑郁　梦遗　性冷淡

舌　舌有齿痕　舌湿_苔水滑　舌苔薄　舌质白淡

[方名] 中医大脑大数据组方

生姜:10g　薄荷:6g　柴胡:12g　茯苓:15g　怀牛膝:18g　白术:15g　补骨脂:18g　菟丝子:18g　当归:18g

酒白芍:15g　制何首乌:24g　枸杞子:18g　炙甘草:6g

体质调理

下利_腹泻_水泻　蒸附片:10g　干姜:10g

问止制剂

脱发_掉发　　问止降糖1号

我用汤药配合丸药，协同作战。

【本诊方剂整体药对结构分析】

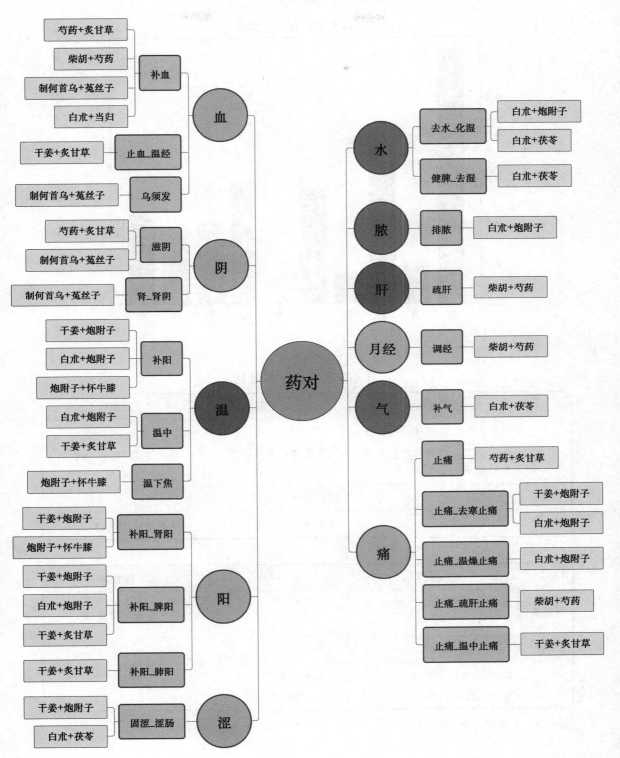

【方剂药性分析】

问止中医大脑方性图

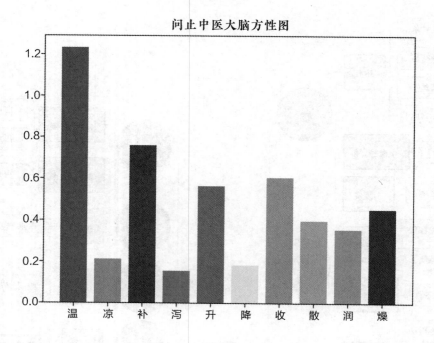

【单味药药性分布图】

	温热药	平药	寒凉药
补药	制何首乌，白术☀，当归↑，菟丝子↑，补骨脂，生姜☀，蒸附片☀，干姜☀	枸杞子↑，炙甘草↑	酒白芍↑
平药		怀牛膝☀	
泻药		茯苓☀	柴胡☀，薄荷☀

	升性药	平药	降性药
散性药	当归↑，柴胡☀，生姜☀，干姜☀		怀牛膝☀，薄荷☀
平药			
收性药	蒸附片☀，枸杞子↑，制何首乌，菟丝子↑	白术☀，酒白芍↑，补骨脂，炙甘草↑	茯苓☀

（注：☀：燥性药，↑：湿性药）

【药性之说明】

我们列出患者的症状如下：

【小便】小便黄。

【大便】软便、便溏。

【男科】阴囊潮湿、梦遗。

【两性】性冷淡。

【梦】多梦。

【情绪】抑郁。

【皮肤病】红疹。

【头面部问题】头皮屑增多或生疮。

【头】头皮痒。

【发】脱发、掉发，头发干枯，头发油。

【舌体】舌质白淡，舌有齿痕。

【舌苔】舌苔薄，舌湿、苔水滑。

依所列出的症状来看，中医大脑所计算方剂的方性非常符合患者在这一诊所体现的情况：

因为患者的身体呈现寒湿，中医大脑就用温燥的方性来对应；患者的身体偏虚，中医大脑则利用补性药来改善；患者的下焦湿重代表了治疗上必须做提升的动作，而本方的方性在升性上特别高，这就是正确的药物运力方向。此外，对于脱发的患者来说，能够收敛起阳的方剂特性是非常重要的，所以本方收性较高。我们可以说这一个方剂以方性角度来看，设计得很成功。

【本诊方剂的组成方剂结构分析】

重要结构符合方剂

结构符合方剂	方剂组成	药数
逍遥散	柴胡、当归、芍药、白术、茯苓、生姜、薄荷、炙甘草	8
七宝美髯丹	制何首乌、茯苓、怀牛膝、当归、枸杞子、菟丝子、补骨脂	7
真武汤	茯苓、芍药、白术、生姜、附子	5
甘草干姜茯苓白术汤	炙甘草、白术、干姜、茯苓	4

可作为方根的结构符合方剂

结构符合方剂	方剂组成	药数
通脉四逆汤	炙甘草、附子、干姜	3
芍药甘草附子汤	芍药、炙甘草、附子	3
四逆汤	炙甘草、干姜、附子	3
芍药甘草汤	芍药、炙甘草	2
甘草干姜汤	炙甘草、干姜	2
干姜附子汤	干姜、附子	2

【重要结构符合方剂说明】

中医大脑计算的本方剂，可以说是柴胡剂、附子剂及七宝美髯丹这一个后世方剂的结合。值得注意的一点是，在逍遥散和七宝美髯丹的结构中加上附子，就形成了真武汤的结构。中医大脑之所以会用到真武汤结构，原因是患者有下焦寒湿的情况，虽然患者有小便黄的症状，但是从他舌质白淡有齿痕且舌苔湿滑来看，中医大脑还是倾向于判断这位患者的体质以阳虚为重。

本方剂结构中的逍遥散出自《太平惠民和剂局方》，此方的治疗层面甚广，原文记载："治血虚劳倦，五心烦热，肢体疼痛，头目昏重，心悸颊赤，口燥咽干，发热盗汗，减食嗜卧，及血热相搏，月水不调，脐腹胀痛，寒热如疟。又疗室女血弱阴虚，荣卫不和，痰嗽潮热，肌体羸瘦，渐成骨蒸。"总结归纳，本方是疏肝养血、健胃和脾的柴胡剂，多用于虚证体质患者所出现的肝功能障碍。

七宝美髯丹相传为唐李翱方，邵应节用以进献嘉靖皇帝，在《本草纲目》卷十八引《积善堂方》中首次出现，在《医方集解》中有详细说明。"须发者，血之余，肾之华也。肾主藏精，肝主藏血，精血充足则须发乌黑。"这是本方在须发保养上的原理，其功用是补益肝肾、乌发壮骨。

一般来说，在头发的问题上，如果白发过多则多是肾的问题；如果头发没有光泽多是肺的问题；而如果是头发脱落则多是肝肾不足的问题。本案中，由于患者有抑郁、多梦等肝气郁结的问题，又有头发干枯、梦遗、性冷淡等肝肾不足之证，因此中医大脑计算后同时使用了逍遥散结构与七宝美髯丹结构。

在调整患者体质上，我们发现方剂中的真武汤结构是非常关键的角色。真武汤有少阴病的葛根汤之称，对新陈代谢机能衰弱、心脏衰弱、身冷畏寒、肠胃滞留水气、机能失调之一切阳虚病症甚宜。这对于本案例中患者寒湿体质的调养有很大帮助。

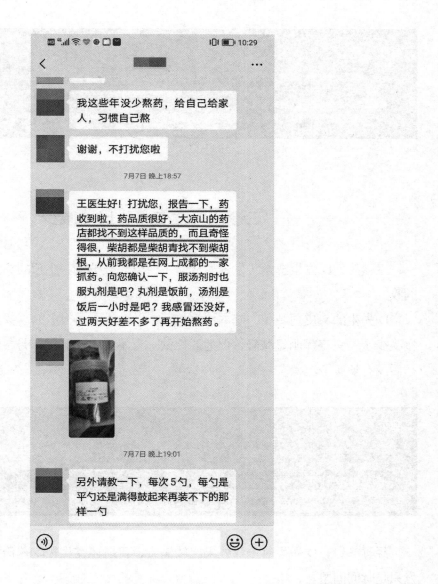

因为特殊原因，D先生要求自己熬药。他收到饮片后对我们的药赞不绝口，好的药材才能吃出好的效果来。

二诊：无新不适，继续调理

D 先生没有新的不舒服，没有其他特殊问题，只是偶尔情绪低落。

经过中药的调理，D 先生感觉发量增厚了，他也不知道是不是一种错觉。

自诉

二诊：调理脱发问题。没有特殊问题，有时候情绪低落，感觉头发好点的感觉，也不知道是不是错觉。

一诊：2012年时生病，一肚子胀气就心慌，到北京阜外医院检查心脏，没有问题。到宣武医院神经内科诊断：植物神经紊乱。没有吃西药。后来慢慢好了。后面不断试方，最后平胃散有效果。2015年开始头皮屑多，落发，头发稀少、干枯。头发油，自从几年前去过海南回家后，头皮轻微发痒。头皮长少量小红疹。小便黄，每天有1次，大便不

三诊：头发变厚、出油减少

三诊时，D 先生感觉头发开始变厚了，出油减少了。头顶的头发开始长，且往中间收。

D 先生的头皮屑减少，基本快消退了，以前头皮屑很多的。头皮里面的小红疹慢慢减少了，头皮痒明显减轻，但他的性欲一直不强，以前每个月会梦遗两次，现在吃药后没有梦遗了。

自诉

三诊：第一次药吃完还是感觉有轻微的好转，头顶好一些，头发有变厚，没有那么油。头顶往中间收。头皮屑基本减少了快消退了，以前头皮屑很多的。头皮里面的小红疹慢慢减少了，头皮痒明显减轻。一直性欲不强，以前每个月会梦遗两次，现在吃药后没有梦遗了。

二诊：调理脱发问题。没有特殊问题，有时候情绪低落，感觉头发好点的感觉，也不知道是不是错觉。

经过三诊，D 先生对治疗效果比较满意，目前还在积极吃药治疗中。长出一头秀发只是时间问题。

结语：我掉光头发的经历

2012 年我读大学期间，因学业压力大、熬夜等原因掉光了头发，经过四个月的中药治疗后全部恢复，至今头发乌黑浓密。所以我对脱发问题引起的困扰感同身受。

脱发虽然不是大病，但却会影响人们的容貌和信心。现在的生活条件越来越好，脱发人群却越来越年轻化。

很多患者对脱发不了解，滥用生发药物，造成严重后果。自古以来，食以养命，药以治病，对于脱发患者而言，"三分治，七分养"更为重要。中医药在改善人的体质、养护头发和治疗方面有独特的效果。

【本医案之整体分析】

文首引言中提到有些中医书把脱发分为四个常见证型：血虚风燥型、肝肾不足型、痰湿壅塞型、肝郁气滞型。

现代医学对脱发的成因有较深入的研究，我们可以把现代医学的研究对应到中医的证型上，这对我们了解中医学如何对治脱发会有很大的帮助。

在脱发的原因上，有一种是血液供应发根的能力变差，导致发根的虚衰而掉落。还有一种是皮脂腺分泌太多脂肪导致的脱发，又叫油性脱发；头发越油的患者，掉头发的机会就越多，因为皮下组织脂肪越多，皮下血管阻塞的机会也就越大。以下是中医对脱发四个常见证型的辨别要点：

1. 血虚风燥证型：头发的干燥断裂。

2. 肝肾不足证型：头发缺少滋润而逐渐变细变弱而脱落。

3. 痰湿壅塞证型：可以对应到因为头皮的油脂分泌过多而导致脱发。

4. 肝郁气滞证型：说明情绪的波动会影响内分泌的协调，这是另外一个层次的脱发原因。

根据以上的对应说明，我们就可以更清楚地看到脱发在现代医学和中医证型上面的关联性，而中医大脑把握这些原则并根据输入的症状来调整用方的方向和用药比重，这使得中医大脑在治疗脱发上能够有一些令我们惊喜的成果。

·医案2·

治眼睛流泪、怕光怕风、视网膜脱落

中医眼科专书《审视瑶函》云:"凡目痛皆属于热之所致,烦躁者气随火升也。东垣云:元气虚损而热。"

又云:"怕日羞明症,实虚两境施,目疼并赤肿,络滞气行迟,火炽兼脾燥,心肝脾辨之,但分邪实治,病亦不难驱,不疼不赤肿,单为血家虚。此症谓目于明亮之处,而痛涩畏避不能开也。凡病目者,十之七八,皆有此患,病原在心肝脾三经。总而言之,不过一火燥血热,病在阳分,是以见明亮而恶泪涩痛也。盖己之精光既弱,则阳光不能敌矣。是以阴黑之所则清爽,然有虚实之辨。盖怕热乃有余之病,羞明乃不足之症。若目不赤痛而畏明者,乃血分不足,胆汁少而络弱,故不能运精华,以敌阳光也。"

F先生是由他小舅子介绍来问止中医看诊的,自己之前并没有接触过中医,只是眼睛这事太困扰了,身为一位驾校教练,眼睛怕光怕风怕湿怕凉并伴随不停歇的流眼泪,几乎怕一切对常人来讲尚可忍受的症状,已经严重影响到了F先生最基本的工作安全,遂听从小舅子的建议来问止中医就诊。

| 初诊 |

初诊时间:2021年6月13日。

主要表现:

1.视网膜脱落(多年前检查脱落一小半);近几年眼睛怕风,眼睛畏光、怕风、掉眼泪,并且有逐渐加重的趋势。

2. 口臭，经常口腔溃疡，一直以来手脚心发烫伴有汗，膝盖以下皮肤痒（干性湿疹），头上长包（能挤出水，但不是脓）。

3. 饭后嗜睡；睡觉流口水。

4. 右侧胁下痛好多年了（会有压痛）。

目前患者大便可，有外痔，容易放屁；尿频——刚喝完水就想小便，夜尿 1 ~ 2次，小便臭，睡眠可，脾气暴躁。

既往史：10 余年前肾结石已经碎石，前列腺小囊肿；高压 160mmHg（两天服一颗降血压药），血糖血脂都高。

F 先生的症状呈现一派虚热之象，急则治其标。

我将症状录入中医大脑，初诊主症选择"皮肤痒"，中医大脑处方如下：

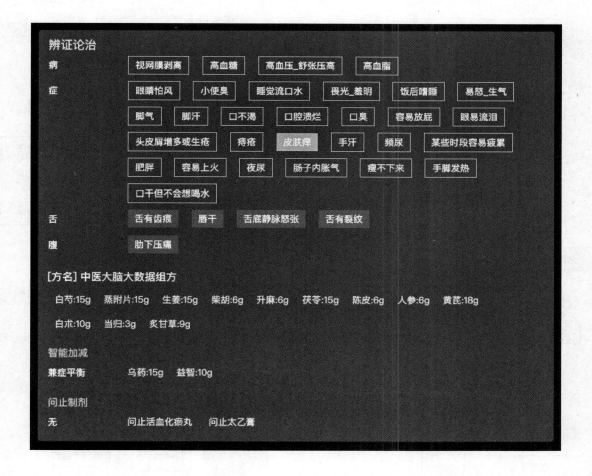

【本诊方剂整体药对结构分析】

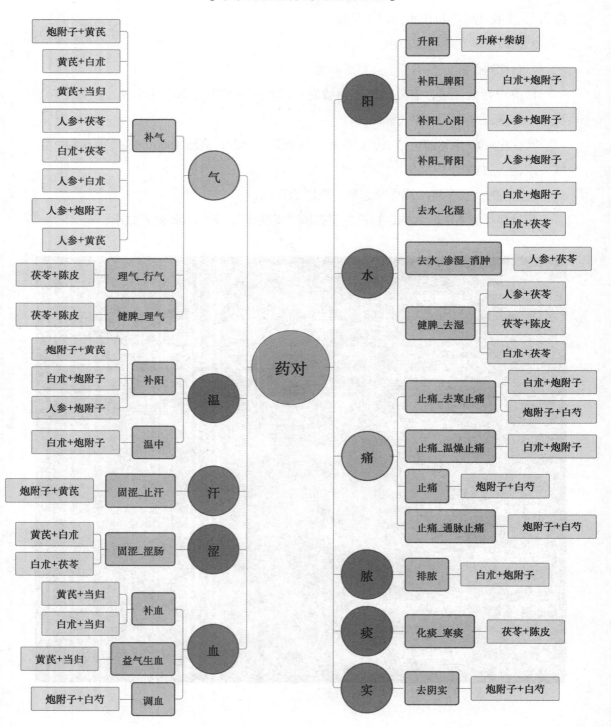

【方剂药性分析】

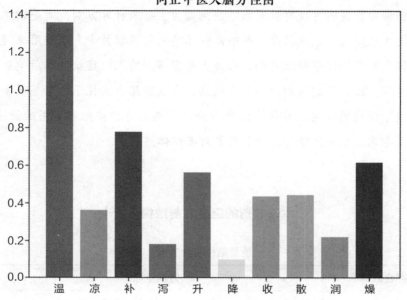

问止中医大脑方性图

【单味药药性分布图】

	温热药	平药	寒凉药
补药	人参☂，白术☀，黄芪，蒸附片☀，生姜☀，当归☂，乌药☀，益智☀	炙甘草☂	白芍☂
平药	陈皮☀		
泻药		茯苓☀	升麻，柴胡☀

	升性药	平药	降性药
散性药	升麻，柴胡☀，生姜☀，当归☂，乌药☀	陈皮☀	
平药	黄芪		
收性药	蒸附片☀，人参☂	白芍☂，白术☀，炙甘草☂，益智☀	茯苓☀

（注：☀：燥性药，☂：湿性药）

【药性之说明】

在初诊中，医者并没有针对眼睛的问题为主症来计算方剂，而是以患者目前最困扰的皮肤痒为主症来治疗。一般皮肤痒的问题很容易令人想到用凉润的药来治疗，但是我们可以清楚地看到，中医大脑根据所输入的症状计算后使用了温补且偏燥的药。而初诊之后的效果非常明显，皮肤的痒也止住了，可见很多时候我们必须放下既有的成见。中医大脑所开出的方剂的方性虽然和常用的做法不同，但其实是考虑了很多细节的，尤其是针对整体体质用方。

【本诊方剂的组成方剂结构分析】

重要结构符合方剂

结构符合方剂	方剂组成	药数
补中益气汤	黄芪、炙甘草、人参、当归、陈皮、升麻、柴胡、白术	8
附子汤	附子、茯苓、人参、白术、芍药	5
真武汤	茯苓、芍药、白术、生姜、附子	5

可作为方根的结构符合方剂

结构符合方剂	方剂组成	药数
芍药甘草附子汤	芍药、炙甘草、附子	3
芍药甘草汤	芍药、炙甘草	2
橘皮汤	陈皮、生姜	2

另外再特别加上的单味药：益智仁、乌药。

【重要结构符合方剂说明】

在中医大脑所开出的这个方剂中，我们用到了补中益气汤和附子剂的结构。试分析中医大脑的思维如下：

中医大脑之所以使用补中益气汤为主要结构，主要是因为患者以下这些表现，我们分门别类整理如下：

【整体体质】某些时段容易疲累。

【小便】小便臭、尿频、夜尿。

【胃及消化】饭后嗜睡。

【肛肠】痔疮。

【皮肤病】皮肤痒。

【口】口腔溃烂。

其中的饭后嗜睡，已经提示患者脾胃气虚的情形，再加上容易疲累、小便臭以及尿频等现象，提示了他整体气虚的病机，所以补中益气汤就扮演了改善体质的角色。

此外，患者还有肥胖的问题，这提示他身体能量不足而导致代谢不好，同时他还有夜尿、手汗、脚汗等症状，这都属于阳虚的表现。所以基于补阳的需求而使用了附子剂。

通过中医大脑智能加减的提示，医者加上了益智仁和乌药这两味药，其中益智仁可以补肾助阳、固精缩尿、温脾止泻、开胃摄唾；而乌药则用来行气止痛、温肾散寒。这是在体质调整上的帮助，用来改善患者尿频、夜尿等症状。

F先生是属于心大系列的，头回看诊后，还问我这药是治啥的，甚至不遵医嘱，在服汤药期间喝酒。在此严肃说明，在服汤药期间是忌饮酒的！

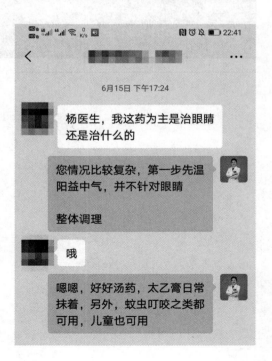

6月15日 下午17:24

杨医生，我这药为主是治眼睛还是治什么的

您情况比较复杂，第一步先温阳益中气，并不针对眼睛

整体调理

哦

嗯嗯，好好汤药，太乙膏日常抹着，另外，蚊虫叮咬之类都可用，儿童也可用

二诊

二诊时间：2021 年 6 月 23 日。

一诊之后，患者皮肤不痒了并且溃疡清了。

二诊主症推高"眼易流泪"对症治疗，开始治眼睛。

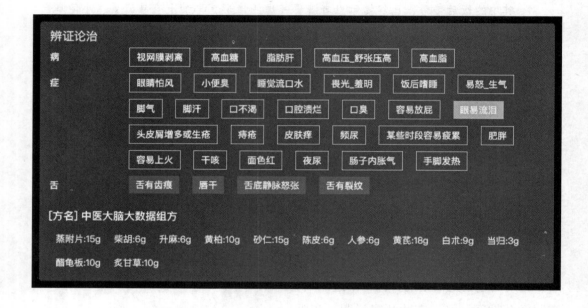

辨证论治

病　视网膜剥离　高血糖　脂肪肝　高血压_舒张压高　高血脂

症　眼睛怕风　小便臭　睡觉流口水　畏光_羞明　饭后嗜睡　易怒_生气
　　脚气　脚汗　口不渴　口腔溃烂　口臭　容易放屁　眼易流泪
　　头皮屑增多或生疮　痔疮　皮肤痒　频尿　某些时段容易疲累　肥胖
　　容易上火　干咳　面色红　夜尿　肠子内胀气　手脚发热

舌　舌有齿痕　唇干　舌底静脉怒张　舌有裂纹

[方名] 中医大脑大数据组方

蒸附片:15g　柴胡:6g　升麻:6g　黄柏:10g　砂仁:15g　陈皮:6g　人参:6g　黄芪:18g　白术:9g　当归:3g

醋龟板:10g　炙甘草:10g

【本诊方剂整体药对结构分析】

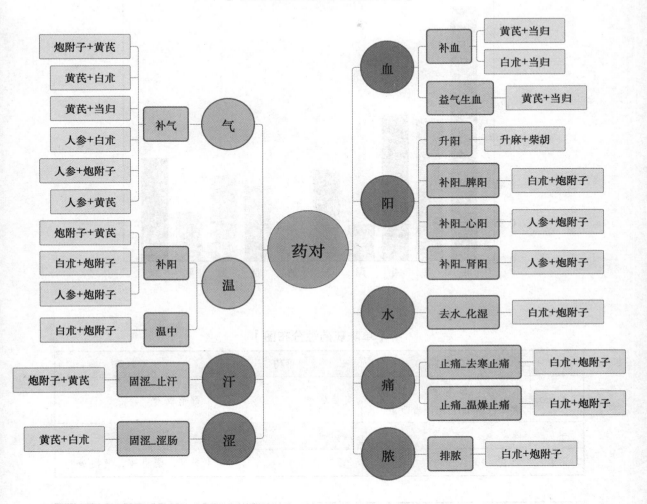

【方剂药性分析】

问止中医大脑方性图

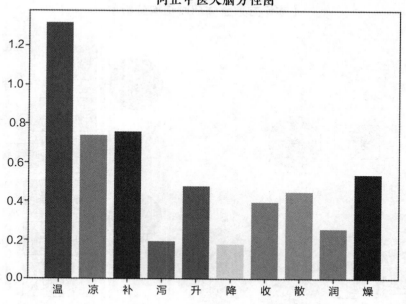

【单味药药性分布图】

	温热药	平药	寒凉药
补药	人参☂，白术☀，砂仁☀，黄芪，蒸附片☀，当归☂	炙甘草☂	醋龟板☂
平药	陈皮☀		
泻药			升麻，柴胡☀，黄柏☀

	升性药	平药	降性药
散性药	升麻，柴胡☀，当归☂	砂仁☀，陈皮☀	
平药	黄芪		
收性药	蒸附片☀，人参☂	白术☀，炙甘草☂	黄柏☀，醋龟板☂

（注：☀：燥性药，☂：湿性药）

【药性之说明】

随着初诊后皮肤痒的问题得到改善，医者把主症换成令患者最困扰的症状"眼睛容易流泪"，因而药性也有所改变，方剂虽然还是维持了原来结构的方性趋势，但是在温、补、燥这三个方性上和缓了一些，但大致还是维持原来的方性分布。

【本诊方剂的组成方剂结构分析】

重要结构符合方剂

结构符合方剂	方剂组成	药数
补中益气汤	黄芪、炙甘草、人参、当归、陈皮、升麻、柴胡、白术	8
潜阳封髓丹	附子、醋龟板、砂仁、炙甘草、黄柏	5

可作为方根的结构符合方剂

结构符合方剂	方剂组成	药数
封髓丹	砂仁、炙甘草、黄柏	3

【重要结构符合方剂说明】

在中医大脑所开出的这个方剂中，我们可以看到补中益气汤还是主要的结构，但是另外加上了潜阳封髓丹这一个方剂结构，这是中医大脑在潜阳需求上的计算。我们来分析患者的所有症状和潜阳封髓丹之间的关系，分类整理出中医大脑选择潜阳封髓丹的相关症状如下：

【整体体质】容易上火。

【小便】尿频、夜尿。

【面】面色红。

【口】口臭、口腔溃烂。

【眼】眼易流泪。

在潜阳封髓丹中的单味药里，醋龟板用来滋阴潜阳；砂仁的作用是化湿开胃，进而纳气归肾；炙甘草可补脾和胃益气；黄柏则是用来补肾阴、泻相火。整个方剂的作用就在于能够把外散的阳气往中下焦带动，从而达到潜阳、固阳的目的。

三诊

三诊时间：2021 年 6 月 30 日。

三诊时 F 先生诸症好转：流泪缓解、胃不疼了、夜尿没了等。

前几诊效果尚可，F 先生表示他老婆挺满意现下的效果。

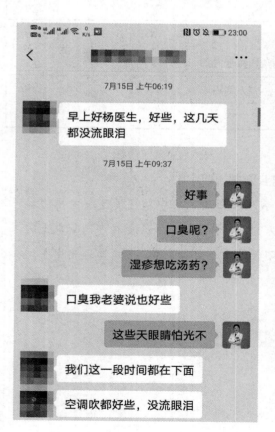

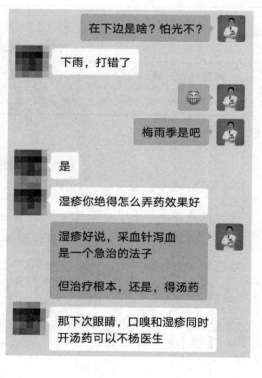

以我对 F 先生为数不多的了解，不出意外的话肯定会出意外。

果然，意外来了——F 先生喝酒了。

一波未平一波又起，F 先生喝完酒之后，皮肤痒得比之前更厉害了，还伴有又红又肿的疙瘩，挠破有黄色液体渗出，奇痒无比，抹药都不顶用。

我嘱咐 F 先生用采血针点刺泄血，同时汤药调整，以清热为主。

四诊

四诊时间：2021 年 7 月 21 日。

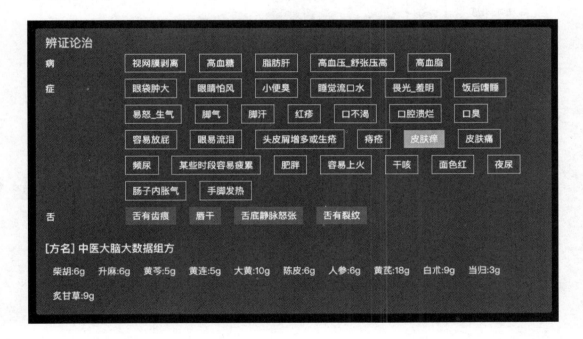

辨证论治

病症

视网膜剥离	高血糖	脂肪肝	高血压_舒张压高	高血脂
眼袋肿大	眼睛怕风	小便臭	睡觉流口水	畏光_羞明	饭后嗜睡
易怒_生气	脚气	脚汗	红疹	口不渴	口腔溃烂	口臭
容易放屁	眼易流泪	头皮屑增多或生疮	痔疮	皮肤痒	皮肤痛
频尿	某些时段容易疲累	肥胖	容易上火	干咳	面色红	夜尿
肠子内胀气	手脚发热			

舌：舌有齿痕　唇干　舌底静脉怒张　舌有裂纹

[方名] 中医大脑大数据组方

柴胡:6g　升麻:6g　黄芩:5g　黄连:5g　大黄:10g　陈皮:6g　人参:6g　黄芪:18g　白术:9g　当归:3g

炙甘草:9g

【本诊方剂整体药对结构分析】

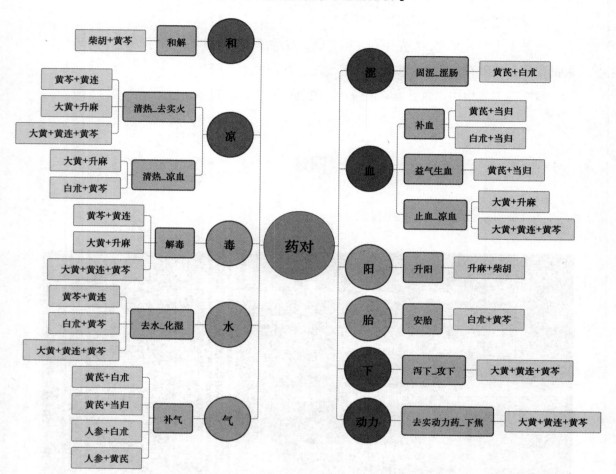

【方剂药性分析】

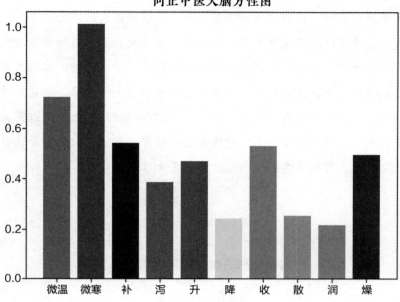

问止中医大脑方性图

【单味药药性分布图】

	温热药	平药	寒凉药
补药	人参↑，白术☀，黄芪，当归↑	炙甘草↑	
平药	陈皮☀		
泻药			大黄☀，升麻，黄芩☀，柴胡☀，黄连☀

	升性药	平药	降性药
散性药	升麻，柴胡☀，当归↑	陈皮☀	
平药	黄芪		
收性药	人参↑	白术☀，炙甘草↑	大黄☀，黄芩☀，黄连☀

（注：☀：燥性药，↑：湿性药）

【药性之说明】

患者在饮酒之后，因为酒性湿热且发散，所以他的皮肤痒变得更严重。这时候就不得不先用清热的方法来缓解，所以在这一诊里面我们看到中医大脑用方的整个方性有了比较大的变化。寒凉的药性稍微高了一些，但请注意寒性虽较热性大，但只是微寒。而其他如补性和燥性还是维持着较大的优势，毕竟整体的症状还是提示用药需要偏补偏燥。此外，我们还注意到收性的提高，这也是为了要对治酒性发散的一个药性趋势。通过中医大脑的计算之后，我们可以看出其用药的思维，这是我们人类医师在临床药性计算上不太容易做到的。

【本诊方剂的组成方剂结构分析】

重要结构符合方剂

结构符合方剂	方剂组成	药数
补中益气汤	黄芪、炙甘草、人参、当归、陈皮、升麻、柴胡、白术	8

可作为方根的结构符合方剂

结构符合方剂	方剂组成	药数
三黄泻心汤	大黄、黄连、黄芩	3
大黄黄连泻心汤	大黄、黄连	2

【重要结构符合方剂说明】

在中医大脑所开出的这个方剂中，还是以补中益气汤作为整个方剂的主要结构，而另外加上了大黄、黄芩、黄连这个重要药对，其实也就是三黄泻心汤。

三黄泻心汤的主要作用是泻火消痞。本方能镇静由于气血上冲而起的颜面潮红，以及烦躁不安的兴奋状态。适用症状是心胃火炽、迫血妄行以致吐衄、便秘，或三焦积热、目赤口疮或外科痈肿属于热毒炽盛者。当然此方也能解掉酒毒产生的诸多问题。

　　我们来分析这一诊中患者的症状和三黄泻心汤的治症相符合的部分，分类如下：

　　【整体体质】容易上火。

　　【热】手脚发热。

　　【屁】容易放屁。

　　【皮肤病】皮肤痒、皮肤痛。

　　【面】面色红。

　　【口】口臭、口腔溃烂。

　　由于患者很多症状都符合三黄泻心汤的治症范围，所以随着三黄泻心汤的加入，当可迅速改善其皮肤痒、皮肤痛这方面的问题。

┤ 五诊 ├

五诊时间：2021 年 7 月 28 日。

F 先生喝药后又好转，眼睛怕光流泪的问题进一步好转，口臭好转，身体变轻松。

┤ 六诊 ├

六诊时间：2021 年 8 月 11 日。

　　好消息来了——在没有外界刺激的情况下，F 先生完全不流眼泪了；有外界刺激的情况下也好很多了，以前吹空调吹风扇流眼泪（身为教练，开车不能开窗户），现在这些情况下都不会流眼泪了；眼睛痛痒感也没有了；皮肤痒也完全好了。

　　所以这一天，F 先生放心地把跟他关系好的朋友介绍来问止中医，让我帮忙治疗困扰他朋友几十年的鼻炎，好兄弟就是要有福同享啊。

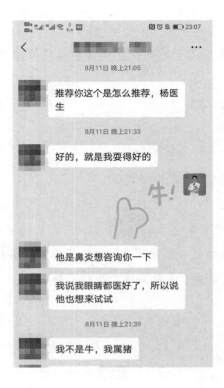

F先生这边，我看诸症已基本消失，本着治病必求于本的原则，推高"视网膜脱落"为主症，一是对症状进行巩固，二是在调理身体机能的基础之上，修复受损部位。故六诊处方如下：

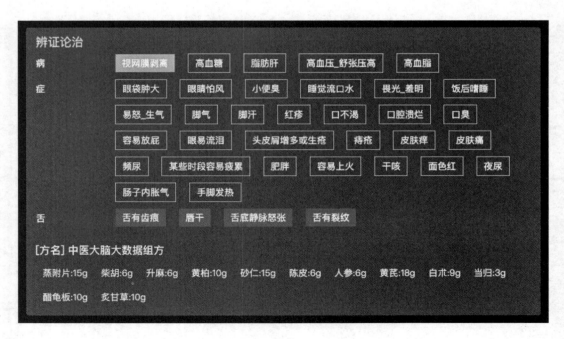

辨证论治

病　视网膜剥离　高血糖　脂肪肝　高血压_舒张压高　高血脂

症　眼袋肿大　眼睛怕风　小便臭　睡觉流口水　畏光_羞明　饭后嗜睡
　　易怒_生气　脚气　脚汗　红疹　口不渴　口腔溃烂　口臭
　　容易放屁　眼易流泪　头皮屑增多或生疮　痔疮　皮肤痒　皮肤痛
　　频尿　某些时段容易疲累　肥胖　容易上火　干咳　面色红　夜尿
　　肠子内胀气　手脚发热

舌　舌有齿痕　唇干　舌底静脉怒张　舌有裂纹

[方名] 中医大脑大数据组方

蒸附片:15g　柴胡:6g　升麻:6g　黄柏:10g　砂仁:15g　陈皮:6g　人参:6g　黄芪:18g　白术:9g　当归:3g

醋龟板:10g　炙甘草:10g

【本诊方剂整体药对结构分析】

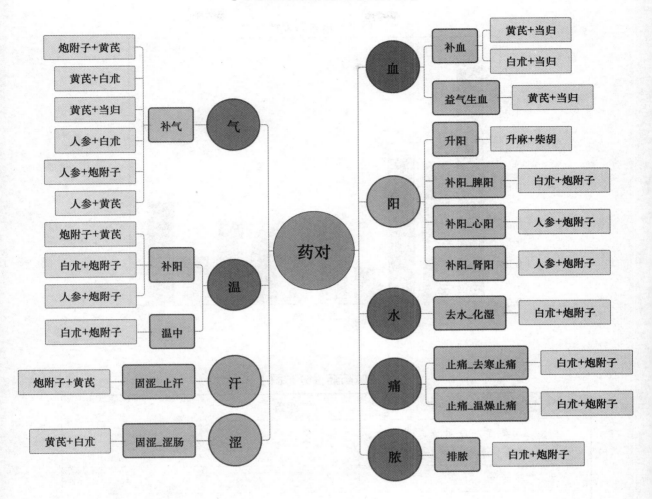

【方剂药性分析】

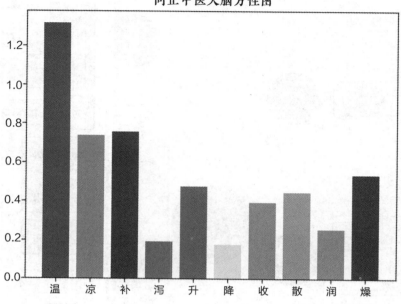

问止中医大脑方性图

【单味药药性分布图】

	温热药	平药	寒凉药
补药	人参🌂，白术☀，砂仁☀，黄芪，蒸附片☀，当归🌂	炙甘草🌂	醋龟板🌂
平药	陈皮☀		
泻药			升麻，柴胡☀，黄柏☀

	升性药	平药	降性药
散性药	升麻，柴胡☀，当归🌂	砂仁☀，陈皮☀	
平药	黄芪		
收性药	蒸附片☀，人参🌂	白术☀，炙甘草🌂	黄柏☀，醋龟板🌂

（注：☀：燥性药，🌂：湿性药）

【药性之说明】

这一诊和二诊的方剂是一致的。所以其药性请参照前面的分析。这里主要想要和大家说明的是：虽然主症的选择有所不同，但是整体症状和体质的表现是决定方性的主要因素，患者的症状虽然在逐一改善，但是他的体质趋势变动毕竟比较慢，所以中医大脑所采用的方剂的药性会比较稳定。

【本诊方剂的组成方剂结构分析】

重要结构符合方剂

结构符合方剂	方剂组成	药数
补中益气汤	黄芪、炙甘草、人参、当归、陈皮、升麻、柴胡、白术	8
潜阳封髓丹	附子、醋龟板、砂仁、炙甘草、黄柏	5

可作为方根的结构符合方剂

结构符合方剂	方剂组成	药数
封髓丹	砂仁、炙甘草、黄柏	3

【重要结构符合方剂说明】

这一诊的方剂和二诊相同。我们看到补中益气汤是每一诊中的方剂结构的主轴，其一致性来自对于基本体质改善的需求，在这里我们就补中益气汤的特点和组成再做进一步的说明。

补中益气汤别名"医王汤"，是李东垣先生的名方。顾名思义，本方有补中益气的作用，具有补益虚证疲劳病的效果。这是一个应用范围很广的体力增强剂。

我们从其组成可以发现，补中益气汤和小柴胡汤有很大的关联性。本方适用于有类似小柴胡汤主治的病证，但患者的胸胁苦满和寒热往来并不显著，且脉、腹亦较软弱，而又容易疲劳、食欲不振，大体上以元气虚弱者为目标。

前人指出本方的可能运用时机有以下几点：

● 手足的倦怠感。

● 言语轻微。

● 眼睛无神。

● 口出白沫。

● 食不知味。

● 喜食热物。

● 脐上有动悸。

● 脉散大无力。

具有其中的一二症，即可考虑此方。本方非常适合体质虚弱的病患。

在补中益气汤里，黄芪可以补气升阳、益卫固表、利水消肿、托疮生肌；白术用来补气健脾、燥湿利水、固表止汗、安胎；人参的作用是大补元气、补脾益肺、生津止渴、安神益智；炙甘草用来补脾和胃、益气复脉；当归可补血、活血、调经、止痛、润肠；陈皮用来理气健脾、燥湿化痰；升麻和柴胡在本方中则是用来升举阳气。

七诊

七诊时间：2021 年 8 月 18 日。

F 先生眼睛不怕光了，不带墨镜也没关系了；手脚热没有了；口臭好了一大半；尿不频了。

守方再吃一回，基本可以收工了。

如此又过半月，于昨晚再一次对 F 先生做了回访，得知一切安好，感谢坚持，收工。

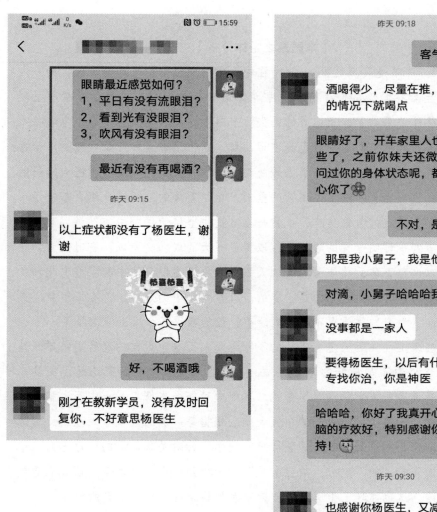

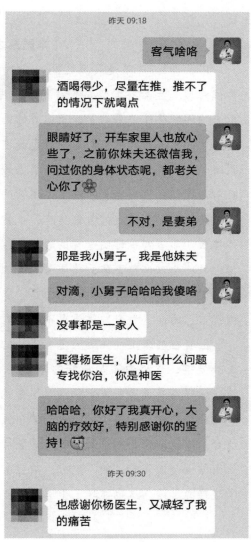

【本医案之整体分析】

俗话说，"眼睛是灵魂之窗"，眼睛在中医的诊断上有很大的重要性。经方大师倪海厦先生就在眼诊的使用上有非常精辟的分析和应用，这表示眼睛所呈现出来的问题往往关系到脏腑及体质的偏失。有时候，医者必须先处理完患者基本的体质问题，而眼睛的问题同时也会迎刃而解。这位患者在一开始当然是以治疗眼睛为主要诉求，但是还有更多当下最急切的症状。我们可以看到中医大脑虽然在对治不同主症时会有一些用方用药的差别，但是整体的症状输入组合却提示中医大脑使用一个稳定的方剂结构，也就是在本案中坚持使用补中益气汤以改善整体体质。而事实也证明这样的思维最后取得了很大的成功。所以，有时候我们在治证时，会以调整整体的体质为对治的大方向。也许在每一诊中有一些变化和加减，但是调整整体体质的大方向是不变的。就像本案中的患者，他在不断克服最困扰自己的症状之余，体质也不断得到改善，最后取得了令人满意的结果。

医者在临床上往往因为患者症状的不断改变，而基于之前的经验思维不断地变换方剂，这恐怕不是良好的治证方法。事实上，历代多有医家论述，抓其本质，谨守着最重要的方剂结构略作变化，其疗效可能会更好。问止中医大脑的人工智能运用就坚守这个原则，尽管中医大脑会根据每一次的症状输入重新计算最适合的方剂，但是如果患者症状的整体分布提示了针对基础体质的治疗方向，中医大脑也会谨守着"效不更方、依症加减"的大原则。在这个案例里面我们看到了这样的思维，这也体现了中医大脑作为中医师临床治证指导工具的价值。

【疑难症综述】

经方在治疗眼病时最常用的是小柴胡汤和苓桂术甘汤的合方加减。如有眼屎多和眼睛红的症状，则常用小柴胡汤和竹叶石膏汤的合方加减。如有眼睛红肿热痛的问题，最简单好用的方法是用大黄一片，热开水泡15分钟，一片可重复泡2至3次，一天喝完，通常喝1到2天即可痊愈。此法对于治疗头面五官的红肿热痛的有效率非常高。但是，若属于舌淡胖大有齿痕的阳虚体质，上述治疗眼病的方法就可能无效，必须用潜阳封髓丹等治上热下寒的方子才能取效。

·医案3·

中医治视网膜静脉阻塞，视力复原

视网膜静脉阻塞，属中医"暴盲"和"视瞻昏渺"范畴。《中医眼科学》规划教材称之为"络瘀暴盲"，是各种原因引起视网膜中央静脉的主干或分支发生阻塞，以阻塞远端静脉扩张迂曲、血流瘀滞、出血和水肿为特征的病变，是最常见的视网膜血管病，也是致盲眼病之一。

本病多见于老年人，单眼发病，偶见于双眼，多伴有高血压、动脉硬化、糖尿病等全身性疾病。中医认为主要病机是脉络瘀阻，血溢脉外而遮蔽神光。或因情志内伤，肝气郁结，肝失条达，气滞血郁，血行不畅，瘀滞脉内，血溢络外；或年老体弱，肝肾阴亏，水不涵木，肝阳上亢，气血上逆，血不循经，溢于目内；或过食肥甘厚味，痰湿内生，痰凝气滞，血行不畅，痰瘀互结，血脉瘀阻，血不循经，血溢脉外。

L 先生从事通信行业，今年 39 岁，心里自觉还是精神小伙一枚——喝酒熬夜刷手机样样不少。但是从半年前开始，常半夜 1 ~ 2 点开始醒并且快天亮才能再睡，这才自觉身体可能出问题了。但因为体检指标问题不大，所以未下决心调理并继续不健康的生活习惯。

直到最近因为工作压力大，于本月前某天早晨，跟平时一样开车去公司的路上，看左边后视镜的时候发现看不清楚了，这才慌了，赶紧去医院检查。做了 B 超、CT 和血管造影后诊断为左眼的静脉血管堵塞，有破裂。

医生建议往眼睛里打一种溶血的针，每月打一次，先打三个月，但治疗效果不能保证。L 先生跟家人商量后，还是决定用中医治疗，遂来问止中医就诊。

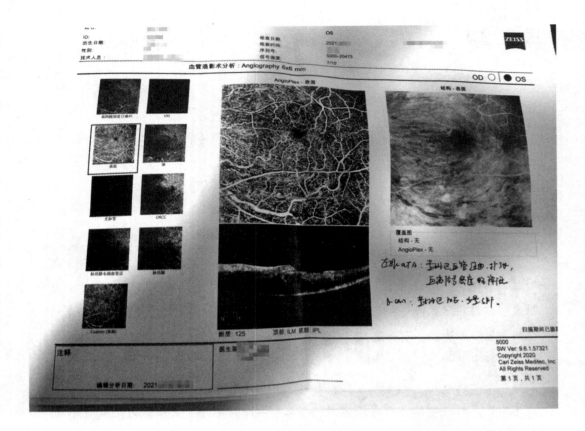

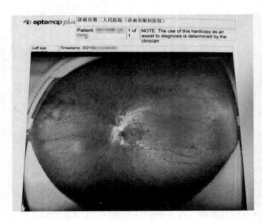

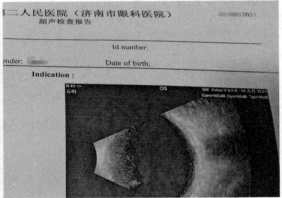

一诊

一诊时间：2021 年 9 月 18 日。

一诊时记录情况如下：近 8 日出现左眼眼球胀伴左眼视力急剧下降（目前左眼戴眼镜视力 0.2，以前是 1.0），现在看东西像隔着毛玻璃一样，并有进一步加重的趋势。

整体问诊如下：手冷，小腹臀部冷，中焦冷，吃喝凉的都腹泻。口渴喝水多。身重肥胖。早起疲惫，口苦、口黏、口臭比较厉害。睡眠质量不好，还多梦；半年前有持续半夜醒，喝了小柴胡颗粒一周后半夜不自然醒了，但有夜尿 1 次。晨勃非常少。血压 140mmHg/98mmHg。

舌诊：舌苔白薄，舌有裂纹，舌有齿痕，舌底静脉怒张。

将症状录入中医大脑，因目系乃厥阴肝经所主，包括视神经及球后血管，肝火上攻目系，窍道闭阻，致眼压高、眼球胀，故选其为主症进行对症治疗。处方如下：

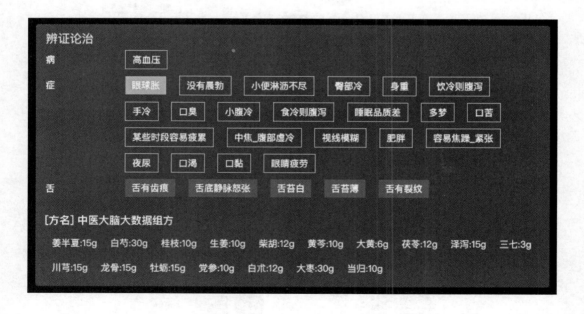

辨证论治

| 病 | 高血压 |

症	眼球胀	没有晨勃	小便淋沥不尽	臀部冷	身重	饮冷则腹泻
	手冷	口臭	小腹冷	食冷则腹泻	睡眠品质差	多梦	口苦
	某些时段容易疲累	中焦_腹部虚冷	视线模糊	肥胖	容易焦躁_紧张
	夜尿	口渴	口黏	眼睛疲劳

| 舌 | 舌有齿痕 | 舌底静脉怒张 | 舌苔白 | 舌苔薄 | 舌有裂纹 |

[方名] 中医大脑大数据组方

姜半夏:15g　白芍:30g　桂枝:10g　生姜:10g　柴胡:12g　黄芩:10g　大黄:6g　茯苓:12g　泽泻:15g　三七:3g

川芎:15g　龙骨:15g　牡蛎:15g　党参:10g　白术:12g　大枣:30g　当归:10g

【 本诊方剂整体药对结构分析 】

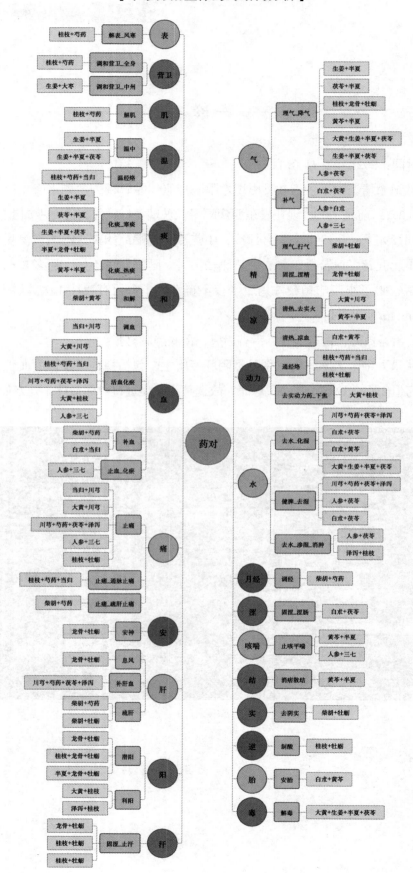

【方剂药性分析】

问止中医大脑方性图

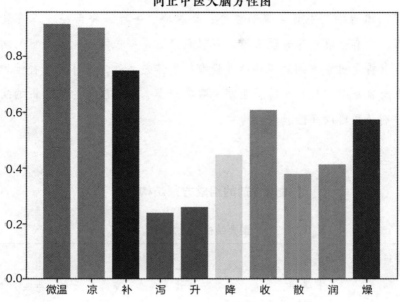

【单味药药性分布图】

	温热药	平药	寒凉药
补药	大枣↑，川芎↑，白术☀，当归↑，姜半夏☀，桂枝☀，生姜☀	党参↑，龙骨☀	白芍↑，牡蛎☀
平药	三七		
泻药		茯苓☀	大黄☀，泽泻☀，黄芩☀，柴胡☀

	升性药	平药	降性药
散性药	川芎↑，当归↑，柴胡☀，生姜☀	桂枝☀	姜半夏☀，泽泻☀
平药	三七		
收性药	党参↑	白芍↑，白术☀，牡蛎☀	大枣↑，大黄☀，龙骨☀，茯苓☀，黄芩☀

（注：☀：燥性药，↑：湿性药）

【药性之说明】

我们从患者的"中焦－腹部虚冷、小腹冷、手冷、臀部冷、没有晨勃、食冷则腹泻、舌有齿痕"等表现来看，可以判断这是一位阳虚比较严重的病患，但是我们可以看得出本方剂的寒热性并没有特别偏差之处，整体呈现补性较大的趋势。由于患者是以"视网膜静脉阻塞、眼底出血、眼球胀"为其主诉的病症，因此整体方剂必须要以降性、收性为主。

【本诊方剂的组成方剂结构分析】

重要结构符合方剂

结构符合方剂	方剂组成	药数
柴胡加龙骨牡蛎汤	柴胡、半夏、茯苓、桂枝、人参、黄芩、大枣、生姜、龙骨、牡蛎、大黄	11
当归芍药散	当归、川芎、芍药、茯苓、白术、泽泻	6
当归散	当归、黄芩、芍药、川芎、白术	5

可作为方根的结构符合方剂

结构符合方剂	方剂组成	药数
小半夏加茯苓汤	半夏、生姜、茯苓	3
泽泻汤	泽泻、白术	2
小半夏汤	半夏、生姜	2
佛手散	川芎、当归	2
二仙汤	黄芩、芍药	2

另外再特别加上的单味药：三七。

【重要结构符合方剂说明】

在这个中医大脑所开出的方剂中，很明显地就是柴胡加龙骨牡蛎汤结构和当归芍药散结构的合方。

柴胡加龙骨牡蛎汤是一个重镇安神剂，其功能是清热降逆、镇惊祛痰，常应用于神经衰弱症、失眠症、高血压症。柴胡加龙骨牡蛎汤是小柴胡汤减去甘草，加入桂枝、茯苓、龙骨、牡蛎、大黄而成。本方是在小柴胡汤对治柴胡症的基础上加入镇静效果较强的龙骨和牡蛎，再添平冲降逆的桂枝和制止腹部动悸的茯苓，以及泻下化瘀的大黄所组成。由于本方为小柴胡汤之变方，故大体上应属于治疗热证、虚证的方剂。然而当寒热不明确时，此方也可广泛使用，在本医案中的方性寒热分布可知此方并不强调寒热之偏性。

当归芍药散是一个活血祛瘀去湿剂，在《金匮要略》中是用于治疗妊娠中的腹痛，及妇人的各种腹痛，但不一定只有女性可用，不问男女老幼，以属于虚寒证，并有贫血的倾向，肌肉软弱，而容易疲劳，腹痛起于下腹部，有时波及腰部或心下，然而没有腹痛亦可适用本方。本方常应用于虚证体质者而有贫血、腹痛、全身倦怠疲劳感、足冷、月经不顺、经痛、眩晕等症状。

由于柴胡加龙骨牡蛎汤有大黄、龙骨、牡蛎可去上热和降压（脑压或眼压），搭配当归芍药散可加强活血化瘀和利水，加上三七之后又可化瘀兼止血，因此常应用在脑中风和严重的眼疾上，尤其是眼中风、视网膜血管阻塞、眼底出血、眼睛水肿等。值得一提的是，大黄是各种眼疾最常用的药，不管是角膜炎、结膜炎，还是眼睛出血，只要是眼睛有红肿热痛的问题，有时用热水泡大黄一片来喝就可迅速缓解这些病症。而三七是眼底出血必用之药，能够迅速止血而不留瘀，如此用药才能遏止眼疾症状的恶化。

很快一周过去了，回访L先生时得知症状缓解很多。

| 二诊 |

二诊时间：2021 年 9 月 25 日。

二诊时反馈情况如下：

1. 感觉眼睛好了 10%，具体表现为原来书上的字看不清楚，现在能看到了，但还是有点模糊。

2. 自觉舌头没那么肿胀了。

3. 睡眠尚可，时间长了些，不会早醒了（原来 5 ~ 6 点早醒，现在 7 点闹钟响才醒）。

4. 口渴的感觉好多了。

| 三诊 |

三诊时间：2021 年 10 月 5 日。

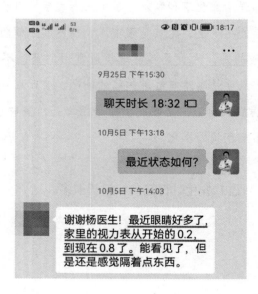

患者反馈：

1. 眼球胀几乎没了；眼睛视力进一步好转，之前 0.2，目前 0.8 左右了，但感觉还是有点模糊。

2. 口苦好了 6 ～ 7 成；早起吐的褐色的东西很少了。

整体比较顺利，这一诊根据患者阳虚的体质以及服药期间的反应，适当加了扶阳的药味，准备收尾工作。

不成想，10 月 20 日下午，突然接到 L 先生信息说自己按方抓药吃了胃疼并且身体发冷。

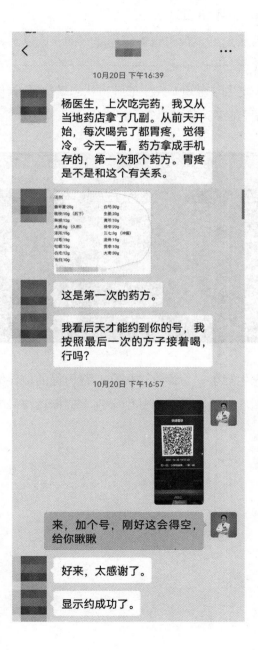

在这里强调一点，我们身体的内环境是动态的，特别是在就诊的过程中，每一诊的症状反馈，都决定着下一诊的用药情况。故，切勿效仿。

四诊

四诊时间：2021 年 10 月 20 日。

由于 L 先生的眼球胀全好，视力也恢复到原来的 9 成以上，遂在巩固疗效的基础上调整处方以顾护正气。

果然，再次回访 L 先生时得知 L 先生的脾胃状态果然好了，余证俱无。

至此，L 先生的病程结束。恭喜 L 先生！

处方编码	顾客	医师	主症/疾病	顾客自诉	针药类型	随访	方剂来源	确认时间
20211020210672		杨佩	眼球胀	四诊 眼球胀全好 视力恢复到原来的百分之90 早起肚的褐色的东西没…	药	已随访	辅助开方	2021-10-20 18:45
20211005203153		杨佩	眼球胀	三诊，1，眼球胀几乎没了；眼睛视力好多了，之前0.2，目前0.8左…	药	已随访	辅助开方	2021-10-05 16:59
20210925198805		杨佩	眼球胀	二诊，1，自述：感觉眼睛好了10%——原来书上的字看不清楚，现…	药	已随访	辅助开方	2021-09-25 15:32
20210918195754		杨佩	眼球胀	视物模糊多日（像隔着毛玻璃看东西），视力急剧下降，近8日加重…	药	已随访	辅助开方	2021-09-18 18:38

在这段时间内 L 先生写了一份诊疗过程和心路历程的信件给我，感念。为保持信件原貌，下面直接截图展示给大家，对其中个别字词标点符号等错误不予修改，不影响阅读，谢谢理解。

左眼静脉血管堵塞治疗过程

本人是从事通信行业的，今年　　岁，但是心理上觉得自己还是个20多岁的小伙子（心理还是不如身体诚实），所以也从来都没有觉得身体健康的重要行，喝酒，熬夜，熬夜刷手机。但是半年前，就经常开始半夜1，2点开始醒来，快天亮才能再睡。连续几天后，我开始觉得不好了，自己平时也看点关于中医的知识（主要是看了一些倪师的视频），凌晨1-3点是肝经气血运行的时间，肯定是肝越来越不好了，其实自己知道，近六年公司体检，我肝功能的指标都不好。

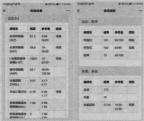

只是周围同事经常喝酒的人，这几个指标大家都有点高，身体也没有别的感觉，就没有太在意，但是今年血压也突然高了起来，104-161。本来注意一点，有几个月没喝酒，但是最后还没有忍住，又开始喝了。

这次半夜开始睡不着觉，早晨起来口苦，经常早晨被自己苦醒，舌头很胖，全是牙印，自己感觉是真的不好了，去我们这里的省立医院去看过，吃点药，没什么改善。自己记得倪师的视频说过，小柴胡汤是治疗肝病的基础方，反正西药也不管用，就自己喝了2周的小柴胡颗粒，竟然睡眠有改善，晚上没再醒，但是其他症状还是那样。但是不太影响第二天的精神状态了，也就没有再关心身体的事。

到了9月份公司特别忙，几乎整天都盯着电脑看，回家休息的时候，还想刷手机，结果就是出现眼花的情况，看电脑时间长了，开始流眼泪。一开始一直以为眼镜脏了或者眼镜度数不行了，想着最近去换个眼镜。结果一天早晨开车的时候，看左后视镜后面的车都看不清了，再偏偏头，2个眼睛看就好了，这才知道是左眼视力不行了。就抓紧到眼科医院去查了一下，左眼视力已经降到0.2（戴眼镜的视力，原来是1.0），又做了眼睛的B超，CT和血管造影。诊断为左眼的静脉血管堵塞，有破裂。

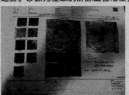

医生建议往眼睛里打一种溶血的针，每月打一次，先打三个月，但是治疗效果不能保证，回家和家人商量，还是决定找中医治疗，平时家人有病基本都是吃中医的。

这时候就想起来以前微信上关注的问止中医，知道问止中医和倪师的渊源，就有一种信任感，就决定试试网上问诊，家人也支持。根据系统的推荐，我选择杨佩杨医生，杨医生问诊很详细，也很亲切，就像自己的同事朋友一样，没有任何隔阂的那种。第一诊七副药，到第四副药的时候有了明显的感觉，自己感觉舌头变小了，眼睛肿的情况好多了，自己看视力表，觉得能到0.4了，但是不是很确定，还是很模糊，但是身体感觉舒服一些了。第二诊的时候也是七副药，这次看到0.6的是模糊的了，0.4可以确定看到了，这增加了我的信心。继续每周找杨医生继续治疗，每次诊断，杨医生都会根据病情的不同，调整药方，我的眼睛感觉也越来越好，第四诊结束后，我的左眼已经可以到1.0了，只是还是像隔着一层薄薄东西看到的，口苦的情况也基本没有了，也没有眼睛胀的感觉了。体力感觉也比以前好了。

最近自己根据药方去当地药房拿药，结果用了第一诊的药方，结果吃完就胃疼，浑身发冷，抓紧联系了杨医生，杨医生说："药是有病，病受之，无病人受之。"不能乱吃药，然后有给我改变了新的处方，并提醒我后期注意保养，多锻炼。昨天问诊结束的时候，本想对杨医生表示感谢，结果杨医生突然说："谢谢你能一直坚持吃药，也谢谢你能够好起来。"突然觉得心里暖暖的，一时竟忘了怎么接话。愣了一刹才说，应该是我谢谢杨医生才是。

问诊结束，我还在不停的想杨医生最后的话，也许是我们很少听到医生会感谢病人吧，所以觉得很特殊，我想这种互相信任的医患关系也许也能够帮助治疗很多疾病吧。总之，谢谢杨医生，谢谢问止中医，我会继续按照医嘱吃药，尽快恢复健康，不能辜负杨医生的谢谢。

【 本医案之整体分析 】

中医的治疗和西医最大的不同是考虑人体整体的体质表现，从宏观的角度来解决身体失调的问题。在这个医案里，患者的主诉中强调了眼球胀，这是眼中水液代谢较差的表现。中医当然在总结历代的经验之下有可能会用专方来解决一个问题，但在更多的情况下还是要了解患者所有的表现，从整体改善身体的偏失来唤醒身体本有的自愈能力。

在这个医案中，虽然一开始医者着重在眼球胀的主诉上，而事实上从患者"口渴、夜尿、小便淋沥不尽、眼球胀、视线模糊"这些症状来看，他全身水液代谢都有问题，因此使用了补血又能去水的当归芍药散作为调整水液代谢的处方。这里需要注意的是，当归芍药散的去水并不仅是把水从小便排出（利尿），同时还把组织中的多余水液收回脉管，因此这个方剂可以调整身体虚弱者身上水液代谢困难的情形，在本案中，方剂的整体方性也因此方结构而呈现偏收性。但又因为患者阳虚的表现用当归芍药散的力量是不足的，所以中医大脑针对阳虚的现象另以柴胡加龙骨牡蛎汤结构作为潜阳的考虑。

人类医者在分析所收录的症状时，往往会根据自己比较熟悉的辨证法来分析，越有经验的医者自然就能够越快掌握整个辨证结果而开出相关的方剂。但是有了中医大脑不断地分析比较所有症状组合所呈现的可能的辨证趋势，一般的医者也能够如同多年经验的老医师一样，精确而迅速地找到整体治疗的方法。在这个医案里面我们就看到了这样的表现。

·医案 4·

吃油炸炒货、沙琪玛导致的耳聋，却用阳药治

> 耳聋是指耳的听觉失聪。轻者，听而不真，称为重听；重者，不闻外声，则为全聋。《杂病源流犀烛》说："耳聋者，音声闭隔，竟一无所闻者也，亦有不至无闻，但闻之不真者，名为重听。"
>
> 中医对耳聋有许多划分，按病因病机不同，分为久聋、卒聋、暴聋、劳聋、风聋、虚聋、毒聋、厥聋、气聋、湿聋、风热耳聋、肝火耳聋、痰火耳聋、气虚耳聋、血虚耳聋、肾虚耳聋等。《景岳全书·杂证谟》归纳为五："曰火闭、曰气闭、曰邪闭、曰窍闭、曰虚闭。"
>
> 今天要说的这一则医案，则是关于一位一吃上火的东西就容易导致耳聋的患者。

几十年来火气重。

一碰炒货就耳聋。

寻医问药到问止。

辨证用药一周通。

古今名医临证金鉴《奇症卷》说："怪病不怪，应寻蛛丝马迹，难症非难，尤需辨证求因。"

火气重，致耳聋

2021 年 6 月 3 日的下午，67 岁的 M 先生加了我的微信并告诉我，他通过深圳问止中医公众号挂了我的号，预约了 6 月 4 日在线看诊。说完，还一并把他看诊时与陈医生的对话截图发给我。

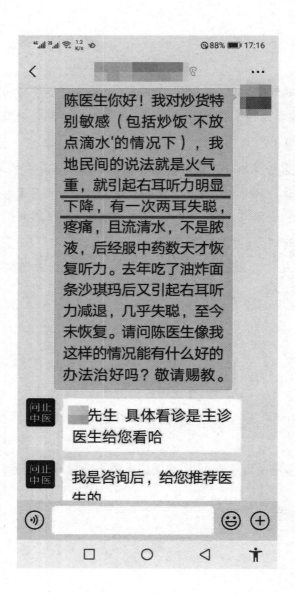

据患者所提供的病况：自己一碰炒货就耳聋。

怪不怪？我也是第一次听说这种情况。

患者描述：自己对炒货特别敏感，包括炒饭，如果炒饭不放水的情况下，一吃就上火，一上火耳朵听力就下降，右侧耳朵明显，轻微时保持几天清淡的饮食，耳聋会慢慢好转；严重时则双耳暴聋失聪、双耳疼痛、流清水。

患者说，去年吃了油炸食物和沙琪玛后，右耳听力下降，差不多听不到了，经其他中医治疗也没有效果，至今未恢复，很是苦恼。

患者平时有耳朵痒、鼻子塞、口不渴等情况；平时饮食喜欢重口味；每晚夜尿 1次，小便时有泡泡多、小便速度减慢、小便费力；晚上睡眠可以，但是多梦。

舌象：舌质白淡、舌有齿痕、舌胖大、舌质暗；舌苔厚腻；舌底静脉怒张。

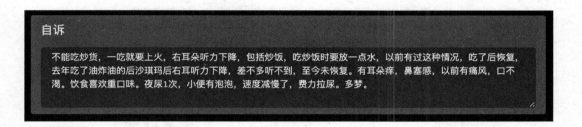

中医大脑不怕遇到怪病。我把患者的症状录入中医大脑系统，开具处方如下：

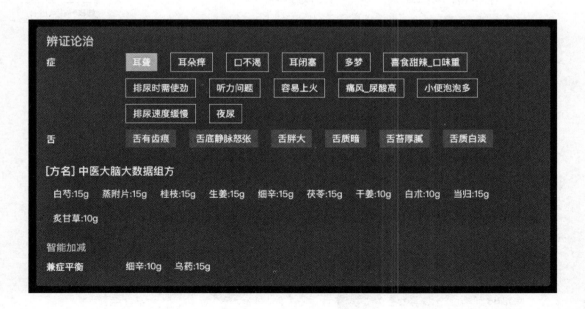

一诊七剂，代煎，日服两次，早晚饭后一小时温服。

【本诊方剂整体药对结构分析】

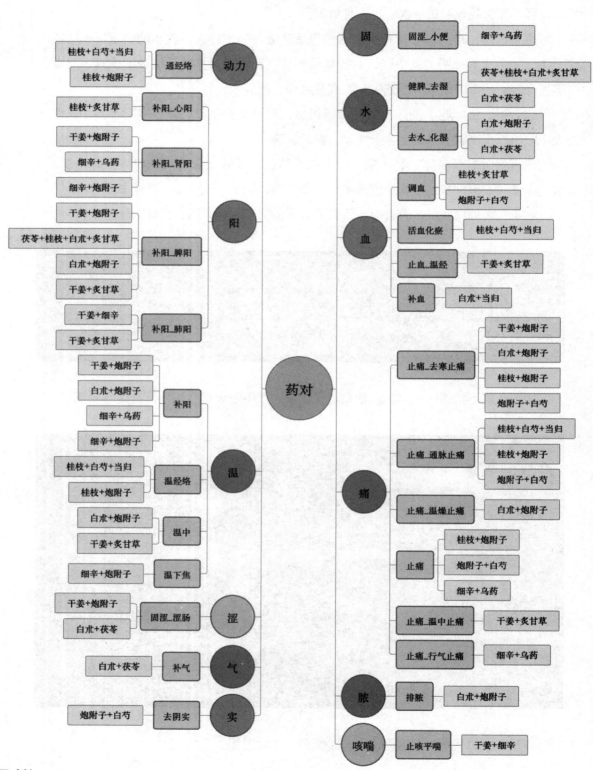

【方剂药性分析】

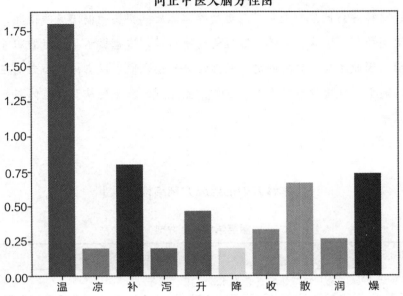

问止中医大脑方性图

【单味药药性分布图】

	温热药	平药	寒凉药
补药	干姜❋，白术❋，蒸附片❋，桂枝❋，生姜❋，当归☂，乌药❋	炙甘草☂	白芍☂
平药			
泻药	细辛❋	茯苓❋	

	升性药	平药	降性药
散性药	干姜❋，生姜❋，当归☂，乌药❋	桂枝❋	细辛❋
平药			
收性药	蒸附片❋	白芍☂，白术❋，炙甘草☂	茯苓❋

（注：❋：燥性药，☂：湿性药）

【药性之说明】

中医大脑计算的这个方剂主要以偏于温补及升散的药为主。就中药药物动力学来说，这样的药性分布提示了患者的整体体质其实属于偏阳虚的情况，同时湿气较重而多积郁在下焦；升性、降性的药物居多，这也提示了患者的阳气无法升达于头面，因此才有耳聋的问题。从药性分布图我们可以看出这个方剂在药物动力学上的趋势，这也体现了中医大脑的治症规划，就是要从改善整体阳气的分布失衡来入手。

【本诊方剂的组成方剂结构分析】

重要结构符合方剂

结构符合方剂	方剂组成	药数
真武汤	茯苓、芍药、白术、生姜、附子	5
茯苓甘草汤	茯苓、桂枝、生姜、炙甘草	4
苓桂术甘汤	茯苓、桂枝、白术、炙甘草	4
甘草干姜茯苓白术汤	炙甘草、白术、干姜、茯苓	4

可作为方根的结构符合方剂

结构符合方剂	方剂组成	药数
通脉四逆汤	炙甘草、附子、干姜	3
芍药甘草附子汤	芍药、炙甘草、附子	3
四逆汤	炙甘草、干姜、附子	3
芍药甘草汤	芍药、炙甘草	2
甘草干姜汤	炙甘草、干姜	2
桂枝甘草汤	桂枝、炙甘草	2
干姜附子汤	干姜、附子	2

另外再特别加上的单味药：细辛、乌药、当归。

【重要结构符合方剂说明】

在中医大脑所开出的这个方剂中，我们可以看出它的组成主要是真武汤和苓桂术甘汤的结构，可以说这是一个处理阳虚和水泛的方剂。由于"肾开窍在耳"，此患者的体质又偏阳虚，因此本方剂以补肾阳的附子剂为主，其中的结构有祛里寒的四逆汤以及调节水液代谢的真武汤。患者的下焦偏湿和容易上火的倾向，强调了他身体水液分布的失衡，而这是苓桂术甘汤类方的重点治疗方向，因为桂枝可以降冲逆。方中另外有细辛、乌药、当归三药，前二药形成的药对有行气、温肾、散寒的功用，可以解决小便、夜尿等问题；而当归并不是独立应用，而是在方剂中结合桂枝、白芍以活血化瘀并温通经络和止痛，同时结合白术以补血，颇有画龙点睛之效。

一剂药，诸病除

M 先生服药的第五天，我便随访了他，询问他的情况。据 M 先生反馈：服药两三天后就感觉药开始起效果，服药五天感觉听力比以前好多了。

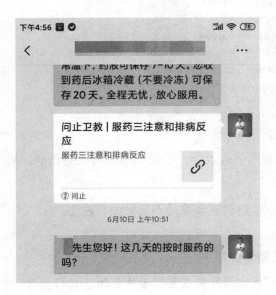
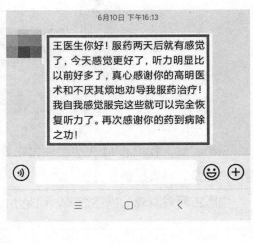

半个月后，M先生主动联系了我，他高兴地向我反馈说："吃了一周药就好了，听力恢复了。"

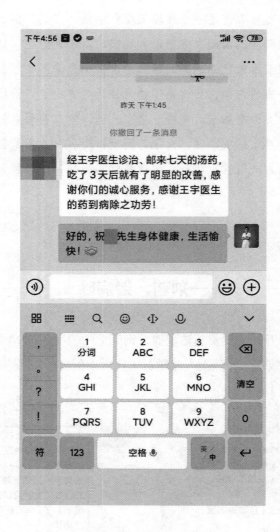

一个月后，我担心M先生会因再吃炒货而上火致聋，于是我本人再次随访他，可喜可贺的是，患者反馈良好。

中医古籍对耳聋的描述很多，但是M先生这种应该算是不常见而有趣的。

【本医案之整体分析】

疑难病的治疗，通常都会出现一个挑战，那就是仅凭患者的自述，我们一时之间没有用方的思路。

本医案中，患者本身有容易上火的倾向，再加上他强调吃油炸食物会使耳聋更加严重，这时候医者往往会走向滋阴润燥的方向。本医案中的患者也经过了不少中医师的诊治，但效果一直不好，但在中医大脑组方的治疗下却有很快的效果，这就让我们不得不对中医大脑的辨证功力有一番惊喜和赞叹。中医大脑的方剂没有大量润燥的药物，也没有所谓滋阴降火的考虑，反而从其舌象及头面的问题去思考阳气的分布偏失，这是中医大脑在治症上的精确分析，不同于一般想当然的用药思路。最后的疗效也确认了这一点。

中医大脑会反复比较和计算不同的治证思路，从而计算出最具有统计学意义的治疗方法，并不会因为患者有太多、太复杂的症状而发生思维的混乱。在疑难杂症的治疗上，中医大脑凭借这样的思维方式，往往可以杀出一条可行的道路，本案就是例证。

【疑难症综述】

突发性耳聋，一般俗称"耳中风"，在西医的耳鼻喉科是一项急诊病症，多发生于单耳，很少双耳同时发生；约有一半的患者在刚发病时，有眩晕或平衡感变差的情形，不过这种眩晕的感觉只会发生在前几天，而耳鸣及耳聋的情况则会持续。

发生突发性耳聋的真正原因不明，最常被提到的原因为病毒感染或由血管因子造成。好发季节为秋冬时分，可能因为气候、温度的突然转变，导致供应内耳血流的血管循环不畅，造成听力障碍。临床上可见因焦虑、紧张、压力过大，加上睡眠不足，身体常处于疲劳状态等，亦容易导致突发性耳聋。西医治疗此病疗效较好的药物是类固醇，在初始的大剂量给予后，逐步降低至维持剂量 1～2 个月后再予以停药。此外血管扩张药物、抗凝血药物、利尿药及综合维生素等亦为临床上经常合并使用的辅助治疗药物。

突发性耳聋在中医也称作暴聋，最常见的病因是肾虚外感风寒所致，在经方中常用麻黄附子细辛汤来治疗，久病虚人或心脏不好无法用麻黄者，可用术附辛草汤取代，因此中医大脑所计算推荐的方剂结构中有白术、炮附子、细辛、炙甘草等药。中医辨证有一个诊断的关键，即对于突发性的疾病多辨为实证，而缓慢发生的疾病则多辨为虚证。暴聋在中医多为实寒证，因此只要确定是阳虚体质，则致力于扶阳祛寒即可。

·医案 5·

频繁眨眼的怪病二例

很多人都认为频繁眨眼是一个怪病，但是在中医大脑的治疗下，我们可以看到很多成功的案例。现在我们就来看其中两则比较典型的医案。

案例一

眨眼本是一种保护性的生理功能，但是不自主地频频眨动则属病态，临床上多为双眼发病，但如果是由不良习惯或偶然发生者则不属病态。

眨眼症是一种常见的临床疾患，多发于少年儿童，临床主要表现为患者频繁眨眼而不能自控，严重者可出现弄鼻、歪嘴、眼痒、异物感、多动、秽语等症状，甚者可发展成类似于"慢惊风""筋惕肉瞤"等症状。

中医把频繁眨眼的症状称"目连扎""目札"，首见于《审视瑶函》卷四："目札者，肝有风也。风入于目，上下左右如风吹，不轻不重而不能任，故目连札也。"

目札是小儿常见症，多与肝脾两脏有关，但有虚实不同。如肝经风热目札为实证，肝虚血少目札为血虚不能荣养筋肉、濡润目窍的虚证。此外，还有肝气乘脾、脾伤痈积所导致的目札，均属因虚致实为患。临床上需详加辨别。

本医案的主人公是位 18 岁小伙子，眨眼频繁，经中医治疗后诸症显著改善。

═══ 一诊 ═══

此次案例的主人公是一位 18 岁的小伙子，根据其初次到问止中医就诊时的自述，我把其症状总结为以下几点：

1. 频繁眨眼，遇风加重，持续有 5 到 6 年时间，眼睛干涩。

2. 胸前、背部大面积红疹，持续 2 到 3 年，会痒，一挠就破，背部遗留大量色素沉着。

3. 过敏性鼻炎，偶有鼻塞；脸部有青春痘；鼻子出油厉害。

4. 有的时候会烦躁。

5. 运动厉害时会脚抽筋。

6. 大小便正常。

我把他的症状输入中医大脑系统中，并把频繁眨眼推为主症，中医大脑系统依症开方 7 剂。

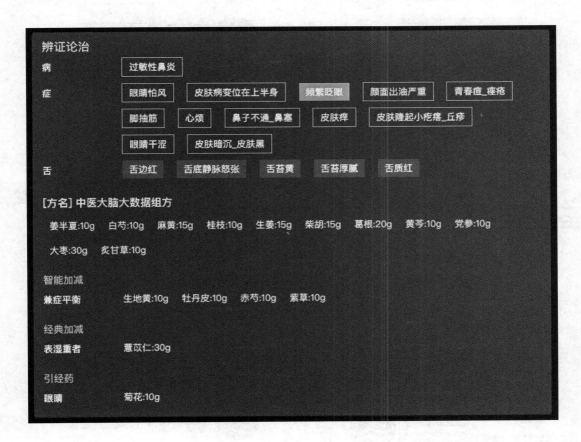

【本诊方剂整体药对结构分析】

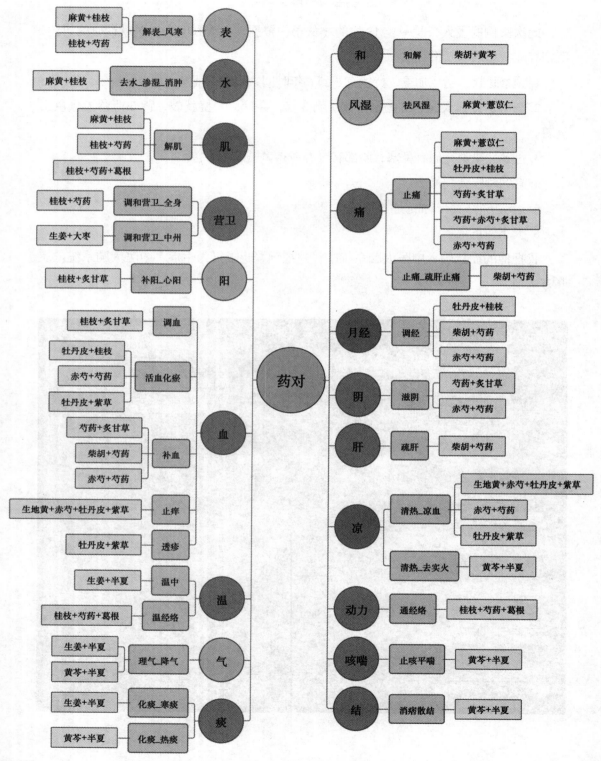

注：此图中的"赤芍 + 芍药"是电脑系统自动生成药对，与"赤芍 + 白芍"同义。

【方剂药性分析】

问止中医大脑方性图

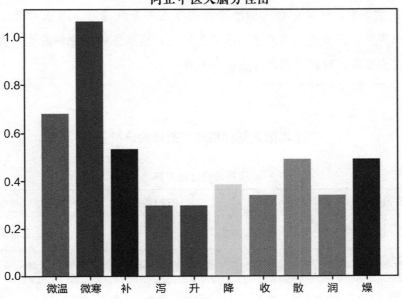

【单味药药性分布图】

	温热药	平药	寒凉药
补药	姜半夏☀，大枣⬆，桂枝☀，生姜☀	党参⬆，炙甘草⬆	白芍⬆，葛根，生地黄⬆
平药			薏苡仁☀，紫草
泻药	麻黄☀		黄芩☀，柴胡☀，菊花☀，赤芍⬆，牡丹皮

	升性药	平药	降性药
散性药	柴胡☀，生姜☀，葛根	麻黄☀，桂枝☀，赤芍⬆，牡丹皮	姜半夏☀，菊花☀
平药		紫草	薏苡仁☀
收性药	党参⬆，生地黄⬆	白芍⬆，炙甘草⬆	大枣⬆，黄芩☀

（注：☀：燥性药，⬆：湿性药）

【药性之说明】

从患者的症状来看，他的体质偏热象，主要依据来自舌诊的记录：舌质红、舌边红、舌苔黄。所以中医大脑所设计的方剂的方性偏寒，用来对治患者的热象。与此同时，因为患者有鼻塞、鼻炎等问题，所以方性偏散和偏燥。而患者主要问题在头面部，所以方剂的降性比升性强。

【本诊方剂的组成方剂结构分析】

重要结构符合方剂

结构符合方剂	方剂组成	药数
柴胡桂枝汤	柴胡、半夏、桂枝、黄芩、人参、芍药、生姜、大枣、炙甘草	9
葛根加半夏汤	葛根、麻黄、炙甘草、芍药、桂枝、生姜、半夏、大枣	8
葛根汤	葛根、麻黄、大枣、桂枝、芍药、炙甘草、生姜	7
小柴胡汤	柴胡、黄芩、人参、炙甘草、半夏、生姜、大枣	7
黄芩加半夏生姜汤	黄芩、芍药、炙甘草、大枣、半夏、生姜	6
桂枝加葛根汤	桂枝、芍药、生姜、炙甘草、大枣、葛根	6
桂枝人参新加汤	桂枝、大枣、人参、芍药、生姜、炙甘草	6
桂枝汤	桂枝、芍药、炙甘草、生姜、大枣	5
桂枝加芍药汤	桂枝、芍药、炙甘草、大枣、生姜	5
桂枝加桂汤	桂枝、芍药、生姜、炙甘草、大枣	5
黄芩汤	黄芩、芍药、炙甘草、大枣	4
桂枝去芍药汤	桂枝、大枣、生姜、炙甘草	4

可作为方根的结构符合方剂

结构符合方剂	方剂组成	药数
半夏散及汤	半夏、桂枝、炙甘草	3
芍药甘草汤	芍药、炙甘草	2
桂枝甘草汤	桂枝、炙甘草	2
小半夏汤	半夏、生姜	2
半夏麻黄丸	半夏、麻黄	2
二仙汤	黄芩、芍药	2

另外再特别加上的单味药：生地黄、牡丹皮、赤芍、紫草、薏苡仁、菊花。

【重要结构符合方剂说明】

我们从中医大脑所设计的方剂结构来看，能够完全覆盖本方剂全部单味药的最小组合是葛根汤和小柴胡汤的集合，故此我们可以说本方算是葛根汤和小柴胡汤的合方。

葛根汤合小柴胡汤可用来发汗解表，除了可治疗本诊患者鼻塞、鼻炎等问题外，经由适当的加减就可治疗全身性或上半身的皮肤病。如本诊用方中加了生地黄、牡丹皮、赤芍、紫草，就可以对治胸前、背部大面积红疹的问题；加了薏苡仁就可以治疗全身的皮肤病、皮肤痒，或是本诊中头面部的青春痘问题。葛根汤可以放松全身的肌肉，尤其可作用到头面部，可改善局部的抽搐或痉挛，常应用在脸部中风或眼皮跳动的病症，因此对于本诊的频繁眨眼问题有很大的帮助；加上菊花可清肝明目，搭配小柴胡汤，可帮助改善患者眼睛的诸多问题。

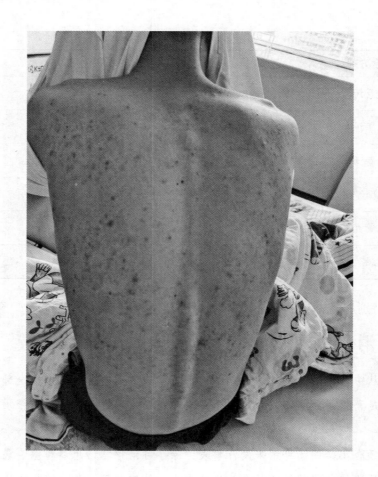

═══ 二诊 ═══

一诊服完 7 剂药后，小伙子按时到问止中医复诊。这次过来，他非常高兴地向我反馈：眼睛抽动比原来减轻，但吹风的时候还会有些抽动；背部红疹有些干瘪了，痒减轻；鼻炎的情况吃药期间没有。

虽不是完成治愈，但是能达到如此明显的效果，小伙子还是感到非常满意。但是对于服药期间，有黑色黏便排出，小伙子表示很是疑惑。

我耐心且详细地跟其沟通，排黑色黏便是正常的排病反应，体内的废物、毒素通过大便的形式排出。

小伙子是一位非常合格的患者，他听过我的详细解答之后，决定遵医嘱，继续服药。

下面是我们问止中医公众号上关于"排病反应"的解释，原貌截图展示给大家，感兴趣的可以登录公众号进一步了解。

排病反应

中医治疗中的排病反应是机体的良性调整反应，对人体是有益的，排病反应通常在机体驱除邪气以后会停止，即使在服药期间也是如此。常见的排病反应方式有：

3.消化道。排病反应的症状有：腹泻、大便黑、大便臭。体内的废物、毒素多从大肠排出，通过大便排出。通过大便排病主要表现为腹泻。有的患者在吃了中药以后，一天之中能达到5-10次腹泻，而且大便的颜色非常黑，或者极臭，像水一样，虽然腹泻比较厉害，但是如果属中医的排病反应的话，腹泻以后不会有疲劳感，反而会觉得很畅快。

问止中医
医保定点人工智能中医诊所

二诊时，根据小伙子吃了一诊药之后给我的反馈，我决定效不更方，继续守方治疗。

═══ 三诊 ═══

在小伙子第三次到问止中医的时候，诸症已经得到明显的改善了。小伙子表示眼睛虽偶尔还会眨，但频率没那么高了；背部红疹好了一大半，个别有脓包，遗留的色素沉着还有一小部分；之前因排病反应导致的黑色黏便也没有了。

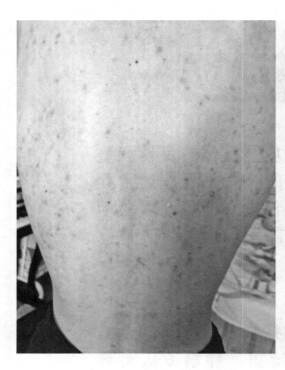
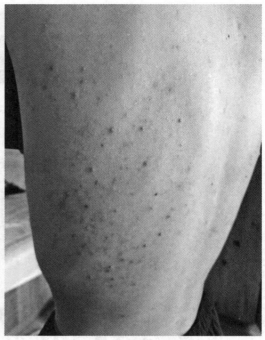

　　经过此次医案，我要告诫各位，眼睛不舒服，简直一天到晚都受罪，如有不适，及时就医才是正确的做法。频繁眨眼是很难自愈的病症，此顽疾可能会持续到成年甚至终生，虽然没有多大的危害，但是对于正常生活和社交活动都会有很大的影响。

　　幸好此次医案的患者能够及时就医，除了改善了频繁眨眼的顽疾，也同时改善了多年的皮肤病。

处方编码	顾客	医师	主症/疾病	建议会诊	顾客自诉	医嘱	针药类型
20210710160560		赖淑婷	频繁眨眼	否	四诊：眼睛自觉是无症状了，间断性发作。一直都是没胃口，食欲差...	忌饮酒，忌寒凉食物（水果、冰品等），忌熬夜，忌过劳，忌咖啡，...	药
20210701156119		赖淑婷	频繁眨眼	否	三诊：眼睛偶尔还会眨，频率没那么高了；背部红疹好了一大半，个...	忌饮酒，忌寒凉食物（水果、冰品等），忌熬夜，忌过劳，忌咖啡，...	药
20210623151948		赖淑婷	频繁眨眼	否	二诊：排黑色黏便。眼睛抽动比原来减轻。背部红疹有些干瘪了，痒...	忌饮酒，忌寒凉食物（水果、冰品等），忌熬夜，忌过劳，忌咖啡，...	药
20210616148837		赖淑婷	频繁眨眼	否	眼睑随风易动 持续5到6年。眼睛干涩。胸前、背部大面积红疹...	忌饮酒，忌寒凉食物（水果、冰品等），忌熬夜，忌过劳，忌咖啡，...	药

| 案例二 |

梅杰综合征是由法国神经病学家 Henry Meige 首先描述的一组锥体外系疾患。主要表现为双眼睑痉挛、口下颌肌张力障碍、面部肌张力失调样不自主运动。Henry Meige 于 1910 年首次报告了梅杰综合征，此后，还有人称其为 Brueghel 综合征、眼睑痉挛、口下颌部肌张力障碍等。

此病以中老年女性多见，多以双眼睑痉挛为一开始的症状，眼睑下垂和眼睑无力也多见。部分由单眼起病，渐及双眼。其余症状有眨眼频度增加、精神疾患、牙科疾患、其他部位的张力障碍（主要在颅颈部）。眼睑痉挛在睡眠、讲话、唱歌、打呵欠、张口时改善，可在强光下、疲劳、紧张、行走、注视、阅读和看电视时诱发或加重。

唐朝裴铏所著《传奇》中《聂隐娘》篇讲了一个刺客的故事，其中有一个叫妙手空空儿的高手很有特点，"此人如俊鹘，一搏不中，即翩然远逝，耻其不中，才未逾一更，已千里矣"。意思就是空空儿一击不成，便觉得很羞耻，不再出第二手，赶紧跑了。

为什么会提到这个人物呢？因为实际看诊中，常会遇到只给一次机会的患者——一次看诊后没找到感觉，不行，我要换医生、换处方，还没等医生"耻其不中"，自己就"远遁千里"去也。

这样，其实吃亏的是自己。有时候解数学题都有好几种做法，治病更是如此，往往会存在多种可能的解决方案。这个医生 A 方案不行，那个医生 B 方案也不行，如果你准备好了所有就诊资料给第三个医生，当他看过之前的记录，A、B 方案都不行时，他就会用排除法，给你用上 C 方案，这时候说不定就有效了。

这并不是说最后一个医生水平一定最高，只是前人已经帮助他排除了一些可能性，也就是说"试错"了。如果病人什么都没准备，这里试试服药一周，那里试试服药一周，到第三个医生那里还可能是试试服药一周没改善，最终可能事倍功半，没有收获。

今日分享的医案是一位 35 岁的女性患梅杰综合征，眼睑痉挛 7 个月，经治疗而愈。

══ 一诊 ══

患者眼睑痉挛不自主闭合7个多月，左眼比较严重，西医诊断为梅杰综合征，中医诊断为郁病，吃西药（盐酸舍曲林、氯硝西泮片）症状未减轻，在他处服用中药1个多月起初稍有效果、后期感觉没有效果了。

其他身体状况如下：后背发紧不适，左胳膊麻木；从上大学开始白发多；多梦但睡眠沉；较常人怕冷；唇周长痘、经前加重；月经第一天小腹坠胀，经期腰痛，9月份月经没来；近2~3个月白带黏稠，外阴瘙痒；平时不太容易出汗。

我将上述信息录入中医大脑，中医大脑开出处方如下。

分析下来，一诊从解表舒筋、养血调肝、健脾利湿的方向来治。

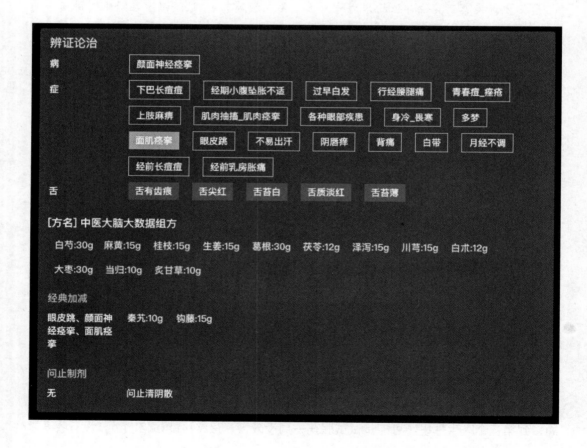

【本诊方剂整体药对结构分析】

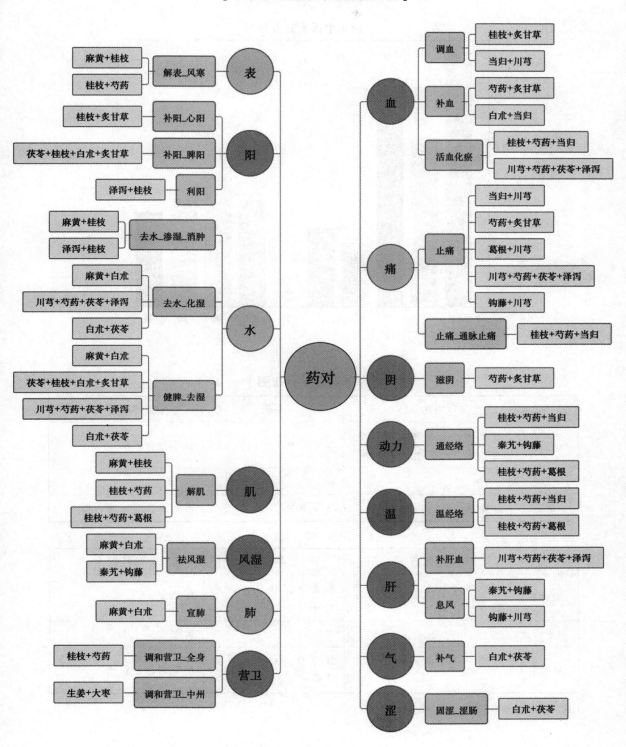

【方剂药性分析】

问止中医大脑方性图

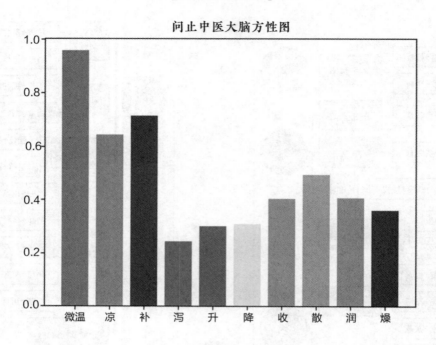

【单味药药性分布图】

	温热药	平药	寒凉药
补药	桂枝 ☀，生姜 ☀，川芎 ☂，白术 ☀，大枣 ☂，当归 ☂	炙甘草 ☂	白芍 ☂，葛根
平药			
泻药	麻黄 ☀	茯苓 ☀	泽泻 ☀，秦艽 ☀，钩藤

	升性药	平药	降性药
散性药	生姜 ☀，葛根，川芎 ☂，当归 ☂	麻黄 ☀，桂枝 ☀，秦艽 ☀	泽泻 ☀
平药			钩藤
收性药		白芍 ☂，白术 ☀，炙甘草 ☂	茯苓 ☀，大枣 ☂

（注：☀：燥性药，☂：湿性药）

【药性之说明】

依照患者身冷畏寒、舌有齿痕、舌苔白等表现来看，可知她是偏阳虚的体质，因此中医大脑所设计的方剂在寒热性上呈现偏温补的方性。而其他的方性算是比较平衡。

【本诊方剂的组成方剂结构分析】

重要结构符合方剂

结构符合方剂	方剂组成	药数
葛根汤	葛根、麻黄、大枣、桂枝、芍药、炙甘草、生姜	7
当归芍药散	当归、川芎、芍药、茯苓、白术、泽泻	6
桂枝去桂加茯苓白术汤	芍药、炙甘草、生姜、大枣、茯苓、白术	6
桂枝加葛根汤	桂枝、芍药、生姜、炙甘草、大枣、葛根	6
桂枝汤	桂枝、芍药、炙甘草、生姜、大枣	5
桂枝加芍药汤	桂枝、芍药、炙甘草、大枣、生姜	5
桂枝加桂汤	桂枝、芍药、生姜、炙甘草、大枣	5
茯苓甘草汤	茯苓、桂枝、生姜、炙甘草	4
茯苓桂枝甘草大枣汤	茯苓、桂枝、炙甘草、大枣	4
苓桂术甘汤	茯苓、桂枝、白术、炙甘草	4
桂枝去芍药汤	桂枝、大枣、生姜、炙甘草	4

可作为方根的结构符合方剂

结构符合方剂	方剂组成	药数
芍药甘草汤	芍药、炙甘草	2
泽泻汤	泽泻、白术	2
桂枝甘草汤	桂枝、炙甘草	2
佛手散	川芎、当归	2

另外再特别加上的单味药：秦艽、钩藤。

【重要结构符合方剂说明】

在这一诊中，医者的主症选择是"面肌痉挛"，事实上这样的选取是舍弃了精确的定位而采大面积的考虑，并不是一个正确的做法。当我们在确定病位的时候，一定要能够以小范围呈现的可见症状为考虑。由于本诊医者的主症选择没有精确地定位在眼睑上，故此没有起效。要等到第二诊医者选取了"频繁眨眼"为主症才看到了效果。

因为选取了"面肌痉挛"为主症，所以我们可以看得出来中医大脑在选方上会出现葛根汤结构，那是针对"面肌痉挛"的一个大范围处方。在《金匮要略·痉湿暍病脉证治第二》有说："太阳病，无汗而小便反少，气上冲胸，口噤不得语，欲作刚痉，葛根汤主之。"因此葛根汤常被用来治疗全身或头面部痉挛的问题。秦艽和钩藤可抗痉挛，让局部组织放松，葛根汤加了这两味药后可加强治疗眼皮跳动、颜面神经痉挛、面肌痉挛等病症的效果。

另外在本诊的方剂中，我们还看到了当归芍药散结构，这是中医大脑考虑到患者的血虚和水液代谢不畅而计算的。当归芍药散可以活血祛瘀祛湿，常用于虚证体质者而有贫血、眩晕、腹痛、全身倦怠疲劳感、月经不调等症状。

☰ 二诊 ☰

患者在二诊反馈：眼部症状同前。

服药期间大便次数多，但无疲劳感。无后背发紧，仍有左臂麻木，从昨天开始左上臂肌肉有点疼痛，双手手指静止时轻微颤抖。白带不黏稠，无外阴瘙痒。睡眠可。余症同前。

看来这是一击未中，还好我内心强大，坚决守住阵地，绝不远遁而去。

二诊时，我经过思考后，选择更精确的主症，调整治疗方向，其处方思路是疏肝健脾解痉并温经养血。

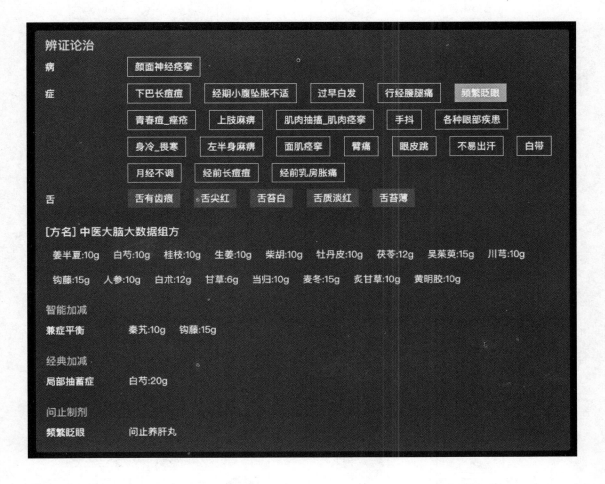

辨证论治

病　颜面神经痉挛

症　下巴长痘痘　经期小腹坠胀不适　过早白发　行经腰腿痛　频繁眨眼

青春痘_痤疮　上肢麻痹　肌肉抽搐_肌肉疼挛　手抖　各种眼部疾患

身冷_畏寒　左半身麻痹　面肌疼挛　臂痛　眼皮跳　不易出汗　白带

月经不调　经前长痘痘　经前乳房胀痛

舌　舌有齿痕　舌尖红　舌苔白　舌质淡红　舌苔薄

[方名] 中医大脑大数据组方

姜半夏:10g　白芍:10g　桂枝:10g　生姜:10g　柴胡:10g　牡丹皮:10g　茯苓:12g　吴茱萸:15g　川芎:10g

钩藤:15g　人参:10g　白术:12g　甘草:6g　当归:10g　麦冬:15g　炙甘草:10g　黄明胶:10g

智能加减
兼症平衡　秦艽:10g　钩藤:15g

经典加减
局部抽蓄症　白芍:20g

问止制剂
频繁眨眼　问止养肝丸

【本诊方剂整体药对结构分析】

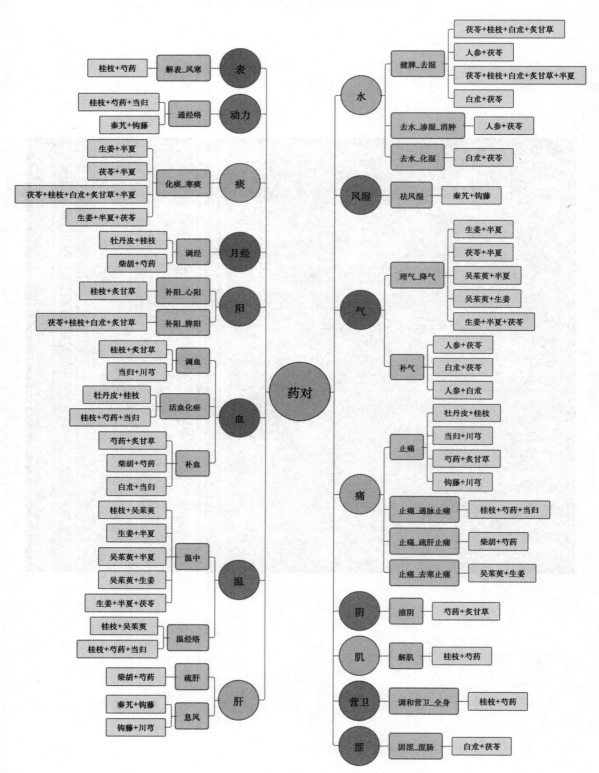

【方剂药性分析】

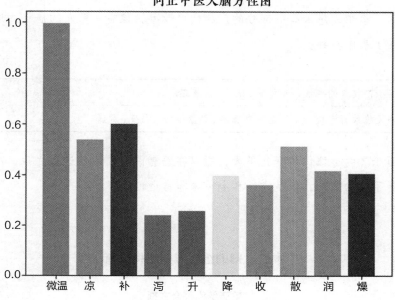

问止中医大脑方性图

【单味药药性分布图】

	温热药	平药	寒凉药
补药	川芎☂，白术☀，当归☂，姜半夏☀，人参☂，桂枝☀，生姜☀	黄明胶☂，炙甘草☂	白芍☂，麦冬☂
平药	吴茱萸☀	甘草☂	
泻药		茯苓☀	钩藤，牡丹皮，柴胡☀，秦艽☀

	升性药	平药	降性药
散性药	川芎☂，当归☂，柴胡☀，生姜☀	牡丹皮，桂枝☀，秦艽☀	吴茱萸☀，麦冬☂，姜半夏☀
平药			钩藤
收性药	人参☂	白芍☂，甘草☂，白术☀，炙甘草☂	茯苓☀，黄明胶☂

（注：☀：燥性药，☂：湿性药）

【药性之说明】

在这一诊中，患者有一部分的症状已经改善，但有一些新的症状加进来，我们可以从下表中看到：

原有但不再收录的症状	背痛，阴唇痒，多梦
另外又收录新症状	左半身麻痹，频繁眨眼，手抖，臂痛

然而患者的整体体质变化不大，所以在医者改变了主症选取之后，中医大脑固然设计了新的方剂，但是方性和上一诊非常近似。

【本诊方剂的组成方剂结构分析】

重要结构符合方剂

结构符合方剂	方剂组成	药数
温经汤	吴茱萸、当归、芍药、川芎、人参、桂枝、阿胶、牡丹皮、生姜、炙甘草、半夏、麦门冬	12
抑肝散	白术、茯苓、当归、川芎、钩藤、柴胡、甘草	7
茯苓甘草汤	茯苓、桂枝、生姜、炙甘草	4
苓桂术甘汤	茯苓、桂枝、白术、炙甘草	4

可作为方根的结构符合方剂

结构符合方剂	方剂组成	药数
小半夏加茯苓汤	半夏、生姜、茯苓	3
半夏散及汤	半夏、桂枝、炙甘草	3
芍药甘草汤	芍药、炙甘草	2
桂枝甘草汤	桂枝、炙甘草	2
小半夏汤	半夏、生姜	2
佛手散	川芎、当归	2

另外再特别加上的单味药：秦艽。

【重要结构符合方剂说明】

本诊医者选择了"频繁眨眼"这个主症，于是中医大脑设计的方剂就更为精确，而从重要结构符合方剂的分析来看，本方可以说是温经汤结构和抑肝散结构的合方，当然也保留了在上一诊中出现的苓桂术甘汤结构。

本诊中，温经汤属于体质调理的方剂，作为调整患者体质偏失的主力。抑肝散是对治症状的方剂。所以一个方调体质，一个方治症状，一横一纵、一经一纬的配合，在临床上的效果当然就会明显。

温经汤出自《金匮要略》，其功能是温经散寒、养血祛瘀，以气血两虚与寒冷为主要目标，兼有手掌烦热与口唇干燥，以及下腹部的膨满感和不快感。常用于治疗气血虚弱而带有寒象的各种妇人病，如月经不调、经痛、失眠症、带下等，还可应用于女生的青春痘问题。

抑肝散出自《保婴撮要·急惊风门》，原文有说："治肝经之虚热、发搐，或发热咬牙，或惊悸寒热，或木乘土而呕吐痰喘，腹胀食少，睡卧不安者。"因此本方常用于治疗因肝经虚热而引起局部抽搐的症状，因而可对治本诊患者手抖、频繁眨眼等问题。

除此之外，医者根据中医大脑智能加减的推荐而使用了单味药秦艽，本药主要是针对患者的"手抖、臂痛、上肢麻痹、左半身麻痹、肌肉抽搐-肌肉痉挛"等症状做祛风湿、舒筋络之用。

三诊

患者在三诊时反馈：无左臂麻木及肌肉疼痛，无手抖；自己感觉眼部症状减轻，眼睛闭的频率减轻一些；感觉眼睛周围凉凉的；青春痘消退，没有长新的出来，有痘印。余症同前。

恭喜啊！二诊击中了主症。后续患者坚持用药。

后续逐步改善

三诊过后，患者眼部及身体症状都开始有改观，我继续守方1周。

四诊反馈：稍能控制住眼皮抽搐，眨眼频率隔一天会轻一点；经前长痘。余症同前。

中间患者因感冒咳嗽停药一段时间。

五诊时：患者因为咳嗽停药10天，停药期间症状有点反复，上周日开始服药后，目前稍能控制住眼皮，今天眼睛感觉接近正常，几乎没有眨眼。于是我继续守方。

后面几次治疗，患者有时一周没有服药，眼睑状况还能比较稳定。但如果工作压力大、劳累后、受冷刺激就会有点反复。

患者最近的反馈：眼睛状态稳定，偶尔有一天眨一下，程度轻，时间短；白带正常；下颌没有新的痘痘，都是痘印。

至此，治疗接近尾声，患者仍在继续巩固病情中，光明就在前方。

疑难杂症、怪病能收到好的疗效，常常是医患双方一起努力的结果，我不骄你不躁，保持沟通，及时反馈，加上一点点耐心，迎接期待好结局的到来。

【二则医案之整体分析】

我们常常说"同病异治、异病同治"，这都代表了中医在临床治症上的灵活性，而我们选了这两个医案可以用来作为"同病异治"的一个表现。虽然患者都有频繁眨眼的症状，但是两位患者的体质不同，因此中医大脑所用的方剂结构也不一样。下面我们通过中医大脑的方性图，可以一目了然地看到两位患者的体质差别：

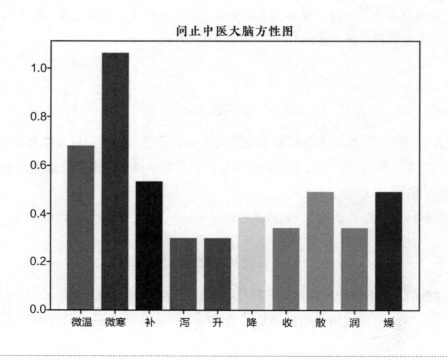

问止中医大脑方性图

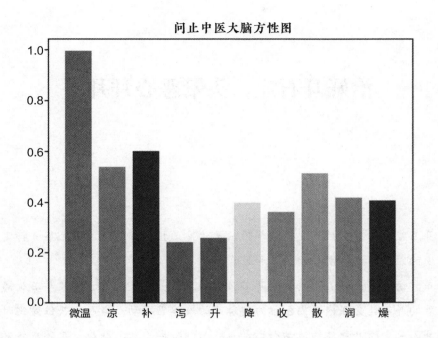

在第一个医案中，患者的体质偏热，所以方性偏寒，如上页图所示。而第二个患者的体质则是偏寒，所以方性偏热，如本页图。因为如此，中医大脑在选方取药上就有很大的不同，但是都可达到治疗主症的良好效果。而另外一个值得注意的方性表现是其药物动力学的降性和散性的分布非常相似。

有了人工智能的辅助，中医在临床诊治上可以迈出一大步，如上述直观的统计图表可以带给我们非常清晰的用方思维。问止中医站在这样的科技力量上，希望为中医未来的发展做出贡献，带着古老的中医迈入智慧的新时代。

·医案6·

治好耳石症，头晕恶心拜拜了

耳石症又称为良性阵发性姿势性眩晕症，是指头部迅速运动至某一特定头位时出现的短暂阵发性发作的眩晕和眼震。

正常情况下，耳石是附着于耳石膜上的，当一些致病因素导致耳石脱离，这些脱落的耳石就会在内耳内被称为内淋巴的液体里游动。当人体头位变化时，沉伏的耳石就会随着液体的流动而运动，从而刺激半规管毛细胞，导致机体发生强烈性眩晕，时间一般较短，数秒至数分钟，可周期性加重或缓解，病程时间长短不一。

以上是现代医学对于耳石症的解释。然而现代医学解释得很到位，治疗上几乎没办法。

现代医学对于耳石症多采取手法复位治疗，但复位后患者的头晕、头沉等症状易反复发作。反复手法复位又会使得前庭感受器不断受到脱落耳石的刺激，使眩晕感加强。

于是，当耳石症患者救治无效，就转而找中医治疗了。

就在上述这样一个背景下，我在近日接诊了一位耳石症患者，来看看我们从中医角度如何解决这个问题吧！

初诊：癫痫 + 耳石症

王先生，男，71 岁。2021 年 8 月 24 日初诊，自述身体状况如下：

2020 年 12 月做脑膜瘤手术，术前术后都有癫痫发作（术后停西药会发作癫痫，目前用回西药，1 次 / 日），也有间歇性的右侧耳石症发作（最近一次在 5 天前发作，方位性头晕，伴有呕吐，吐后至今胃口差，稍多进食会恶心），平时走路感觉不稳，晨起眩晕，服西药眩晕停，有时能控制住。常觉头重脚轻，右侧耳朵有闭塞感。

另有症状：夜尿 1 次，平时尿分叉，排尿慢，尿急，次数多尿量少，分几次尿；大便先干后软，大便 2 ~ 3 天 1 次；两脚略微水肿；看东西模糊；喜甜食。

另有糖尿病（服用二甲双胍片 + 格列美脲）、脂肪肝、肾多发结石、前列腺肥大等。

我将其症状录入中医大脑后，开出处方如下：

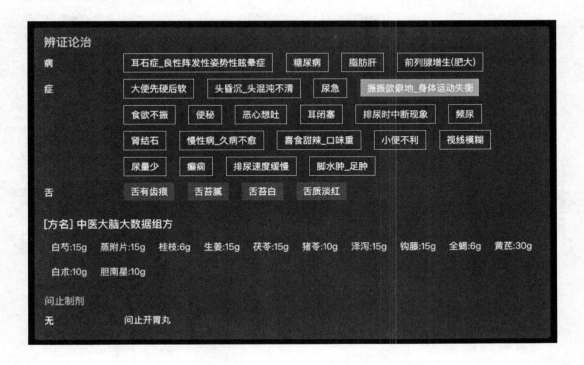

【本诊方剂整体药对结构分析】

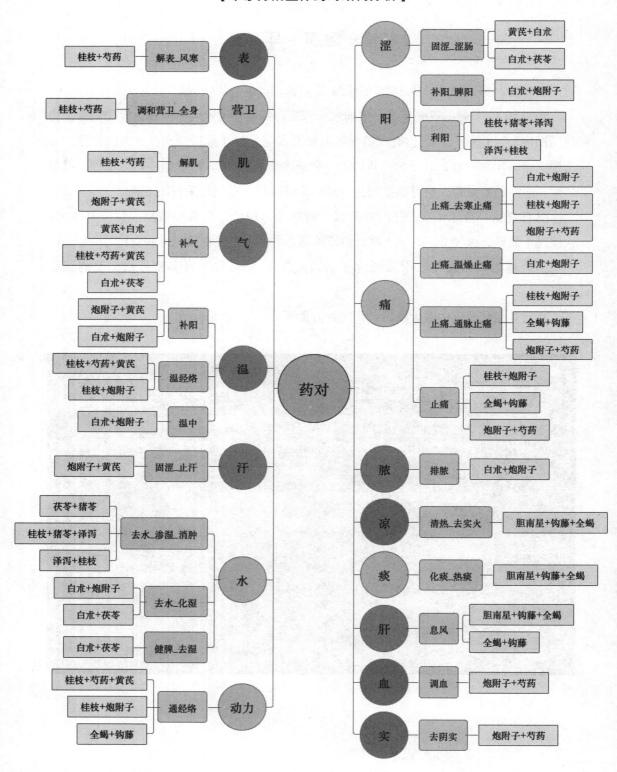

【方剂药性分析】

问止中医大脑方性图

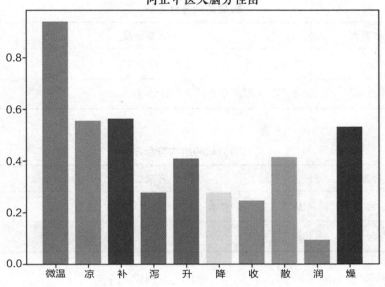

【单味药药性分布图】

	温热药	平药	寒凉药
补药	白术☀，蒸附片☀，桂枝☀，生姜☀，黄芪		白芍☂
平药		猪苓☀，全蝎	胆南星
泻药		茯苓☀	泽泻☀，钩藤

	升性药	平药	降性药
散性药	生姜☀，全蝎	猪苓☀，桂枝☀	泽泻☀
平药	黄芪	胆南星	钩藤
收性药	蒸附片☀	白芍☂，白术☀	茯苓☀

（注：☀：燥性药，☂：湿性药）

【药性之说明】

　　中医大脑在这一诊中所开出的方剂的方性是偏温补的。但最重要的方性偏差是燥性大，这和我们祛湿以治疗晕眩的治则是一致的。此外，虽然散性和升性也偏大，但是如果看单味药药性分布图的话，可以发现升、降、收、散这四种药性都有单味药的分布，可以说这是一个能加速整体气机循环的设计。

【本诊方剂的组成方剂结构分析】

重要结构符合方剂

结构符合方剂	方剂组成	药数
真武汤	茯苓、芍药、白术、生姜、附子	5
五苓散	猪苓、泽泻、白术、茯苓、桂枝	5

可作为方根的结构符合方剂

结构符合方剂	方剂组成	药数
猪苓散	猪苓、茯苓、白术	3
泽泻汤	泽泻、白术	2

另外再特别加上的单味药：胆南星、钩藤、全蝎、黄芪。

【重要结构符合方剂说明】

中医大脑这一诊中所设计的方剂，是真武汤结构和五苓散结构的组合。

在《伤寒论》的条文中有说道："太阳病，发汗，汗出不解，其人仍发热，心下悸，头眩，身𥆧动，振振欲擗地者，真武汤主之。"因此真武汤常被运用在阳虚证并有眩晕的问题。

在《金匮要略》的条文中也有说"假令瘦人脐下有悸，吐涎沫而癫眩，此水也，五苓散主之""心下有支饮，其人苦冒眩，泽泻汤主之"。由于五苓散已含有泽泻汤的结构，因此本方常被应用在小便不利兼有眩晕的问题。

由上所述，临床上真武汤常和五苓散一起合方，用于治疗严重眩晕并有阳虚证候和小便不利的问题，因而可应用在对治本诊患者的耳石症（良性阵发性姿势性眩晕症）。

此外，在中医大脑智能加减部分，胆南星、钩藤、全蝎这组药对可清热化痰、息风止痉，可治疗癫痫的问题；黄芪在本诊则是搭配真武汤运用在治疗患者脚水肿的症状。

以下是这些单味药的参考说明：

单味药	主治	应用
胆南星	清热化痰，息风定惊	主治中风、癫痫、惊风、头风眩晕、痰火喘咳等症
黄芪	补气升阳，益卫固表，利水消肿，托疮生肌	1.用于脾胃气虚及中气下陷之证。2.用于肺气虚及表虚自汗、气虚外感之证。3.用于气虚水湿失运的浮肿、小便不利。4.用于气血不足、疮疡内陷的脓成不溃或溃久不敛。5.用于气虚血亏的面色萎黄、神倦脉虚等症。6.用于气虚不能摄血的便血、崩漏等症。7.用于气虚血滞不行的关节痹痛、肢体麻木或半身不遂等症。8.用于气虚津亏的消渴病
钩藤	息风止痉，清热平肝	1.用于肝风内动，惊痫抽搐。2.用于头痛，眩晕
全蝎	息风止痉，攻毒散结，通络止痛	1.用于痉挛抽搐。2.用于疮疡肿毒、瘰疬结核。3.用于风湿顽痹、顽固性偏正头痛

患者初诊服药一周后反馈如下，大致的意思是药物已经起效，开始控制耳石症的眩晕发作：

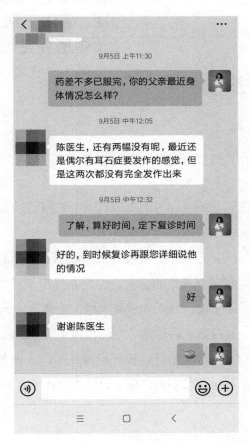

---| 二诊 |---

2021 年 9 月 9 日，患者进行二诊，自述如下：

近半个多月没有明显眩晕到呕吐；无明显脚水肿；大便正常；晚上夜尿 1 次，白天 3 ~ 4 次尿，小便急、无力，尿量稍多一些，平时尿分叉，排尿慢。

二诊守方 10 剂。

二诊过后，患者反馈：头晕、恶心呕吐好了。

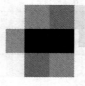

欢喜会员 👍0

二诊的药基本喝完了，耳石症基本康复，其他各方面都有很好改善，感谢问止中医，感谢陈医生，希望有更多的人通过问止中医受益。

---| 三诊 |---

2021 年 9 月 22 日，患者进行三诊。

患者自述身体情况：

无晨起眩晕及耳朵闭塞感；无恶心想吐；腰酸无力；食欲一般；19 日下午有一次癫痫小发作的感觉，但没有发出来，休息后缓解；无明显脚水肿；大便正常；晚上夜尿 1 次；白天 3 ~ 4 次尿，小便急、无力，尿量稍多一些，排尿慢，尿分叉有减轻些；脑膜瘤术后癫痫（左乙拉西坦片 0.25g，1 片 / 日）；右肾结石 2cm、右肾积水。

本次治疗，我开启第二阶段，调整处方，以治疗其他方面的问题。第二阶段与耳石症关系不大，在这里就不赘述了。

结语

耳石症不是一个现代病，各朝各代，无论性别，人类、甚至动物都有可能得这个病。

临床所见，患者往往这样形容："头重脚轻""脚如踩棉花""如喝醉酒一样""身如驾云"，这些都是真武汤条文中"振振欲擗地"的形象表述。

耳石症也好、美尼尔氏综合征也好，阳虚水邪上泛，水邪上冒清阳导致的头晕、头昏沉，此时都可以用温阳利水的方法来治疗。

【本医案之整体分析】

中医治疗眩晕的关键点就在于对治身体水液分布的失常。当我们身体的水湿在不当的部位增多时，往往就会容易让我们的身体失去平衡。所以，调整身体水液代谢的功能就是治疗眩晕的核心。

在本医案中"可作为方根的结构符合方剂"这一个整理表中，我们可以看到泽泻汤这一个小方，这就是我们在经方中治疗眩晕的基本方根。泽泻汤只有两味药，一个是泽泻，另一个是白术。泽泻的药性偏散性，而白术偏收性，这是由于泽泻可以把水湿散放通过三焦系统而排出，白术则是把散在组织中的水液收回血管，通过血液系统进行代谢。两者都是可以利水的药，但是其作用机理有所不同，一散一收协同作用。以这个药对为中心，我们就能够在其他药物的配合下调整身体水液的代谢。

而在本医案中，虽然说真武汤本身就有治疗眩晕的功能，但是如果加上了五苓散的结构之后，由于五苓散中的猪苓可以去下焦的水湿，泽泻可以和白术形成上述的泽泻汤核心药对，再加上桂枝可以助阳化气，这会令真武汤治疗眩晕的力量更加强大。这是中医大脑在所有方剂结构和药对组合的计算之后提出来的一个新的合方思维，值得我们学习和在临床上来验证。

最后值得一提的是，除了汤剂可以治疗耳石症导致的眩晕以外，我们也提供以下可以自我操作的"耳石复位术"供读者参考：

　　患者首先将身体坐在床边，接着将身体侧躺，且不要在头部或脖子垫枕头，因耳石在耳内滚动，患者会感到天旋地转，此时保持同样姿势不要移动，直到耳石稳定。等不晕时再起床，将身体坐起，坐起后患者仍会感到头晕，患者要坐着直到完全不晕再将身体侧躺向另外一边，同样等到不晕时再起床，反复此动作直到耳石滚出半规管，眩晕状况就会解除。至于患者要如何确定耳石已经复位，只要坐着从 1 默数到 15，再侧躺从 1 默数到 15，若都不会感到头晕，就表示耳石已经复位。

·医案7·

睡眠呼吸暂停，中医也能治吗

　　对于打呼噜，大家恐怕都不陌生，它是一种常见现象，特别常见于肥胖的男性朋友。打呼噜的表现一般为在晚上睡觉的时候会发出比较大的声音，除了让枕边人比较烦恼以外并没有其他方面的不适，因此很多人不会特别在意，但其实打呼噜并没有它表面那么"善良"。

　　睡眠呼吸暂停综合征是一种病因不明的睡眠呼吸疾病，临床表现有夜间睡眠打鼾伴呼吸暂停和白天嗜睡。由于呼吸暂停引起反复发作的夜间低氧和高碳酸血症，可导致高血压、冠心病、糖尿病和脑血管疾病等并发症及引发交通事故，甚至出现夜间猝死。因此睡眠呼吸暂停综合征是一种有潜在致死性的睡眠呼吸疾病。

　　李女士被陈先生的打呼声吵得夜夜难以入睡，并注意到，陈先生晚上打呼噜时会时不时地突然停止，好像憋得难受，需要她"踹一脚"才能缓过来。为此，李女士帮陈先生预约了看诊，希望能解决这烦扰的问题。

　　经过详细的问诊，陈先生的症状如下：

　　1. 夜间打呼噜，呼吸会停止，最长接近1分钟；晨起口干口苦；午后觉得疲累。

　　2. 神经性皮炎，手肘、面部皮肤色素沉着，皮肤瘙痒。

　　3. 膝盖痛，午后活动后膝关节酸，晨起腿抽筋。

　　4. 手足怕热，喜冷饮，喜食肥肉；偶有咳嗽，无咳痰；眼睛容易疲劳。

　　我将陈先生的症状一一录入中医大脑，开方如下，并针对膝盖疼痛配了外用的问止舒活贴：

辨证论治

病 　睡眠呼吸中止症　　神经性皮炎(慢性单纯性苔癣、顽癣、牛皮癣、摄领疮)

症 　喜油肥厚腻_喜肥肉　　皮肤痒　　口苦　　某些时段容易疲累　　腿抽筋　　恶热

　　膝盖酸　　喜冷饮　　膝盖疼痛　　口干　　打鼾　　眼睛疲劳　　手脚发热

　　咳嗽

舌 　舌有齿痕　　舌底静脉怒张　　舌胖大　　舌湿_苔水滑　　舌苔白　　舌质淡红

　　舌苔薄

[方名] 中医大脑大数据组方

　姜半夏:20g　　白芍:15g　　蒸附片:15g　　生姜:20g　　柴胡:15g　　黄芩:10g　　茯苓:15g　　党参:10g　　白术:10g

　大枣:30g　　炙甘草:10g

问止制剂

无 　　　问止舒活贴

【本诊方剂整体药对结构分析】

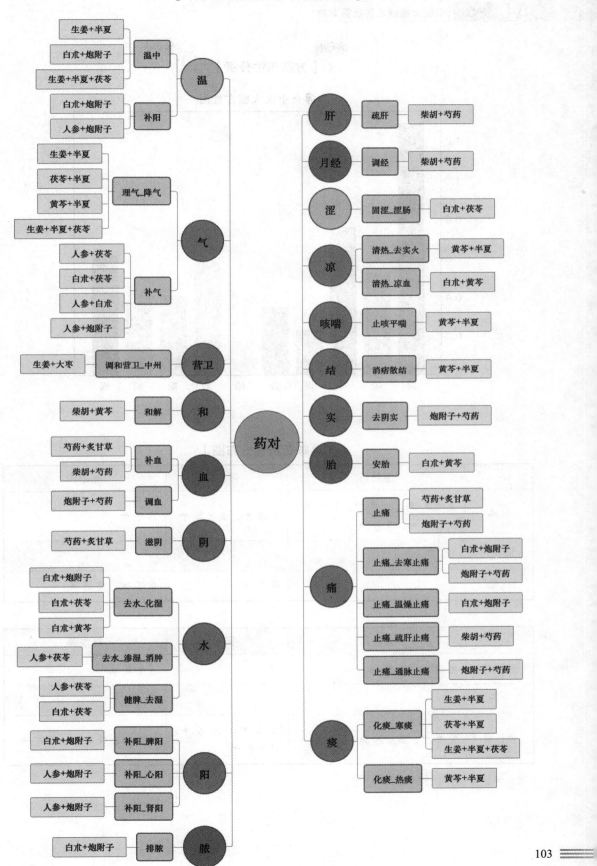

【方剂药性分析】

问止中医大脑方性图

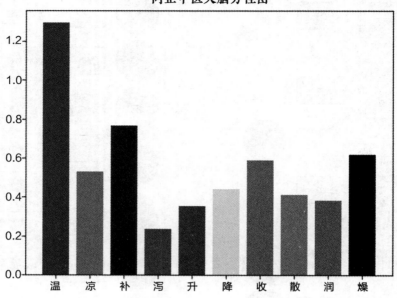

【单味药药性分布图】

	温热药	平药	寒凉药
补药	姜半夏 ☀，大枣 ☂，白术 ☀，蒸附片 ☀，生姜 ☀	党参 ☂，炙甘草 ☂	白芍 ☂
平药			
泻药		茯苓 ☀	黄芩 ☀，柴胡 ☀

	升性药	平药	降性药
散性药	柴胡 ☀，生姜 ☀		姜半夏 ☀
平药			
收性药	党参 ☂，蒸附片 ☀	白芍 ☂，白术 ☀，炙甘草 ☂	大枣 ☂，茯苓 ☀，黄芩 ☀

（注：☀：燥性药，☂：湿性药）

【药性之说明】

我们先列出这个患者的所有病症：

【整体体质】某些时段容易疲累。

【热】手脚发热，恶热。

【口－渴饮】口干。

【饮食】喜冷饮，喜油肥厚腻－喜肥肉。

【咳喘】咳嗽。

【睡眠】睡眠呼吸中止症。

【下肢】腿抽筋，膝盖疼痛，膝盖酸。

【皮肤病】神经性皮炎（慢性单纯性苔癣、顽癣、牛皮癣、摄领疮），皮肤痒。

【口】口苦。

【眼】眼睛疲劳。

【鼻】打鼾。

【舌体】舌质淡红，舌有齿痕，舌胖大。

【舌苔】舌苔白，舌苔薄，舌湿－苔水滑。

【舌底】舌底静脉怒张。

我们从患者的"手脚发热、恶热、口干、喜冷饮"等症状来看，他应该是一个偏阴虚的人；但从"某些时段容易疲累、舌有齿痕、舌胖大、舌苔白、舌湿－苔水滑"等表现来看，又说明了他有阳虚，因此可以推断患者是一个阴阳两虚的人。我们从"单味药药性分布图"来看，偏收和偏补的药比较多，所以可以说是以收性和补性偏大的药来改善其体质的偏失。

【本诊方剂的组成方剂结构分析】

重要结构符合方剂

结构符合方剂	方剂组成	药数
小柴胡汤	柴胡，黄芩，人参，炙甘草，半夏，生姜，大枣	7
黄芩加半夏生姜汤	黄芩，芍药，炙甘草，大枣，半夏，生姜	6
桂枝去桂加茯苓白术汤	芍药，炙甘草，生姜，大枣，茯苓，白术	6
四君子汤	人参，白术，茯苓，炙甘草，生姜，大枣	6

续表

结构符合方剂	方剂组成	药数
附子汤	附子，茯苓，人参，白术，芍药	5
真武汤	茯苓，芍药，白术，生姜，附子	5
白术附子汤	白术，炙甘草，附子，生姜，大枣	5
黄芩汤	黄芩，芍药，炙甘草，大枣	4

可作为方根的结构符合方剂

结构符合方剂	方剂组成	药数
芍药甘草附子汤	芍药，炙甘草，附子	3
小半夏加茯苓汤	半夏，生姜，茯苓	3
芍药甘草汤	芍药，炙甘草	2
小半夏汤	半夏，生姜	2
二仙汤	黄芩，芍药	2

【重要结构符合方剂说明】

中医大脑在这一诊中所设计的方剂结构由很多不同方剂组成，我们要探讨中医大脑开方的思路，最容易的方法还是用中医学习大脑的方剂与组成列出功能，在下面这个表中我们仔细来分析，能够完全覆盖组合本方剂的结构有小柴胡汤结构、真武汤结构。

小柴胡汤	柴胡	黄芩	人参	炙甘草	半夏	生姜	大枣				
黄芩加半夏生姜汤		黄芩		炙甘草	半夏	生姜	大枣	芍药			
桂枝去桂加茯苓白术汤				炙甘草		生姜	大枣	芍药	茯苓	白术	
四君子汤			人参	炙甘草		生姜	大枣		茯苓	白术	
附子汤			人参					芍药	茯苓	白术	附子
真武汤						生姜		芍药	茯苓	白术	附子
白术附子汤				炙甘草		生姜	大枣			白术	附子
黄芩汤		黄芩		炙甘草			大枣	芍药			

小柴胡汤是柴胡剂的基本方，是少阳病的代表性方剂，主要临床表现为口苦、咽干、目眩、往来寒热、胸胁苦满、默默不欲饮食、心烦、喜呕、脉弦等。临床可运用于肝胆经的疾病上。在《灵枢·经脉》有云："肝足厥阴之脉……循喉咙之后，上入颃颡，连目系，上出额，与督脉会于巅；其支者，从目系下颊里，环唇内……"原文中的颃颡指的就是喉头和鼻咽的部位，因此用治疗肝经的方药如小柴胡汤就可治疗本诊患者的打鼾问题。

真武汤在本诊是用于调整患者的阳虚兼有水饮的问题，如咳嗽、膝盖疼痛、容易疲累等症状。而由于睡眠呼吸暂停综合征多属于阳虚的证候表现，因此真武汤可用于治疗此病。

7天后，李女士带着陈先生按时复诊，她很高兴地告诉我说，陈先生夜间打呼噜的声音减轻了，呼吸停止的时间有所缩短，而且原来陈先生不管侧着睡，还是平躺着睡，都会出现呼吸停止的情况，但是最近如果侧着睡几乎不会再出现呼吸中止了。

陈先生自己也表示服药后，白天精神好多了，眼睛也没那么疲劳了，早晨起来口干、口苦也有所减轻。

陈先生说，贴上舒活贴后两个膝盖都感觉热热的，疼痛也有所减轻，而且最近早晨起来腿没有再抽筋了。

效不更方，我继续守方治疗。

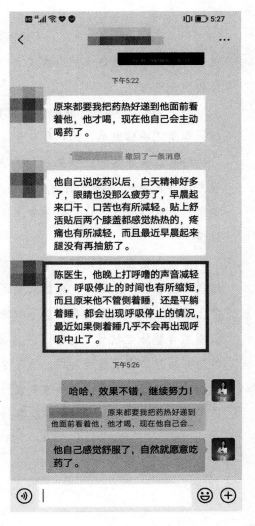

经过三次就诊后，陈先生晚上的呼噜声明显减轻，侧卧时没有再出现呼吸中止，平躺时呼吸中止的次数也少多了，目前还在坚持治疗中。

中医治睡眠呼吸暂停综合征

睡眠呼吸暂停综合征在中医可对应为"鼾症"。针对本病，西医多采用手术治疗或医疗器械治疗，创伤较大、治疗感受差，且一般效果不佳。

中医治疗鼾症时首先要辨清虚实，虚证鼾声多低沉，夜间憋醒次数较多，可同时伴有神疲乏力、夜尿频多、夜间盗汗、记忆力下降、腰膝酸软等症状；实证多表现为鼾声较重，或伴夜间憋醒、晨起头痛、口干、胸闷纳少等症状。

临床上鼾症的表现多虚实夹杂，如本案的陈先生就是虚实夹杂的情况，治疗的过程中应仔细辨别是虚多实少还是实多虚少而有所侧重。

【本医案之整体分析】

鼾症在中医来说虽然有虚实之分，但在治疗的时候往往还是要考虑患者的整体表现来选方。

在本则医案里，很多医者可能看到了患者的症状就会选择使用偏寒凉的药物，毕竟"手脚发热、恶热、口干、喜冷饮"这些症状看起来就是一派热象。

但有时候寒热的症状往往会误导医者，如上热下寒或真寒假热的证候表现就容易误导医者选用错误的处方。而只有在治疗效果不好的时候，医者才可能会重新思考这些症状。这个时候如果医者的思路不清明，往往就会在大方向上产生错误。

中医大脑在分析比较了所有的方剂结构组合之后，会计算出几个可能的用方选项供医者参考，同时，中医大脑还会计算出方剂的方性供医者参考。在临床治疗上遇到瓶颈时，我们需要静下心来重新思考寒热虚实的大方向问题。中医大脑根据患者整体症状计算分析，并与方性进行比较，有时候虽然会令人一时不解，但治疗后却多有很好的效果。这不是巧合地组方成功，而是在不断地分析比较之下的结果。每每看到这样的方剂设计，编者就会觉得自己和中医大脑之间的功力还是有一段落差。学习就是从这些地方展开的。

·医案 8·

中医能治说话结巴？真可以

　　在我们的生活中，不少家长一旦发现自己家的孩子说话会结巴，就会非常担忧。孩子这种行为到底是一个什么样的情况呢？家长们应该如何去帮助孩子缓解结巴这种问题呢？

　　今天我要跟大家分享的就是一个关于说话结巴的案例。

治疗背景

　　李女士有一对双胞胎儿子，大儿子乖巧懂事、积极上进，学习上从来不需要父母操心，小儿子虽然学习主动性不如大儿子，但好在头脑灵活，积极乐观。

　　最近几年，李女士发现小儿子非常容易紧张，一紧张就说话打结，流口水，从而变得有些自卑。为此，李女士非常苦恼，咨询我是否能通过中医帮助孩子摆脱苦恼，找回自信。

　　2021 年 9 月 26 日，李女士替儿子在公众号上预约了我的号，开始了治疗之路。一开始，所有的情况都是由李女士代诉，孩子只是在旁边听着。偶尔问及李女士也不清楚的情况，需要孩子本人回答时，就会陷入很长一段时间的沉默，孩子有时能简单地说句有或没有，有时候犹犹豫豫最后也没说出口。

| 初诊 |

初诊患者的身体情况如下:

1. 非常容易紧张,一紧张就容易说话打结,好像气接不上来,说着说着口水就流出来了,伴有浑身出汗,脚底出冷汗。平素胆怯,畏难,缺乏自信又有点自负,易怒,静不下心学习。

2. 一直偏瘦,胃口一般,喜欢吃重口味,喜食甜辣。平时怕热,但手脚凉,额头长痘痘。

3. 既往尿频量少,服用缩泉丸后有所好转。

综合患者全部情况,可分析出整体体质问题以阳虚、水湿内盛为主,同时还伴有瘀血的问题。人身血液的运行,有赖于阳气的推动,如果血液失去阳气的推动就容易滞涩而产生瘀血。因此治疗的第一步以温阳利水为主。

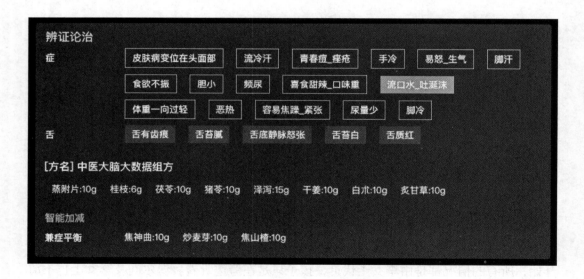

辨证论治

症 | 皮肤病变位在头面部 | 流冷汗 | 青春痘_痤疮 | 手冷 | 易怒_生气 | 脚汗
食欲不振 | 胆小 | 频尿 | 喜食甜辣_口味重 | 流口水_吐涎沫
体重一向过轻 | 恶热 | 容易焦躁_紧张 | 尿量少 | 脚冷

舌 | 舌有齿痕 | 舌苔腻 | 舌底静脉怒张 | 舌苔白 | 舌质红

[方名] 中医大脑大数据组方

蒸附片:10g 桂枝:6g 茯苓:10g 猪苓:10g 泽泻:15g 干姜:10g 白术:10g 炙甘草:10g

智能加减

兼症平衡 焦神曲:10g 炒麦芽:10g 焦山楂:10g

【本诊方剂整体药对结构分析】

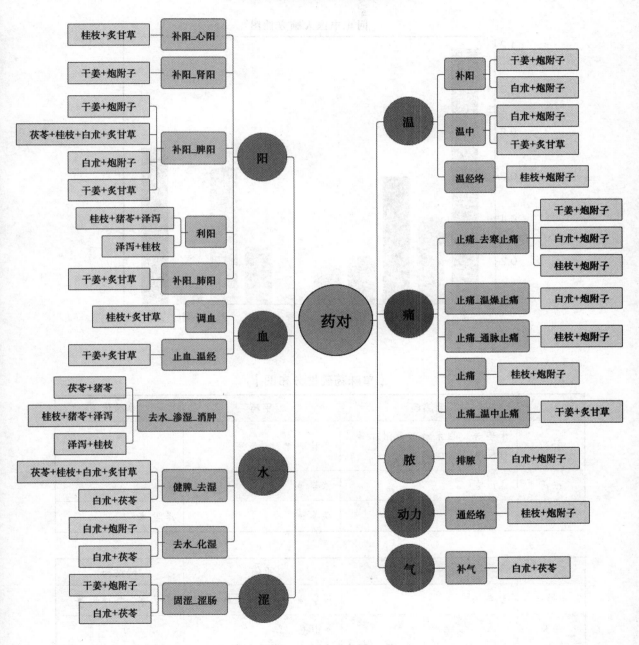

【方剂药性分析】

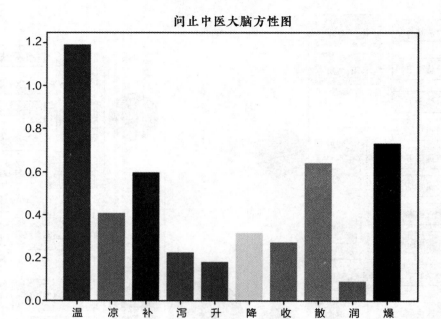

问止中医大脑方性图

【单味药药性分布图】

	温热药	平药	寒凉药
补药	干姜 ☀，白术 ☀，蒸附片 ☀，桂枝 ☀，焦神曲 ☀	炙甘草 ☂，炒麦芽	
平药	焦山楂	猪苓 ☀	
泻药		茯苓 ☀	泽泻 ☀

	升性药	平药	降性药
散性药	干姜 ☀	猪苓 ☀，桂枝 ☀，炒麦芽	泽泻 ☀，焦神曲 ☀
平药		焦山楂	
收性药	蒸附片 ☀	白术 ☀，炙甘草 ☂	茯苓 ☀

（注：☀：燥性药，☂：湿性药）

【药性之说明】

本案的患者因为体质水湿较重，所以我们可以看到中医大脑设计的这个方剂的方性是燥性较强的。同时由于患者的阳气严重不足，故方性也偏于温补并且散性较大，由此才能推动整体气机的运转和水湿的运化。

【本诊方剂的组成方剂结构分析】

重要结构符合方剂

结构符合方剂	方剂组成	药数
五苓散	猪苓、泽泻、白术、茯苓、桂枝	5
苓桂术甘汤	茯苓、桂枝、白术、炙甘草	4
甘草干姜茯苓白术汤	炙甘草、白术、干姜、茯苓	4

可作为方根的结构符合方剂

结构符合方剂	方剂组成	药数
通脉四逆汤	炙甘草、附子、干姜	3
猪苓散	猪苓、茯苓、白术	3
四逆汤	炙甘草、干姜、附子	3
甘草干姜汤	炙甘草、干姜	2
泽泻汤	泽泻、白术	2
桂枝甘草汤	桂枝、炙甘草	2
干姜附子汤	干姜、附子	2

另外再特别加上的单味药：焦山楂、炒麦芽、焦神曲。

【重要结构符合方剂说明】

中医大脑在这一诊中所设计的方剂结构由很多不同方剂组成，我们要探讨中医大脑开方的思路，最容易的方法还是用中医大脑的方剂与组成列出功能，我们通过下面这个表来仔细分析，能够完全覆盖组合本方剂的结构是五苓散结构、四逆汤结构、苓桂术甘汤结构。

五苓散	猪苓	泽泻	白术	茯苓	桂枝			
苓桂术甘汤			白术	茯苓	桂枝	炙甘草		
甘草干姜茯苓白术汤			白术	茯苓		炙甘草	干姜	
通脉四逆汤						炙甘草	干姜	附子
猪苓散	猪苓		白术	茯苓				
四逆汤						炙甘草	干姜	附子
甘草干姜汤						炙甘草	干姜	
泽泻汤		泽泻	白术					
桂枝甘草汤					桂枝	炙甘草		
干姜附子汤							干姜	附子

　　五苓散和四逆汤是本诊方剂的主要合方结构，可以温阳化湿，临床上常应用在治疗手汗和脚汗多的问题。而在本诊中此合方还可应用在对治患者容易流口水、流冷汗、频尿、尿量少、手冷、脚冷、易怒、容易焦躁紧张等症状。

　　五苓散和四逆汤的合方就隐含着苓桂术甘汤结构。另外值得一提的是，苓桂术甘汤和四逆汤的合方在临床上常应用在呼吸困难的病人身上，尤其是需要借由呼吸器呼吸的重症患者。

　　此外，医者根据中医大脑智能加减的建议另外加入了焦山楂、炒麦芽、焦神曲这个药对，可消食和胃，治疗饮食积滞证的问题。

　　以下是这些单味药的说明列表，供读者参考：

单味药	主治	应用
焦山楂	止泻止痢，消食健胃	治肉食积滞，小儿乳食停滞，胃脘胀满，泻痢腹痛
炒麦芽	消食健胃，回乳消胀	1.用于食积不化。2.用于妇女断乳，乳汁郁积、乳房胀痛
焦神曲	消食和胃	用于饮食积滞证

初步反馈：不流口水了

一周后，李女士跟我反馈，孩子说话容易打结、流口水的情况稍有缓解，手脚比之前暖一些，脾气也比之前好一点，而且感觉舌头也比之前灵活一些了。

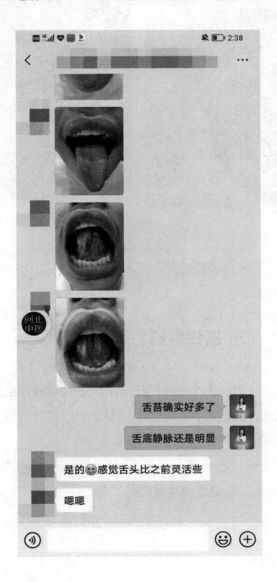

舌苔也比之前清爽很多。

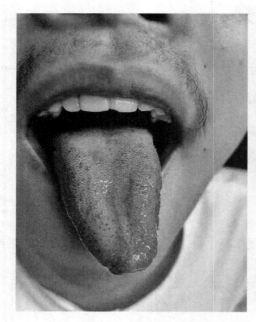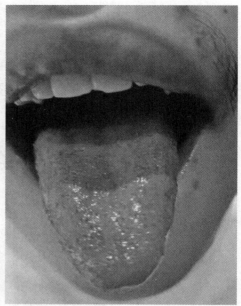

二诊我继续守方。

三诊时，李女士告诉我孩子最近说话不流口水了，手脚出汗也减少了。

抓住病机，及时更方

四诊时，从这一次开始，李女士鼓励孩子本人跟我沟通，虽然在我询问后孩子依然会有一段时间的沉默，但是最后基本都能回答上来。经过问诊，我得知孩子流口水的情况没有反复，其余症状都在逐渐好转。

因为孩子流口水的症状已经消失，我改"容易焦躁－紧张"为主症，更换处方，并搭配了问止活血化瘀丸，帮助他解决瘀血的问题。

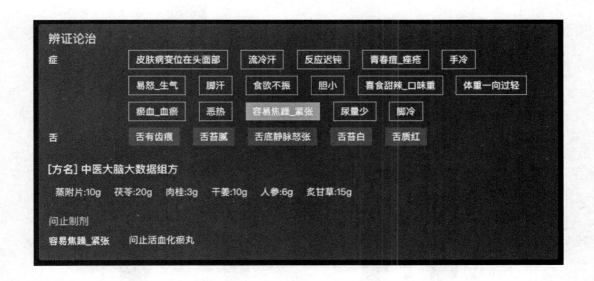

辨证论治

症　皮肤病变位在头面部　流冷汗　反应迟钝　青春痘_痤疮　手冷

易怒_生气　脚汗　食欲不振　胆小　喜食甜辣_口味重　体重一向过轻

瘀血_血瘀　恶热　容易焦躁_紧张　尿量少　脚冷

舌　舌有齿痕　舌苔腻　舌底静脉怒张　舌苔白　舌质红

[方名] 中医大脑大数据组方

蒸附片:10g　茯苓:20g　肉桂:3g　干姜:10g　人参:6g　炙甘草:15g

问止制剂

容易焦躁_紧张　问止活血化瘀丸

【 本诊方剂整体药对结构分析 】

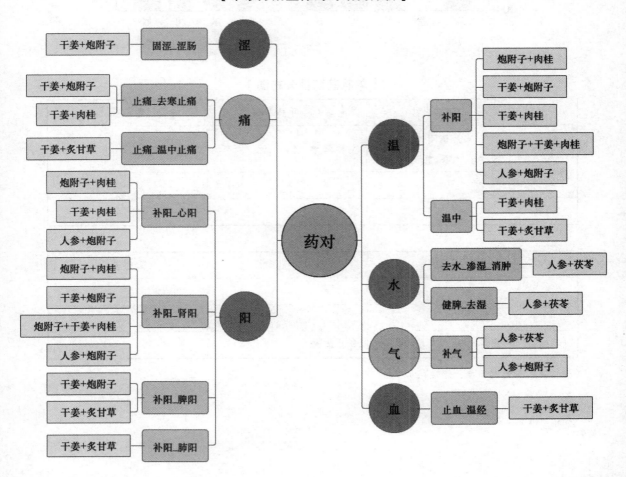

【方剂药性分析】

问止中医大脑方性图

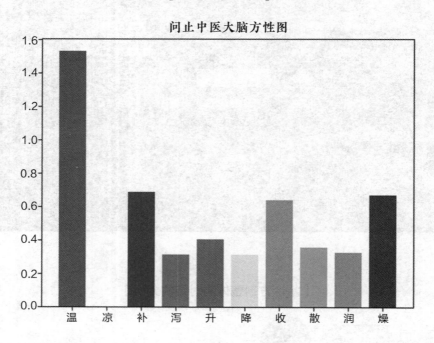

【单味药药性分布图】

	温热药	平药	寒凉药
补药	干姜☀,蒸附片☀,肉桂☀,人参☂	炙甘草☂	
平药			
泻药		茯苓☀	

	升性药	平药	降性药
散性药	干姜☀	肉桂☀	
平药			
收性药	蒸附片☀,人参☂	炙甘草☂	茯苓☀

（注：☀：燥性药，☂：湿性药）

【药性之说明】

中医大脑在这一诊开出的方剂和前面一诊的方剂比较来看，还是明显地偏燥性，润性也增加了一些，使得润燥稍微接近一些。最大的变化是方剂药性变成了纯温性（没有寒性），这是因应患者有"脚冷、手冷、脚汗、流冷汗"这些阳虚的现象，所以偏温补的部分就会占据主导。方剂所用的药物并不多，但是可以看出重点就在于对治阳虚体质。

【本诊方剂的组成方剂结构分析】

重要结构符合方剂

结构符合方剂	方剂组成	药数
茯苓四逆汤	茯苓、人参、炙甘草、干姜、附子	5
回阳饮	附子、干姜、炙甘草、肉桂	4
四逆加人参汤	炙甘草、附子、干姜、人参	4

可作为方根的结构符合方剂

结构符合方剂	方剂组成	药数
通脉四逆汤	炙甘草、附子、干姜	3
四逆汤	炙甘草、干姜、附子	3
甘草干姜汤	炙甘草、干姜	2
干姜附子汤	干姜、附子	2

【重要结构符合方剂说明】

中医大脑在这一诊中设计的方剂，充分体现了经方治症"药简力专"的特性，但是在如此简单的药味组成中，其结构还有很多不同方剂的组成，我们要探讨中医大脑这样开方的思路，最容易的方法还是用中医大脑的方剂与组成列出功能，我们可以通过下面这个表来仔细分析，能够完全覆盖组合本方剂的结构有茯苓四逆汤结构、回阳饮结构。

茯苓四逆汤	茯苓	人参	炙甘草	干姜	附子	
回阳饮			炙甘草	干姜	附子	肉桂
四逆加人参汤		人参	炙甘草	干姜	附子	
通脉四逆汤			炙甘草	干姜	附子	
四逆汤			炙甘草	干姜	附子	
甘草干姜汤			炙甘草	干姜		
干姜附子汤				干姜	附子	

　　四逆加人参汤是由四逆汤加人参所构成，这是用于出血过多而缺乏体液，病势剧甚者。而茯苓四逆汤是由四逆加人参汤再加上茯苓所组成的方剂，用于四逆加人参汤证而更有烦躁、心悸、浮肿等症者。茯苓四逆汤为治阳虚烦躁之方，用在汗下后，阳虚阴盛，故用以扶阳抑阴。患者常已经五谷不受，危重已极，就要用到茯苓四逆汤。

　　回阳饮是在四逆汤结构上再加上肉桂，肉桂可强心阳而附子则强肾阳，这组药对令心肾相交的力量更为强大，因而能够安神、定志、助眠、祛寒、补阳。

　　五诊到七诊，我效不更方，继续守方治疗。孩子情况稳步好转，到最后一诊交流时已经基本正常，舌底静脉也轻了不少。

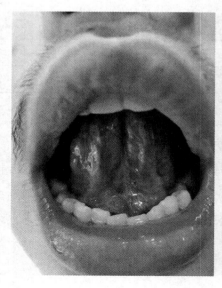
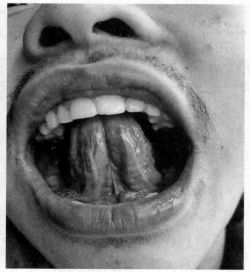

跟踪随访：说话流畅

　　停药 1 个多月后，我随访患者，李女士告诉我孩子现在说话流畅，人也自信了很多，不像之前总是弯腰驼背了。

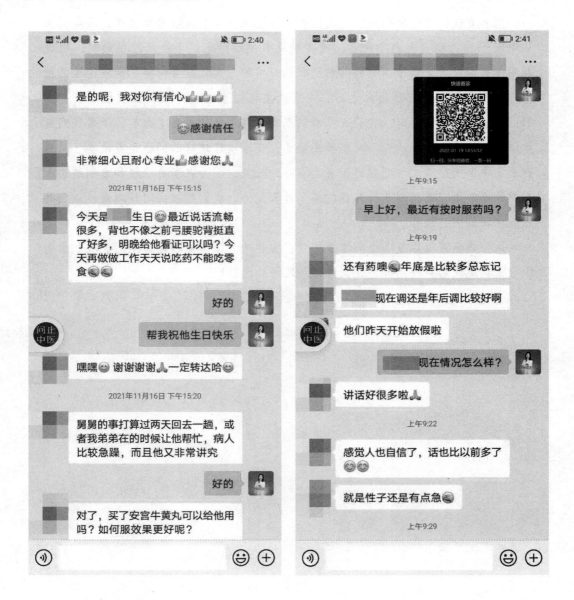

【本医案之整体分析】

很多时候，中医的治疗中会有医家常用的专病专方，这样的方法固然有足够的经验支持和一定疗效，但是面对着千变万化的各种病症，往往不能够单纯地用专病专方的方式来思考和治疗，因为这样的局限性很大，而本医案就是这样的一个案例。

患者有说话结巴的问题，但是医者并没有依据这个症状来做主症，而事实上从中医大脑的症状大表上来看，确实也没有说话结巴这个症状可供选择，但这并不代表中医大脑对于这样的问题没有相对应的方案。医者把握了辨证论治的精神，把所有的相关症状输入之后，中医大脑依据患者的体质及症状组合设计方剂，在消除症状的同时，我们可以看到患者的偏失体质得到了改善，于是我们身体原本应该正常运作的许多功能就恢复了，说话结巴这样的问题也就改善了。这突显了中医大脑人工智能辅助医者治症时的长处，因为在所有症状和方剂结构及药对的比较上，通过现代计算器的强大计算能力，我们可以实时找到最接近改善患者症状的方药组合。

这个案例可以说是一个非常值得我们重视的人工智能辅助诊治的表现。古老的智慧和现代的科技结合，让我们再一次深受感动！

·医案 9·

心悸的成功对治二则

|案例一|

> 心悸指患者心脏自觉跳动不安的症状，并可以感觉到自己的心跳声。
>
> 对心悸的辨证首先应辨虚实。对虚证者要辨别脏腑气、血、阴、阳何者偏虚，对实证者须分清痰、饮、瘀、火何邪为主。
>
> 心悸气短、神疲乏力、自汗者属气虚；心悸头晕、面色不华者属血虚；心悸盗汗、潮热口干者属阴虚；心悸肢冷、畏寒气喘者属阳虚。
>
> 心悸面浮、尿少肢肿者为水饮；心悸心痛、唇暗舌紫者为瘀血；心悸烦躁、口苦便秘者为痰火。
>
> 临床常见以阳虚证候为主。

W 先生是中医的爱好者，平时也很喜欢看倪师的书，近一个月频繁出现心悸的情况，于是到问止中医就诊。

以下是 9 月 15 日初诊主诉：心悸，在中午以后明显感觉心跳加快；手心热；有口气；容易生气；时有耳鸣；遗精，5 ~ 7 天一次；早泄；怕冷；容易胃胀气；喝汤时牙龈痛；大便烂。

舌诊情况：舌有瘀点、舌有齿痕、舌底静脉怒张、舌苔白腻、舌质淡红。

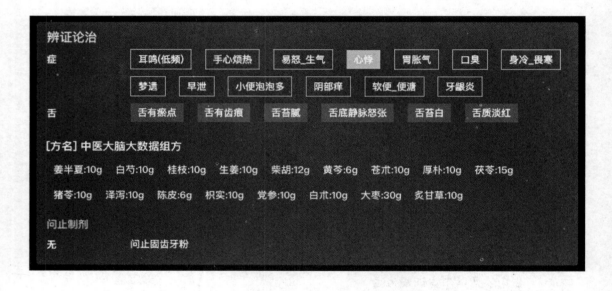

辨证论治

症　　耳鸣(低频)　手心烦热　易怒_生气　心悸　胃胀气　口臭　身冷_畏寒

　　　梦遗　早泄　小便泡泡多　阴部痒　软便_便溏　牙龈炎

舌　　舌有瘀点　舌有齿痕　舌苔腻　舌底静脉怒张　舌苔白　舌质淡红

[方名] 中医大脑大数据组方

姜半夏:10g　白芍:10g　桂枝:10g　生姜:10g　柴胡:12g　黄芩:6g　苍术:10g　厚朴:10g　茯苓:15g

猪苓:10g　泽泻:10g　陈皮:6g　枳实:10g　党参:10g　白术:10g　大枣:30g　炙甘草:10g

问止制剂

无　　　　　　问止固齿牙粉

【本诊方剂整体药对结构分析】

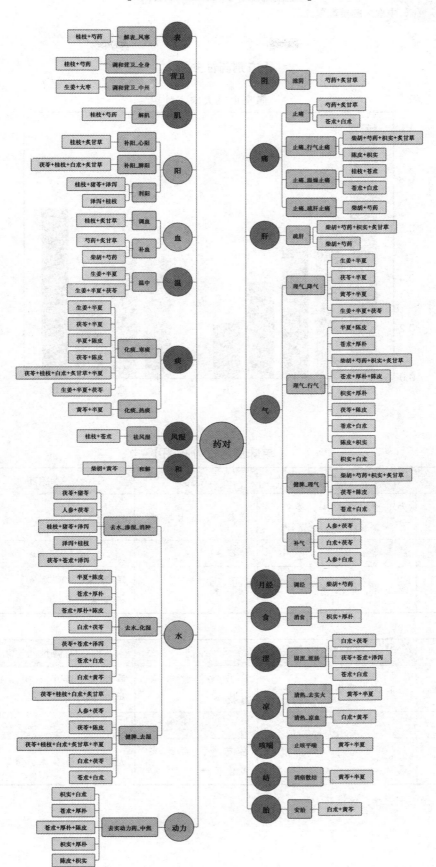

【方剂药性分析】

问止中医大脑方性图

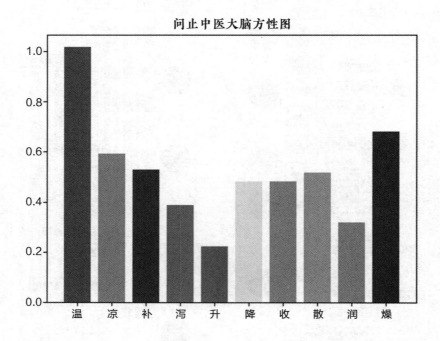

【单味药药性分布图】

	温热药	平药	寒凉药
补药	大枣☂，白术☀，姜半夏☀，桂枝☀，生姜☀	党参☂，炙甘草☂	白芍☂
平药	陈皮☀	猪苓☀	
泻药	厚朴☀，苍术☀	茯苓☀	泽泻☀，黄芩☀，柴胡☀，枳实☀

	升性药	平药	降性药
散性药	苍术☀，柴胡☀，生姜	陈皮☀，猪苓☀，桂枝☀	厚朴☀，姜半夏☀，泽泻☀，枳实☀
平药			
收性药	党参☂	白芍☂，白术☀，炙甘草☂	大枣☂，茯苓☀，黄芩☀

（注：☀：燥性药，☂：湿性药）

【药性之说明】

因为患者有畏寒、便溏、早泄、舌有齿痕等偏阳虚的症状，中医大脑呈现出了温补性较强的方性分布；而因为便溏、舌苔白腻等偏湿证的症状，所以我们可以看到本方的燥性特别突出。

【本诊方剂的组成方剂结构分析】

重要结构符合方剂

结构符合方剂	方剂组成	药数
柴苓汤	柴胡、黄芩、生姜、半夏、人参、大枣、炙甘草、猪苓、茯苓、白术、泽泻、桂枝	12
胃苓汤	炙甘草、茯苓、苍术、陈皮、白术、桂枝、泽泻、猪苓、厚朴、大枣、生姜	11
柴胡桂枝汤	柴胡、黄芩、人参、炙甘草、半夏、生姜、大枣、桂枝、芍药	9
六君子汤	人参、白术、茯苓、半夏、大枣、陈皮、炙甘草、生姜	8
小柴胡汤	柴胡、黄芩、人参、炙甘草、半夏、生姜、大枣	7
黄芩加半夏生姜汤	黄芩、芍药、炙甘草、大枣、半夏、生姜	6
茯苓饮	茯苓、人参、白术、枳实、陈皮、生姜	6
桂枝去桂加茯苓白术汤	芍药、炙甘草、生姜、大枣、茯苓、白术	6
桂枝人参新加汤	桂枝、大枣、人参、芍药、生姜、炙甘草	6
平胃散	苍术、厚朴、陈皮、炙甘草、生姜、大枣	6
四君子汤	人参、白术、茯苓、炙甘草、生姜、大枣	6
桂枝汤	桂枝、芍药、炙甘草、生姜、大枣	5
厚朴生姜半夏甘草人参汤	厚朴、生姜、半夏、炙甘草、人参	5
五苓散	猪苓、泽泻、白术、茯苓、桂枝	5
黄芩汤	黄芩、芍药、炙甘草、大枣	4
茯苓甘草汤	茯苓、桂枝、生姜、炙甘草	4
茯苓桂枝甘草大枣汤	茯苓、桂枝、炙甘草、大枣	4
苓桂术甘汤	茯苓、桂枝、白术、炙甘草	4
桂枝去芍药汤	桂枝、大枣、生姜、炙甘草	4
四逆散	炙甘草、枳实、柴胡、芍药	4
二陈汤	半夏、陈皮、茯苓、炙甘草	4

可作为方根的结构符合方剂

结构符合方剂	方剂组成	药数
猪苓散	猪苓、茯苓、白术	3
橘枳姜汤	陈皮、枳实、生姜	3
桂枝生姜枳实汤	桂枝、生姜、枳实	3
小半夏加茯苓汤	半夏、生姜、茯苓	3
半夏散及汤	半夏、桂枝、炙甘草	3
芍药甘草汤	芍药、炙甘草	2
泽泻汤	泽泻、白术	2
橘皮汤	陈皮、生姜	2
桂枝甘草汤	桂枝、炙甘草	2
枳术汤	枳实、白术	2
枳实芍药散	枳实、芍药	2
小半夏汤	半夏、生姜	2
二仙汤	黄芩、芍药	2

【重要结构符合方剂说明】

从上表可知这个方剂的主要结构有桂枝汤、小柴胡汤、四逆散、五苓散、平胃散、二陈汤、六君子汤。

我们从上面的整理来看，可以说这是一个相当复杂的方剂结构，但是从整体仔细看完之后，可以主要归纳为以下三个大方向：

◆桂枝汤类方：桂枝汤、桂枝去桂加茯苓白术汤、桂枝人参新加汤。

◆柴胡剂类方：小柴胡汤、四逆散。

◆脾胃调节类方：二陈汤、平胃散、五苓散、六君子汤。

也许有人会认为这个结构中的药味太多了，但事实上这个方剂里面总共也就只有17味药，之所以会呈现出这么多的组合主要是因为有很多的单味药是各方剂结构所共同使用的。我们整理出以下这个表以供参考：

方剂																	
桂枝汤	桂枝	芍药	炙甘草	生姜	大枣												
小柴胡汤			炙甘草	生姜	大枣	柴胡	黄芩	人参	半夏								
四逆散		芍药	炙甘草			柴胡				枳实							
五苓散	桂枝										猪苓	泽泻	白术	茯苓			
平胃散			炙甘草	生姜	大枣										苍术	厚朴	陈皮
二陈汤			炙甘草						半夏					茯苓			陈皮
六君子汤			炙甘草	生姜	大枣			人参	半夏				白术	茯苓			陈皮

其中小柴胡汤和桂枝汤的合方，在《伤寒论》中就已经有柴胡桂枝汤的合方运用。柴胡桂枝汤是治疗小柴胡汤证而兼有表证的方剂，由于两方组成中共同的药物较多，因此本方也可看作是由小柴胡汤加桂枝和芍药而组成的。较之小柴胡汤来说，柴胡桂枝汤更加适用于虚证者，尤其常应用于虚人的感冒。此外，由于有芍药这一个镇痛药，该方剂对于有疼痛者来说是更好的。柴胡桂枝汤主要适用于少阳病兼表证，症见发热自汗、微恶寒或寒热往来、鼻鸣干呕、头痛项强、胸胁满痛、四肢烦疼、舌淡红苔薄白、脉浮弦。亦治心腹卒痛。

而肠胃调节类方中，我们可以看得出来主要是由五苓散、平胃散、二陈汤、六君子汤来覆盖着整个肠胃调节的相关单味药，分析如下：

▲五苓散是一个利水化湿剂，其功能是化气利水，是应用范围很广的方剂。适用本方的症状是胃内或其他体腔内有停水、气上冲、或有表证（如恶寒发热、头痛等）。大多数患者兼有口渴和小便不利这两个主症，且由于气上冲而引起呕吐，或头痛，或眩晕等症状。腹证为心下部有拍水音，腹壁柔软，或脐下有动悸。

▲平胃散是一个消食导滞剂，其功能是燥湿健脾。用于稍微实证，胃内有宿食与水毒停滞，致起消化障碍而心下部不舒服，且发生痞满者。本方多为加味与其他处方应用于治疗各种消化系统疾病。

▲二陈汤是一个燥湿化痰剂，其功能是燥湿化痰、理气和中。以由于心下的水气及胃内停水，导致呕吐、恶心，或眩晕、心脏动悸、心下部不快等为适用目标。此方多为加味与其他处方，或以本方为基础组成治痰饮的处方，应用于因痰饮所引起的各种疾病，如恶阻、食伤、宿醉等。

▲六君子汤是由四君子汤和二陈汤组成，其功能是补脾健胃、化痰燥湿。以胃肠虚弱，胃内有停水，脉、腹都软弱，心下部有痞塞感，食欲不振，容易疲劳，贫血，整体属虚证者为目标。常应用于治疗胃炎、胃痛、呕吐、消化不良等。

从整体分析来说，本诊的平胃散和二陈汤构成推动整个中焦运动的主力结构。平胃散和五苓散组成胃苓汤，可治疗本诊患者的便溏、舌苔白腻等湿证的症状。小柴胡汤和苓桂术甘汤的合方结构常用来治疗眼睛和耳朵的相关疾病，因此可治疗本诊中患者耳鸣的问题。胃胀气常由肝木克脾土所致，因此用了四逆散结构搭配肠胃相关的方剂。柴胡桂枝汤、胃苓汤和四逆散构成本诊方剂的主要部分，其中隐含二陈汤、六君子汤等诸多基本方结构，能治疗由肠胃引起的心脏相关症状如心悸怔忡、胸闷胸痛等问题，因此可有效治疗本诊的心悸症状。

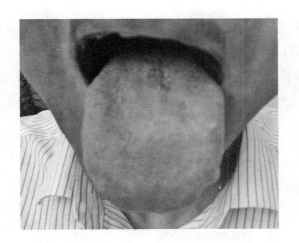

　　我在中医大脑录入患者的主诉、舌象后，选"心悸"作为主症，中医大脑开方如上，作用是调和营卫，调节各项平衡中枢、水液代谢并顾护中州。

　　患者是偏阳虚的体质，除了喝中药以外，饮食作息方面也要调整，我叮嘱患者忌饮酒、忌甜食（尤其是精制糖）、忌寒凉食物（水果、冰品等）。

　　服药 1 周后，我随访患者，W 先生说心悸的情况已经明显缓解了，其他症状均有好转。

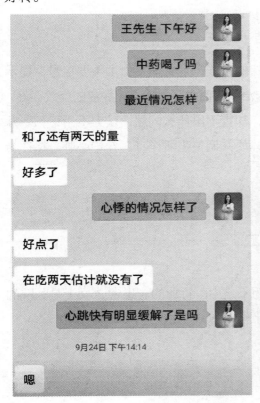

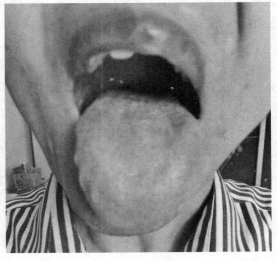

2021年9月24日我对患者进行二诊，患者症状明显好转，舌苔也比之前干净了很多。于是我效不更方，继续之前的治疗方案。

2021年10月5日，患者喝完第二次中药后，反馈心悸的症状基本没有了。

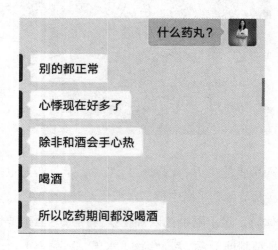

2021年10月6日，我对患者进行了三诊，患者反馈服药效果不错，经过2周中药治疗，心悸的症状基本消失殆尽。

小结

当我们出现"胸闷、心悸、心慌"等症状的时候，是身体发出了重要信号，提示我们的心脏有问题了，这时候一定要积极寻求治疗，而中医对治这类病症的疗效很好。

不少患者到医院检查心电图、心脏彩超，却查不出什么问题，以为不用干预。殊不知，如果忽视了身体发出的信号，不改善体质并调整生活作息、养护心脏，往往会导致更严重的心脏问题！

案例二

本案例中的患者也是一位医生，只是碰巧不是中医行业的。患者Z女士是医院的心内科医生，但一直困扰她的也恰恰是心脏问题。

══ 初诊 ══

Z 女士自述内容：心悸室性早搏 4 年，24 小时动态心电图显示室性早搏 8000 多次，严重时影响睡眠。服过倍他乐克、心律平无效，服过炙甘草汤、酸枣仁汤、补中益气丸会减轻，但不能根治。近 10 个月针灸，心悸减轻，受累后又心悸；近一年左肩痛，活动受限，右拇指不能伸直。

通过问诊，我详细记录了她的基本症状：

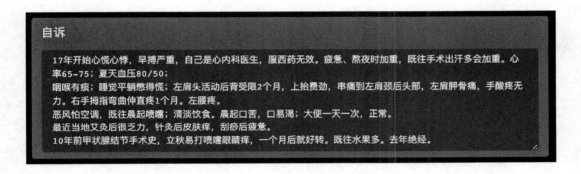

> **自诉**
>
> 17年开始心慌心悸，早搏严重，自己是心内科医生，服西药无效。疲惫、熬夜时加重，既往手术出汗多会加重。心率65~75；夏天血压80/50；睡觉平躺憋得慌；左肩头活动后背受限2个月，上抬费劲，串痛到左肩颈后头部，左肩胛骨痛，手酸疼无力。右手拇指弯曲伸直疼1个月。左腰疼。
>
> 恶风怕空调，既往晨起喷嚏；清淡饮食，晨起口苦，口易渴；大便一天一次，正常。
>
> 最近当地艾灸后很乏力，针灸后皮肤痒，刮痧后疲惫。
>
> 10年前甲状腺结节手术史，立秋易打喷嚏眼睛痒，一个月后就好转。既往水果多。去年绝经。

我将症状录入中医大脑，有了中医大脑的加持，我治起病来更有底气了：

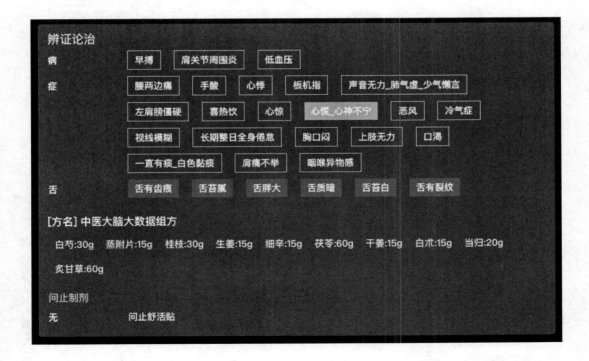

> **辨证论治**
>
> 病　早搏　肩关节周围炎　低血压
>
> 症　腰两边痛　手酸　心悸　板机指　声音无力_肺气虚_少气懒言
> 左肩膀僵硬　喜热饮　心惊　心慌_心神不宁　恶风　冷气症
> 视线模糊　长期整日全身倦怠　胸口闷　上肢无力　口渴
> 一直有痰_白色黏痰　肩痛不举　咽喉异物感
>
> 舌　舌有齿痕　舌苔腻　舌胖大　舌质暗　舌苔白　舌有裂纹
>
> [方名] 中医大脑大数据组方
>
> 白芍:30g　蒸附片:15g　桂枝:30g　生姜:15g　细辛:15g　茯苓:60g　干姜:15g　白术:15g　当归:20g
>
> 炙甘草:60g
>
> 问止制剂
>
> 无　　　问止舒活贴

【本诊方剂整体药对结构分析】

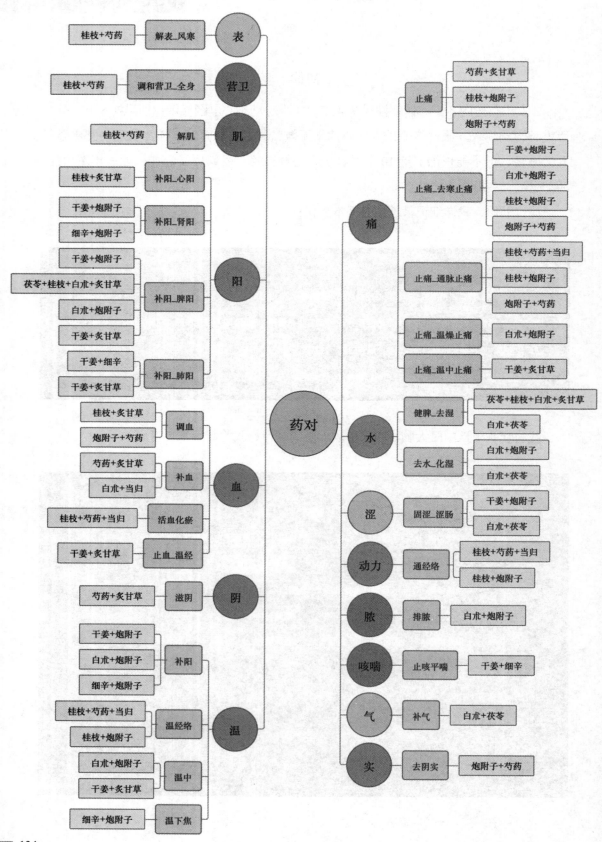

【方剂药性分析】

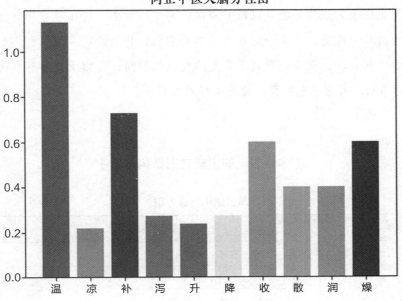

问止中医大脑方性图

【单味药药性分布图】

	温热药	平药	寒凉药
补药	干姜 ☀，白术 ☀，蒸附片 ☀，桂枝 ☀，生姜 ☀，当归 ☂	炙甘草 ☂	白芍 ☂
平药			
泻药	细辛 ☀	茯苓 ☀	

	升性药	平药	降性药
散性药	干姜 ☀，生姜 ☀，当归 ☂	桂枝 ☀	细辛 ☀
平药			
收性药	蒸附片 ☀	白芍 ☂，白术 ☀，炙甘草 ☂	茯苓 ☀

（注：☀：燥性药，☂：湿性药）

【药性之说明】

我们从喜热饮、冷气症、长期整日全身倦怠等症状来看，患者是属于阳虚的体质，因此中医大脑的开方是以温补药性的单味药为主。这在单味药药性分布图上可以看得非常清楚，大部分的单味药都是在温性和补性这一块上面。此外，因应患者的痰饮体质，我们也看到了方剂的燥性特别高；而由于炙甘草和茯苓的剂量加到了60g，因此方剂的整体收性也相对高很多。

【本诊方剂的组成方剂结构分析】

重要结构符合方剂

结构符合方剂	方剂组成	药数
真武汤	茯苓、芍药、白术、生姜、附子	5
茯苓甘草汤	茯苓、桂枝、生姜、炙甘草	4
苓桂术甘汤	茯苓、桂枝、白术、炙甘草	4
甘草干姜茯苓白术汤	炙甘草、白术、干姜、茯苓	4

可作为方根的结构符合方剂

结构符合方剂	方剂组成	药数
四逆汤	炙甘草、附子、干姜	3
芍药甘草附子汤	芍药、炙甘草、附子	3
芍药甘草汤	芍药、炙甘草	2
甘草干姜汤	炙甘草、干姜	2
桂枝甘草汤	桂枝、炙甘草	2
干姜附子汤	干姜、附子	2

另外再特别加上的单味药：细辛、当归。

【重要结构符合方剂说明】

中医大脑根据所录入的症状开出了以附子剂、真武汤和苓桂术甘汤为主的方剂结构。附子剂的运用当然是以补阳为目标，而苓桂术甘汤及其相关类方的应用，则是希望能够调整其水液代谢。

　　真武汤是一个温阳利水的方剂，主治下焦寒湿且小便不利，常应用于阳虚证因而新陈代谢低迷所引起的疾病。而在本诊中是用来对治患者的早搏、心悸及阳虚体质。

　　苓桂术甘汤是一个温阳化饮、健脾利湿的方剂，适用于胃虚、水饮停滞于中焦，因而发生气上逆、眩晕、呼吸促迫和心悸亢进等症状。苓桂术甘汤一样可以治疗心悸、心慌、心神不宁等症状。

　　从以上的说明来看，真武汤和苓桂术甘汤都是可以治疗心悸的方剂结构。

　　另外加入的单味药中，细辛可加强治疗患者冷气症、痰饮、腰痛等问题；当归除了能够补血，也可以引到人体左边（人体右为气左为血），搭配真武汤、四逆汤和桂枝，可以治疗患者左肩膀僵硬疼痛的问题。加重茯苓和炙甘草的剂量则是加强对心悸的治疗力度。

　　我观察到，患者的心慌心悸症状在疲劳时加重，既往上手术台出汗也多会加重，加上舌胖大，因此可以看出她脾肺气虚的体质问题；同时舌质暗、舌有齿痕、苔白腻、怕冷，为阳虚的表现；同时患者的血压时有偏低，还间杂着血虚的症状。中医说，肝藏血，心主血，人体阳虚久了会出现阳损及阴的问题，因此患者的舌苔也有裂纹的阴虚表现。

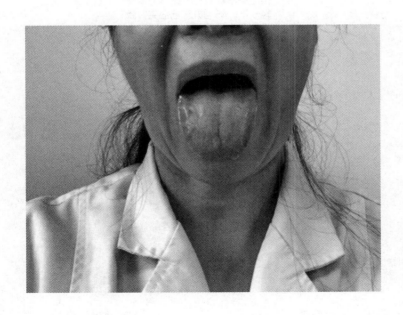

　　本次就诊我推高主症"心慌"。

服药后逐步好转

服药后，患者表示出现了瞑眩反应，我告诉其不用担心，继续坚持服药。在第二次服药接近尾声时，有意思的是，患者的左肩周炎出现了明显的好转。

这时候，读者可能有疑问：患者不是在治疗心慌早搏吗？

没错，但中医的治疗是针对整体体质而言。患者就诊时，我虽然没有单独针对她的左肩周炎去治疗，只开了问止舒活贴来贴，但中药补血温阳的力量作用于全身，自然也会加速其局部炎症的好转。

患者还表示，自觉脸色黄也好转了。这就是类似电视某阿胶广告里常宣传的"女人是血做的，气血好，气色自然好"，用中药去调节气血，帮助恢复好气色。

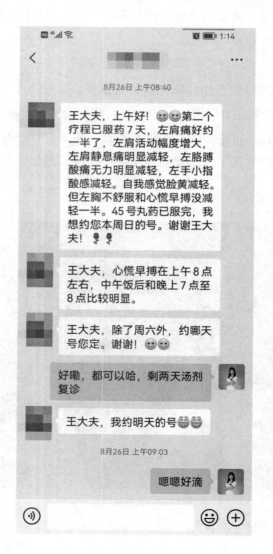

于是我效不更方，继续治疗。这段时间内患者按时吃药复诊，果然是同道中人，非常遵守医嘱。

迎来明显转变

治疗到 10 月份的时候，患者状况迎来了明显的好转：

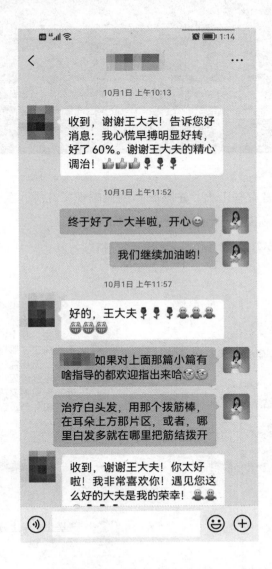

接下来的日子里，患者心慌持续好转，但也时有加重，特别是有一次患者在半夜被急召去会诊后，心慌加重了好几天；另外，当家里有事时，患者在劳累情况下心慌也会稍有加重。

不过患者基本的体质问题已经改善很多，不怕冷不怕风了，咽喉异物感也都消失，腰痛持续减轻。

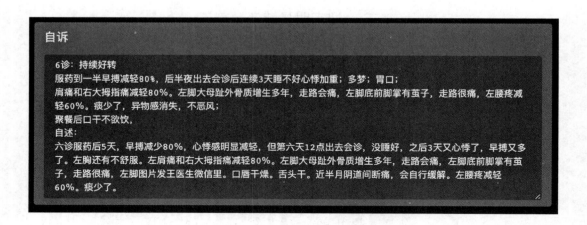

后来有几天，患者有些上火，左眼眼睑内侧出现了红肿，我嘱咐其停药，同时用些家里的中成药过渡一下，因此停药了一段时间。

停药过程中一切安好，患者心脏早搏的情况持续好转。

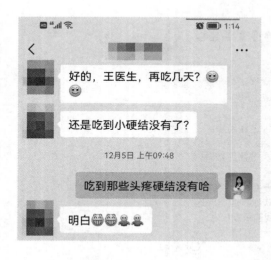

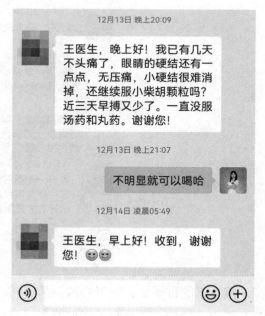

【二则医案之整体分析】

心悸的产生当然和心脏本身的关联最大，但是其他脏腑的问题也会干扰到心脏并导致心悸的症状。我们利用中医大脑来查找所有可能的证型，发现在以下的这些证型里面基本都会出现心悸的现象：

● 心血虚

● 心阴虚

● 心气虚

● 心阳虚

● 肝火旺

● 心脾血虚

● 心肾阴虚

● 心肾不交

● 心肺气虚

● 心肾阳虚

● 虚证

● 血虚

● 气血俱虚

● 痰在心

● 血瘀

所以我们可以看得出来，五脏的各种偏失都有可能影响心脏的动悸。

而常见的方剂中，以下这些方剂会和心悸有直接的关系：

● 柴胡加龙骨牡蛎汤

● 半夏厚朴汤

● 苓桂术甘汤

● 加味逍遥散

● 柴胡桂枝干姜汤

● 桂枝加龙骨牡蛎汤

● 炙甘草汤

● 小建中汤

● 真武汤

　　而在临床上要怎么选择分辨这些方剂的使用呢？我们可以从这些方剂的方性表现上来看哪些方适合患者的体质。

【方剂寒热补泻分布表】

	温热药	平药	寒凉药
补药	柴胡加龙骨牡蛎汤，苓桂术甘汤，桂枝加龙骨牡蛎汤，炙甘草汤，小建中汤，真武汤		加味逍遥散，柴胡桂枝干姜汤
平药			
泻药	半夏厚朴汤		

【方剂升降补泻分布表】

	升性药	平药	降性药
散性药			半夏厚朴汤
平药	加味逍遥散		
收性药	柴胡桂枝干姜汤，真武汤		柴胡加龙骨牡蛎汤，苓桂术甘汤，桂枝加龙骨牡蛎汤，炙甘草汤，小建中汤

【方剂燥湿分布表】

湿性药	中性药	燥性药
炙甘草汤，小建中汤		柴胡加龙骨牡蛎汤，半夏厚朴汤，苓桂术甘汤，加味逍遥散，柴胡桂枝干姜汤，桂枝加龙骨牡蛎汤，真武汤

　　从这些常用方剂的方性来看，温补的药性占大多数，而从气机动力角度来看方性，以收降性强的方剂为多。从润燥性而言，则是以燥性的方剂为主。

　　事实上，在往期 30 多万治疗案例中，中医大脑应用治疗心悸的方剂甚多，我们选取部分如下：

　　温经汤、真武汤、黄连汤、炙甘草汤、半夏厚朴汤、半夏泻心汤、柴胡桂枝汤、当归芍药散、芎归胶艾汤、苓桂术甘汤、柴胡桂枝干姜汤、柴胡加龙骨牡蛎汤、桂枝加龙骨牡蛎汤、养心汤、黄芪桂枝五物汤、加味逍遥散、归脾汤、天王补心丹、生脉饮、血府逐瘀汤、四君子汤、八珍汤、四物汤、温胆汤、人参养荣汤、小建中汤、黄芪建中汤、当归建中汤、归芪建中汤、疏经活血汤、还少丹、茯苓桂枝五味甘草汤、木防己汤、木防己去石膏加茯苓芒硝汤、桂枝人参汤、黄连阿胶汤、桂枝甘草汤、小半夏加茯苓汤、回阳饮、柴苓汤、通乳丹、顺经两安汤、明朗饮、茯苓四逆汤、茯苓杏仁甘草汤、桂枝生姜枳实汤、薯蓣丸、乌梅丸。

·医案 10·

弹琴老师多年手汗，两诊解决

有些人被严重的手汗所困扰。尤其在夏季天气闷热，毛孔打开的时候，手汗往往更加严重，有些人一年 365 天都会手汗如泉涌，甚至脱皮，一旦遇到压力或者紧张时，手汗更如瀑布般滴落下来，严重影响了生活和心情。

其实手汗是临床常见的症状，但如果出汗的方式，汗液的量、色和气味发生改变，则可作为某些疾病的一种前兆，应引起重视。

西医认为手汗过多属汗腺疾病，多采用手术切除，但术后效果往往得不偿失。问止中医通过中医大脑，对治手汗过多，辨证施治，收到良好的治疗效果。

手汗多有很多的困扰，摸什么都是湿嗒嗒的。学生因过量手汗将考卷弄湿而影响考试，成年人跟别人握手的时候要先擦一擦手上的汗，才显得礼貌一些。手汗的过多造成了我们在工作和社交上诸多的不便。下面就是一位因为手汗过多造成很多困扰的弹琴老师。

刘老师是弹弦乐的老师，平时手汗很多，按弦的时候会出现手滑，影响乐器的演奏，这件事让他极其困扰。同时，刘老师也是一个中医爱好者，于是在朋友介绍下来到问止中医，想让我帮他解决这个困扰了他很久的手汗问题。

┤ 一诊 ├

我第一次为刘老师看诊时，只见他双手紧握，有点不知所措。经我详细问诊，刘老师向我一一诉说这些年的困扰和病况。

据刘老师表示：手汗和脚汗多的情况已经很多年了，以手汗多为主，一到夏天手汗更多，随之手上会有水泡，之后脱皮，并且双手很怕冷；睡眠状况也不是很好，有晚睡的习惯，且多梦；大便呈溏便，大便黏。

我根据刘老师的病况推断，这是明显的阳气虚不能固摄津液，使得津液外流，从而造成手汗和脚汗过多。我将他的情况录入中医大脑系统内，中医大脑开具处方如下：

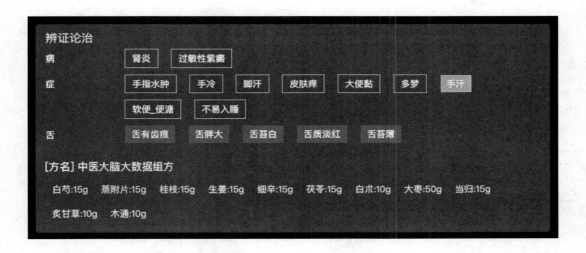

辨证论治

病　肾炎　过敏性紫癜

症　手指水肿　手冷　脚汗　皮肤痒　大便黏　多梦　手汗
　软便_便溏　不易入睡

舌　舌有齿痕　舌胖大　舌苔白　舌质淡红　舌苔薄

[方名] 中医大脑大数据组方

白芍:15g　蒸附片:15g　桂枝:15g　生姜:15g　细辛:15g　茯苓:15g　白术:10g　大枣:50g　当归:15g

炙甘草:10g　木通:10g

【本诊方剂整体药对结构分析】

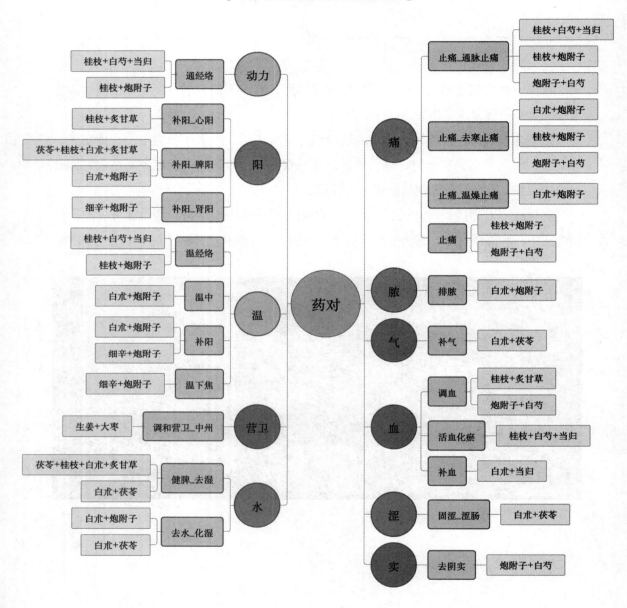

【方剂药性分析】

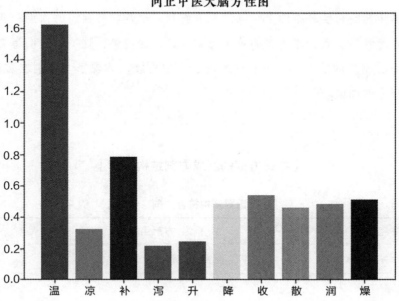

问止中医大脑方性图

【单味药药性分布图】

	温热药	平药	寒凉药
补药	大枣↑，白术☀，蒸附片☀，桂枝☀，生姜☀，当归↑	炙甘草↑	白芍↑
平药			
泻药	细辛☀	茯苓☀	木通☀

	升性药	平药	降性药
散性药	生姜☀，当归↑	桂枝☀	细辛☀，木通☀
平药			
收性药	蒸附片☀	白芍↑，白术☀，炙甘草↑	大枣↑，茯苓☀

（注：☀：燥性药，↑：湿性药）

【药性之说明】

从单味药的药性分布图上可以清楚地看到,这是非常典型的由温补药构成的方剂。同时我们看到,本方中的单味药有升、散的趋势,这提醒我们患者在水液输布方面有相应的需求。本方补中有泻、升中有收,体现了本方剂在君臣佐使、理法方药上的细腻。

【本诊方剂的组成方剂结构分析】

重要结构符合方剂

结构符合方剂	方剂组成	药数
桂枝去桂加茯苓白术汤	芍药、炙甘草、生姜、大枣、茯苓、白术	6
桂枝加附子汤	桂枝、芍药、大枣、生姜、炙甘草、附子	6
真武汤	茯苓、芍药、白术、生姜、附子	5
白术附子汤	白术、炙甘草、附子、生姜、大枣	5
桂枝附子汤	桂枝、附子、生姜、炙甘草、大枣	5
桂枝汤	桂枝、芍药、炙甘草、生姜、大枣	5
桂枝去芍药加附子汤	桂枝、附子、炙甘草、生姜、大枣	5
桂枝加芍药汤	桂枝、芍药、炙甘草、大枣、生姜	5
桂枝加桂汤	桂枝、芍药、生姜、炙甘草、大枣	5
茯苓甘草汤	茯苓、桂枝、生姜、炙甘草	4
茯苓桂枝甘草大枣汤	茯苓、桂枝、炙甘草、大枣	4
苓桂术甘汤	茯苓、桂枝、白术、炙甘草	4
桂枝去芍药汤	桂枝、大枣、生姜、炙甘草	4

可作为方根的结构符合方剂

结构符合方剂	方剂组成	药数
芍药甘草附子汤	芍药、炙甘草、附子	3
芍药甘草汤	芍药、炙甘草	2
桂枝甘草汤	桂枝、炙甘草	2

另外再特别加上的单味药：细辛、木通、当归。

【重要结构符合方剂说明】

我们可以看出，中医大脑所开具的方剂是一个以桂枝汤类方为主并且加上附子剂的方子。我们知道桂枝汤最重要的作用就是调和营卫，由于患者身体比较虚，水液输布失衡，所以我们必须调控行于脉内的营气和行于脉外的卫气，令在四肢末端多余的水液从组织中再回到脉管而进行代谢，这样就可以防止手汗不断地产生。这里需注意，该患者同时患有肾炎和过敏性紫癜，这恰恰证实了其末梢循环不好的现状。

如果把本方剂中的木通换成通草，则本方剂中就会呈现出当归四逆汤的完整结构。当归四逆汤对于局部的小循环有很大的帮助，这也是加强四肢末梢水液代谢的方剂结构。之所以不用通草而用木通，就是为了让木通来引心火下行到小肠，因为心主汗，心火过盛也会引起身体的汗液过多。

在《步入中医之门·道少斋中医讲稿》这本书里面有一篇治疗腋下出汗的经典医案，用的就是导赤散原方，而此方最重要的药即木通，用来引心火下行，进而治疗腋下出汗的问题。因为心的经络从心经经过腋下到手，而心又主汗液，心火过盛就可能引起其经络循行的范围出现汗液过多的问题，因此医者在不用到任何止汗药的前提下就治愈了腋下出汗的痼疾，实乃高手。而本案又有所不同，由于经辨证患者为阳虚证，因此用当归四逆汤而非用导赤散，但同样都应用了木通导心火于小肠借由小便排出的功能进而治疗心主汗的问题。

在附子剂结构方面，我们看到了有助于水液代谢的真武汤，同时也有桂枝加附子汤的结构。在《伤寒论》里，桂枝加附子汤可以治疗因为发汗过多而引起的大汗出的问题。桂枝加附子汤配合真武汤，更可以让身体过多的汗液从小便排出，进而达到止汗的效果。这是中医大脑在病机治则思考上一个非常成功的代表案例。

─┤ 二诊 ├─

服药一周之后，刘老师按时到问止中医复诊了。经过我详细的问诊得知，刘老师的手汗问题已经改善了50%。但睡眠稍差，入睡比较难。

效可守方，我再根据他所提到的睡眠差的情况，在原方中增加安神的药。

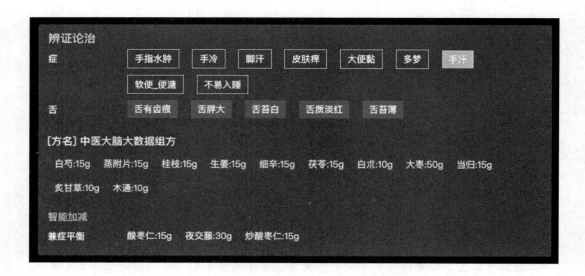

自诉

手汗问题改善了50%，早起或晚上会有脚汗，较前改善一些。近两天睡眠差，难入睡，大便2天一行，较前成形，量少。小便调。进2天会有遗精情况。

舌红，苔薄白，胖大

辨证论治

症　手指水肿　手冷　脚汗　皮肤痒　大便黏　多梦　手汗
　　软便_便溏　不易入睡

舌　舌有齿痕　舌胖大　舌苔白　舌质淡红　舌苔薄

[方名] 中医大脑大数据组方

白芍:15g　蒸附片:15g　桂枝:15g　生姜:15g　细辛:15g　茯苓:15g　白术:10g　大枣:50g　当归:15g

炙甘草:10g　木通:10g

智能加减

兼症平衡　　酸枣仁:15g　夜交藤:30g　炒酸枣仁:15g

【本诊方剂整体药对结构分析】

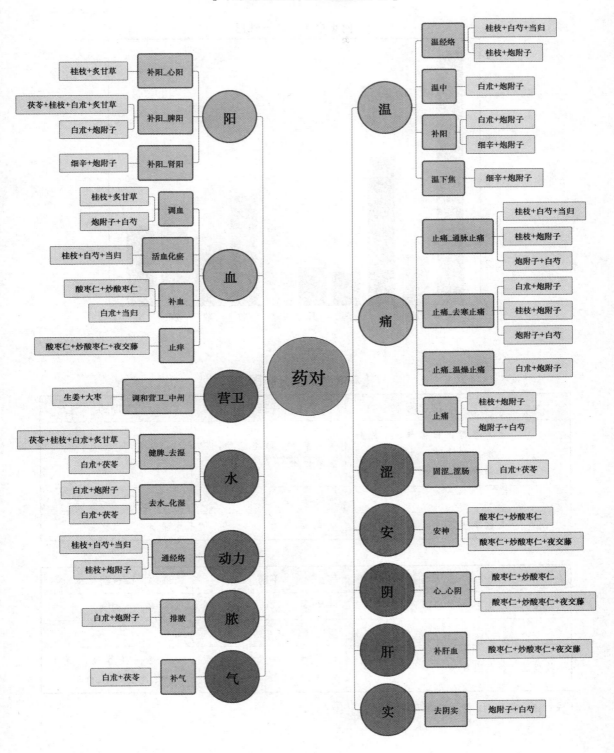

【方剂药性分析】

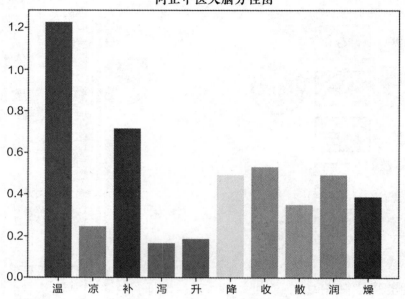

问止中医大脑方性图

【单味药药性分布图】

	温热药	平药	寒凉药
补药	大枣🌂，白术☀，蒸附片☀，桂枝☀，生姜☀，当归🌂	炙甘草🌂，酸枣仁🌂，炒酸枣仁🌂	白芍🌂
平药		夜交藤	
泻药	细辛☀	茯苓☀	木通☀

	升性药	平药	降性药
散性药	生姜☀，当归🌂	桂枝☀	细辛☀，木通☀
平药		夜交藤	
收性药	蒸附片☀	白芍🌂，白术☀，炙甘草🌂	大枣🌂，茯苓☀，酸枣仁🌂，炒酸枣仁🌂

（注：☀：燥性药，🌂：湿性药）

【药性之说明】

第二诊中的方剂和第一诊是一样的，唯一不同的是加入三个新的单味药。这三个药分别是生酸枣仁、熟酸枣仁和夜交藤，这是为了要同时改善患者的睡眠情形，令其入睡比较容易。

以整体的方剂而言，首先方性变化不大，还是以温补为主的药性，但是我们可以发现在这个加减之后的方剂，其降性变大了，这是因为如果要让患者睡眠变得更好、更容易入睡的话，我们必须引气下行，而这个方剂的药性体现了这一个重要的需求。

值得一提的是，我们同时用了生熟两种酸枣仁，这是一个在用方上面的重要心法，生熟枣仁同时运用比起只用熟枣仁来说，对于助眠的效果更佳。

以下列出这一诊中三个增加的单味药的详细说明，供读者参考：

单味药	主治	应用
生酸枣仁	养心益肝，安神，敛汗	心悸失眠，体虚多汗。偏用于肝胆虚热之证
炒酸枣仁	养心益肝，安神，敛汗	心悸失眠，体虚多汗。偏用于肝、胆、心、脾血虚少眠之证
夜交藤	养心安神，祛风通络	1. 用于虚烦不眠、多梦等 2. 用于血虚身痛，风湿痹痛 3. 煎水外洗可治疗疥癣、皮肤瘙痒等皮肤的问题

随访

一周后，刘老师没有再到问止中医复诊了。后经随访得知，刘老师的手汗已经缓解了 95%，睡眠状态也很好。

只看两诊就完全解决了困扰刘老师多年的手汗问题，中医的治疗真的一点都不比西医差。但因为每个人的身体状况不同，对药物的敏感程度及反应不同，不可照搬套用。我们必须相互比较，理性对待每一个医案。

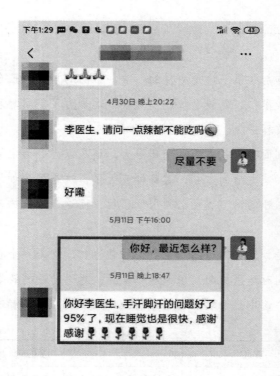

【本医案之整体分析】

对于治疗手汗，中医大脑用方用药的范围很大、可能性较多，最重要的是要根据患者的整体表现，推导其体质类型，进而做针对性对治，这样才能取得最好的疗效。我们有时候看到中医大脑所开出的方剂时，一时间会因为自身经验上的不足而感到不易理解，但是通过中医大脑本身提供的病机治则分析和药性计算结果的说明，我们往往会惊讶于中医大脑在治证上面比人类医师更细腻的思考。

本案中，中医大脑全面分析患者症状，分析病机治则，进而推导手汗的可能成因，再通过单味药及药对的药性分析，组合成方来调整患者的体质偏失，最终改善了患者多年的手汗困扰。中医大脑所选用的方剂结构，可以说是我们已经耳熟能详的常见经方、常用药，但是通过药对的重新组合应用，就达到了调整水液代谢、改善末端局部循环、收潜浮阳外越、调和营卫、补虚祛湿的治疗目标。

【疑难症综述】

手部多汗症为一种原因不明的功能性局部异常多汗，属于原发性局部多汗症中比例最多的一种，一般从幼童时期就会发生，进入青春期后更严重。病人大多数还并有足底多汗或腋下多汗，少数并有臭汗症。当生活、课业或职场压力越来越大时，就更易诱发。西医的治疗方式有外用局部止汗剂、电泳离子导入法、注射肉毒杆菌、口服药物（包含抗胆碱药物、α2交感神经阻断剂、麦角生物碱衍生物、抗焦虑剂等药物）、外科手术等。其中内视镜交感神经阻断或夹闭手术是目前较常使用的神经阻断手术，以内视镜破坏部分胸椎交感神经节，使手部汗腺分泌降低。手术的成功率很高，但最困扰的是术后"代偿性流汗"之后遗症，造成脚部、背部、胸腹部、臀部等部位排汗增加。

中医认为心主汗液，多汗症（尤其是手汗）多和心阳虚有关。我们从以下《伤寒论》的条文即可推知：

太阳病，发汗，遂漏不止。其人恶风，小便难，四肢微急，难以屈伸者，桂枝加附子汤主之。

太阳病，发汗，汗出不解，其人仍发热，心下悸，头眩，身𥆧动，振振欲擗地者，真武汤主之。

大汗出，热不去，内拘急，四肢疼，又下利厥逆而恶寒者，四逆汤主之。

大汗，若大下利而厥冷者，四逆汤主之。

既吐且利，小便复利而大汗出，下利清谷，内寒外热，脉微欲绝者，四逆汤主之。

因此中医大脑在本案应用了附子剂的加减即顺利对治了多年的手汗症。

•医案 11•

治身体颤抖的怪病二例

今日分享的两则医案的患者，主症相似，均是身体颤抖为主、失眠为辅。所幸经过一段时间的中医治疗，二位患者的这些问题已经完全解决。

案例一

女，66 岁，2021 年 5 月 10 日来问止中医就诊。

初诊自述情况如下：

1. 近几天出现身体发抖，焦躁易怒，不易入睡（需要一个多小时才入睡或整夜睡不着），夜尿 1~2 次。

2. 大便 2~3 天 1 次，干硬、羊屎状，喝决明子茶后能解出，1 天 1 次。

3. 口干，喝水多。

4. 容易出汗，上半身出汗为主。

5. 喜甜食辛辣，稍多进食后即胃胀。

6. 平时口腔黏膜容易溃烂，常有牙疼。

7. 眼睛干涩迎风流泪，近 2 周眼屎多，黏眼睛。

8. 走路走快了易心慌胸闷，并有房颤史。

9. 手掌和脚掌的皮肤干燥开裂。

10. 近 20 多年高血压，服降压药中，不吃降压药时血压能到 170mmHg/90mmHg，伴头眩晕，经常身体无力，胸闷，头里面嗡嗡响。

11. 偶有头痛，疼痛部位不固定。

去年 8 月摔伤后，患者两侧膝盖疼痛，蹲不下，起不来，不受天气影响。

初诊我以高血压为主症来论治，中医大脑开方如下：

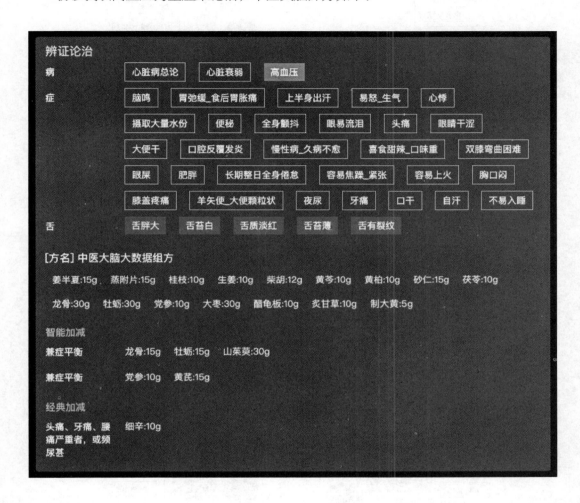

【本诊方剂整体药对结构分析】

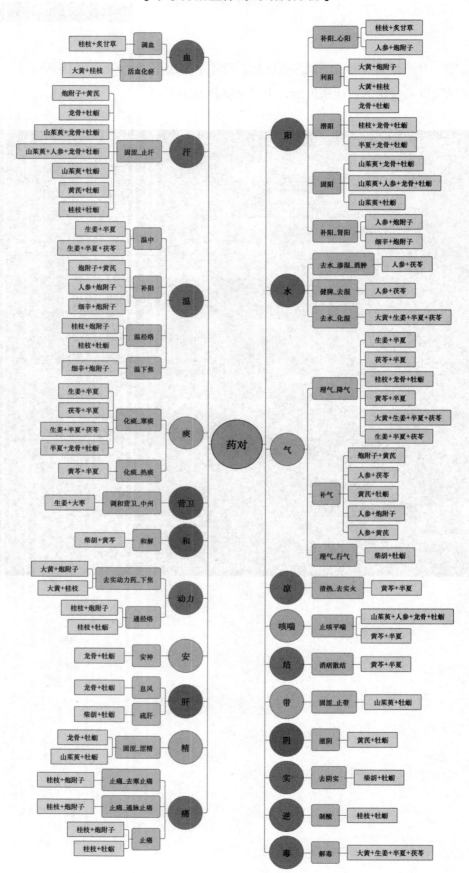

【方剂药性分析】

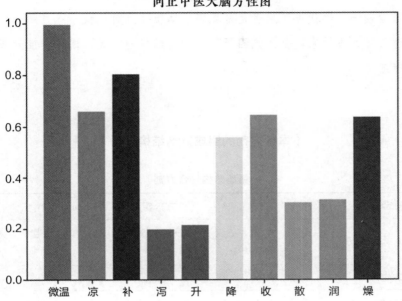

问止中医大脑方性图

【单味药药性分布图】

	温热药	平药	寒凉药
补药	大枣☂，砂仁☀，姜半夏☀，蒸附片☀，桂枝☀，生姜☀，山茱萸☂，黄芪	党参☂，龙骨☀，炙甘草☂	牡蛎☀，醋龟板☂
平药			
泻药	细辛☀	茯苓☀	大黄☀，黄芩☀，柴胡☀，黄柏☀

	升性药	平药	降性药
散性药	柴胡☀，生姜☀	砂仁☀，桂枝☀	姜半夏☀，细辛☀
平药	黄芪		
收性药	党参☂，蒸附片☀	牡蛎☀，炙甘草☂	大枣☂，大黄☀，龙骨☀，茯苓☀，黄芩☀，黄柏☀，醋龟板☂，山茱萸☂

（注：☀：燥性药，☂：湿性药）

【药性之说明】

中医大脑在这一诊中设计的方剂的方性是偏温补的，而在中药动力学上来说收性和降性较强，这代表了患者是呈现阳虚体质并且有气机不降且阳气外散的情况。通过收降的方性来调整身体因肝风内动而颤抖的情况，通过方性分布图来看就非常清楚了。

【本诊方剂的组成方剂结构分析】

重要结构符合方剂

结构符合方剂	方剂组成	药数
柴胡加龙骨牡蛎汤	柴胡、半夏、茯苓、桂枝、人参、黄芩、大枣、生姜、龙骨、牡蛎、大黄	11
小柴胡汤	柴胡、黄芩、人参、炙甘草、半夏、生姜、大枣	7
潜阳封髓丹	附子、醋龟板、砂仁、炙甘草、黄柏	5
桂枝附子汤	桂枝、附子、生姜、炙甘草、大枣	5
桂枝去芍药加附子汤	桂枝、附子、炙甘草、生姜、大枣	5
茯苓甘草汤	茯苓、桂枝、生姜、炙甘草	4
茯苓桂枝甘草大枣汤	茯苓、桂枝、炙甘草、大枣	4
桂枝甘草龙骨牡蛎汤	桂枝、炙甘草、牡蛎、龙骨	4
桂枝去芍药汤	桂枝、大枣、生姜、炙甘草	4

可作为方根的结构符合方剂

结构符合方剂	方剂组成	药数
小半夏加茯苓汤	半夏、生姜、茯苓	3
封髓丹	砂仁、炙甘草、黄柏	3
半夏散及汤	半夏、桂枝、炙甘草	3
桂枝甘草汤	桂枝、炙甘草	2
小半夏汤	半夏、生姜	2

另外再特别加上的单味药：山茱萸、黄芪、细辛。

【重要结构符合方剂说明】

中医大脑在这一诊中所设计的方剂结构由很多不同方剂组成，我们要探讨中医大脑这样开方的思路，最容易的方法还是用中医学习大脑的方剂与组成列出功能，我们可以通过下面这个表来仔细分析，能够完全覆盖组合本方剂的结构有柴胡加龙骨牡蛎汤结构、潜阳封髓丹结构。

方剂	柴胡	黄芩	人参	炙甘草	半夏	生姜	大枣	附子	醋龟板	砂仁	黄柏	桂枝	茯苓	牡蛎	龙骨	大黄
小柴胡汤	柴胡	黄芩	人参	炙甘草	半夏	生姜	大枣									
潜阳封髓丹				炙甘草				附子	醋龟板	砂仁	黄柏					
桂枝附子汤				炙甘草		生姜	大枣	附子				桂枝				
桂枝去芍药加附子汤				炙甘草		生姜	大枣	附子				桂枝				
茯苓甘草汤				炙甘草		生姜						桂枝	茯苓			
茯苓桂枝甘草大枣汤				炙甘草			大枣					桂枝	茯苓			
桂枝甘草龙骨牡蛎汤				炙甘草								桂枝		牡蛎	龙骨	
桂枝去芍药汤				炙甘草		生姜	大枣					桂枝				
柴胡加龙骨牡蛎汤	柴胡	黄芩	人参		半夏	生姜	大枣					桂枝	茯苓	牡蛎	龙骨	大黄

柴胡加龙骨牡蛎汤是一个重镇安神剂，其功能是清热降逆、镇惊祛痰。本方为小柴胡汤减去甘草，加入桂枝、茯苓、龙骨、牡蛎、大黄而组成。由于方中有桂枝（太阳病主药）、大黄（阳明病主药）、柴胡（少阳病主药），故可用于三阳合病之证。本方的腹证为心下部有抵抗或感觉膨满，多在腹部尤其是脐上有动悸。常用于气上冲、心悸亢进、失眠、心烦、胸闷、胆小容易惊恐、焦躁易怒、情绪无常，甚则出现狂乱、痉挛等症状，并有小便不利和便秘的倾向。

潜阳封髓丹是治疗上实下虚（上热下寒）的肾阳不足、相火不潜证的方剂。其适用症状范围极广，包括头痛、眩晕、发热、汗证、失眠、牙周炎、结膜炎、干燥性鼻炎、慢性咽炎、喉炎、扁桃体炎、口腔溃疡、复发性口疮、系统性红斑狼疮、硬皮症、银屑病、白塞氏综合征、干燥综合征、过敏性紫癜、糖尿病、高血压、肾病综合征、糖尿病酮症酸中毒、甲亢、便秘、痔疮、前列腺肥大、尿路感染、烦躁、耳鸣、痤疮、荨麻疹、末梢神经炎、三叉神经痛、面神经炎、偏头痛、脑萎缩、老年性痴呆、帕金森综合征、美尼尔氏综合征、抑郁症、心脏神经官能症、结核病、心脏早搏等四十余种西医疾病。在其组成的单味药里，炮附子可以助阳补火；醋龟板用来滋阴潜阳；砂仁可以纳气归肾，引气归元；炙甘草可调和上下，又能伏火；黄柏可补肾水不足，坚肾润燥。黄柏之苦和炙甘草之甘，苦甘能化阴，砂仁之辛合炙甘草之甘，辛甘能化阳，阴阳化合，交会中宫，则水火既济，心肾相交。

此外，医者根据中医大脑智能加减的建议另外加入了山茱萸、黄芪、细辛。山茱萸搭配方中的龙骨牡蛎可治疗心悸、自汗等问题；黄芪在本诊中可对治长期整日全身倦怠、肥胖、自汗等症状；细辛在本诊中可治疗牙痛、头痛等痛证的问题。

二诊时，患者情况如下：

无牙痛；无胃胀；头晕减轻，没有头嗡嗡响；睡眠可；血压正常；大便2天一次，性状可；身体发抖的时间变短（之前发抖时间不定，今天减轻）；夜尿2～3次；走路及站立时膝痛均减轻，但膝关节弯曲时疼痛明显；有清鼻涕；眼睛干涩迎风流泪，眼屎多，黏眼睛。余症同前。

初诊有效，于是二诊我效不更方。

经过持续的诊治，根据患者反馈来调整处方，终于在服药 2 个月后，这位患者的状况稳定下来：睡眠好了；身体没有再出现过抖动；大便正常。

案例二

男，69 岁，2021 年 4 月 10 日来问止中医就诊。身高和体重：181cm/95kg。

患者自述身体情况如下：

患者身体颤抖及睡眠障碍 2 年多，发病严重的时候头部、手等上半身发抖，无法入睡，无法控制自己，牙齿打颤，经常会咬伤舌头；发病严重时基本都是在半夜醒过来然后再入睡的时候，然后增加艾司唑仑片的用药量效果也不是太好。这样的情况 3 天前发作过 1 次，吃艾司唑仑睡不着。平常白天晚上快睡觉的时候也会发抖，但是能入睡，不睡觉的时候头脑也不是很清醒，容易想睡觉。耳鸣，整个人气力也不足。

2019 年 4 月的某天半夜，患者第一次严重发抖，当时急诊医生配药：百乐眠胶囊、艾司唑仑片。患者吃了 3 天药后一直没复发。

2020 年 6 月患者意外摔伤，进行了右腿髋关节置换术后，在医院的时候就复发发抖、恐惧感、心慌等。于是患者自行吃艾司唑仑片，连吃 3 个多月后，经常会严重发病，无法入睡。之后患者找神经内科医生看病，初步诊断发抖是焦虑引起的，配药 3 种：艾司唑仑片、氟哌噻吨美利曲辛片、乌灵胶囊，最近半个月前加了盐酸舍曲林片，患者一直服用到现在。

基础病：血小板低。患者 30 几岁时第一次被检查出血小板低，当时住院治疗 2 月后基本稳定；2018 年再次被查出血小板低，自那以后患者开始服用醋酸地塞米松片，现在人很胖。身体沉重；小腿水肿无力；皮肤容易青紫难消。

初诊我以郁证论治，中医大脑开方如下：

辨证论治

病　　　血小板减少性紫癜

症　　　容易恐惧　身重　手抖　下肢无力　多梦

郁证(神经官能症、癫病、焦虑症)　口苦　失眠　肥胖　用嘴巴呼吸　夜尿

脚水肿_足肿　打鼾

舌　　　舌有瘀点　唇暗沉　舌苔腻　舌苔黄　舌质淡红　舌有裂纹

[方名] 中医大脑大数据组方

姜半夏:15g　桂枝:10g　生姜:10g　柴胡:12g　黄芩:10g　大黄:5g　茯苓:12g　川芎:10g　龙骨:30g

牡蛎:30g　钩藤:15g　党参:10g　白术:12g　甘草:6g　大枣:30g　当归:10g

经典加减

若阳虚便溏下利者　蒸附片:10g　干姜:10g

问止制剂

无　　　问止活血化瘀丸

【本诊方剂整体药对结构分析】

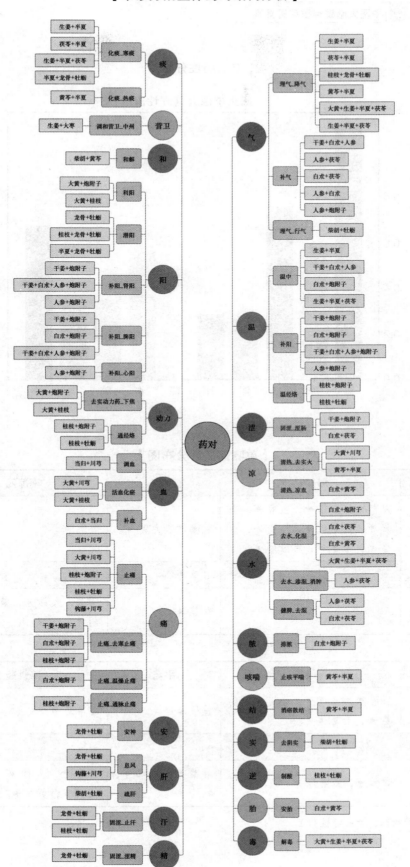

【方剂药性分析】

问止中医大脑方性图

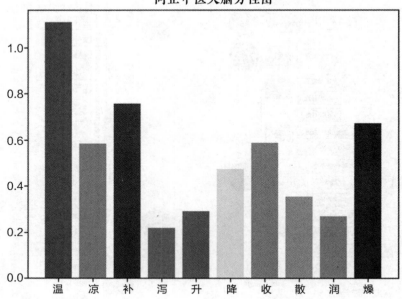

【单味药药性分布图】

	温热药	平药	寒凉药
补药	大枣☂，川芎☂，白术☀，当归☂，姜半夏☀，桂枝☀，生姜☀，干姜☀，蒸附片☀	党参☂，龙骨☀	牡蛎☀
平药		甘草☂	
泻药		茯苓☀	钩藤，大黄☀，黄芩☀，柴胡☀

	升性药	平药	降性药
散性药	川芎☂，当归☂，柴胡☀，生姜☀，干姜☀	桂枝☀	姜半夏☀
平药			钩藤
收性药	党参☂，蒸附片☀	甘草☂，白术☀，牡蛎☀	大枣☂，大黄☀，龙骨☀，茯苓☀，黄芩☀

（注：☀：燥性药，☂：湿性药）

【药性之说明】

本案和上一个案例的方性图基本相似，都是偏温补性和收降性较大，代表着本案的治疗方向一样是为了补阳并收敛外越的阳气，如此才能改善郁证、失眠、手抖、下肢无力等根本性的问题。

【本诊方剂的组成方剂结构分析】

重要结构符合方剂

结构符合方剂	方剂组成	药数
柴胡加龙骨牡蛎汤	柴胡、半夏、茯苓、桂枝、人参、黄芩、大枣、生姜、龙骨、牡蛎、大黄	11
抑肝散	白术、茯苓、当归、川芎、钩藤、柴胡、甘草	7
人参半夏干姜汤	人参、半夏、干姜、生姜	4

可作为方根的结构符合方剂

结构符合方剂	方剂组成	药数
小半夏加茯苓汤	半夏、生姜、茯苓	3
小半夏汤	半夏、生姜	2
大黄甘草汤	大黄、甘草	2
半夏干姜散	半夏、干姜	2
佛手散	川芎、当归	2
干姜附子汤	干姜、附子	2

【重要结构符合方剂说明】

中医大脑在这一诊中所设计的方剂，其组成结构经分析很明显地就是：柴胡加龙骨牡蛎汤结构、抑肝散结构。

柴胡加龙骨牡蛎汤在前面的案例中我们已经分析过了，它在对治肝风内动而颤抖的情形是很有效的。当然，同样是颤抖，中医大脑针对不同的证候表现其相应的合方也会有所分别，而这一个案例里中医大脑计算出来的配合方剂结构是抑肝散结构。

抑肝散出自《保婴撮要·急惊风门》，属于肝阴实的方剂，可平抑肝经虚热、镇痉安神，故对于肝气亢奋、容易发怒、性情暴躁、兴奋而失眠者，具有镇静其神经兴奋的作用。腹证为左胁腹拘挛，因此只要是神经系统疾患而有左腹拘急紧张、四肢筋脉挛急者，不论何疾均可适用。本方可应用于帕金森综合征（震颤麻痹）、脑溢血后之颤抖、眼睑痉挛、神经性斜颈、睡觉时磨牙、阳痿、癫痫、小儿抽风痉挛、小儿夜啼、夜惊症、佝偻病等病症。

此外，由于此患者有失眠、夜尿、脚水肿等严重的阳虚证，虽然不是典型的阳虚舌，一样可加干姜、炮附子。因为男人脚肿多半已是严重的心肾阳虚，而本诊处方隐含真武汤去白芍的结构即可对治此问题。

二诊时，患者反馈：4月15日严重焦虑发作；服药后精力好一些，已无睡前发抖；无口苦；无腹泻；小腿水肿及无力感减轻了；仍耳鸣；夜尿3～4次。余症同前。于是我守方1周。

三诊时，患者小腿水肿明显减轻。从4月18日到今天无明显严重焦虑发作；睡前仍发抖，时间较短，服药1片可以入睡。余症同前。

继续沿着当前方案治疗到最近，治疗过程艰辛，幸好医患协力，心念一致，至今艾司唑仑片、氟哌噻吨美利曲辛片等"各种药片子"都已逐步减量到停药。这位患者的睡眠也早已恢复正常，身体抖动已3个月都没再出现过。

我也收到患者的好评："感谢你！"

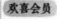

欢喜会员　　　　　　　　　　　👍0

态度和蔼可亲，耐心细致，医术高明，把我父亲莫名其妙的发抖病情对症下药，效果显著，认真负责，作为病人及其家属非常感谢陈医生！

小结：关于失眠、心悸、身体抖动

以往我发过几则焦虑症、失眠、心慌的案例，此二例同证——"肝胆气郁，心肝神魂不得潜敛"。

《伤寒论》有言："伤寒八九日，下之，胸满，烦惊，小便不利，谵语，一身尽重，不可转侧者，柴胡加龙骨牡蛎汤主之。"

只要抓住病机，谨守病机，对症耐心治疗即可。

【本医案之整体分析】

对于身体抖动，《素问·至真要大论》中有说明："诸风掉眩，皆属于肝。"掉就是指肢体震颤摇动，亦谓颤动、振动。明代王肯堂编撰的《证治准绳》在诸风门内也列有颤振专条。但震颤作为一个病门，始见于清代张璐所撰的《张氏医通》。

震颤包括头摇、手颤、身动摇等。在经方的方剂中，常用来治疗震颤的有真武汤、防己茯苓汤、柴胡桂枝汤、柴胡加龙骨牡蛎汤、半夏厚朴汤、甘草干姜汤、炙甘草汤、木防己汤等方。

当然，中医大脑也会根据患者的其他症状来了解其体质而选择适合的方剂，并且会把其他药对和方剂结构加进来做整体的调整。

而在本案例里，医者把这样的案例记录下来成为医案之后，中医大脑的大数据库就会把这两个随访后已经成功的案例纳入其学习中，不断地去调整整个数据库中的结构，这样就能够把所有临床的经验累积下来。而当面对在现有思维和计算下还是失败的案例，中医大脑就会根据体质和药性再来重新组方，最后一旦成功，就会在面对某些病症的治疗时扩大此类有效治疗数据的使用范畴，这是中医大脑在中医发展中很重要的一个特点。随着大数据库不断地增大，中医大脑在治症的精确度和有效性上就会不断地提高，这样的良性循环使得中医大脑日进千里，这将会是患者的福音和中医未来发展的希望。

·医案 12·

治阿尔茨海默病，戒断西药，生活如常

《景岳全书·癫狂痴呆》："痴呆证，凡平素无痰，而或以郁结，或以不遂，或以思虑，或以疑忌，或以惊恐，而渐致痴呆。言辞颠倒，举动不经，或多汗，或善愁，其证则千奇万怪，无所不至；脉必或弦或数，或大或小，变易不常，此其逆气在心或肝胆二经，气有不清而然。但察其形体强壮，饮食不减，别无虚脱等症，则悉宜服蛮煎治之，最稳最妙。然此证有可愈者，有可不愈者，亦在乎胃气、元气之强弱，待时而复，非可急也。凡此诸证，若以大惊猝恐，一时偶伤心胆，而致失神昏乱者，此当以速扶正气为主，宜七福饮，或大补元煎主之。"

《景岳全书·杂证谟》首次立"癫狂痴呆"专论，指出本病由多种病因渐致而成，且临床表现具有"千奇百怪""变易不常"的特点，并指出本病病位在心以及肝胆二经，预后则为"有可愈者，有不可愈者，都在乎胃气、元气之强弱"。

老年痴呆，又称阿尔兹海默病（AD），属老年常见病，多因七情内伤、年迈体虚、久病不复导致髓减脑消、神机失用，以呆傻愚笨为主要临床表现的一种神志疾病。轻者寡言少语、反应迟钝、善忘等；重则表现为神情淡漠、终日不语、哭笑无常、分辨不清昼夜、外出不知归途、不欲食、不知饥、二便失禁等，生活不能自理。

此次案例的主人公 C 奶奶，从 5 年前开始出现记忆力衰退，长期记忆可，短期记忆差，出去了就找不到家。总觉得有人偷她的衣服；几乎每晚 9 ~ 10 点钟就要起来找东西；容易烦躁，偶有幻觉。同时她还患有脑萎缩，2020 年初在成都中医药大学附属医院诊断为中度老年痴呆，从去年十一月服用奥氮平、艾司西酞普兰片、盐酸美金刚片，幻觉有所改善，但感觉人的体质不如以前。

患者脊柱左侧腰部发凉；舌尖常刺痛；空腹血糖偏高，未规律服用降糖药；吃饭、睡眠正常；喝水少，不会口干、口渴；大小便正常；十指僵硬，关节变大，手掌肌肉弹性差；偶有咽喉痒，需要清嗓子；畏强光，眼睛干涩。

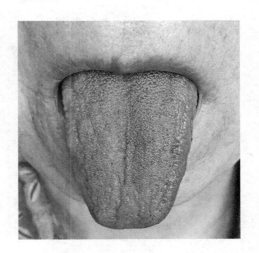

一诊

我将 C 奶奶的症状录入中医大脑，开方 7 剂，以温补肾阳、镇静安神为主，并加以制剂问止扶阳丸。

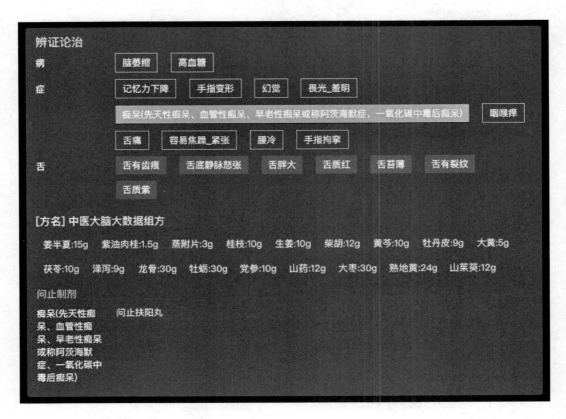

辨证论治

病　脑萎缩　高血糖

症　记忆力下降　手指变形　幻觉　畏光_羞明
　　　痴呆(先天性痴呆、血管性痴呆、早老性痴呆或称阿茨海默症、一氧化碳中毒后痴呆)　咽喉痒
　　　舌痛　容易焦躁_紧张　腰冷　手指拘挛

舌　舌有齿痕　舌底静脉怒张　舌胖大　舌质红　舌苔薄　舌有裂纹
　　　舌质紫

[方名]中医大脑大数据组方

姜半夏:15g　紫油肉桂:1.5g　蒸附片:3g　桂枝:10g　生姜:10g　柴胡:12g　黄芩:10g　牡丹皮:9g　大黄:5g
茯苓:10g　泽泻:9g　龙骨:30g　牡蛎:30g　党参:10g　山药:12g　大枣:30g　熟地黄:24g　山茱萸:12g

问止制剂

痴呆(先天性痴　　问止扶阳丸
呆、血管性痴
呆、早老性痴呆
或称阿茨海默
症、一氧化碳中
毒后痴呆)

【本诊方剂整体药对结构分析】

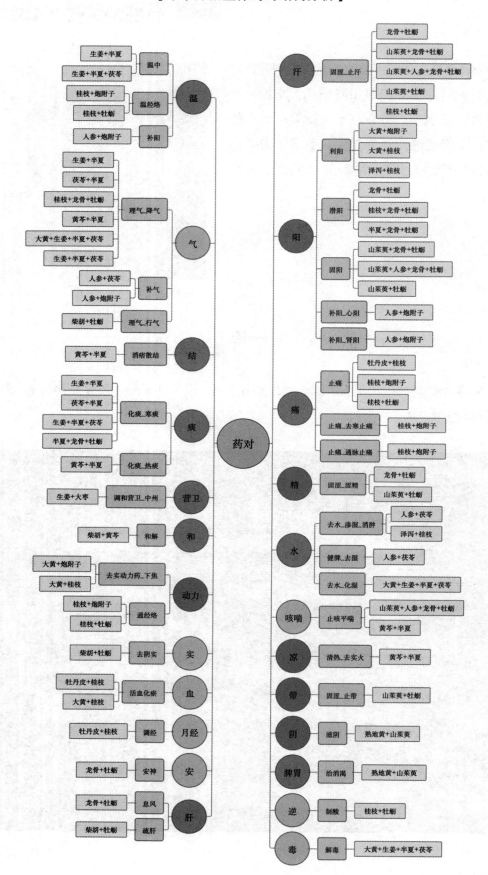

【方剂药性分析】

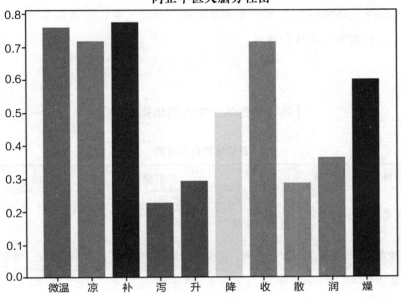

问止中医大脑方性图

【单味药药性分布图】

	温热药	平药	寒凉药
补药	大枣🔊，熟地黄🔊，姜半夏☀，山茱萸🔊，蒸附片☀，桂枝☀，生姜☀，紫油肉桂☀	党参🔊，山药🔊，龙骨☀	牡蛎☀
平药			
泻药		茯苓☀	牡丹皮，大黄☀，泽泻☀，黄芩☀，柴胡☀

	升性药	平药	降性药
散性药	柴胡☀，生姜☀	牡丹皮，桂枝☀，紫油肉桂☀	姜半夏☀，泽泻☀
平药			
收性药	党参🔊，熟地黄🔊，山药🔊，蒸附片☀	牡蛎☀	大枣🔊，大黄☀，龙骨☀，茯苓☀，山茱萸🔊，黄芩☀

（注：☀：燥性药，🔊：湿性药）

【药性之说明】

这个方子是一个寒热性平均但补性很强的方剂，值得注意的是其药物动力学上的收性和降性特别强，这是因为有潜阳的药物如龙骨、牡蛎在其中，并且很多补性的药物也都带有收性和降性。

【本诊方剂的组成方剂结构分析】

重要结构符合方剂

结构符合方剂	方剂组成	药数
柴胡加龙骨牡蛎汤	柴胡、半夏、茯苓、桂枝、人参、黄芩、大枣、生姜、龙骨、牡蛎、大黄	11
八味地黄丸	熟地黄、山药、山茱萸、茯苓、牡丹皮、泽泻、肉桂、附子	8
六味地黄丸	熟地黄、山茱萸、山药、泽泻、牡丹皮、茯苓	6

可作为方根的结构符合方剂

结构符合方剂	方剂组成	药数
小半夏加茯苓汤	半夏、生姜、茯苓	3
小半夏汤	半夏、生姜	2

【重要结构符合方剂说明】

中医大脑在本诊中所设计的方剂显而易见就是八味地黄丸结构和柴胡加龙骨牡蛎汤结构的合方。

八味地黄丸是一个补阳剂，其功能是温补肾阳。本方可以说是老人病的常用药方，多用于中年以后的人。患者多有强烈的疲劳感和倦怠感，但是胃肠尚强，没有下利或呕吐，却有可能时常便秘；小便有时不通畅，有时尿频而量多，尿的颜色清白；手足虽易发冷，但心中往往烦热、舌干，舌上乳突消失而发红，并有口渴感。本方常应用于治疗老人性腰痛、糖尿病、白内障等。

柴胡加龙骨牡蛎汤是一个重镇安神剂，可用于治疗似大柴胡汤或小柴胡汤证而属于胸胁少阳部位的病证，能解散内外的病邪，降上冲之气，疏通停滞的气、水。本方常应用于胸闷烦惊严重，兼有神经症以及和神志相关问题者，如失忆症、神经衰弱症、失眠症的疾患。

一诊后我进行随访，家属反馈 C 奶奶的症状并未有变化，依旧每晚要找东西，短则半小时，长则 3 小时，找的频率还比原来稍高些，情绪躁动，家里人照顾也很吃力。看到老人这样，孝顺的儿子、儿媳也很矛盾，犹豫是否再继续中药治疗。

其实家属有这样的想法我很理解，在临床上，有许多人会因为症状在治疗早期没有改善或者改善轻微，没有达到自己心理预期的效果而产生质疑，想要打退堂鼓。

因为 C 奶奶已经古稀即将耄耋，病程时间也长，吃药必然不会像新病、表证那么快，需要一定的时间。经过沟通后家属也表示理解，商量一致后决定继续服药看看情况。

二诊

二诊仍旧按原思路治疗，我对剂量稍做调整，开方 7 剂。

C 奶奶从服药第四天开始，晚上就没找东西，直到 7 天汤剂吃完都没有出现这样的情况。

当时恰逢国庆假期，C 奶奶两天没有吃药，又开始烦躁、找东西，持续时间 2 小时左右，于是家属预约了第三次就诊。

三诊

C 奶奶二诊服药后，治疗开始有效果，家属信心也增强了，我也感到十分开心。三诊开方十剂。吃药期间收到 C 奶奶儿子的反馈说其有十多天没有找东西了，吃饭也比原来好很多。得知老人病情好转，我更为开心。

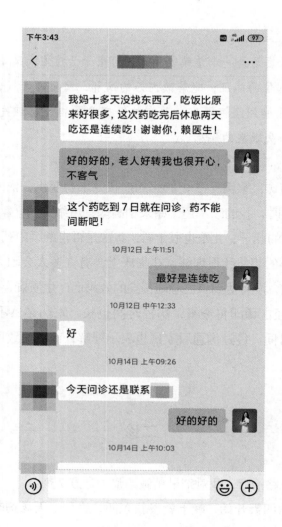

目前情况稳定

到第五诊时，C 奶奶情绪一直都很平稳，没有出现找东西的情况，家属便把奥氮平的剂量减半服用。奥氮平减至 1/4 后，家属说 C 奶奶白天昏沉、爱睡觉的情况没了，晚上睡眠正常，喉咙会有些痒、干咳。

目前持续治疗中，现在 C 奶奶已经停服奥氮平、草酸艾司西酞普兰片等西药。停西药后，C 奶奶情绪稳定，夜寐可，纳可，排便正常，咳嗽减轻，生活状态正常。

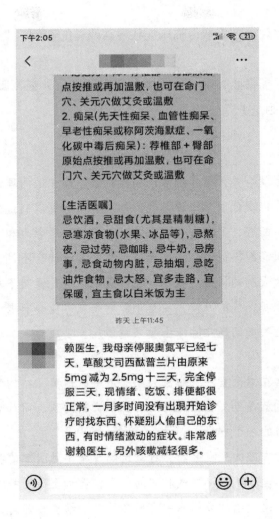

┤ 小结 ├

　　据不完全统计，中国的认知障碍人群已经超过 5000 万，平均每天有 1000 位老人走失。

　　2019 年，演员黄渤在深圳梧桐山脚下录制了一个综艺节目名叫《忘不了餐厅》，餐厅里的服务员均为不同程度的阿尔兹海默病老人，节目用纪录＋综艺＋科普的方式聚焦至这一群体，即使患病，老人们依旧在用独有的方式证明自己的价值，那种来自人类心灵深处最本真的乐观，那种强大的力量叫作希望的力量！

　　西医认为阿尔兹海默病难以逆转，中医认为本病可以预防，一样可以治疗。问止中医有多例治疗阿尔兹海默病取得临床症状显著改善的案例，老人经过治疗后神志恢复，可以自主生活。

最后引用《忘不了餐厅》中一位医学专家的话："阿尔兹海默病不是不可战胜的，人类的智慧一定能战胜它！"

【本医案之整体分析】

自古以来中医就有关于老年痴呆的病症记载。以中医的理论来看，本病根源大多是肾精不足。以现代医学来说，我们知道胆固醇可以制造类固醇，类固醇可以在大脑制造儿茶酚胺，儿茶酚胺可以使脑细胞增强思考力和理解力。所以我们必须保持一定的胆固醇摄取量，否则大脑细胞的营养就会不足，大脑的含氧量也会不足，这会导致大脑的记忆力减退，在中医来说就是肾精不足的表现。当我们不能强固肾精、维护肾气的时候，一旦年岁增长就可能会有老年痴呆的问题。而在现实社会中，这一类问题在临床上越来越多，似乎成为一个现代老年人必须面对的病症了。

这就是为什么在本医案中，中医大脑会用八味地黄丸结构和柴胡加龙骨牡蛎汤结构的合方，这就是立足于强化肾气、固护肾精的观点而计算出的处方，这是在经方治症中常用的一个方对。

而如果以后世方派的观点来看，针对这类肾精不足引起的痴呆病，经常会用到龟鹿二仙胶这类滋阴填精、益气壮阳的方子，再加上天王补心丹、石菖蒲、葛根等药。当然在中医大脑的数据库中有更多的方剂结构和药对，往往在更复杂的症状表现中会有一些新的组合出现。在问止中医大脑的后台数据库中有更多成功的案例，以后我们会做进一步的分析和学习。希望中医在对阿尔茨海默病的治疗上有更多的突破！

·医案 13·

抑郁症的成功解决之道

中医学在神志病的治疗上有很大的成就，而中医大脑基于中医历史的成就和经验，再加上其强大的临床反馈学习力量，在神志病方面多有建树。以下这两则医案就是中医大脑治疗抑郁症的记录。

案例一

在《黄帝内经》中有这么一句话："百病生于气也，怒则气上，喜则气缓，悲则气消，恐则气下，惊则气乱，思则气结。"

在疾病的病因中，有这么一类病因，我们称之为七情内伤，可以伤及脏腑，而由于心藏神，肝主调畅情志，又易伤心、肝，从而产生情志上的疾病。

当然，依据五脏所主情志不同，情志致病也易伤其所主的脏腑以及影响本身体质。反之，脏腑出现了问题同样会导致某些情绪的不可控制，例如容易紧张、容易发怒、容易悲伤，等等。

今天说到的 Y 女士即是一个由情志内伤而导致情志疾病的案例。

初诊

去年 10 月，Y 女士因工作上的事情生了一次大气，很委屈，之后每天清晨想起来就流眼泪，抱怨、悲伤。她自己知道这样不好，但就是排解不了。一想起来，胃就发抖，还胃疼，并且有抑郁情绪，不愿意上班，目前只能在家休息。

同时，Y 女士伴有以下症状：胃难受，轻度胃胀；心下隐痛；口干，但必须喝热的，不能喝凉的；手脚凉；脸上长斑；有胆结石；大便量少，便秘，自觉拉不干净，小便早上较黄；有时候早上醒来突然一身汗；有起夜，睡眠尚可；视力下降；右腰部隐痛。

　　Y 女士就诊时，主要症状：每天早晨哭泣，情绪不稳，不能工作。我初步诊断其为脏躁症，由于 Y 女士骤然遭受打击，导致气机郁结，心神悲伤过度所致。

　　初诊以"喜悲伤欲哭"为主要治疗方向，我将 Y 女士的症状录入中医大脑，中医大脑开方如下：

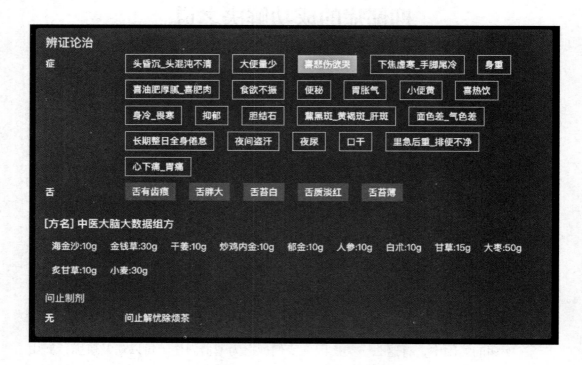

【本诊方剂整体药对结构分析】

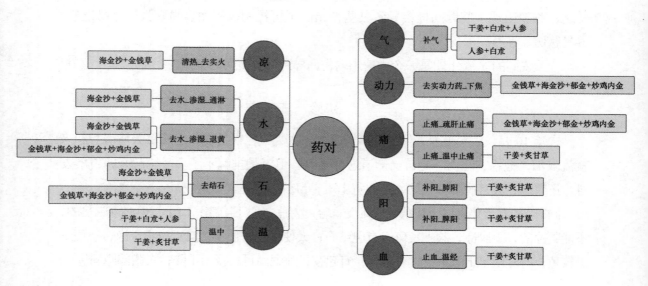

【方剂药性分析】

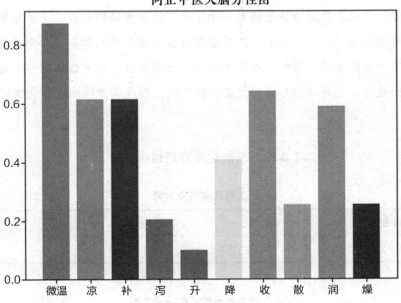

问止中医大脑方性图

【单味药药性分布图】

	温热药	平药	寒凉药
补药	干姜☀，大枣☂，人参☂，白术☀	炙甘草☂	小麦☂
平药		甘草☂，炒鸡内金	海金沙
泻药			金钱草☀，郁金

	升性药	平药	降性药
散性药	干姜☀	金钱草☀，郁金	
平药		海金沙，炒鸡内金	
收性药	人参☂	甘草☂，白术☀，炙甘草☂	小麦☂，大枣☂

（注：☀：燥性药，☂：湿性药）

【药性之说明】

在这一诊所呈现的症状里面，我们看到患者有小便黄这样的热象表现，但其实小便黄并不能作为身体寒热的判别金标准，比较准确的判别方法是根据舌象来看。患者的舌体胖大、有齿痕，这提示患者体质有阳虚的倾向，而患者身体畏寒和手脚凉，直接说明了为什么中医大脑会开出偏温性、偏补性的方剂。此外，本方润性比较大，这是因为患者大便量少而便秘，因此偏润性的方性是适合的。

【本诊方剂的组成方剂结构分析】

重要结构符合方剂

结构符合方剂	方剂组成	药数
理中汤	人参、干姜、甘草、白术	4

可作为方根的结构符合方剂

结构符合方剂	方剂组成	药数
甘麦大枣汤	甘草、小麦、大枣	3
甘草干姜汤	炙甘草、干姜	2

另外再特别加上的单味药：金钱草、海金沙、郁金、炒鸡内金。

【重要结构符合方剂说明】

中医大脑所开出来的方剂结构主要是甘麦大枣汤和理中汤结构。

甘麦大枣汤是治疗神志病的一个重要方剂，虽然只有三味药且诸药的性味平和，但在治疗神志病上却有强大效用。甘麦大枣汤能镇静强烈的神经兴奋，并有缓解急迫性痉挛的功效，在《金匮要略》中主要用来治疗妇人脏躁证，其原文："妇人脏躁，喜悲伤欲哭，象如神灵所作，数欠伸，甘麦大枣汤主之。"此方多用于治疗神经衰弱、幼儿夜啼症、失眠症、癫痫、舞蹈病、忧郁症、狂躁症等神志或神经的病变。

中医大脑使用理中汤结构主要是因为患者呈现出"便秘、长期整日全身倦怠、身冷－畏寒、喜热饮、食欲不振、心下痛－胃痛、面色差－气色差"这些症状。理中汤在《伤寒杂病论》中被称为"人参汤"，是治疗太阴病（胃肠机能衰弱）里（胃肠）虚寒而有水湿的方剂。此方是能对脾胃进行双向调节的神奇方剂，不但可以治疗下利腹泻也能治疗便秘，只要辨证是脾胃虚寒证，如舌淡胖大苔白、右关沉弱或沉紧就能使用，因此此方可以治疗此患者便秘、大便拉不干净的问题。

此外我们也看到中医大脑提示了一些作为对治患者胆结石的药对加减，有金钱草、海金沙、郁金、炒鸡内金四个单味药，这也可以说是方剂"四金散"的结构。这四味药本身的功能如下：金钱草可利湿退黄、利尿通淋、解毒消肿，是治疗胆结石和肾结石的要药；海金沙可以利尿、通淋、止痛；郁金用来活血止痛、行气解郁、凉血清心、利胆退黄；炒鸡内金的作用是消食健胃、化坚消石。中医大脑经常把这四味药组合起来作为治疗胆结石的强力药对。

考虑到 Y 女士心神耗伤，为巩固药效增强药力，我开具了问止解忧除烦茶配合中药汤剂使用。除此之外，由于 Y 女士为情志内伤所致，在内服汤药的基础上另予"心药"——音乐处方，协同作战。

══ 二诊 ══

经过一诊治疗，Y 女士自述悲伤情绪稍好转，服药期间尝试去单位上班，虽然还是被气到了，但相比之前好了许多。

我在后续随访中得知，Y 女士表示一天比一天好，容易悲伤流泪的状况明显好转。

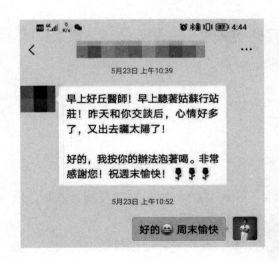
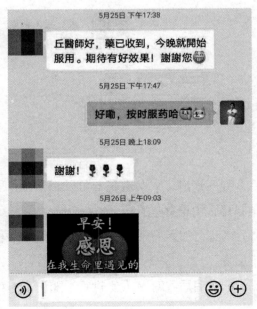

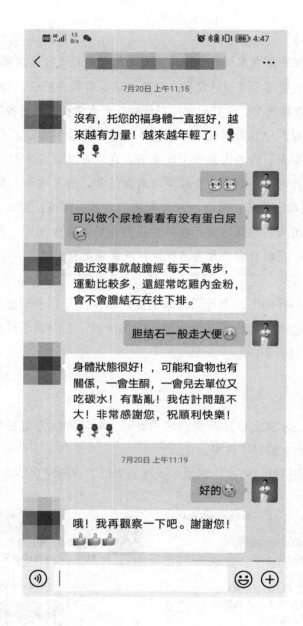

=== 三诊 ===

到三诊时，Y女士基本可以正常工作了，情绪、力气、脸色等均得到了改善，只是服药后稍稍有些痰。

考虑经过治疗后，Y女士的情绪已经稳定好转，此次复诊便以体质调理收工，防止反复。

一个月后我对Y女士进行了随访，Y女士表示自己情绪良好，力气也越来越大。

≡≡≡　小结　≡≡≡

《素问·解精微论》说道："宗精之水所以不出者，是精持之也，辅之裹之，故水不行也。夫水之精为志，火之精为神，水火相感，神志具悲，是以目之水生也。故谚曰：心悲名曰志悲，志与心精共凑于目也。"

喜悲伤欲哭的病因有多种，主要和心肝肾肺的关系密切。肾精具有固摄眼泪不出的作用，当心肾同悲，则眼泪自出；肺在志为悲，精气并于肺会易悲；肝火上扰，也会迎风流泪等，因此临床上需要仔细辨证论治。本案例的 Y 女士为情志所伤，心神悲伤过极而致病，需以养心安神为主，辅以健脾益气，让气血生化有源。

《中庸》说："喜怒哀乐之未发谓之中，发而皆中节谓之和。"我们每天都会有各种各样的情绪，有些情绪不断积攒，产生慢性疾病；有些情绪则是突然过多，超出人体正常接受范围，因此会出现各种各样的内伤疾病。

对于具有情志相关性疾病或症状的患者而言，配合情绪上的调养更为重要，历代医家通过音乐、运动等方式治愈疾病的案例不胜枚举。当然，如果您有相关方面的疑惑或需求，最好还是向相关医师寻求指导。

┤ 案例二 ├

L 女士是一位重度抑郁症患者，因为婚后夫妻关系不和睦，她日渐消瘦，前来看诊时已有长达 6 年左右的镇静剂服用史，如果不吃镇静剂就会睡不着、浑身酸痛、心神不宁、烦躁等。现在患者症状加重，服药量加大，还会早醒；常有恐惧感，对事物失去兴趣，且上半年轻生念头严重。近期因为与爱人矛盾加重，轻生现象有反复。

≡≡≡　初诊　≡≡≡

我详细问诊后获悉 L 女士目前病情如下：

1. 失眠，吃药后多梦，尤其最近几天噩梦多，如果醒了就再也睡不着了。

2. 心前区不适，着急时心悸，注意力不集中。

3. 白天头晕、头重、头胀，左侧太阳穴胀痛。

4. 怕冷不明显，感觉肩颈不适、僵硬、酸痛，不恶风，手足心热。

5. 舌淡无味，食欲不振，空腹胃痛，餐后嗳气，排气不多，不觉得胃胀，最近无恶心、腹痛。

6. 大便正常；小便有时偏黄，有时绿，上午或喝茶水后总是尿频、尿急。

7. 眼干涩；口苦。

8. 月经提前 7 ~ 10 天；行经 5 天，月经量可，有血块；经期小腹坠胀，痛经。

我将以上症状逐一录入中医大脑，推高"抑郁"为主症后，系统处方如下：

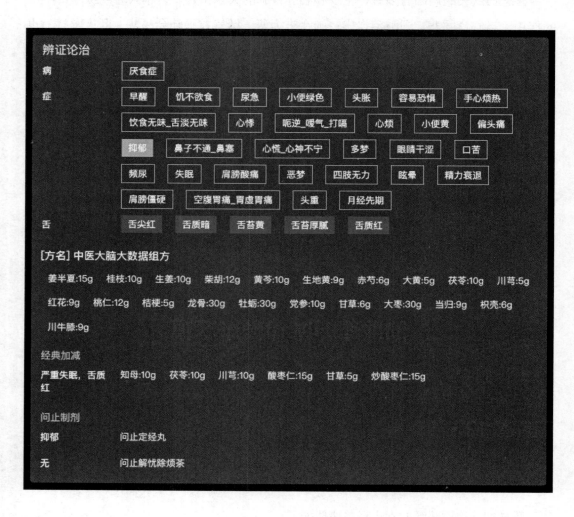

【本诊方剂整体药对结构分析】

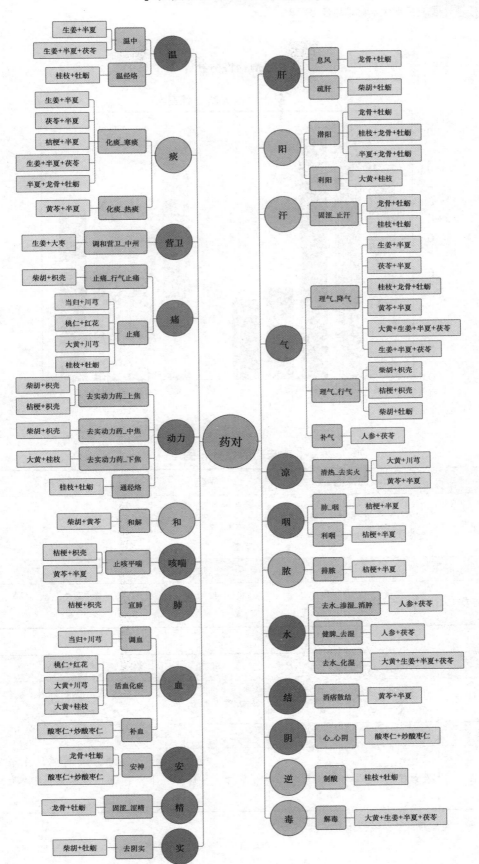

【方剂药性分析】

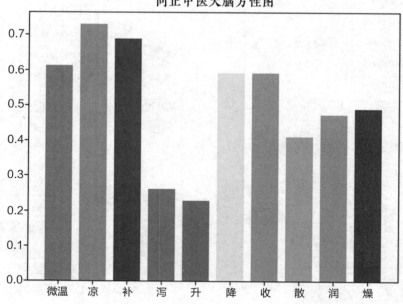

问止中医大脑方性图

【单味药药性分布图】

	温热药	平药	寒凉药
补药	大枣☂，川芎☂，当归☂，姜半夏☀，桂枝☀，生姜☀	党参☂，龙骨☀，酸枣仁☂，炒酸枣仁☂	生地黄☂，牡蛎☀，知母☂
平药		甘草☂，川牛膝☀	
泻药	红花☂	桔梗，桃仁☂，茯苓☀	枳壳，赤芍☂，大黄☀，黄芩☀，柴胡☀

	升性药	平药	降性药
散性药	川芎☂，桔梗，当归☂，枳壳，柴胡☀，生姜☀	赤芍☂，桂枝☀	川牛膝☀，姜半夏☀，桃仁☂，红花☂，知母☂
平药			
收性药	生地黄☂，党参☂	甘草☂，牡蛎☀	大枣☂，大黄☀，龙骨☀，茯苓☀，黄芩☀，酸枣仁☂，炒酸枣仁☂

（注：☀：燥性药，☂：湿性药）

【药性之说明】

根据药性分析来看，本方的方性偏凉，这是因应患者的症状表现，包括手心烦热、小便黄、月经先期、舌质红、舌尖红、舌苔黄等。但从整体来看这个方剂并不是非常寒凉的方子，只是微凉而已，毕竟患者也有鼻塞、四肢无力等阳虚的现象。在方剂的药性上值得注意的是本方的收性和降性很高，其思维是潜阳，以令阳气往下焦收敛，以实现收摄其心神、稳定其情绪之用。

【本诊方剂的组成方剂结构分析】

重要结构符合方剂

结构符合方剂	方剂组成	药数
柴胡加龙骨牡蛎汤	柴胡、半夏、茯苓、桂枝、人参、黄芩、大枣、生姜、龙骨、牡蛎、大黄	11
血府逐瘀汤	桃仁、红花、当归、生地黄、川芎、赤芍、牛膝、桔梗、柴胡、枳壳、甘草	11
酸枣仁汤	酸枣仁、炒酸枣仁、甘草、知母、茯苓、川芎	6
排脓汤	甘草、桔梗、大枣、生姜	4

可作为方根的结构符合方剂

结构符合方剂	方剂组成	药数
小半夏加茯苓汤	半夏、生姜、茯苓	3
桔梗汤	桔梗、甘草	2
小半夏汤	半夏、生姜	2
大黄甘草汤	大黄、甘草	2
佛手散	川芎、当归	2

【重要结构符合方剂说明】

中医大脑在这一诊中所用的方剂主要是以柴胡加龙骨牡蛎汤结构和血府逐瘀汤结构的组合。因为患者的抑郁症相当严重，所以中医大脑在用药上不再使用如前一个医案中的甘麦大枣汤，而是采用了上述方剂结构，以加大潜阳、疏通的力量。

柴胡加龙骨牡蛎汤是治似大柴胡汤证或小柴胡汤证，且属于胸胁少阳部位的病证的方剂。在《伤寒论》中是以"胸满，烦惊，小便不利，谵语，一身尽重、不可转侧者"为适应证。我们往往把柴胡加龙骨牡蛎汤和桂枝加龙骨牡蛎汤做比较，这两者一般都是作为潜阳的方剂，但是前者适用于体质较偏实的患者，后者则适用于体质偏虚的患者。

血府逐瘀汤出自清代医家王清任先生的著作《医林改错》，是活血化瘀、行气止痛的名方。本方主治胸中血瘀、血行不畅所致之胸痛、头痛日久不愈、痛如针刺而有定处，或呃逆日久不止，或内热烦闷、心悸失眠、急躁善怒、入暮渐热，舌质黯红、舌边有瘀斑或舌面有瘀点、唇暗或两目暗黑、脉涩或弦紧。它在本诊和柴胡加龙骨牡蛎汤、酸枣仁汤合方，主要可治疗此患者严重的失眠、多梦甚至噩梦的问题，也可同时治疗抑郁、偏头痛、眩晕、心悸心慌、胸闷胸痛等症状。

值得一提的是，我们在临床上遇到抑郁想自杀的患者，其多半是严重的阳虚证，因此中医大脑在用方上大都会将柴胡剂和附子剂合方。但此患者有舌红、舌苔黄腻等症状，实热的问题偏重，因此在本诊中就没有合用附子剂了。

参考患者其他症状，我还为患者配了问止定经丸与问止解忧除烦茶以改善月经与情绪方面的问题。

══ 二诊 ══

二诊时患者反馈，服药后初起心情好转，感到有点力气了，偏头痛减轻。但因昨日与爱人分手，今天心情低落，想哭，心口痛。

这就是抑郁症患者的悲哀，情绪由不得自己把控，身体也就由不得自己把控。虽然因为感情方面的刺激，L女士的症状有所反复，但是整体来说方子还是适合她的，因此遵循"效不更方"的原则，继续守方治疗。

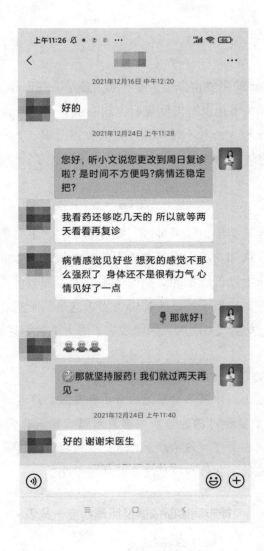

三诊

三诊时，L女士的感情波折暂时告一段落，一心想调整好状态，以后好照顾女儿。复诊时患者反馈：这一周比之前更好一些，心情也好了一些，身体也有精神。不会像之前一样总想哭、总想死；没有头晕头胀头重了，感觉清醒不少；还有一点头痛，但频率和程度都减轻；胃口见好，不会饥不欲食；有点心情追电视剧了，就是晚上总醒，总是做噩梦，梦里总是有她的爱人。

抑郁症患者通常会伴随着一些认知方面的问题，这位患者也不例外。但是相对于大部分患者，她在人格和性格方面的问题要轻微得多。因此一旦去除外界刺激，她就恢复得非常快。

═══ 四诊 ═══

到第四诊时，L女士的噩梦也少了，梦到的大多是一些琐碎的事情，但是不会总是醒过来了；心慌心悸和头晕也没有再反复；也知道饿了。这表示身体机能恢复得不错，只是L女士工作强度比较大，时不时身体还是会觉得乏累，力不从心，累了就会感觉不太愉快。但L女士整体情绪稳定，不会想哭，也不想死了。

═══ 小结 ═══

抑郁症在现代医学分类中，属于神经官能症的一种，主要表现为心境低落、思维迟缓、意志活动减退、认知功能损害及食欲下降、失眠等躯体症状。在中医方面，抑郁症归属于郁证，临床上以低能量的"阳虚体质"为主要表现。但我们在现实中也经常看到一些情绪不稳定，类似于实证的抑郁患者。这是基于患者性格、体质等，通常在"阳虚"基础上合并发生气血两虚、因虚致实、虚火上炎等其他情况所致。

【二则医案之整体分析】

在神志病的治疗上，中医具有深远的历史和显著的疗效。从以下的简单表解中，我们可以看到中医神志病的诊断依据及所属病症。我们在此不用西医的名词，但可以看出中医在神志病的治疗上自有完整的理法。这是笔者个人的临床诊治总纲，而中医大脑的完备性和精确度当然远大于此。

神志病诊断依据及所属病症一览表

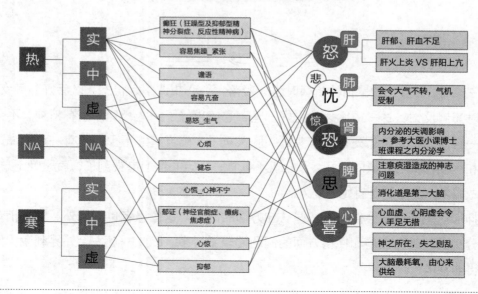

我们依病症的虚实寒热之别，把主要的对治方剂大致列出如下：

神志病诊断病症及用方方向一览表

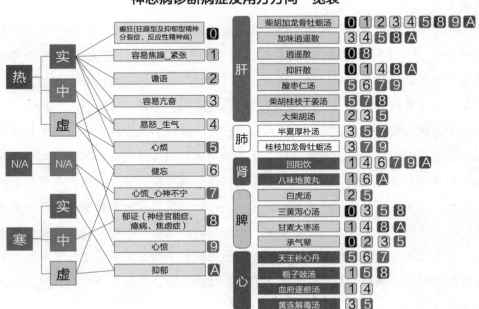

而和各种神志病相关的单味药也同时列出，以供参考：

神志病诊断病症及常用单味药一览表

病症	代码	常用单味药
癫狂(狂躁型及抑郁型精神分裂症、反应性精神病)	0	大黄+芒硝+远志+郁金+地龙+龙骨
容易焦躁_紧张	1	知母+丹参+朱砂+小麦+粳米+磁石+百合
谵语	2	石膏+大黄+莲子心+水牛角+犀角（犀角须以代用品）
容易亢奋	3	牡蛎+钩藤+茯苓+龙骨
易怒_生气	4	柴胡+黄芩+香附+佛手+玫瑰花+磁石
心烦	5	淡豆豉+知母+芦根+竹叶+淡竹叶+栀子+黄芩+黄连+苦参+地骨皮+竹茹+朱砂+花旗参+麦门冬+百合+小麦+木通+酸枣仁+粳米+莲子+大豆黄卷+夜交藤-首乌藤+玉竹
健忘	6	远志+人参+龙眼肉+龟板+茯神
心慌_心神不宁	7	大枣+黄连+丹参+朱砂+牡蛎+钩藤+小麦+龙骨+酸枣仁+莲子心+磁石+珍珠
郁证(神经官能症、癔病、焦虑症)	8	徐长卿+炙甘草+大枣+生地黄+贝母+半夏+桔梗+厚朴+苏叶+百合+黄连+小麦+玫瑰花+合欢花
心惊	9	天南星+远志+朱砂+钩藤+龙骨+犀角+珍珠
抑郁	A	生地黄+贝母+半夏+桔梗+厚朴+苏叶+百合+黄连+小麦+玫瑰花+合欢花

看到以上编者个人的临床思路，尚可见治疗抑郁症的复杂度，而如果依靠中医大脑人工智能的细腻度和计算的精确性，可想而知可以构建出更庞大而准确的解决方案。

这两个医案是对治"抑郁"的案例。在此要把"抑郁"和"忧郁"的病机做一个分别："抑郁"的病机除了肝气郁结，更多是命门火衰（阴实），这样的患者容易情绪低落，甚至常有自杀的倾向。而"忧郁"的病机一般是肝气郁结，但本质是阳虚（肾阳虚为主），因此需要肝肾同治。

神志病的成因，往往来自生理的偏失，而七情的问题会进一步造成身体的问题，这是一个非常难解的恶性循环。中医在神志病的治疗上确有其卓越之处，前面所列出的不过是中医在神志病治疗上的一斑，而中医大脑在其强大的计算分析能力之下，往往可以找到精确适合的方剂。一旦计算出同时能调整体质且改善神志问题的方剂结构或药对，再把各种药性和体质表现做分析排序，往往就能达到比人类医师更有效的治疗效果。本文中列出的这两个医案是诸多中医大脑治抑郁症案例中的一小部分。希望通过人工智能的协助，能让中医在神志病治疗上更上一层楼。

·医案 14·

治青年女性的精神狂躁症二例

| 案例一 |

小玉是一位已经步入三十岁的成年人，但初次看诊，她的大部分问题却由妈妈来代述。故事是这样的，小玉小时候经历过落水后癫痫发作的情况，情绪也比较不稳定，但平时生活与人相处也还相安无事，癫痫已经很久没有出现了。

但从前几个月开始，她在婆家受到了一些刺激，出现精神狂躁的状态，最近四五天越来越严重，稍微遇到一点事，整个人就会狂躁，自残，打自己嘴巴。

前面看诊时小玉的情绪还处于比较平稳的状态，可问诊到一半她的心情又有了波动，直接躲回房间拒绝交流，为了保证开方的准确性，我担心转述会有偏差，与阿姨讨论如果小玉不愿意说话或是有什么不想让家人知道的事情，最好由小玉本人加我微信文字联系好点，但我了解到小玉可能是小时候头部受伤的缘故，早早就没有读书了，不会用手机打字，也不太会写字。万般无奈之下，她的其他相关情况只能由其妈妈代为回答。

=== 初诊 ===

在小玉妈妈的代述中，我了解到小玉的身体状况如下：

寒热：手脚不冷，汗出正常。

胃口：喜辣，无胃胀嗳气腹胀等症状。

饮水：口苦、口干，喝水少。

大便：长达 10 余年有便秘症状，大便 3 ～ 4 天一次。

小便：一般。

睡眠：睡眠从夜里 10 点～凌晨 4 点，中途 1 ～ 2 点醒，再入睡难。

其他：左手容易抖，无头部不适，无肩背不适。咽有痰咳不出。

月经周期 28 天左右，无不适，量可，暗红，无经期相关不适。

体形匀称。

小玉的情况是典型的情志病，狂症属于现代医学中精神分裂、情感性精神病等范畴，多在本身少阳枢机不利、阳明不通的前提下，外加精神刺激后，气血逆乱上扰心神，出现打人毁物、自残等行为。治疗的第一步是远离产生"精神刺激"的人、事、物。

我把小玉的全部症状输入中医大脑后，以狂躁为主症。

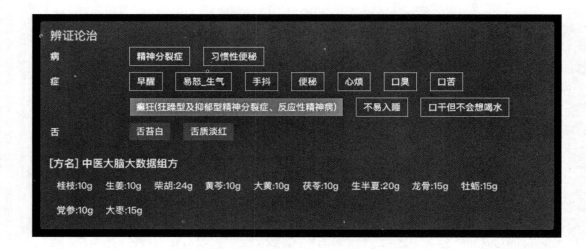

辨证论治

病　精神分裂症　习惯性便秘

症　早醒　易怒_生气　手抖　便秘　心烦　口臭　口苦

癫狂(狂躁型及抑郁型精神分裂症、反应性精神病)　不易入睡　口干但不会想喝水

舌　舌苔白　舌质淡红

[方名] 中医大脑大数据组方

桂枝:10g　生姜:10g　柴胡:24g　黄芩:10g　大黄:10g　茯苓:10g　生半夏:20g　龙骨:15g　牡蛎:15g

党参:10g　大枣:15g

【 本诊方剂整体药对结构分析 】

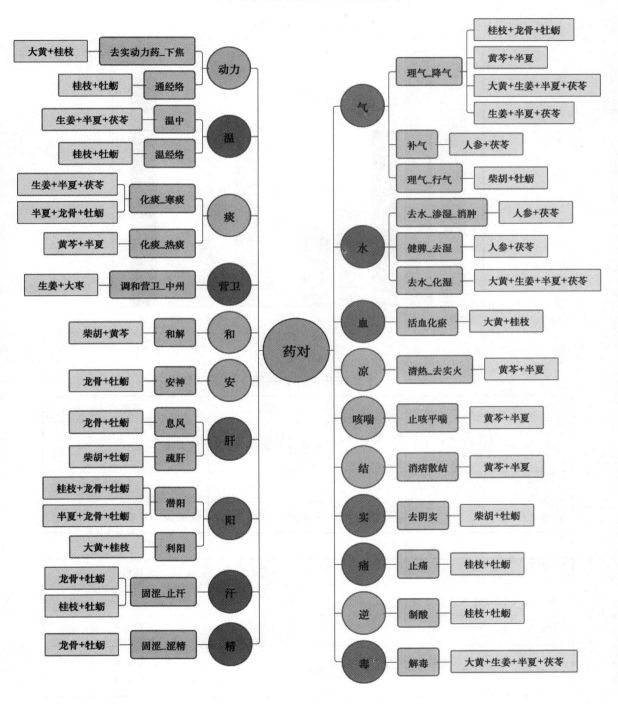

【方剂药性分析】

问止中医大脑方性图

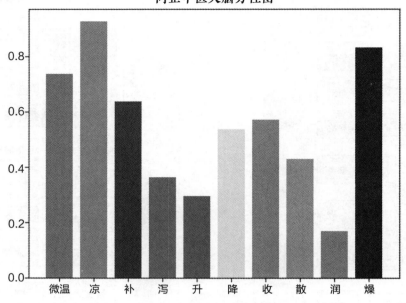

【单味药药性分布图】

	温热药	平药	寒凉药
补药	生半夏☀，大枣☂，桂枝☀，生姜☀	龙骨☀，党参☂	牡蛎☀
平药			
泻药		茯苓☀	大黄☀，黄芩☀，柴胡☀

	升性药	平药	降性药
散性药	柴胡☀，生姜☀	桂枝☀	生半夏☀
平药			
收性药	党参☂	牡蛎☀	大枣☂，大黄☀，龙骨☀，茯苓☀，黄芩☀

（注：☀：燥性药，☂：湿性药）

【药性之说明】

　　这个方剂就是柴胡加龙骨牡蛎汤，所以我们探讨其药性，就是在了解柴胡加龙骨牡蛎汤的药性。这个方剂的药性比较特殊的一点是偏凉性且燥性较大。虽凉性大一些，但基本上还是寒热平衡的；而燥性大，这也提示着此方不适合阴虚严重的体质者。此外，本方也偏降性和收性，提示如果患者有阳亢的症状，本方可以沉降收敛心神，因此常用来治疗癫痫、狂躁症、严重失眠、高血压等问题。

【本诊方剂的组成方剂结构分析】

重要结构符合方剂

结构符合方剂	方剂组成	药数
柴胡加龙骨牡蛎汤	柴胡、半夏、茯苓、桂枝、人参、黄芩、大枣、生姜、龙骨、牡蛎、大黄	11

可作为方根的结构符合方剂

结构符合方剂	方剂组成	药数
小半夏加茯苓汤	半夏、生姜、茯苓	3
小半夏汤	半夏、生姜	2

【重要结构符合方剂说明】

　　凭借中医大脑在这一诊中计算出的治疗方案，医者选择了柴胡加龙骨牡蛎汤的原方。在神志问题的处理上，柴胡加龙骨牡蛎汤是我们经常使用的一个方剂。《伤寒论》中的叙述是这样的："伤寒八九日，下之，胸满烦惊，小便不利，谵语，一身尽重，不可转侧者，柴胡加龙骨牡蛎汤主之。"这说明了柴胡加龙骨牡蛎汤在镇静安神方面有很重要的地位。下面我们来探讨这个方剂的组方思维。

　　以下这个表列出了另外三个和柴胡加龙骨牡蛎汤比较有关系的方剂，分别是大柴胡汤、小柴胡汤、桂枝加龙骨牡蛎汤。柴胡加龙骨牡蛎汤中的结构多由小柴胡汤组成，但是比较有趣的是它不但有小柴胡汤的人参，又加上了大柴胡汤中的动力药——大黄，所以很难说它更接近大柴胡汤还是小柴胡汤，只能说它既拥有小柴胡汤的润燥能力，同时也有大柴胡汤调整肠胃的功用。

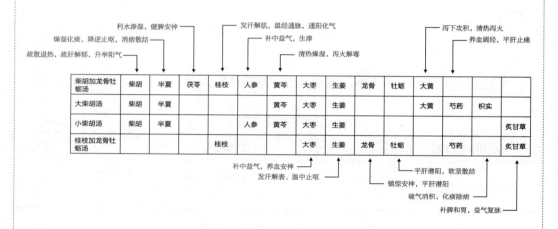

柴胡加龙骨牡蛎汤	柴胡	半夏	茯苓	桂枝	人参	黄芩	大枣	生姜	龙骨	牡蛎	大黄			
大柴胡汤	柴胡	半夏				黄芩	大枣	生姜			大黄	芍药	枳实	
小柴胡汤	柴胡	半夏			人参	黄芩	大枣	生姜						炙甘草
桂枝加龙骨牡蛎汤				桂枝			大枣	生姜	龙骨	牡蛎		芍药		炙甘草

上方标注：利水渗湿，健脾安神；燥湿化痰，降逆止呕，消痞散结；疏散退热，疏肝解郁，升举阳气；发汗解肌，温经通脉，通阳化气；补中益气，生津；清热燥湿，泻火解毒；泻下攻积，清热泻火；养血调经，平肝止痛

下方标注：补中益气，养血安神；发汗解表，温中止呕；平肝潜阳，软坚散结；镇惊安神，平肝潜阳；破气消积，化痰除痞；补脾和胃，益气复脉

　　值得一提的是，古人言："胃不和则卧不安。"而柴胡加龙骨牡蛎汤拥有调整中焦枢纽最重要的小半夏加茯苓汤的结构，因此使用本方且重用生半夏时，即可治疗严重的失眠问题。当治疗失眠时，除非患者有严重的腹泻，否则都不应该去大黄，因为大黄除了通便，还能活血化瘀和泻掉相火，而瘀血和相火过盛都是失眠的相关病机所在。此外，对于阳虚体质的患者，本方常和回阳饮一起合方，除了可以加强疗效，更能抵消大黄的腹泻作用。

　　小玉在治病期间，其实我有点担心她会抗拒服药，但阿姨主动反馈，小玉都按时服药，喝药后大便正常了，睡眠也有改善，原本容易波动的情绪也都稳定下来，一切都在好转。看到阿姨的反馈我的心才完全放下。

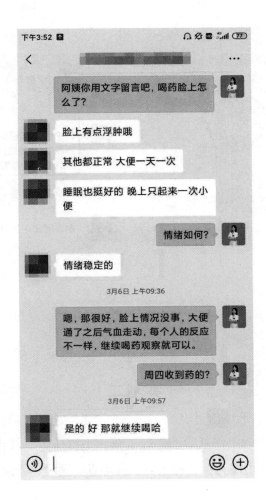

══ 二诊 ══

　　小玉情绪比较稳定了，看诊时能见到小玉露出腼腆的笑容，这段时间也未再出现自残行为，面部之前的伤口已经好转。但阿姨说小玉还是有点爱生气，不喜欢动，不爱理人，总是叹气，左手生气时、累时抖得会明显点。入睡改善，居住在农村也习惯早睡早起，晚上 9 点睡到早上 4 点，中间醒过 1 次也能很快睡着，无梦，胃口正常，没有口干口苦，还是不爱喝水，服药后大便一日 3 ~ 4 次，不成形，无腹痛。

　　我建议小玉原方续服一周，并开了问止丸剂针对她的情绪情况加强治疗。

　　之后阿姨也在问止看诊调理她过敏性鼻炎的问题，看诊之余，我问及小玉的情况，了解到小玉情绪以及身体各方面都很好，没什么太大的问题了。我开心的同时还是让阿姨叮嘱小玉记得后续按时吃完丸剂，以巩固疗效。几月之后我再次回访，得知小玉狂躁的情况未再发作。

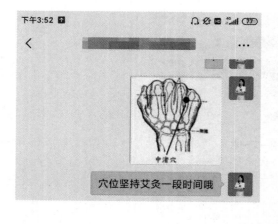

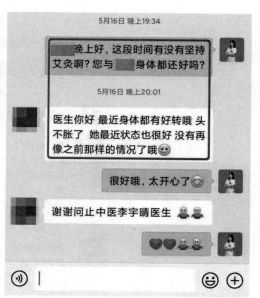

案例二

小粒来诊时是由妈妈陪伴就诊的。经了解，小粒在7个月前突然出现情绪暴躁、言行异常等情况。具体表现为：大喊大叫、撕考卷、哭泣、不睡觉。医院确诊为情感障碍、血小板减少。

经过规律西药用药后目前情绪稳定，但反应很慢，问诊时的回答应对不是很顺利。睡眠差，想睡睡不着，浅眠容易醒，总是梦到冒险、上课、大海等场景。每天早晨起床时痰中带有血丝。怕风有喷嚏，容易出汗，怕热，手脚暖。皮肤容易出现淤青。嗳气反酸。便秘严重，一周一次，排不干净。平时也不爱喝水，小便次数偏少，色黄。半年因为西药副作用长胖19斤。目前西药：阿立哌唑早1片，晚2片（5毫克/片）+碳酸锂半片，2次/日（0.25克/片）。

腹诊：胸口、下腹部、脐周多处压痛，腹部偏紧硬。舌诊：舌红有芒刺。

当下小粒的反应慢是因为西药的缘故，而妈妈来诊的重点也是希望经由中药配合，把西药停了。

初诊

　　睡眠差与便秘情况加上腹部的压痛，提示体内有瘀热气郁的情况，导致热扰心神，睡眠不好，热迫血妄行，时不时身体出现瘀青。治以通利三焦、化瘀疏肝之法。

　　我处方一周并配合问止养肝丸与解忧除烦茶，同时让妈妈带小粒去刮痧 1 次。

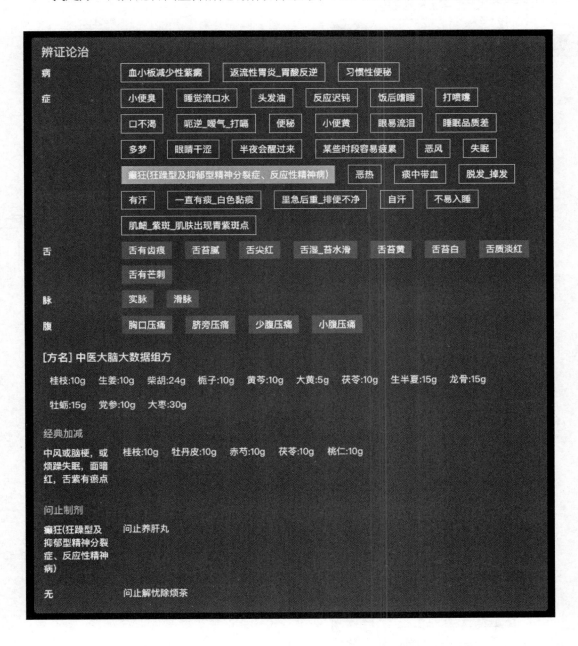

辨证论治

病　血小板减少性紫癜　　返流性胃炎_胃酸反逆　　习惯性便秘

症　小便臭　睡觉流口水　头发油　反应迟钝　饭后嗜睡　打喷嚏

口不渴　呃逆_嗳气_打嗝　便秘　小便黄　眼易流泪　睡眠品质差

多梦　眼睛干涩　半夜会醒过来　某些时段容易疲累　恶风　失眠

癫狂(狂躁型及抑郁型精神分裂症、反应性精神病)　恶热　痰中带血　脱发_掉发

有汗　一直有痰_白色黏痰　里急后重_排便不净　自汗　不易入睡

肌衄_紫斑_肌肤出现青紫斑点

舌　舌有齿痕　舌苔腻　舌尖红　舌湿_苔水滑　舌苔黄　舌苔白　舌质淡红

舌有芒刺

脉　实脉　滑脉

腹　胸口压痛　脐旁压痛　少腹压痛　小腹压痛

[方名]中医大脑大数据组方

桂枝:10g　生姜:10g　柴胡:24g　栀子:10g　黄芩:10g　大黄:5g　茯苓:10g　生半夏:15g　龙骨:15g

牡蛎:15g　党参:10g　大枣:30g

经典加减

中风或脑梗，或烦躁失眠，面暗红，舌紫有瘀点　　桂枝:10g　牡丹皮:10g　赤芍:10g　茯苓:10g　桃仁:10g

问止制剂

癫狂(狂躁型及抑郁型精神分裂症、反应性精神病)　　问止养肝丸

无　　问止解忧除烦茶

【本诊方剂整体药对结构分析】

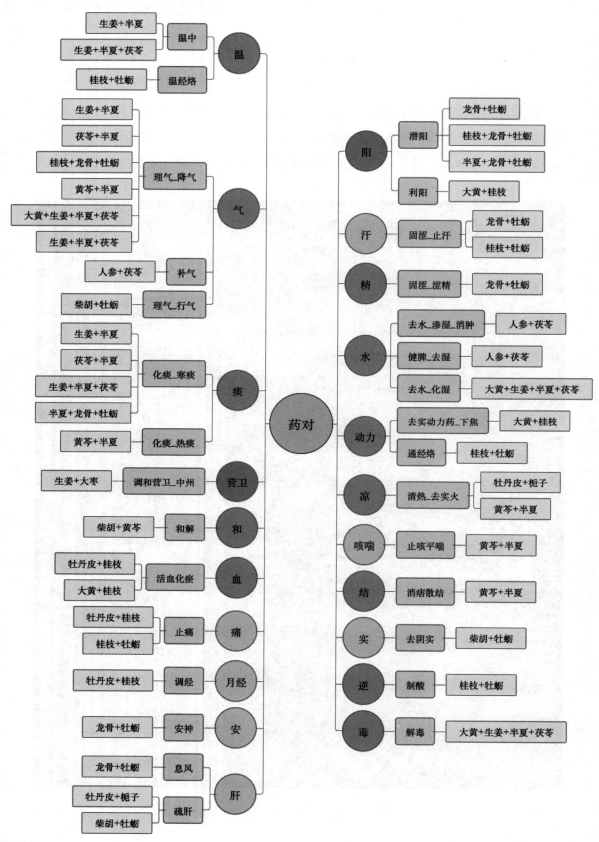

【方剂药性分析】

问止中医大脑方性图

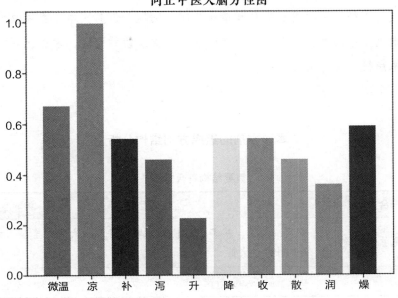

【单味药药性分布图】

	温热药	平药	寒凉药
补药	大枣☂，桂枝☀，生姜☀，生半夏☀	龙骨☀，党参☂	牡蛎☀
平药			
泻药		茯苓☀，桃仁☂	大黄☀，黄芩☀，柴胡☀，牡丹皮，赤芍☂，栀子☂

	升性药	平药	降性药
散性药	柴胡☀，生姜☀	桂枝☀，牡丹皮，赤芍☂	桃仁☂，生半夏☀
平药			
收性药	党参☂	牡蛎☀	大枣☂，大黄☀，龙骨☀，茯苓☀，黄芩☀，栀子☂

（注：☀：燥性药，☂：湿性药）

【药性之说明】

这一诊中由于患者有严重便秘的问题，因此整体药性以凉降为主。而偏收性则可以收敛心神，治疗患者失眠和情绪暴躁的问题。但其实本方整体收散之性差异没有很大，原因是需要散性去活血化瘀和去掉痰饮的问题，才能化解本诊情志病的根本病机。

【本诊方剂的组成方剂结构分析】

重要结构符合方剂

结构符合方剂	方剂组成	药数
柴胡加龙骨牡蛎汤	柴胡、半夏、茯苓、桂枝、人参、黄芩、大枣、生姜、龙骨、牡蛎、大黄	11
桂枝茯苓丸	桂枝、茯苓、牡丹皮、桃仁、赤芍	5

可作为方根的结构符合方剂

结构符合方剂	方剂组成	药数
小半夏加茯苓汤	半夏、生姜、茯苓	3
小半夏汤	半夏、生姜	2

另外再特别加上的单味药：栀子。

【重要结构符合方剂说明】

在这个中医大脑所开出的方剂中，主要是以柴胡加龙骨牡蛎汤和桂枝茯苓丸的合方结构为主。

柴胡加龙骨牡蛎汤是治疗三阳合病的处方，因此可用于治疗本诊患者的以下症状：

1. 太阳病：恶风、打喷嚏、自汗。

2. 阳明病：恶热、便秘、小便黄。

3. 少阳病：精神疾病（狂躁症）、失眠。

由于柴胡加龙骨牡蛎汤中的半夏是用生半夏，因此更能处理痰饮兼有失眠的问题。

桂枝茯苓丸在本诊是配合柴胡加龙骨牡蛎汤处理瘀血之证，如身上易有瘀青、胸腹多处压痛等问题。

中医大脑智能加减部分，另外加入的栀子在本诊中则是用来治疗患者胃酸反逆兼有里热的问题。

由于医院检查出小粒有血小板减少的情况，妈妈担心刮痧会不会对小粒的身体有伤害，经解释：以小粒的情况，体内又瘀又热，坏血占了好血的位置，导致新血不能很好地生成，就是要借由中药与相对应的外治法配合，才能更快地使其身体恢复。

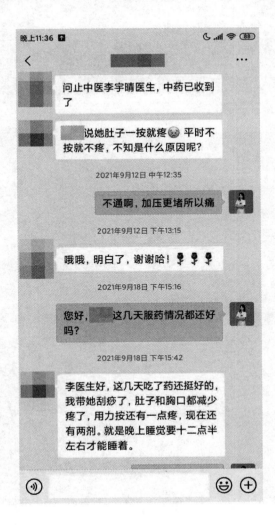

经过第一次就诊，二诊时的情况如下：易醒改善，睡着可一觉到天亮。胸口、腹部压痛改善，腹胀，放屁多，前一日吃油炸食物后对大便有点影响。早晨起来痰中有血丝，平时还是有点晚睡，加上前一日小粒出现幻视，说看到爸爸在大厅摔倒，妈妈担心是前段时间刚停服阿普唑仑的原因，当天多吃了一粒阿普唑仑，当天晚上10点睡了。

看小粒的舌头还是比较红，二诊处方加重剂量，并加黄连、肉桂交通心肾，也内含三黄泻心汤的组成。

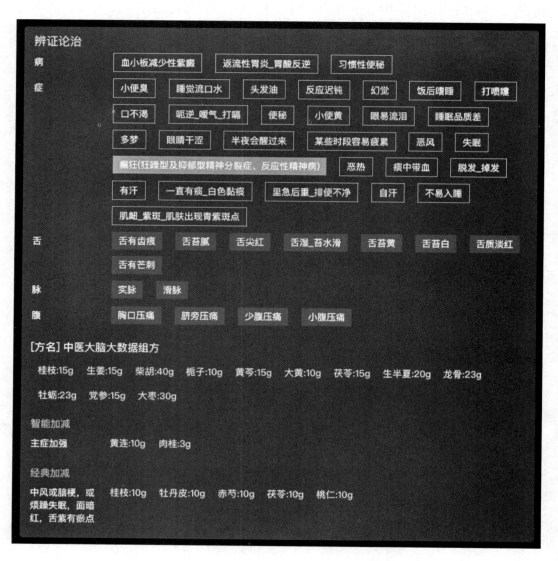

辨证论治

病　　血小板减少性紫癜　返流性胃炎_胃酸反逆　习惯性便秘

症　　小便臭　睡觉流口水　头发油　反应迟钝　幻觉　饭后嗜睡　打喷嚏
口不渴　呃逆_嗳气_打嗝　便秘　小便黄　眼易流泪　睡眠品质差
多梦　眼睛干涩　半夜会醒过来　某些时段容易疲累　恶风　失眠
癫狂(狂躁型及抑郁型精神分裂症、反应性精神病)　恶热　痰中带血　脱发_掉发
有汗　一直有痰_白色黏痰　里急后重_排便不净　自汗　不易入睡
肌衄_紫斑_肌肤出现青紫斑点

舌　　舌有齿痕　舌苔腻　舌尖红　舌湿_苔水滑　舌苔黄　舌苔白　舌质淡红
舌有芒刺

脉　　实脉　滑脉

腹　　胸口压痛　脐旁压痛　少腹压痛　小腹压痛

[方名] 中医大脑大数据组方

桂枝:15g　生姜:15g　柴胡:40g　栀子:10g　黄芩:15g　大黄:10g　茯苓:15g　生半夏:20g　龙骨:23g

牡蛎:23g　党参:15g　大枣:30g

智能加减
主症加强　　黄连:10g　肉桂:3g

经典加减
中风或脑梗，或烦躁失眠，面暗红，舌紫有瘀点　桂枝:10g　牡丹皮:10g　赤芍:10g　茯苓:10g　桃仁:10g

【本诊方剂整体药对结构分析】

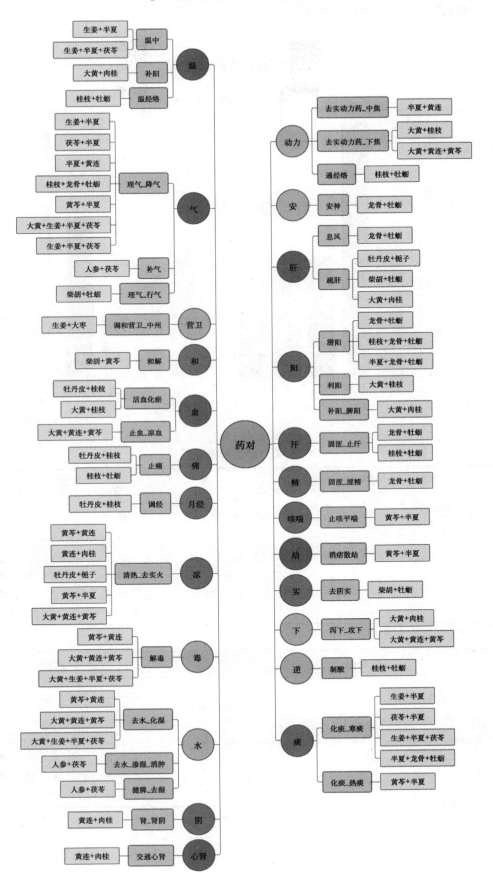

【方剂药性分析】

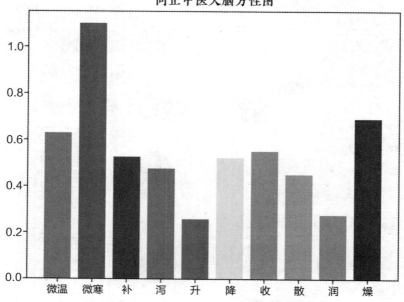

问止中医大脑方性图

【单味药药性分布图】

	温热药	平药	寒凉药
补药	大枣☀，桂枝☀，生姜☀，生半夏☀，肉桂☀	龙骨☀，党参☂	牡蛎☀
平药			
泻药		茯苓☀，桃仁☂	大黄☀，黄芩☀，柴胡☀，牡丹皮，赤芍☂，栀子☂，黄连☀

	升性药	平药	降性药
散性药	柴胡☀，生姜☀	桂枝☀，牡丹皮，赤芍☂，肉桂☀	桃仁☂，生半夏☀
平药			
收性药	党参☂	牡蛎☀	大枣☂，大黄☀，龙骨☀，茯苓☀，黄芩☀，栀子☂，黄连☀

（注：☀：燥性药，☂：湿性药）

【药性之说明】

这一诊的方剂由于比上一诊多了寒凉药——黄连 10g，同时也加重了大黄和黄芩的剂量，因此药性从凉变成微寒，而其他药的药性则差异不大。

【本诊方剂的组成方剂结构分析】

重要结构符合方剂

结构符合方剂	方剂组成	药数
柴胡加龙骨牡蛎汤	柴胡、半夏、茯苓、桂枝、人参、黄芩、大枣、生姜、龙骨、牡蛎、大黄	11
桂枝茯苓丸	桂枝、茯苓、牡丹皮、桃仁、赤芍	5

可作为方根的结构符合方剂

结构符合方剂	方剂组成	药数
小半夏加茯苓汤	半夏、生姜、茯苓	3
三黄泻心汤	大黄、黄连、黄芩	3
小半夏汤	半夏、生姜	2
大黄黄连泻心汤	大黄、黄连	2

另外再特别加上的单味药：栀子、肉桂。

【重要结构符合方剂说明】

本诊中医大脑所开出的方剂和上一诊的主要结构是一样的，只是多加了黄连和肉桂。

黄连、肉桂此药对又叫交泰丸，可交通心肾、清火安神，能用于治疗心火偏亢、心肾不交之心悸失眠。用在本诊患者中除了可加强治疗失眠的问题之外，黄连和大黄、黄芩构成三黄泻心汤的结构，也能加强清热之力，处理患者舌红里热的问题。

三到四诊

继续就诊，在第三到四诊，变化明显：睡眠大大改善，睡觉可一觉到天亮，有睡意，白天精神可。睡觉流口水减。

之前小粒总是有点恍神的感觉，从第四诊开始，我发现小粒的眼神回来了，整个沟通的过程也顺畅许多，除了回答问题时稍有缓慢但基本没有问题。每次月经第一天早晨痰有血，且有咽喉血腥味，皮肤无诱因淤青，搔抓皮肤容易出痧。月经量可，无血块，以前经前睡觉很不好，这次经前睡眠可。

开始西药减量，停服碳酸锂。

从第四诊开始加一味三七化瘀止血。

五诊及之后

继续服药一周后，小粒痰中带血的情况已经消失，持续守方。

治疗到第七次就诊时，小粒已经没有莫名的皮下淤青情况，西药早上减半片。

到了第十诊，身体出血情况（痰中带血、皮肤淤青、搔抓皮肤出痧）已经都没有出现了。睡眠一觉到天亮，白天精神可以。大便基本正常，但是在有吃辣的情况下当天会有点便秘。

西药减到晚上一片。小粒情绪与反应稳定，看诊时心情都很好，感觉越来越漂亮，整个过程沟通顺畅。

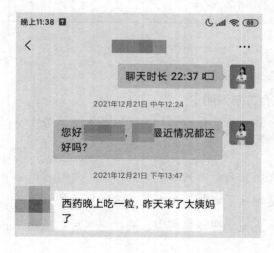
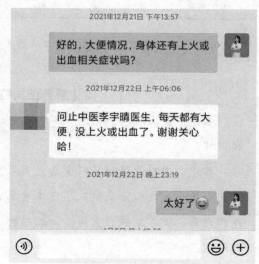

　　一个月后再次回访，一切情况都很好，西药已经减到半片，且无任何不适。目前效不更方，重建身体体质，计划近期停掉最后半片西药，完全摆脱西药的毒副作用，恢复正常健康阳光的生活。

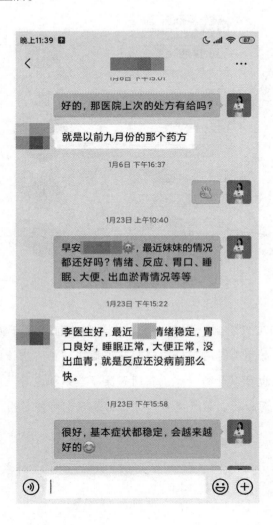

【本医案之整体分析】

　　在神志病的诊断和治疗中，我们会从八纲辨证的特点上来分别找出对应各种不同神志病的诊治方向，并配合脏腑辨证中所见到的各脏腑相关神志特色，来找到可能的问题。我们在之前的医案中也曾经把中医大脑在神志病治疗方面的诊断思路整理出来，现在再次列表如下，以供读者参考：

神志病诊断依据及所属病症一览表

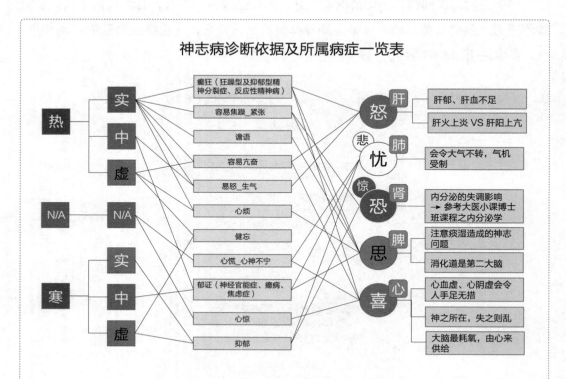

　　在上表中我们可以看到，癫狂症患者在八纲辨证中属于偏热性和实性的体质，而所相关的脏腑主要是心、肝、脾。从下面的"神志病诊断病症及用方方向一览表"中，我们也可以看到治疗癫狂问题除了柴胡加龙骨牡蛎汤之外，像逍遥散、抑肝散、三黄泻心汤、承气类方等方剂都是我们可能运用到的方剂。

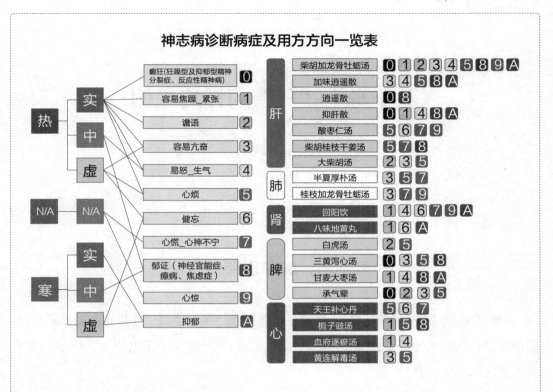

神志病诊断病症及用方方向一览表

本医案中的患者有习惯性便秘的问题，这是体质偏实证的表现，再通过其手抖、易怒、口苦等症状来分析，中医大脑就选择了最为合适的柴胡加龙骨牡蛎汤。这是中医大脑在临床运用上直接使用单方治证的案例。有时只要各种症状对应清楚，经方原方的疗效往往很强大，这就是一个清楚的例证。

·医案 15·

关于身上"气"的怪病二例

案例一：脚掌里有"气"

中医在临床上要面对的症状十分繁多，有些医师经常碰到一些患者有明显不适感，但却无法找到合适的词汇去描述自己的感觉，去医院检查又查不出什么。43 岁的 Z 先生就是这样一位患者。

脚里有气体？

初诊：2021 年 8 月 14 日。Z 先生描述说，走路久了右前脚掌就会发麻，脚掌里有黏连感、空隙感、好像有气体一样的感觉，这个症状有 2 ~ 3 年了。

其他相关表现：瘢痕灸 7 次后，左膝盖后边麻木，下蹲站起后不适，左腿酸麻；怕冷，晚上睡觉穿秋衣秋裤，喜热水；吃烧烤则大便粘；脾气急、易怒，压力大；鼻塞，咽喉有痰；舌质淡红，舌体胖大，舌边有齿痕，苔薄白。

Z 先生是位中医爱好者，但对于自己的病症却有点摸不着头脑，这是怎么回事呢？

《灵枢·经脉》中记载："肾足少阴之脉，起于小趾之下，斜走足心，出于然谷之下，循内踝之后，别入跟中，以上踹（腨）内，出腘内廉，上股内后廉，贯脊，属肾，络膀胱……"

肾经过足底，其井穴涌泉位于足底部，卷足时足前部凹陷处，约当足底第 2、3 趾趾缝纹头端与足跟后端连线的前 1/3 折点。

《灵枢·邪客》:"黄帝问于岐伯曰:人有八虚,各何以候?岐伯答曰:以候五脏。黄帝曰:候之奈何?岐伯曰:肺心有邪,其气留于两肘;肝有邪,其气流于两腋;脾有邪,其气留于两髀;肾有邪,其气留于两腘。凡此八虚者,皆机关之室,真气之所过,血络之所游。邪气恶血,固不得住留。住留则伤筋络骨节;机关不得屈伸,故拘挛也。"

故 Z 先生脚掌及腘窝的不适考虑与肾密切相关。

我将 Z 先生的症状一一录入中医大脑,推高脚麻为主症,中医大脑开方如下:

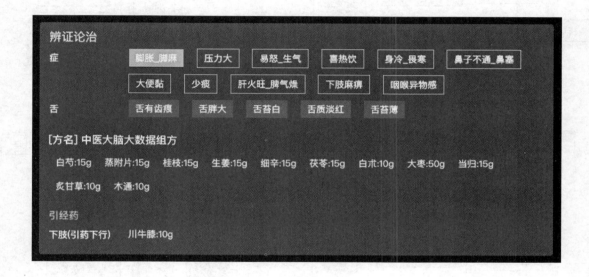

辨证论治

症 脚胀_脚麻 压力大 易怒_生气 喜热饮 身冷_畏寒 鼻子不通_鼻塞
大便黏 少痰 肝火旺_脾气燥 下肢麻痹 咽喉异物感

舌 舌有齿痕 舌胖大 舌苔白 舌质淡红 舌苔薄

[方名] 中医大脑大数据组方

白芍:15g 蒸附片:15g 桂枝:15g 生姜:15g 细辛:15g 茯苓:15g 白术:10g 大枣:50g 当归:15g

炙甘草:10g 木通:10g

引经药

下肢(引药下行) 川牛膝:10g

【本诊方剂整体药对结构分析】

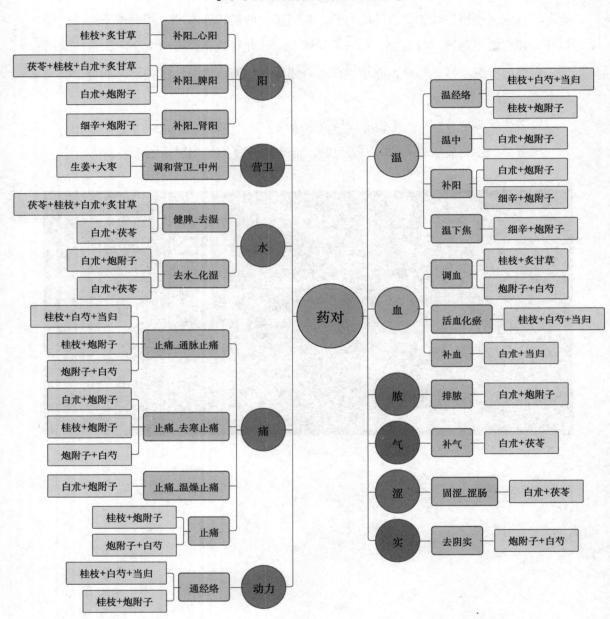

【方剂药性分析】

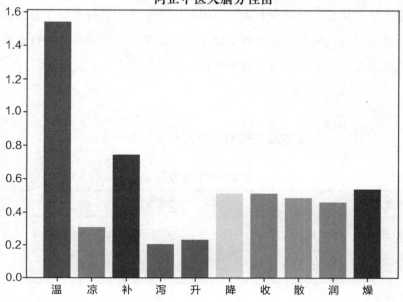

问止中医大脑方性图

【单味药药性分布图】

	温热药	平药	寒凉药
补药	大枣🌂，白术☀，蒸附片☀，桂枝☀，生姜☀，当归🌂	炙甘草🌂	白芍🌂
平药		川牛膝☀	
泻药	细辛☀	茯苓☀	木通☀

	升性药	平药	降性药
散性药	生姜☀，当归🌂	桂枝☀	细辛☀，木通☀，川牛膝☀
平药			
收性药	蒸附片☀	白芍🌂，白术☀，炙甘草🌂	大枣🌂，茯苓☀

（注：☀：燥性药，🌂：湿性药）

【药性之说明】

从医者输入的症状来看，我们看到了患者有身冷－畏寒、喜热饮、鼻子不通－鼻塞、舌有齿痕、舌胖大、舌苔白等症状，所以可以清楚地了解到这位患者是阳虚的体质，因此我们会在方性上做相应的计算，可以看得出中医大脑所开出的方剂是偏温补的，而至于其他药的药性则采取平衡分布。

【本诊方剂的组成方剂结构分析】

重要结构符合方剂

结构符合方剂	方剂组成	药数
当归四逆汤	当归、桂枝、芍药、细辛、炙甘草、木通（取代通草）、大枣	7
桂枝去桂加茯苓白术汤	芍药、炙甘草、生姜、大枣、茯苓、白术	6
桂枝加附子汤	桂枝、芍药、大枣、生姜、炙甘草、附子	6
真武汤	茯苓、芍药、白术、生姜、附子	5
白术附子汤	白术、炙甘草、附子、生姜、大枣	5
桂枝附子汤	桂枝、附子、生姜、炙甘草、大枣	5
桂枝汤	桂枝、芍药、炙甘草、生姜、大枣	5
桂枝去芍药加附子汤	桂枝、附子、炙甘草、生姜、大枣	5
桂枝加芍药汤	桂枝、芍药、炙甘草、大枣、生姜	5
桂枝加桂汤	桂枝、芍药、生姜、炙甘草、大枣	5
茯苓甘草汤	茯苓、桂枝、生姜、炙甘草	4
茯苓桂枝甘草大枣汤	茯苓、桂枝、炙甘草、大枣	4
苓桂术甘汤	茯苓、桂枝、白术、炙甘草	4
桂枝去芍药汤	桂枝、大枣、生姜、炙甘草	4

可作为方根的结构符合方剂

结构符合方剂	方剂组成	药数
芍药甘草附子汤	芍药、炙甘草、附子	3
芍药甘草汤	芍药、炙甘草	2
桂枝甘草汤	桂枝、炙甘草	2

另外再特别加上的单味药：川牛膝。

【重要结构符合方剂说明】

根据问止中医大脑"重要结构符合方剂"的分析，我们可以看得出来这个方剂以桂枝汤类方和附子剂的结构为主。桂枝汤可以调整整体营卫，这是先把病人的基础打好，而附子剂是补阳的主力。另一方面，附子剂也是止痛去痹的重要类方，附子本身可以走窜全身一切经络，这对于患者局部有不适感的滞碍可以起到很强的疏通力。此外，本方中再以芍药甘草汤作为止痛去痹的结构以配合主要方向，更见效果。

真武汤和苓桂术甘汤结构的出现，提示了我们同时也要调节水湿，去对治患者大便黏、少痰等症状。

这里面要特别注意：本方也有完整的当归四逆汤，作为我们调整局部小循环不佳之用。因为患者一再说明他的问题是觉得脚掌有奇怪的感受。医者根据中医大脑用木通来取代通草（《伤寒论》中的原方是用的通草），因为木通在强化局部小循环的功能上临床效果更佳，特此说明。

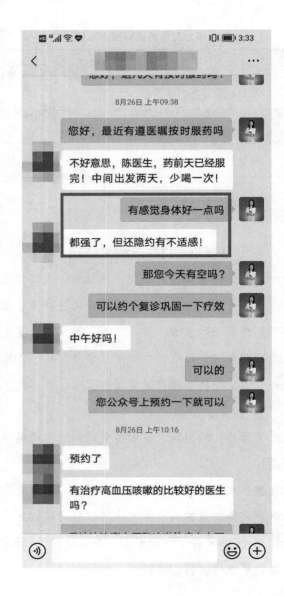

一诊起效

2021 年 8 月 26 日，我对 Z 先生进行了回访。Z 先生表示由于工作原因，他无法按时服药，中间不时间断，但依然取得了疗效。

服药 5 天，Z 先生右脚出现了小泡，之后脚掌麻木有黏连感、空隙感、好像有气体的感觉消失了！

Z 先生的其他症状也得到了不同程度的改善。

二诊

二诊效不更方，我考虑到患者阳虚怕冷的症状明显，在原有处方的基础上加上炮姜、蒸附片药组，加强温阳的作用。

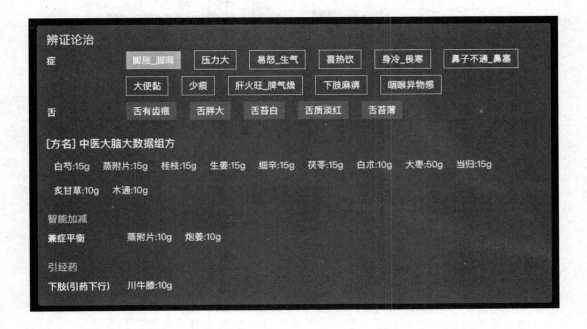

辨证论治

症　　脚胀_脚麻　压力大　易怒_生气　喜热饮　身冷_畏寒　鼻子不通_鼻塞
　　　大便黏　少痰　肝火旺_脾气燥　下肢麻痹　咽喉异物感

舌　　舌有齿痕　舌胖大　舌苔白　舌质淡红　舌苔薄

[方名]中医大脑大数据组方

白芍:15g　蒸附片:15g　桂枝:15g　生姜:15g　细辛:15g　茯苓:15g　白术:10g　大枣:50g　当归:15g

炙甘草:10g　木通:10g

智能加减
兼症平衡　　蒸附片:10g　炮姜:10g

引经药
下肢(引药下行)　川牛膝:10g

【有关二诊的加减说明】

医者在一诊中就加上川牛膝，主要就是引药下行到下肢。而在二诊中医者再加上了炮姜，则主要是可以加强附子温阳散寒的作用。

在这里的牛膝，中医大脑建议使用的是川牛膝，而在中医本草学上出现的牛膝有川牛膝和怀牛膝两种，在这里我们将这两种牛膝做一个比较：

怀牛膝 VS 川牛膝		
	同	异
怀牛膝	二者都属苋科。可补肝肾，引火（血）下行，利尿通淋	补肝肾强筋骨之力强，偏补
川牛膝		滋润力强，活血祛瘀力较大，偏行

在后面的随访中，Z 先生的病情继续改善，但苦于工作原因无法坚持忌口和服药，实在可惜。

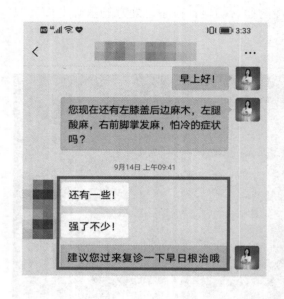

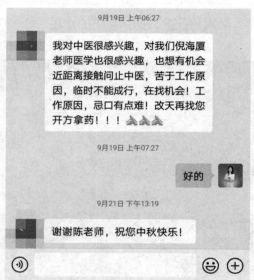

总结：从体质入手治怪病

体质是中医治疗里一个非常重要的基础，患者的体质往往都是比较长期的问题造成，不同的体质就会引起相应不同的症状，当我们能够清楚地辨出体质来决定我们用方的方向，效果就会完全不一样。

本案就是遵循这个思路治疗的。但体质的调理并非一两个疗程就能解决。虽然 Z 先生的诸多症状都已缓解，但体质并没有完全纠正过来，还需继续调理，如此症状才不易再反复。

案例二：腰部"漏气"

临床上会遇到很多奇怪的病，这不，5 月底的一天，M 先生挂了我的号，看诊时问我练功不？我说我心不静，没有练功，但是身边很多朋友同行都有练功。他叹了口气和我娓娓道来。

一诊："百日筑基"频同房，"走火入魔"腰漏气

原来这位患者前段时间跟着某某公众号练习某某功，大概是因为方法不对，出现了一些问题，用传统行话来说，差点"走火入魔"，后面好不容易找到个投缘的师父指导，但是"百日筑基"（一些传统功法在练习初期要求禁止房事）时没忍住，频繁同房，结果导致腰酸软乏，背后腰部感觉漏气，腰椎有上下脱节的感觉，背上贴着靠背或者躺在床上才感觉身体正常一些，有时还有一点点刺痛，主要是右腰刺痛。

目前患者整天困倦嗜睡，想睡觉。此外，还有尿酸高、脱发、过敏性鼻炎、脂肪肝等问题。腰漏气后，最近总是饿得快，喜欢趴着睡，吃了补气药后精神稍微好了一点。接近肝的位置胃痛，肠胃消化不好，晚上入睡难。

问题很多，但不要紧。我根据 M 先生这么多症状，思考后考虑先解决后天脾胃和嗜睡问题。根据中医大脑推荐开方如下：

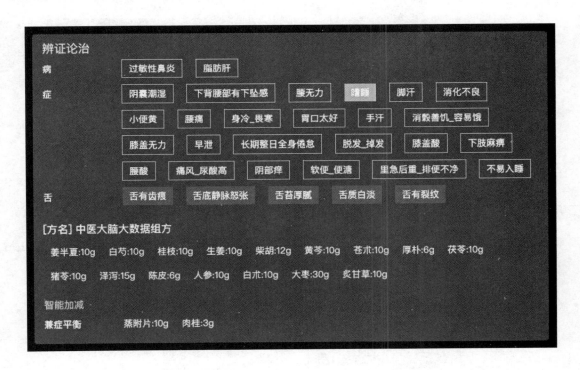

【本诊方剂整体药对结构分析】

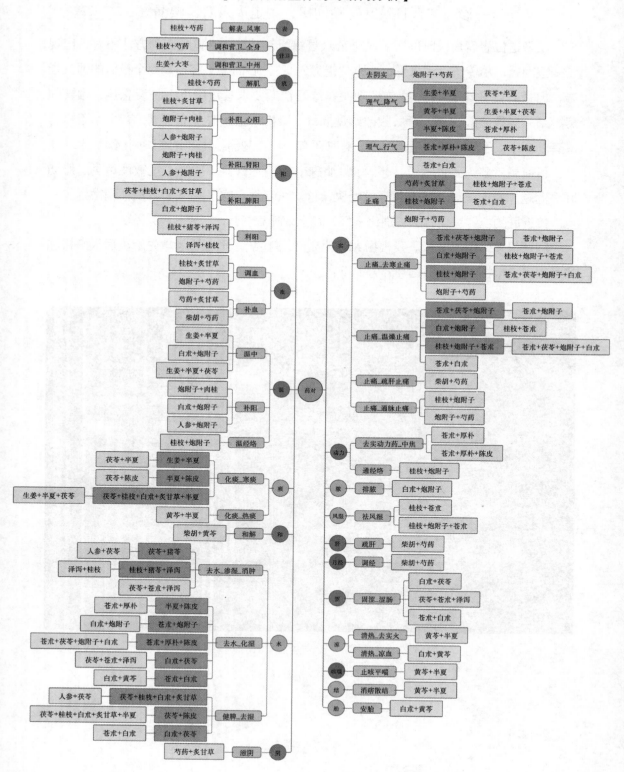

【方剂药性分析】

问止中医大脑方性图

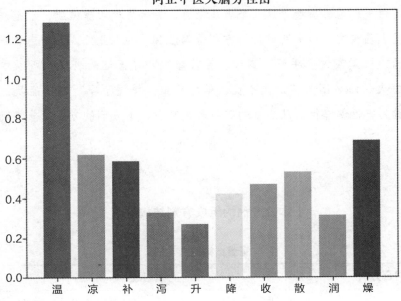

【单味药药性分布图】

	温热药	平药	寒凉药
补药	大枣☂，白术☀，姜半夏☀，人参☂，桂枝☀，生姜☀，蒸附片☀，肉桂☀	炙甘草☂	白芍☂
平药	陈皮☀	猪苓☀	
泻药	厚朴☀，苍术☀	茯苓☀	泽泻☀，黄芩☀，柴胡☀

	升性药	平药	降性药
散性药	苍术☀，柴胡☀，生姜☀	陈皮☀，猪苓☀，桂枝☀，肉桂☀	厚朴☀，姜半夏☀，泽泻☀
平药			
收性药	人参☂，蒸附片☀	白芍☂，白术☀，炙甘草☂	大枣☂，茯苓☀，黄芩☀

（注：☀：燥性药，☂：湿性药）

【药性之说明】

我们从"嗜睡、长期整日全身倦怠、身冷－畏寒、软便－便溏、手汗、脚汗、舌质白淡、舌有齿痕"这几个表现来看，患者呈现阳虚体质，于是我们可以看到中医大脑在这一诊中所设计的方剂是偏温补性的。此外，因为患者还有"软便－便溏、阴囊潮湿、手汗、脚汗、舌苔厚腻"等湿证的表现，所以本诊方剂的燥性偏大。而又因为"消化不良、里急后重－排便不净"这些症状，所以我们可以看到方性偏降性。从患者的整体表现来看，本方剂的方性是非常确实而直观的。

【本诊方剂的组成方剂结构分析】

重要结构符合方剂

结构符合方剂	方剂组成	药数
柴苓汤	柴胡，黄芩，生姜，半夏，人参，大枣，炙甘草，猪苓，茯苓，白术，泽泻，桂枝	12
胃苓汤	炙甘草，茯苓，苍术，陈皮，白术，桂枝，泽泻，猪苓，厚朴，大枣，生姜	11
柴胡桂枝汤	柴胡，半夏，桂枝，黄芩，人参，芍药，生姜，大枣，炙甘草	9
六君子汤	人参，白术，茯苓，半夏，大枣，陈皮，炙甘草，生姜	8
小柴胡汤	柴胡，黄芩，人参，炙甘草，半夏，生姜，大枣	7
黄芩加半夏生姜汤	黄芩，芍药，炙甘草，大枣，半夏，生姜	6
桂枝去桂加茯苓白术汤	芍药，炙甘草，生姜，大枣，茯苓，白术	6
桂枝加附子汤	桂枝，芍药，大枣，生姜，炙甘草，附子	6
桂枝人参新加汤	桂枝，大枣，人参，芍药，生姜，炙甘草	6
平胃散	苍术，厚朴，陈皮，炙甘草，生姜，大枣	6
四君子汤	人参，白术，茯苓，炙甘草，生姜，大枣	6
附子汤	附子，茯苓，人参，白术，芍药	5
真武汤	茯苓，芍药，白术，生姜，附子	5
白术附子汤	白术，炙甘草，附子，生姜，大枣	5

续表

结构符合方剂	方剂组成	药数
桂枝附子汤	桂枝，附子，生姜，炙甘草，大枣	5
桂枝汤	桂枝，芍药，炙甘草，生姜，大枣	5
桂枝去芍药加附子汤	桂枝，附子，炙甘草，生姜，大枣	5
桂枝加芍药汤	桂枝，芍药，炙甘草，大枣，生姜	5
桂枝加桂汤	桂枝，芍药，生姜，炙甘草，大枣	5
五苓散	猪苓，泽泻，白术，茯苓，桂枝	5
黄芩汤	黄芩，芍药，炙甘草，大枣	4
茯苓甘草汤	茯苓，桂枝，生姜，炙甘草	4
茯苓桂枝甘草大枣汤	茯苓，桂枝，炙甘草，大枣	4
苓桂术甘汤	茯苓，桂枝，白术，炙甘草	4
甘草附子汤	炙甘草，白术，附子，桂枝	4
桂枝去芍药汤	桂枝，大枣，生姜，炙甘草	4
二陈汤	半夏，陈皮，茯苓，炙甘草	4

可作为方根的结构符合方剂

结构符合方剂	方剂组成	药数
猪苓散	猪苓，茯苓，白术	3
芍药甘草附子汤	芍药，炙甘草，附子	3
小半夏加茯苓汤	半夏，生姜，茯苓	3
半夏散及汤	半夏，桂枝，炙甘草	3
芍药甘草汤	芍药，炙甘草	2
泽泻汤	泽泻，白术	2
橘皮汤	陈皮，生姜	2
桂枝甘草汤	桂枝，炙甘草	2
小半夏汤	半夏，生姜	2
二仙汤	黄芩，芍药	2

另外再特别加上的单味药：肉桂。

【重要结构符合方剂说明】

在这个中医大脑所开出的方剂中，我们可以看到柴胡剂、附子剂、桂枝汤类方、祛痰湿方等组合，我们先就其成分列表如下：

方名	柴胡	半夏	桂枝	黄芩	人参	芍药	生姜	大枣	炙甘草	白术	茯苓	陈皮	附子	苍术	厚朴
柴胡桂枝汤	柴胡	半夏	桂枝	黄芩	人参	芍药	生姜	大枣	炙甘草						
六君子汤		半夏			人参		生姜	大枣	炙甘草	白术	茯苓	陈皮			
小柴胡汤	柴胡	半夏		黄芩	人参		生姜	大枣	炙甘草						
黄芩加半夏生姜汤		半夏		黄芩		芍药	生姜	大枣	炙甘草						
桂枝去桂加茯苓白术汤						芍药	生姜	大枣	炙甘草	白术	茯苓				
桂枝加附子汤			桂枝			芍药	生姜	大枣	炙甘草				附子		
桂枝人参新加汤			桂枝		人参	芍药	生姜	大枣	炙甘草						
平胃散							生姜	大枣	炙甘草			陈皮		苍术	厚朴
四君子汤					人参		生姜	大枣	炙甘草	白术	茯苓				
附子汤					人参	芍药				白术	茯苓		附子		

续表

方名												
真武汤				芍药	生姜			白术	茯苓	附子		
白术附子汤					生姜	大枣	炙甘草	白术		附子		
桂枝附子汤		桂枝			生姜	大枣	炙甘草			附子		
桂枝汤		桂枝		芍药	生姜	大枣	炙甘草					
桂枝去芍药加附子汤		桂枝			生姜	大枣	炙甘草			附子		
桂枝加芍药汤		桂枝		芍药	生姜	大枣	炙甘草					
桂枝加桂汤		桂枝		芍药	生姜	大枣	炙甘草					
五苓散		桂枝						白术	茯苓		猪苓	泽泻
黄芩汤			黄芩	芍药		大枣	炙甘草					
茯苓甘草汤		桂枝			生姜		炙甘草		茯苓			
茯苓桂枝甘草大枣汤		桂枝				大枣	炙甘草		茯苓			
苓桂术甘汤		桂枝					炙甘草	白术	茯苓			

续表

方剂	柴胡	半夏	桂枝	黄芩	人参	生姜	大枣	炙甘草	白术	茯苓	陈皮	苍术	厚朴	猪苓	泽泻
甘草附子汤			桂枝					炙甘草	白术		附子				
桂枝去芍药汤			桂枝			生姜	大枣	炙甘草							
二陈汤		半夏						炙甘草		茯苓	陈皮				
柴苓汤	柴胡	半夏	桂枝	黄芩	人参	生姜	大枣	炙甘草	白术	茯苓				猪苓	泽泻
胃苓汤			桂枝			生姜	大枣	炙甘草	白术	茯苓	陈皮	苍术	厚朴	猪苓	泽泻

从这个组合来看，我们可以看得出来中医大脑在这一诊中所开出的方剂，如要完全覆盖其组成且用药最精简，可由柴胡桂枝汤和胃苓汤这两个方剂的结构就可以完成。

柴胡桂枝汤是小柴胡汤与桂枝汤的合方，属于太阳少阳合病的方剂。以小柴胡汤证而表证仍在者为适用目标，所以可治小柴胡汤证而兼有恶风、恶寒、身痛等症者。本方的腹证以心下部为中心的腹部症状为主，即心下支结（心窝部痞硬），脐旁或下腹部的腹肌紧张，主诉苦满疼痛，腹直肌紧张强甚。从整个方剂看，本方要比小柴胡汤更适用于偏虚证者。由于方中含有芍药，故本方对治疗疼痛的效果较小柴胡汤更好！

胃苓汤是平胃散和五苓散的合方，可祛湿和胃、行气利水，主要用于脾胃湿滞之证，症见食欲不振、反胃嗳气、恶心呕吐、心腹胀痛、霍乱吐泻、宿食不消、肢困倦怠、大便溏泄、舌苔白腻而厚，及山岚瘴雾、不服水土。本方和柴胡桂枝汤的合方就隐含二陈汤的结构，因此对于去除痰湿的力道就更强。柴胡桂枝汤合胃苓汤再加上肉桂、蒸附片之后就可治疗阳虚兼有痰湿的问题，故可以治疗本诊患者嗜睡等诸多症状。

治疗到第四诊时，患者反馈说精神好转，没有那么嗜睡了，头发油减轻，精神面貌比之前有光泽了，晨起口苦感觉减轻了。

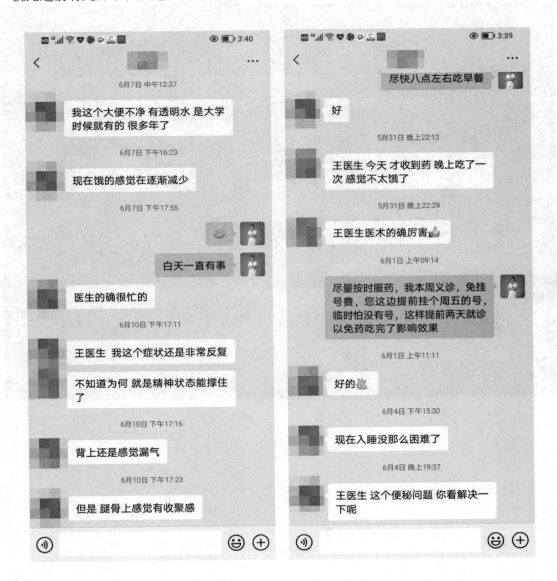

≡≡≡ 五至八诊：调完后天补先天，中药固本挽狂澜 ≡≡≡

五至八诊时，治疗以补先天肾精亏虚为主要思路，开方如下：

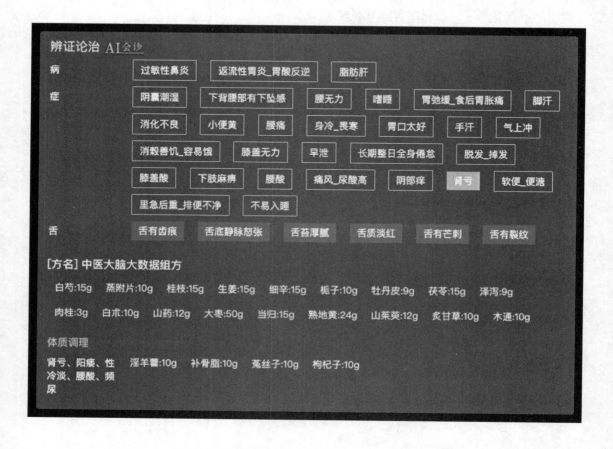

辨证论治 AI会诊

病　过敏性鼻炎　返流性胃炎_胃酸反逆　脂肪肝

症　阴囊潮湿　下背腰部有下坠感　腰无力　嗜睡　胃弛缓_食后胃胀痛　脚汗
　　消化不良　小便黄　腰痛　身冷_畏寒　胃口太好　手汗　气上冲
　　消谷善饥_容易饿　膝盖无力　早泄　长期整日全身倦怠　脱发_掉发
　　膝盖酸　下肢麻痹　腰酸　痛风_尿酸高　阴部痒　肾亏　软便_便溏
　　里急后重_排便不净　不易入睡

舌　舌有齿痕　舌底静脉怒张　舌苔厚腻　舌质淡红　舌有芒刺　舌有裂纹

[方名] 中医大脑大数据组方

白芍:15g　蒸附片:10g　桂枝:15g　生姜:15g　细辛:15g　栀子:10g　牡丹皮:9g　茯苓:15g　泽泻:9g

肉桂:3g　白术:10g　山药:12g　大枣:50g　当归:15g　熟地黄:24g　山茱萸:12g　炙甘草:10g　木通:10g

体质调理

肾亏、阳痿、性冷淡、腰酸、频尿　淫羊藿:10g　补骨脂:10g　菟丝子:10g　枸杞子:10g

【本诊方剂整体药对结构分析】

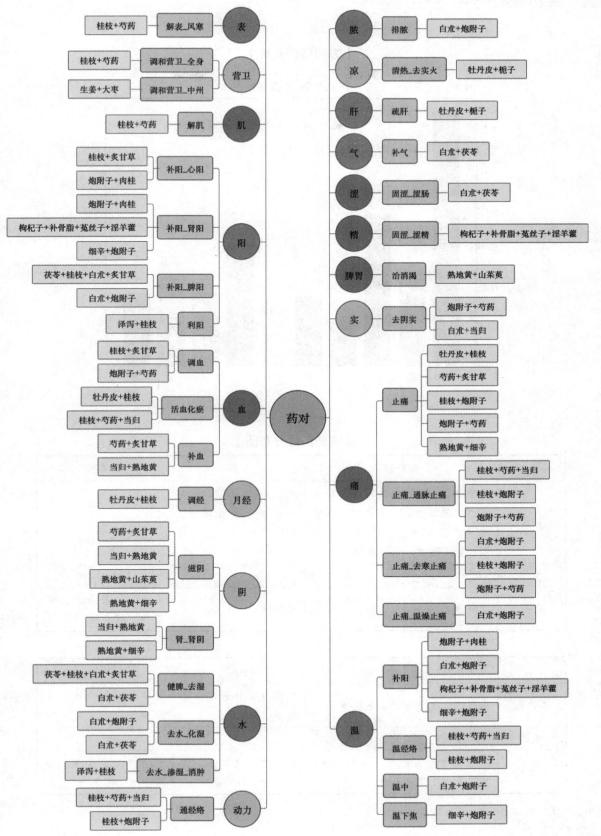

【方剂药性分析】

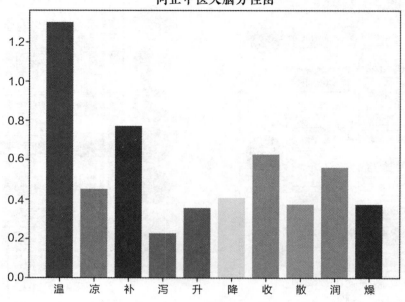

问止中医大脑方性图

【单味药药性分布图】

	温热药	平药	寒凉药
补药	肉桂 ☀，大枣 ☂，白术 ☀，熟地黄 ☂，当归 ☂，山茱萸 ☂，蒸附片 ☀，桂枝 ☀，生姜 ☀，补骨脂，菟丝子 ☂，淫羊藿 ☀	山药 ☂，炙甘草 ☂，枸杞子 ☂	白芍 ☂
平药			
泻药	细辛 ☀	茯苓 ☀	木通 ☀，牡丹皮，泽泻 ☀，栀子 ☂

	升性药	平药	降性药
散性药	当归 ☂，生姜 ☀，淫羊藿 ☀	肉桂 ☀，牡丹皮，桂枝 ☀	木通 ☀，细辛 ☀，泽泻 ☀
平药			
收性药	熟地黄 ☂，山药 ☂，蒸附片 ☀，枸杞子 ☂，菟丝子 ☂	白芍 ☂，白术 ☀，炙甘草 ☂，补骨脂	大枣 ☂，茯苓 ☀，山茱萸 ☂，栀子 ☂

（注：☀：燥性药，☂：湿性药）

【药性之说明】

虽然说中医大脑在这一诊中所开出的方剂和之前的方剂在结构上有极大的不同，但是我们细看其方性还是有一定的延续性，主要还是维持着偏于温补的方性。而其中最大的不同是在这一诊中不再有较大的散性和燥性，主要是因为患者的症状发生了改变，不用再强调去湿。于是这一诊所设计的方剂会比较偏向补养的作用。

【本诊方剂的组成方剂结构分析】

重要结构符合方剂

结构符合方剂	方剂组成	药数
八味地黄丸	熟地黄，山药，山茱萸，茯苓，牡丹皮，泽泻，肉桂，附子	8
当归四逆汤	当归，桂枝，芍药，细辛，炙甘草，木通（取代通草），大枣	7
桂枝去桂加茯苓白术汤	芍药，炙甘草，生姜，大枣，茯苓，白术	6
桂枝加附子汤	桂枝，芍药，大枣，生姜，炙甘草，附子	6
六味地黄丸	熟地黄，山茱萸，山药，泽泻，牡丹皮，茯苓	6
真武汤	茯苓，芍药，白术，生姜，附子	5
白术附子汤	白术，炙甘草，附子，生姜，大枣	5
桂枝附子汤	桂枝，附子，生姜，炙甘草，大枣	5
桂枝汤	桂枝，芍药，炙甘草，生姜，大枣	5
桂枝去芍药加附子汤	桂枝，附子，炙甘草，生姜，大枣	5
桂枝加芍药汤	桂枝，芍药，炙甘草，大枣，生姜	5
桂枝加桂汤	桂枝，芍药，生姜，炙甘草，大枣	5
养精种玉汤	熟地黄，当归，芍药，山茱萸	4
茯苓甘草汤	茯苓，桂枝，生姜，炙甘草	4
茯苓桂枝甘草大枣汤	茯苓，桂枝，炙甘草，大枣	4
苓桂术甘汤	茯苓，桂枝，白术，炙甘草	4
甘草附子汤	炙甘草，白术，附子，桂枝	4
桂枝去芍药汤	桂枝，大枣，生姜，炙甘草	4

可作为方根的结构符合方剂

结构符合方剂	方剂组成	药数
芍药甘草附子汤	芍药，炙甘草，附子	3
芍药甘草汤	芍药，炙甘草	2
泽泻汤	泽泻，白术	2
桂枝甘草汤	桂枝，炙甘草	2

另外再特别加上的单味药：淫羊藿、补骨脂、菟丝子、枸杞子、栀子。

【重要结构符合方剂说明】

在这一诊里中医大脑设计的方剂保留了桂枝汤类方结构，但没有之前的柴胡剂结构和胃苓汤结构，主要是以八味地黄丸结构为目前的主力，除此之外再加上附子剂的结构形成了偏于补养的方剂。

桂枝汤类方结构以当归四逆汤为主，用木通取代通草除了可导心火下行于小肠，也可帮助通利血脉和关节。搭配上真武汤的结构可增强补阳祛湿的力道，用于治疗本诊患者的手汗、脚汗、小便黄、阴囊潮湿、阴部痒、腰痛、腰膝酸软无力、下肢麻痹、身冷畏寒、便溏、不易入睡等问题。

八味地黄丸结构合真武汤结构，再搭配上肾四味（淫羊藿、补骨脂、菟丝子、枸杞子），就能加强治疗本诊患者的肾亏、早泄、腰痛、腰膝酸软无力等问题。而另外加上的栀子可加强治疗胃酸反逆的症状。

患者在服药过程中也意识到百日筑基阶段同房的严重性，不断积极配合治疗。

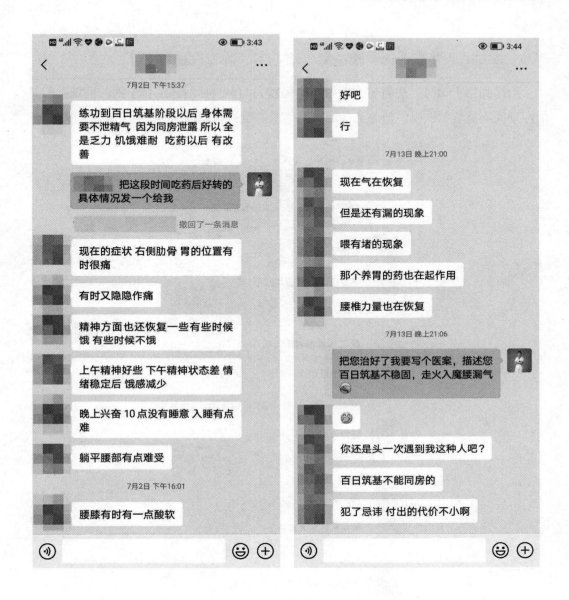

左图（7月2日 下午15:37 起）：

练功到百日筑基阶段以后 身体需要不泄精气 因为同房泄露 所以 全是乏力 饥饿难耐 吃药以后 有改善

把这段时间吃药后好转的具体情况发一个给我

撤回了一条消息

现在的症状 右侧肋骨 胃的位置有时很痛

有时又隐隐作痛

精神方面也还恢复一些 有些时候饿 有些时候不饿

上午精神好些 下午精神状态差 情绪稳定后 饿感减少

晚上兴奋 10 点没有睡意 入睡有点难

躺平腰部有点难受

7月2日 下午16:01

腰膝有时有一点酸软

右图（7月13日 晚上21:00 起）：

好吧

行

7月13日 晚上21:00

现在气在恢复

但是还有漏的现象

喂有堵的现象

那个养胃的药也在起作用

腰椎力量也在恢复

7月13日 晚上21:06

把您治好了我要写个医案，描述您百日筑基不稳固，走火入魔腰漏气

你还是头一次遇到我这种人吧？

百日筑基不能同房的

犯了忌讳 付出的代价不小啊

239

九至十诊：腰子漏气堵上了，脾胃调通打开了

治疗到第十诊时，患者各方面好转已经较为明显。目前还遗留早泄的问题。但是，治疗期间不是要禁欲吗？他怎么知道自己早泄的呢？是不是没遵医嘱？

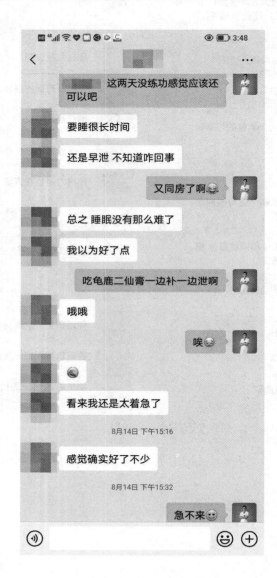

截至写医案时，M先生还在积极配合巩固治疗中，我这边虽然嘱咐服药期间禁止同房，但这位先生还是没有忍住，好几次复诊时主动向我坦陈又破戒了。

建议各位传统文化爱好者，练功一定要找正规的渠道跟着练习，否则欲速则不达，练功也好，吃中药也好，禁忌一定要遵守，否则后果不堪设想。

M 先生自己总结：一开始练功前自己的气是乱的，精气不集中，百日筑基阶段整合在一起，这时频繁同房后就泄得更厉害，导致身体迅速变差。这就好比一个国家没有统一时，军阀随便打打，反正无伤大雅，一旦刚统一恢复又出现战争，这时损害就非常大了。

【本医案之整体分析】

　　很多时候患者的病情非常奇特，通过现代医学的检测工具可能不会发现异常，于是现代医学往往会判别其为神经官能症，而这样的患者常常会来求助中医。在这种情况下，除非中医师正好有这样的经验传承或在中医典籍上看到过相同的案例，否则医治起来往往会觉得无从下手。但是我们必须承认，自己的身体才是最强大的医师，当体质处于平衡状态，身体就会自行修复各类异常。作为医者，我们要做的是辨别患者的症状，根据患者体质的偏失而计算出相应的方剂，帮助调动患者身体的自愈能力。在以上两个案例中我们可以看到非常清楚的辨证论治、体质调整的思维方式。

　　如果选取神经官能症为主症，中医大脑也会根据收集到的症状，分析计算并建议可能的用方用药。以中医的思维来看，疾病无外乎身体有机能上的障碍或是物质层面的瘀阻，中医通过对患者身体阴（有形的物质）、阳（无形的能量与功能）的调整，往往就会取得令人惊喜的结果。以上这两个医案就是很好的例证。

·医案 16·

奇怪的全身游走性疼痛，四诊愈

> 痹症是由于人体正气不足，卫外不固，感受风、寒、湿、热等外邪，致使经络痹阻，气血运行不畅，引起肌肉、筋骨、关节发生疼痛、酸楚、麻木、重着、灼热、屈伸不利，甚或关节肿大变形为主要临床表现的病证。
>
> 《古今医鉴》："痹因无精内虚，肾阳不足，感受外邪，不能祛散，搏于经脉，留于关节或内注筋骨所致。"

33 岁的 X 女士，是两个小孩的妈妈，同时也是某医院妇产科的一位医生，家庭事业都非常和谐。但最近有一件事让 X 女士觉得特别困扰——全身游走性疼痛，痛无定处，同时伴有身体沉重、关节屈伸不利等症状。X 女士作为一位妇产科医生，对自己的症状真的是无从下手，遂在朋友的介绍下挂了我的号。

经了解，X 女士于 2013 年做过乳腺纤维瘤手术，今年又检查出还有乳腺增生；这四五年来每天早上刷牙的时候总是咳出一口黄脓痰；膝盖也不好，上楼梯不利索，双下肢感觉沉重。

这回看诊主要想解决的问题是近两个月来全身游走性疼痛，用 X 女士的原话说就是"不是这痛就是那痛，大腿，手臂，脚掌等等，都有隐隐作痛的感觉"。

自诉

33岁，生了两个小孩，13年做过乳腺纤维瘤手术，这四五年来每天早上刷牙的时候总是咳出一口黄脓痰，膝盖也不好，上楼梯不利索，平常走路就没问题，双下肢感觉沉重，还有乳腺增生，主要问题是这一两个月来不是这痛就是那痛，隐隐作痛的感觉，持续几秒，大腿，手臂，脚掌等等

$$—诊—$$

　　大腿、脚掌、上臂等全身游走性疼痛；夜尿 0 ~ 1 次，多梦；体力弱，身重；月经周期 30 天，来经 2 ~ 3 天，量可；经前烦躁并且头痛，小腹冷；上楼梯膝盖酸痛；轻微便秘，1 ~ 2 日一行，软黏；口苦、口臭、口粘；早起黄痰一口。

　　舌诊——舌底静脉怒张，舌苔水滑，舌苔薄白。

　　我将症状录入中医大脑后，推高"游走性疼痛"为主症，中医大脑处方如下：

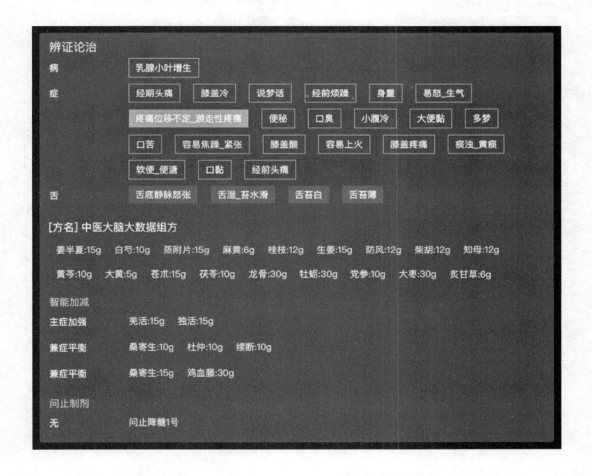

【本诊方剂整体药对结构分析】

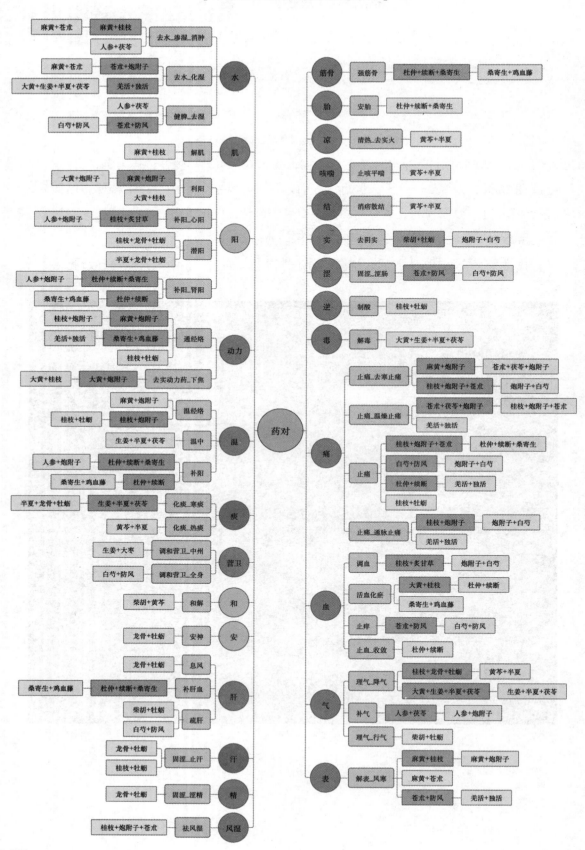

【方剂药性分析】

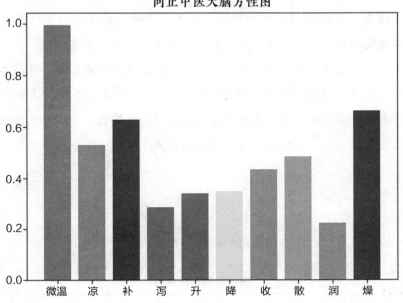

问止中医大脑方性图

【单味药药性分布图】

	温热药	平药	寒凉药
补药	大枣☂，姜半夏✹，蒸附片✹，桂枝✹，生姜✹，杜仲，续断☂	党参☂，龙骨✹，炙甘草☂，桑寄生✹	白芍☂，牡蛎✹，知母☂
平药	鸡血藤		
泻药	苍术✹，防风✹，麻黄✹，羌活✹，独活✹	茯苓✹	大黄✹，黄芩✹，柴胡✹

	升性药	平药	降性药
散性药	苍术✹，防风✹，柴胡✹，生姜✹，羌活✹，独活✹	麻黄✹，桂枝✹，桑寄生✹	姜半夏✹，知母☂，杜仲
平药		鸡血藤	
收性药	蒸附片✹，党参☂，续断☂	白芍☂，牡蛎✹，炙甘草☂	大枣☂，大黄✹，龙骨✹，茯苓✹，黄芩✹

（注：✹：燥性药，☂：湿性药）

【药性之说明】

寒主缩引，人体也容易因为寒而产生各种疼痛。从这位患者的整体表现来看，寒是造成其疼痛的最重要因素。此外，患者的身重、舌苔水滑，代表其湿气重、全身水液代谢分布不平均。所以，中医大脑计算出的本方剂，其药性的燥性较大。一般而言，在方剂君臣佐使的结构里，较少出现完全偏向某种药性的情况，除非是针对紧急或严重的疾病而用的峻剂。此方有热、补、燥之药味，也有与之相反而能够调节平衡的寒、泻、润性的药物。这是组成中医方剂的精妙有序之道。

【本诊方剂的组成方剂结构分析】

重要结构符合方剂

结构符合方剂	方剂组成	药数
柴胡加龙骨牡蛎汤	柴胡、半夏、茯苓、桂枝、人参、黄芩、大枣、生姜、龙骨、牡蛎、大黄	11
桂枝芍药知母汤	桂枝、知母、防风、芍药、炙甘草、麻黄、附子、生姜、苍术	9
柴胡桂枝汤	柴胡、半夏、桂枝、黄芩、人参、芍药、生姜、大枣、炙甘草	9
桂枝加龙骨牡蛎汤	桂枝、龙骨、牡蛎、芍药、炙甘草、生姜、大枣	7
小柴胡汤	柴胡、黄芩、人参、炙甘草、半夏、生姜、大枣	7
黄芩加半夏生姜汤	黄芩、芍药、炙甘草、大枣、半夏、生姜	6
桂枝加附子汤	桂枝、芍药、大枣、生姜、炙甘草、附子	6
桂枝加芍药生姜各一两人参三两新加汤	桂枝、大枣、人参、芍药、生姜、炙甘草	6
桂枝加大黄汤	桂枝、大黄、芍药、生姜、炙甘草、大枣	6
桂枝附子汤	桂枝、附子、生姜、炙甘草、大枣	5
桂枝汤	桂枝、芍药、炙甘草、生姜、大枣	5

续表

结构符合方剂	方剂组成	药数
桂枝去芍药加附子汤	桂枝、附子、炙甘草、生姜、大枣	5
桂枝加芍药汤	桂枝、芍药、炙甘草、大枣、生姜	5
桂枝加桂汤	桂枝、芍药、生姜、炙甘草、大枣	5
黄芩汤	黄芩、芍药、炙甘草、大枣	4
茯苓甘草汤	茯苓、桂枝、生姜、炙甘草	4
茯苓桂枝甘草大枣汤	茯苓、桂枝、炙甘草、大枣	4
甘草附子汤	炙甘草、苍术、附子、桂枝	4
桂枝甘草龙骨牡蛎汤	桂枝、炙甘草、牡蛎、龙骨	4
桂枝去芍药汤	桂枝、大枣、生姜、炙甘草	4

可作为方根的结构符合方剂

结构符合方剂	方剂组成	药数
麻黄附子甘草汤	麻黄、附子、炙甘草	3
麻黄附子汤	麻黄、炙甘草、附子	3
芍药甘草附子汤	芍药、炙甘草、附子	3
小半夏加茯苓汤	半夏、生姜、茯苓	3
半夏散及汤	半夏、桂枝、炙甘草	3
芍药甘草汤	芍药、炙甘草	2
桂枝甘草汤	桂枝、炙甘草	2
小半夏汤	半夏、生姜	2
半夏麻黄丸	半夏、麻黄	2
二仙汤	黄芩、芍药	2

另外再特别加上的单味药：羌活、独活、桑寄生、杜仲、续断、鸡血藤。

【重要结构符合方剂说明】

在中医大脑所开出的这个方剂中，我们可以看得出来这是一个柴胡剂和桂枝剂的结合，而从其中能够覆盖所有单味药的最小母集来看，可以说是桂枝芍药知母汤和柴胡加龙骨牡蛎汤的合方，以下这个图足以说明它们之间的关系：

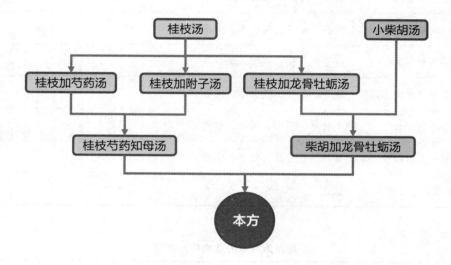

《金匮要略》对桂枝芍药知母汤有记载："治诸肢节疼痛，身体尪羸（消瘦），脚肿如脱，头眩、短气、温温欲吐者。"桂枝芍药知母汤可应用于关节痛、关节炎等病症，以及膝关节肿胀，上下肌肉萎缩且发生下肢运动障碍及知觉麻痹者。

柴胡加龙骨牡蛎汤的功能在调和气血，安神镇惊而潜阳。其适用症状是胸满闷、脐部动悸、心烦、惊悸不安、睡眠障碍、小便不利、谵语、一身尽重难以转侧、舌苔黄腻、脉弦硬有力等。

这样的组合，可以去掉风寒湿痹以止痛，此为治标，更能潜阳去实以调整基础体质，此为治本之钥，可以说是计算缜密、层次分明的一个组合。从临床效果来看，这是正确的治疗方向。

除了已经知道的方剂结构之外，中医大脑也通过智能加减的功能，帮我们找到了几个在这个案例中可以起到更好疗效的药对。其中羌活和独活的药对可加强祛风湿、止痹痛的作用；桑寄生、杜仲、续断的药对可益肝肾、强筋骨，治疗膝盖酸痛的问题；鸡血藤重用到30g或以上则是用来活血补血，并加强舒筋活络的作用。以上加减的药对可让本方在治本和治标的过程中有更出色的表现。

很快，一周过去了，X 女士主动来给我反馈并且预约了二诊的时间；

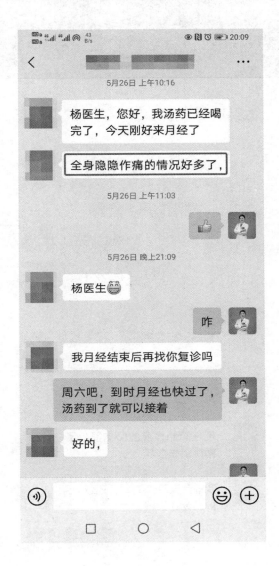

二诊

X 女士表示手脚疼痛有所缓解，膝盖冷有所缓解；这次经前未见烦躁，并且没有头痛，身体轻松一些；夜尿没了。

自诉

二诊，手脚疼痛有所缓解，膝盖冷有所缓解，这次经前未烦躁未头痛（身体轻松一些）；最近大便依旧不规律（有时一天两次有时两天一次）；多梦依旧，上楼梯膝盖依然酸；最近没有夜尿；

一周后未见 X 女士联系我，于是我主动联系了她，得知她因为落枕暂停了药，遂叮嘱她按时吃药。

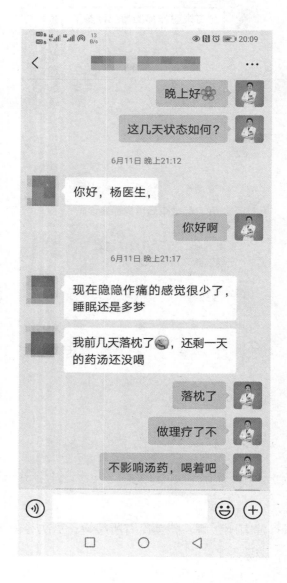

三到四诊

三诊：X 女士表示手脚疼痛有所缓解，还留有一点点；早上起床时痰少了很多。

四诊：X 女士表示痰没了，梦少了；口苦口臭有缓解；游走性的疼痛几乎没有了，但遇天气变化，右侧手臂外侧会有点感觉；另外，她的左侧手臂后有点麻木。我建议继续守方。

四诊结束后，X 女士的游走性疼痛已完全好了，困扰她多年的经前头痛、烦躁也都没了；日常的口苦、口臭、口黏、夜尿、黄痰等也都好啦，收工。

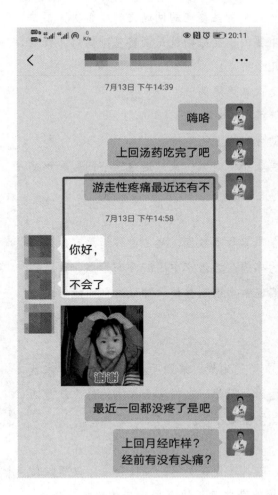

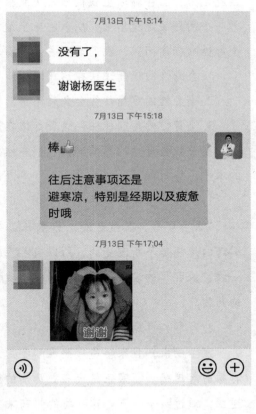

《医宗必读》："有寒有湿，有风热，有挫闪，有瘀血，有滞气，有痰积，皆标也，肾虚其本也。"故痹症的治疗原则是温经通阳，除痹止痛。另外，痹症患者往往肾阳素虚，风寒痹着，病程绵长，本虚标实之证，故后期体质调理加上注意日常养护必不可少。

【本医案之整体分析】

我们都知道，六淫致病是中医对于疾病外来原因的解释，"风、寒、暑、湿、燥、火"这六淫中，又以"风、寒、湿"这三个问题最容易造成疼痛。在此要特别说明：六淫是外在的因素，当六淫和我们身体相结合而改变了体质之后，六淫就会变成"六邪"而停留在体内。一旦有了体质方面的改变，相关的问题往往非常复杂。临床上，如果医者想要追着一个个的症状逐一化解，往往会事倍功半。这就是为什么在临床上我们常常见到很多人全身性疼痛的问题得到了解决，很快另一个问题又浮现出来。所以临床上最重要的治症原则就是调整基础体质，针对全身性的疼痛问题，我们需要关注下面几个特点：

1. 全身性的疼痛往往在治疗时不断变换其疼痛部位。

2. 全身性的疼痛往往会久病不愈，缠绵不已。

3. 全身性的疼痛往往伴随着身体在循环代谢上的障碍。

要分析全身性的疼痛时，我们当然要直接面对风、寒、湿这三个问题和疼痛的本质，分析如下：

1. 风邪和疼痛的关系

"风为阳邪，其性开泄，易袭阳位。"风善行而数变，病位游移而无定处。其引起的疼痛是不断改变的，所以有些人的疼痛会在治疗中不断改变形态，这就是一种"风邪"的表现。所以在治疗上我们经常会用到桂枝、防风这一类能够祛风的药物。

2. 寒邪和疼痛的关系

寒主缩引，且寒会造成淤滞和不通，"不通则痛，痛则不通"，这使得体寒就容易引起疼痛。而寒正是大多数疼痛的原因。对此，在临床上常用的经方就是四逆辈，通过附子、干姜这一类的热药来直接温阳祛寒。

3. 湿邪和疼痛的关系

湿之特性是身重而久病。湿性向下，故其症多在下焦。湿性黏滞，故病程往往缠绵难愈。我们常用化湿利水、祛风湿的药物来解决湿邪造成的疼痛，比如：苍术、茯苓、羌活、独活这一类的药。

·医案 17·

三叉神经痛二例，多么痛的领悟

　　三叉神经痛是一种中老年人常发病，常单侧发病，以右侧多见。临床表现为额部、颊部、口唇、牙龈等头面部三叉神经分布区内突然出现的闪电样、撕裂样、烧灼样、刀割样或针刺样反复发作的顽固性剧烈疼痛，被称为"天下第一痛"，大概只有经历过的人才能明白那是"多么痛的领悟"。

　　三叉神经痛属于中医"偏头痛""面痛"等范畴。早在《黄帝内经》中就有类似的记载，如《灵枢·经脉》提到"颔痛、颊痛、目外眦痛"；《医林绳墨》谓："亦有浮游之火，上攻头目或齿异不定而作痛者"；《张氏医通》中云："面痛……不能开口言语，手触之即痛"。古代医书中阐述了其病机与症状。

案例一

初诊：相当痛

　　J 先生今年 53 岁，一个多月前突然出现左侧头痛、脸痛以及牙痛。据 J 先生自己描述，疼痛为牵扯样和针刺样疼痛，痛感相当强烈。

　　到医院就诊，考虑是非典型三叉神经痛，住院治疗后有所缓解，但出院后又复发。医院给 J 先生开了很多止痛和营养神经的药物。J 先生表示服药期间疼痛有所缓解，但仍不时有发作性疼痛，一停药更是会出现持续性疼痛，苦不堪言，于是求助于问止中医。下图是 J 先生就诊前服用的药物：

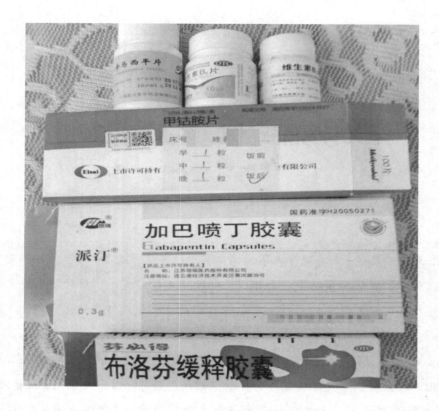

通过详细问诊，我把 J 先生的症状输入如下，并选择 J 先生目前最主要的病症"三叉神经痛"为主症，中医大脑开出方剂如下，同时我为 J 先生加用了化瘀止痛的制剂配合使用。

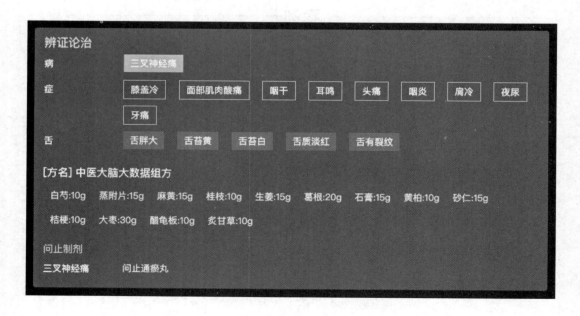

【 本诊方剂整体药对结构分析 】

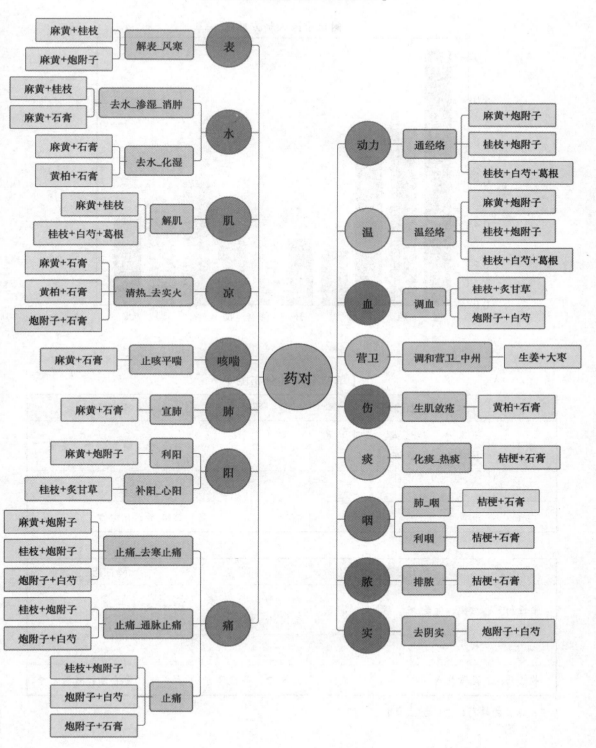

【方剂药性分析】

问止中医大脑方性图

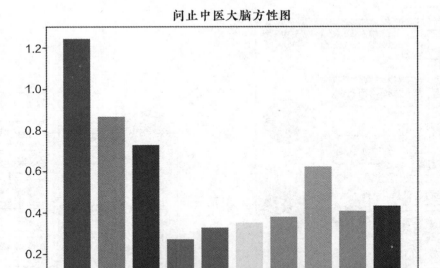

【单味药药性分布图】

	温热药	平药	寒凉药
补药	大枣🌂、砂仁☀、蒸附片☀、桂枝☀、生姜☀	炙甘草🌂	白芍🌂、醋龟板🌂、葛根
平药			
泻药	麻黄☀	桔梗	黄柏☀、石膏🌂

	升性药	平药	降性药
散性药	桔梗、生姜☀、葛根	砂仁☀、麻黄☀、桂枝☀	石膏🌂
平药			
收性药	蒸附片☀	白芍🌂、炙甘草🌂	大枣🌂、黄柏☀、醋龟板🌂

（注：☀：燥性药，🌂：湿性药）

【药性之说明】

　　分析方剂的方性时，我们需要和患者的体质一起来看，就可以知道中医大脑在选方取药的过程中是如何针对体质偏失的。当然，有的时候我们也会用阴阳转化的原理，在寒热取舍上会有不照常规的时候，如针对热证却用热药、针对寒证却用寒药。但大体上我们还是以将体质往中性调整为原则。

　　我们来看看患者的症状：

　　【寒】肩冷、膝盖冷。

　　【小便】夜尿。

　　【周围神经疾病】三叉神经痛。

　　【头】头痛。

　　【面】面部肌肉酸痛。

　　【牙】牙痛。

　　【耳】耳鸣。

　　【咽喉】咽炎、咽干。

　　【舌体】舌质淡红、舌胖大、舌有裂纹。

　　【舌苔】舌苔白、舌苔黄。

　　从以上分类的症状来看，我们可以知道为什么整个方剂偏温性和补性，主要的原因是患者有体寒、夜尿、舌胖大等偏阳虚的表现。另外，除了散性较强，其他的性并没有特殊之处。散性强主要的原因是患者有面部肌肉疼痛、头痛、牙痛等诸多痛证的表现，我们用方就不要再紧缩而应往松散的方向走。

【本诊方剂的组成方剂结构分析】

重要结构符合方剂

结构符合方剂	方剂组成	药数
葛根汤加桔梗石膏	葛根、麻黄、桂枝、芍药、生姜、大枣、炙甘草、桔梗、石膏	9
葛根汤	葛根、麻黄、大枣、桂枝、芍药、炙甘草、生姜	7
桂枝二越婢一汤	桂枝、芍药、炙甘草、生姜、大枣、麻黄、石膏	7
桂枝加附子汤	桂枝、芍药、大枣、生姜、炙甘草、附子	6

续表

结构符合方剂	方剂组成	药数
桂枝加葛根汤	桂枝、芍药、生姜、炙甘草、大枣、葛根	6
越婢汤	麻黄、石膏、生姜、大枣、炙甘草	5
潜阳封髓丹	附子、醋龟板、砂仁、炙甘草、黄柏	5
桂枝附子汤	桂枝、附子、生姜、炙甘草、大枣	5
桂枝汤	桂枝、芍药、炙甘草、生姜、大枣	5
桂枝去芍药加附子汤	桂枝、附子、炙甘草、生姜、大枣	5
桂枝加芍药汤	桂枝、芍药、炙甘草、大枣、生姜	5
桂枝加桂汤	桂枝、芍药、生姜、炙甘草、大枣	5
桂枝去芍药汤	桂枝、大枣、生姜、炙甘草	4

可作为方根的结构符合方剂

结构符合方剂	方剂组成	药数
麻黄附子甘草汤	麻黄、附子、炙甘草	3
芍药甘草附子汤	芍药、炙甘草、附子	3
封髓丹	砂仁、炙甘草、黄柏	3
芍药甘草汤	芍药、炙甘草	2
桂枝甘草汤	桂枝、炙甘草	2

【重要结构符合方剂说明】

在中医大脑所开出的这个方剂中，我们可以看到是一个桂枝汤类方和潜阳封髓丹结构的组合，但如果以最大的公约数来看，葛根汤加桔梗石膏是构成本方的主力方剂。葛根汤加桔梗石膏，顾名思义就是在葛根汤既有的结构上加上桔梗和石膏这两个单味药。葛根汤是《伤寒论》中所记载的外感用方，可减轻因感冒引起的恶寒发热、头痛、肩膀痛、关节痛等症状，也适用于湿疹、腰痛等问题，有放松肌肉、发汗、解热滋养、止痛、止咳等作用。因有葛根这种能将药性带上头面的阳明经单味药，所以有助于面部三叉神经痛的缓解。而桔梗石膏原为祛痰排脓、利咽喉的药对，在本方中出现是因为患者同时还有咽干、咽炎的问题。

这个案例中和葛根汤加桔梗石膏的治症功能有关系的症状我们列出如下：

【头】头痛。

【面】面部肌肉酸痛。

【牙】牙痛。

【咽喉】咽炎、咽干。

【舌体】舌有裂纹。

【舌苔】舌苔黄。

潜阳封髓丹是火神派经验合方，是治疗上实下虚（上热下寒）的肾阳不足、相火不潜证。而本方中之潜阳封髓丹结构，主要是对治以下录入的症状：

【小便】夜尿。

【头】头痛。

【牙】牙痛。

【耳】耳鸣。

【舌体】舌胖大。

【舌苔】舌苔白。

由于是第一次在网上看诊，J先生对我们将信将疑，直到我给J先生发了问止诊间的中药汤剂的照片，J先生才放心付了款。

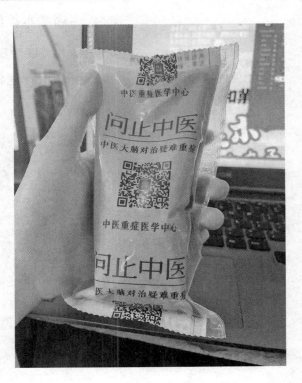

初诊后：身上冒红点

服药第二天，J先生反馈身上开始出现红点，怀疑是喝中药过敏了。

我跟J先生解释这是服药后出现的排病反应，是身体通过皮肤把病邪排出体外的表现，J先生这才放心继续服药。

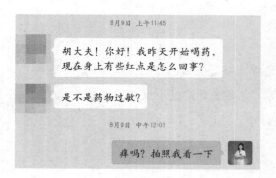

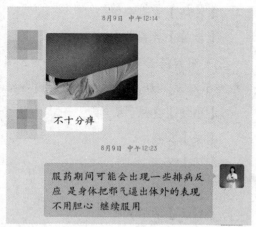

疼痛基本控制住了

七剂药喝完后，J先生很开心地主动联系我，表示疼痛基本控制了，并且他从喝中药开始就已经停用止痛药。疗效之快，出乎意料，令人欣喜。

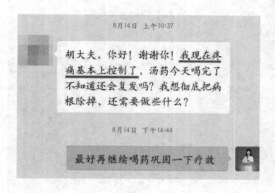

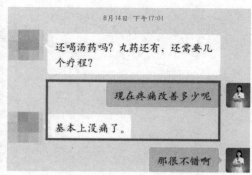

三叉神经痛完全好了

了解到 J 先生疼痛几乎完全消失，我也为他感到高兴，为了巩固疗效，彻底根除病因，我让 J 先生复诊继续喝药。二诊时 J 先生表示偶尔还有轻微牙痛，效不更方，我为 J 先生又开了一周的汤药，让他配合原来的药丸一起吃。

喝完第二次中药，我再次回访时，J 先生表示已经完全没有疼痛了，但身体原来一些其他老毛病，像关节怕冷、夜尿还是存在。

我跟 J 先生解释前面的方子主要是对治三叉神经痛，病症的治疗需要分阶段进行，不能一次性消除所有症状。

听了我的解释之后，J 先生表示愿意继续治疗，于是接下来我把重点转移到对治 J 先生的关节怕冷等其他症状。

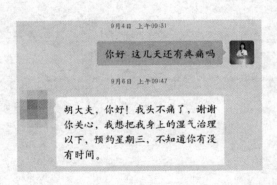

案例二

十年三叉神经痛取效，审证辨机是关键

"三叉神经痛"是一种发生在面部三叉神经分布区内反复发作的阵发性剧烈神经痛，是医学界公认的神经系统中最痛苦、最顽固、治疗最困难的病症，常被业界认为"天下第一痛"。

本文分享的是七旬阿姨十余年久治不愈的三叉神经痛，经中医大脑精准处方五诊后，获得确切疗效的案例。

首诊遣方，初见成效

本案 H 阿姨 75 岁，主要问题是右侧三叉神经痛十多年，近段时间眉毛、太阳穴、鼻翼旁部位发作频繁，吃饭咀嚼及张口讲话时疼痛显著，严重影响正常生活。其疼痛不受风吹及寒热诱发或加重，久服中药未奏效。

经详询余症，患者总体尚可，唯有时觉得喉咙及胸口发堵，体力好，易汗出，坐久下肢易肿，睡眠浅。

我将诸症体征录入中医大脑，推高"三叉神经痛"为主症，考虑"久病多瘀"及"久病入络"，我在汤剂的基础上配合中医大脑推荐的制剂"问止通瘀丸"以增强化瘀止痛的力量。

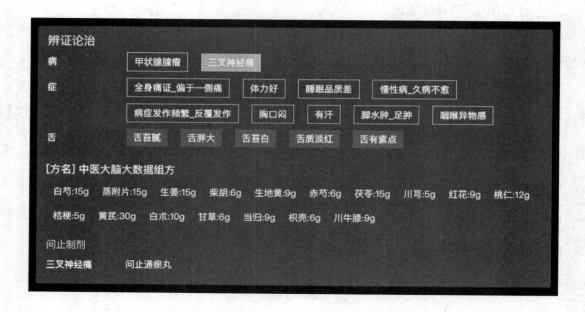

辨证论治

病　　甲状腺腺瘤　　三叉神经痛

症　　全身痛证_偏于一侧痛　　体力好　　睡眠品质差　　慢性病_久病不愈
　　　　病症发作频繁_反覆发作　　胸口闷　　有汗　　脚水肿_足肿　　咽喉异物感

舌　　舌苔腻　　舌胖大　　舌苔白　　舌质淡红　　舌有紫点

[方名] 中医大脑大数据组方

白芍:15g　蒸附片:15g　生姜:15g　柴胡:6g　生地黄:9g　赤芍:6g　茯苓:15g　川芎:5g　红花:9g　桃仁:12g

桔梗:5g　黄芪:30g　白术:10g　甘草:6g　当归:9g　枳壳:6g　川牛膝:9g

问止制剂

三叉神经痛　　　问止通瘀丸

【本诊方剂整体药对结构分析】

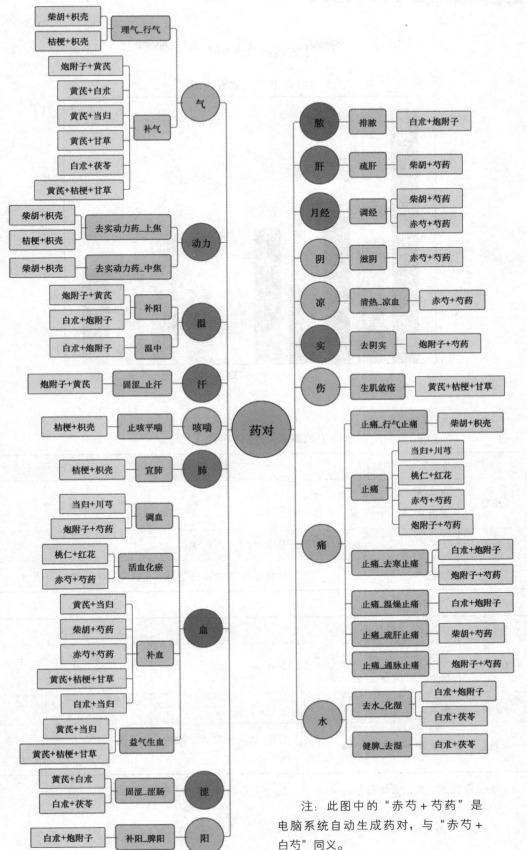

注: 此图中的 "赤芍 + 芍药" 是电脑系统自动生成药对, 与 "赤芍 + 白芍" 同义。

【方剂药性分析】

问止中医大脑方性图

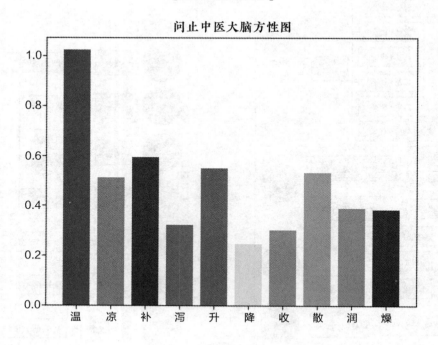

【单味药药性分布图】

	温热药	平药	寒凉药
补药	川芎☂、白术☀、当归☂、蒸附片☀、生姜☀、黄芪		白芍☂、生地黄☂
平药		甘草☂、川牛膝☀	
泻药	红花☂	桔梗、桃仁☂、茯苓☀	枳壳、赤芍☂、柴胡☀

	升性药	平药	降性药
散性药	川芎☂、桔梗、当归☂、枳壳、柴胡☀、生姜☀	赤芍☂	川牛膝☀、桃仁☂、红花☂
平药	黄芪		
收性药	生地黄☂、蒸附片☀	白芍☂、甘草☂、白术☀	茯苓☀

（注：☀：燥性药，☂：湿性药）

【药性之说明】

我们要关注中医大脑这一诊的方性，本方的特点是使用升性和散性的药较多，所以整体方性偏向升散，这和主要症状"三叉神经痛"有绝对关系，毕竟是痛在头面部，所以药性需要向上运行。且为了止痛，药性呈现偏散性。

【本诊方剂的组成方剂结构分析】

重要结构符合方剂

结构符合方剂	方剂组成	药数
血府逐瘀汤	桃仁、红花、当归、生地黄、川芎、赤芍、牛膝、桔梗、柴胡、枳壳、甘草	11
真武汤	茯苓、芍药、白术、生姜、附子	5

可作为方根的结构符合方剂

结构符合方剂	方剂组成	药数
桔梗汤	桔梗、甘草	2
佛手散	川芎、当归	2

另外再特别加上的单味药：黄芪。

【重要结构符合方剂说明】

在这个中医大脑所开出的方剂中，很明显地是血府逐瘀汤结构和真武汤结构的合方。

血府逐瘀汤是清代医学家王清任先生的著作《医林改错》中活血化瘀、行气止痛的名方，主治胸中血瘀所致之胸痛、头痛、日久不愈、痛如针刺而有定处，或呃逆日久不止，或饮水即呛，或内热烦闷，或心悸失眠、急躁易怒、入暮潮热、唇暗或两目暗黑，舌质暗红，或舌有瘀斑、瘀点，脉涩或弦紧。此外，本方也可以治疗因长期的瘀滞而造成神志上的痛苦，在神志病的治疗上往往会有很好的效果。而在这一诊中，血府逐瘀汤主要作为治疗瘀血所导致的三叉神经痛问题。

真武汤在本诊主要是作为调整阳虚体质兼有水湿的问题，搭配上黄芪可加强利水消肿之效，治疗患者脚水肿的症状。

药后一周随访，H 阿姨反馈疼痛性质、程度及频率大致同前，但范围似乎缩小些，疼痛主要表现在太阳穴处，眉毛、鼻翼旁的疼痛较前减轻。

考虑已有效，故底方基本不变，唯加重方中川芎等活血化瘀药用量，继续调治。

复诊辨机，强化疗效

距首诊 3 周后随访，其女儿 C 女士告知，近些天 H 阿姨觉得疗效有所停滞，疼痛程度反复如前，且病位依旧固定在右侧相同部位，张口及咀嚼时诱发、加重。

考虑前诊以"寒凝、瘀滞"立法处方已奏效，且"久病""病位固定"及"疼痛偏于一侧"症状多属"寒凝血瘀"的病机，故我将主症推高为具有浓厚辨证意蕴的"全身痛证 – 偏于一侧痛"。

因疼痛缠绵，瘀滞深久，考虑到一般活血化瘀止痛药起效不足，故打算在组方基础上加上性善走窜、通络止痛效力非一般草木药物能比拟的"蜈蚣、全蝎"药对。

因此方涉及价格高昂的动物药，一周药费下来需上千元，我在沟通中显得有些为难。C 女士听出我的顾虑，直接告知以疗效为首要考虑，只要能更好地解决问题，药费高些没关系。得到充分的理解和配合后，我依此开了一周的药。

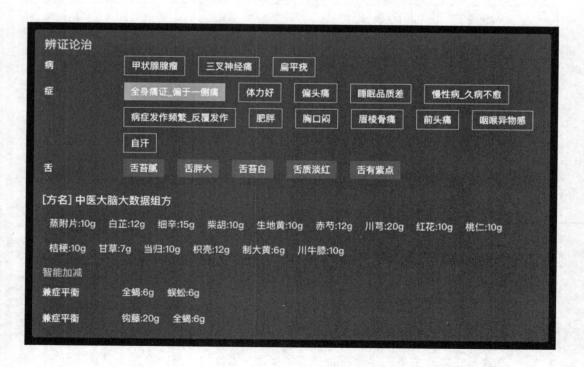

辨证论治

病　　甲状腺腺瘤　三叉神经痛　扁平疣

症　　全身痛证_偏于一侧痛　体力好　偏头痛　睡眠品质差　慢性病_久病不愈
　　　病症发作频繁_反覆发作　肥胖　胸口闷　眉棱骨痛　前头痛　咽喉异物感
　　　自汗

舌　　舌苔腻　舌胖大　舌苔白　舌质淡红　舌有紫点

[方名] 中医大脑大数据组方

蒸附片:10g　白芷:12g　细辛:15g　柴胡:10g　生地黄:10g　赤芍:12g　川芎:20g　红花:10g　桃仁:10g

桔梗:10g　甘草:7g　当归:10g　枳壳:12g　制大黄:6g　川牛膝:10g

智能加减

兼症平衡　　　　全蝎:6g　蜈蚣:6g

兼症平衡　　　　钩藤:20g　全蝎:6g

【 本诊方剂整体药对结构分析 】

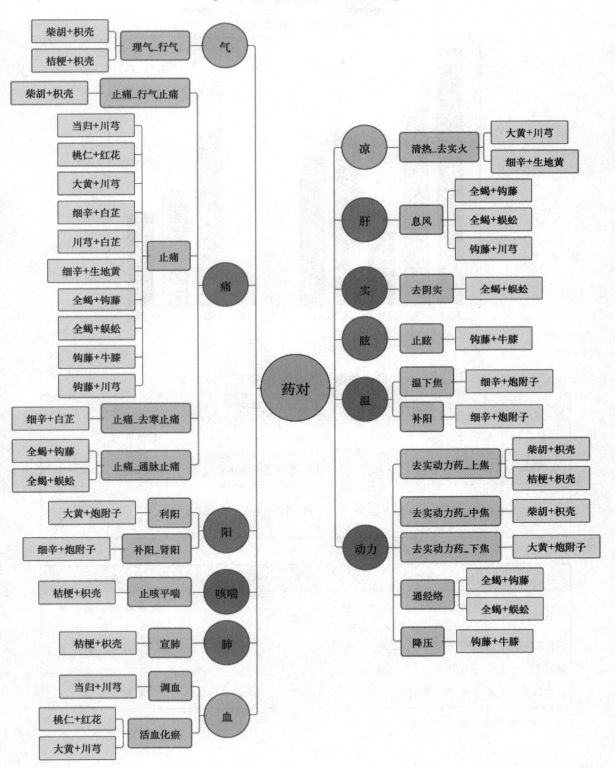

【方剂药性分析】

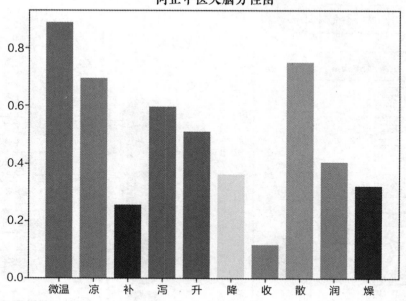

问止中医大脑方性图

【单味药药性分布图】

	温热药	平药	寒凉药
补药	川芎☂、当归☂、蒸附片☀		生地黄☂
平药	蜈蚣	甘草☂、川牛膝☀、全蝎	
泻药	红花☂、细辛☀、白芷☀	桔梗、桃仁☂	枳壳、赤芍☂、大黄☀、柴胡☀、钩藤

	升性药	平药	降性药
散性药	川芎☂、桔梗、当归☂、枳壳、柴胡☀、白芷☀、全蝎	赤芍☂	川牛膝☀、桃仁☂、红花☂、细辛☀
平药		蜈蚣	钩藤
收性药	生地黄☂、蒸附片☀	甘草☂	大黄☀

（注：☀：燥性药，☂：湿性药）

【药性之说明】

诚如医者在说明中提到的，之前的方剂着重在寒凝瘀滞的处理，而现在直接以痛证为重点来处理，在方性的改变上最大的就是泻性增强以及散性的大幅提升。

本诊的方中有大量偏泻的药物：红花、细辛、白芷、桔梗、桃仁、枳壳、赤芍、大黄、柴胡、钩藤；更有为数甚多偏散的药物：川芎、桔梗、当归、枳壳、柴胡、白芷、全蝎、赤芍、川牛膝、桃仁、红花、细辛。这说明了在处理体质偏失之后，中医大脑针对病根发起全面进攻。当然，这也取得了很好的疗效。

【本诊方剂的组成方剂结构分析】

重要结构符合方剂

结构符合方剂	方剂组成	药数
血府逐瘀汤	桃仁、红花、当归、生地黄、川芎、赤芍、牛膝、桔梗、柴胡、枳壳、甘草	11

可作为方根的结构符合方剂

结构符合方剂	方剂组成	药数
牙痛立效散	细辛、白芷、甘草	3
大黄附子汤	大黄、附子、细辛	3
桔梗汤	桔梗、甘草	2
大黄甘草汤	大黄、甘草	2
佛手散	川芎、当归	2
红蓝花酒	红花	1
甘草汤	甘草	1

另外再特别加上的单味药：全蝎、钩藤、蜈蚣。

【重要结构符合方剂说明】

在这个中医大脑所开出的方剂中，我们把所有结构符合方剂的组成排列如下，可以清楚地看到是血府逐瘀汤结构、牙痛立效散结构、大黄附子汤结构的组合。

血府逐瘀汤	桃仁	红花	当归	生地黄	川芎	赤芍	牛膝	桔梗	柴胡	枳壳	甘草				
牙痛立效散											甘草	细辛	白芷		
大黄附子汤												细辛		大黄	附子
桔梗汤								桔梗			甘草				
大黄甘草汤											甘草			大黄	
佛手散			当归		川芎										
红蓝花酒		红花													
甘草汤											甘草				

血府逐瘀汤结构的说明在前面已经提过，我们就来说明一下大黄附子汤结构和牙痛立效散结构。

大黄附子汤是一个温下剂，其功能是温里散寒、通便止痛。可用于胁下或腰脚的一侧，因堵塞或寒实而发生疼痛，多为便秘，脉紧而弦，腹部并不太紧张和充实，舌上多为有苔。临床上只要遇到全身疼痛偏于一侧的，多可运用此方来治疗。

牙痛立效散是中医大脑根据后台资料学习设计出的新组方，本方原来的适用证是牙痛，尤其是龋齿引起的牙痛。一般吃完药的止痛效果为三小时。其中细辛、白芷是止牙痛、三叉神经痛的要药，加甘草可以延长止痛的时间。所以这个方剂结构可被视为治疗三叉神经痛的要方！

　　此外，医者根据中医大脑智能加减的建议另外加入了全蝎、钩藤、蜈蚣，以下是这些单味药的说明列表：

单味药	主治	应用
全蝎	息风止痉，攻毒散结，通络止痛	1. 用于痉挛抽搐。2. 用于疮疡肿毒，瘰疬结核。3. 用于风湿顽痹、顽固性偏正头痛
钩藤	息风止痉，清热平肝	1. 用于肝风内动，惊痫抽搐。2. 用于头痛，眩晕
蜈蚣	息风止痉，攻毒散结，通络止痛	1. 用于痉挛抽搐。2. 用于疮疡肿毒、瘰疬、结核。3. 用于风湿顽痹。4. 用于顽固性头痛

　　一周后随访，C 女士反馈 H 阿姨的疼痛程度明显减轻，原喉咙及胸口堵闷感也均有减轻。见疗效满意，我继续效不更方，守方续进。

随访跟进，疗效稳定

　　到了第五诊（距离首诊月余），H 阿姨已服用复诊方 2 周，反馈吃饭及说话时已不觉疼痛，唯洗脸受凉、受搓时略有痛感，部位以左太阳穴附近为主，胸闷及咽喉闷堵感均已缓解。

　　沟通过程中，C 女士反映"我妈自觉疗效不错，已无明显影响正常生活的疼痛感，主动提出来要暂停服药了"。

　　这个想法被我明确否决，我告知 C 女士目前 H 阿姨的病情还未彻底稳固，此时停药很可能会很快反弹，导致前功尽弃，嘱其做好开导工作。经过劝说，H 阿姨同意继续服用一周药。后续因 H 阿姨的依从性问题，很遗憾未再继续复诊治疗。

　　首诊后第 3 个月，同时也是距 H 阿姨停药后一个半月，我进行了随访，得知 H 阿姨经 5 诊治疗后疗效稳定，仅在"洗脸、吃第一口饭时还有触电感，其他时间还好"。

　　我建议 C 女士劝说 H 阿姨继续来治疗，以帮她尽量彻底解决疼痛，奈何老人家依从性不高，未再进行收尾治疗。

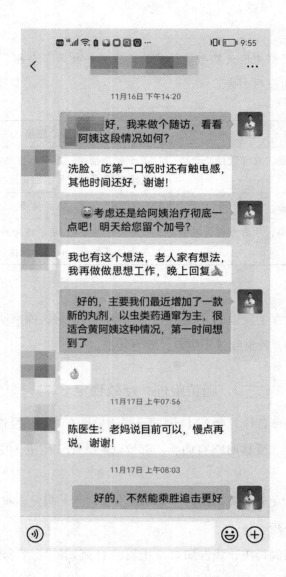

感到惋惜之余，我也感慨并非医患之间都能以疗效为唯一指向而双向奔赴，中间还隔着太多的因素。但若患者愿意给予足够的诚意和配合，医者也一定会尽力予以精益求精的疗效回馈！

===== 按 =====

本案虽无明显的"身冷畏寒""遇寒加重"等一般寒象症状及体征，但中医大脑却很自然地分析定位出"从寒瘀论治"的思路，取得疗效。

究其学理，《素问·痹论》已明示，"痛者寒气多也，有寒故痛也"，且论痛专篇

《素问·举痛论》探讨的 14 种疼痛辨证诊断中，寒邪就占了 13 种，均指出疼痛的病因主要为寒邪。

正常情况下，经脉流行不止、环周不休，气血又"喜温而恶寒，寒则涩不能流"（《素问·调经论》），故一旦寒气入经，则易由于寒性收引凝滞，使得筋脉拘急、脉络蜷缩，气血凝涩而瘀血内生，从而产生疼痛。

对治顽固性三叉神经痛，在行气祛瘀之药中配伍辛窜散寒、温经通脉的大黄、附子、蜈蚣、全蝎等药，可谓切中根本病机而治，故能取效确切。

【本医案之整体分析】

三叉神经痛是现代医学的名词，但是在中医的古籍中就有说明和治疗记载。此病在中医被称为"面风""面痛"等，诱发之因多系风、寒、湿、热等外邪侵袭。成因复杂且证型也比较多。根据中医大脑针对三叉神经痛有效医案的大数据分析来看，其与经方相关的方剂统计起来有四逆汤、大柴胡汤、当归四逆汤、芍药甘草汤、附子汤、大黄黄连泻心汤、当归四逆加吴茱萸生姜汤、桂枝茯苓丸、桃核承气汤、葛根汤、五苓散、柴胡加龙骨牡蛎汤等。

中医在三叉神经痛治疗中并没有单一专方治疗的情形，而是会根据不同的体质表现而有很大的制方差异。我们分析中医大脑大数据库中的这些方剂的方向，制表如下：

【方剂寒热补泻分布表】

	温热药	平药	寒凉药
补药	四逆汤，当归四逆汤↑，附子汤☀，当归四逆加吴茱萸生姜汤↑，葛根汤↑，柴胡加龙骨牡蛎汤☀		大柴胡汤☀，芍药甘草汤☂
平药			
泻药			大黄黄连泻心汤☀，桂枝茯苓丸，桃核承气汤↑，五苓散☀

【方剂升降补泻动力分布表】

	升性药	平药	降性药
散性药	葛根汤☂		桂枝茯苓丸，桃核承气汤☂，五苓散☀
平药	四逆汤		当归四逆加吴茱萸生姜汤☂
收性药	附子汤☀	芍药甘草汤☂	大柴胡汤☀，当归四逆汤☂，大黄黄连泻心汤☀，柴胡加龙骨牡蛎汤☀

　　根据上面的表格，我们可以发现其方性的分布有寒性也有热性，有补性也有泻性。但是应用偏降性药的方剂居多，因此可以推知此病多因气机积滞在上而不降所致，因此使用攻下法或调整上实下虚的体质是治疗本病的关键。

　　当然除了大的方剂结构之外，还有一些药对也和三叉神经痛的治疗有关系，我们也根据中医大脑大数据库中有效医案中的内容，分析整理如下：

【与三叉神经痛治疗相关的药对】

相关药对	同时能治三叉神经痛之外的相关症状
大黄＋川芎	发热、眼睛痛、耳痛、头皮屑增多或生疮
细辛＋生地黄	头痛、偏头痛、牙痛、舌疮、口疮、月经崩漏、子宫出血、上焦郁热、口腔溃烂
蒺藜＋僵蚕	眩晕、头痛、面色暗
僵蚕＋地龙	癫痫、痴呆、中风后遗症、头痛、偏头痛、口眼歪斜、小儿惊风、肌肉抽搐－肌肉痉挛、四肢抽搐、发热、慢性病－久病不愈、支气管哮喘
全蝎＋钩藤	慢性病－久病不愈、前头痛、偏头痛、头痛、颜面神经麻痹、周围性颜面神经麻痹、眩晕、面肌痉挛、面瘫、小儿惊痫麻痹、高血压、动脉硬化
川芎＋白芷＋菊花	头痛、眩晕、视线模糊、偏头痛、眼睛痛、眼易流泪、面瘫、面神经麻痹、面肌痉挛、糖尿病性眼底病变

　　在不断分析中医大脑大数据库时，我们也看到了中医在对治各种疾病过程中的发展性。在悠远的中医历史中，先人一点一滴地累积出中医治疗的有效成果。如果再配合中医大脑大数据库的快速累积，我们相信一定可以分析和梳理出更多更新的理法方药，这将展开中医克服各种病症的新篇章。

·医案 18·

25 年前遭外伤，如今治瘀血内伤靠中医

瘀血是指体内的血液瘀滞凝固于一个固定位置所产生的一连串的病症，在中医学里面，我们可依发生的部位分成两部分：

1. 恶血：瘀于经脉之外而存在身体组织间隙的坏死血液，也有人把它称之为败血。

2. 蓄血：血液运行受阻而淤积在血管内部或器官内的瘀血。

而引起瘀血的原因相当多，大致可分为：

1. 因病致瘀。

2. 外伤致瘀。

3. 月经不畅致瘀。

4. 寒凝气滞致瘀。

而在临床的表现上有几个方向：

●在肌肤有暗色的板块或呈干燥鳞块。

●在身体躯干或四肢会有固定性的疼痛（瘀血疼痛的特性是有固定点）。

●吐血块或有血便，而且这时的血块或血便都呈现暗黑的颜色。

●在躯体的正面会有小腹胀硬及胸胁胀痛的表现。

●在神志上也会存在善忘、惊狂的现象。

因此，有很多长期且错综复杂的疾病，往往在辨证之后可以发现和瘀血有密切的关系，而中医在瘀血的治疗上有非常丰富的经验和极深的研究。

A 先生在 25 年前因外伤后开始觉得前胸后背堵，并出现一系列兼症不适的症状。在治疗中，他的排病反应比较不一样，会在胸前后背等处出现小红点，自觉从瘀堵的地方发出来。

我称他的病为："受内伤了。"

用他自己的话形容：感觉像被厚厚的牛皮纸堵住了，阻塞感、不通感、卡压感、牵扯感很强烈。

同时伴有的兼症：便秘；鼻涕鼻塞、痰很多；胸闷、心烦、全身倦怠；后背胀、背部僵硬；肠胀气；全身痛症主要表现在左边等。

因不适的部位多，A 先生怕描述不清楚，所以在图上标出具体瘀堵的路线图给我。画圈圈的部位就是堵得厉害的地方。

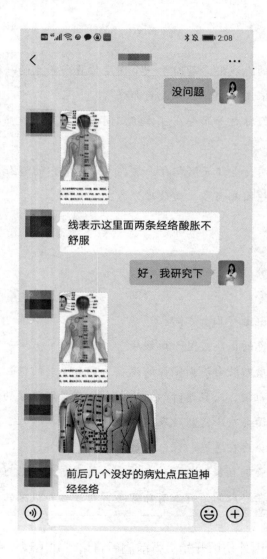

A 先生起初在另一位医生那边治疗过一段时间，有所好转后自觉进入瓶颈期，于是转入我这边。看诊前自述：

　　本人于 1996 年 5 月因劝架被人把左手吊在门上，前后严重挫伤，后多处求诊效果甚微。现在一位中医生开了个方子效果强些，但他说我病情复杂，年数太长，伤了肋骨神经，很难痊愈。

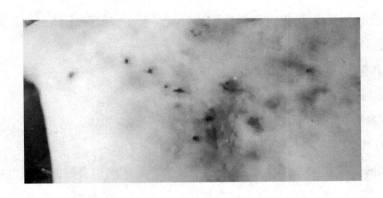

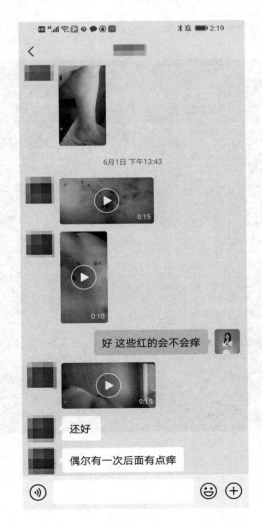

初诊

---

25 年前受外伤后，左侧肩胛骨缝胸椎旁 1.5 寸左右僵硬压痛，后开始出现咳嗽，以前痰多，服药后减少了。

左小腹堵塞感，左睾丸下坠。

既往很难排气，大便一天 3 ~ 4 次，排不干净。

胸堵，左肩胛骨外侧和腋窝中间堵，肩胛骨下发木发紧，自觉有牛皮纸蒙蔽感；胸部后背伴有红点瘀点。右肩膀现无不适。

我当时判断 A 先生的病症根源就在那场外伤，导致胸中有瘀血，一直停留不去。

"久病多瘀，怪病多瘀。"因此我直接推高主症"胸中瘀血"，中医大脑开具处方，并配合问止制剂——大黄䗪虫丸。

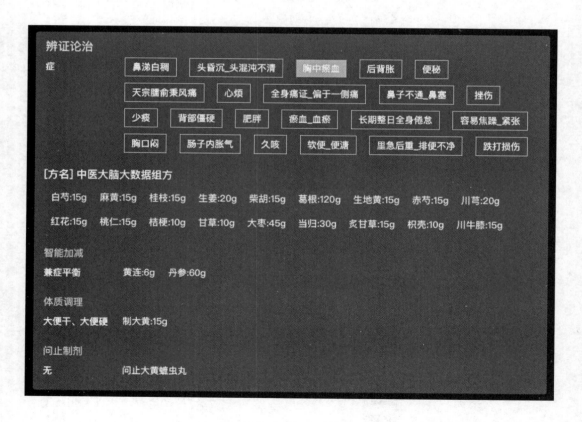

辨证论治

症

鼻涕白稠 | 头昏沉_头混沌不清 | 胸中瘀血 | 后背胀 | 便秘
天宗膻俞秉风痛 | 心烦 | 全身痛证_偏于一侧痛 | 鼻子不通_鼻塞 | 挫伤
少痰 | 背部僵硬 | 肥胖 | 瘀血_血瘀 | 长期整日全身倦怠 | 容易焦躁_紧张
胸口闷 | 肠子内胀气 | 久咳 | 软便_便溏 | 里急后重_排便不净 | 跌打损伤

[方名] 中医大脑大数据组方

白芍:15g　麻黄:15g　桂枝:15g　生姜:20g　柴胡:15g　葛根:120g　生地黄:15g　赤芍:15g　川芎:20g

红花:15g　桃仁:15g　桔梗:10g　甘草:10g　大枣:45g　当归:30g　炙甘草:15g　枳壳:10g　川牛膝:15g

智能加减
兼症平衡　　黄连:6g　丹参:60g

体质调理
大便干、大便硬　制大黄:15g

问止制剂
无　　问止大黄蟅虫丸

【本诊方剂整体药对结构分析】

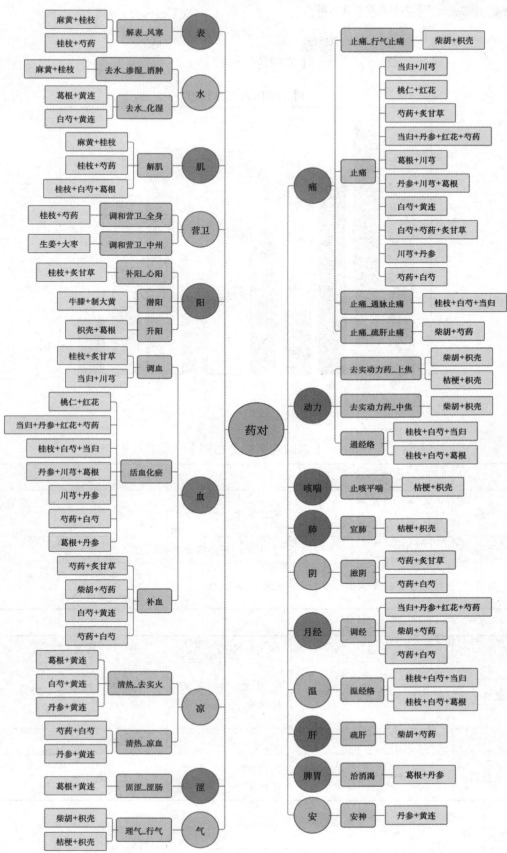

注: 此图中的"芍药＋白芍"是电脑系统自动生成药对, 与"赤芍＋白芍"同义。

【方剂药性分析】

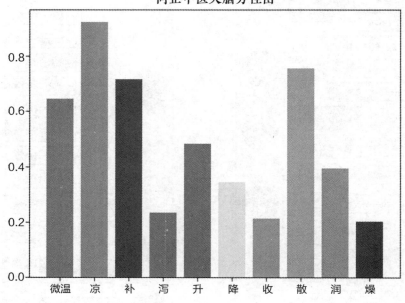

问止中医大脑方性图

【单味药药性分布图】

	温热药	平药	寒凉药
补药	大枣 ⬆，川芎 ⬆，当归 ⬆，桂枝 ☀，生姜 ☀	炙甘草 ⬆	白芍 ⬆，生地黄 ⬆，葛根，丹参
平药		甘草 ⬆，川牛膝 ☀	
泻药	红花 ⬆，麻黄 ☀	桔梗，桃仁 ⬆	枳壳，赤芍 ⬆，柴胡 ☀，制大黄 ☀，黄连 ☀

	升性药	平药	降性药
散性药	川芎 ⬆，桔梗，当归 ⬆，枳壳，柴胡 ☀，生姜 ☀，葛根	赤芍 ⬆，麻黄 ☀，桂枝 ☀	川牛膝 ☀，桃仁 ⬆，红花 ⬆，丹参
平药			制大黄 ☀
收性药	生地黄 ⬆	白芍 ⬆，甘草 ⬆，炙甘草 ⬆	大枣 ⬆，黄连 ☀

（注：☀：燥性药，⬆：湿性药）

【药性之说明】

我们从药性上来看，中医大脑所开出的这个方剂不但有偏热还有偏寒的药，有补药也有泻药，有升药、降药也有散药、收药，有润药也有燥药，而且分布比较平均。可以看出本方在药性上有多功能多方向的发展，这也符合我们一开始提到瘀血所产生的疾病的复杂性。瘀血不但会导致身体四肢和脏腑出现症状，甚至还会导致神志方面出现问题。这也就是为什么我们在治疗瘀血问题的用药上会呈现出多样化的药性，这一点值得注意。

【本诊方剂的组成方剂结构分析】

重要结构符合方剂

结构符合方剂	方剂组成	药数
血府逐瘀汤	桃仁、红花、当归、生地黄、川芎、赤芍、牛膝、桔梗、柴胡、枳壳、甘草	11
葛根汤	葛根、麻黄、大枣、桂枝、芍药、炙甘草、生姜	7
桂枝加葛根汤	桂枝、芍药、生姜、炙甘草、大枣、葛根	6
桂枝汤	桂枝、芍药、炙甘草、生姜、大枣	5
桂枝加芍药汤	桂枝、芍药、炙甘草、大枣、生姜	5
桂枝加桂汤	桂枝、芍药、生姜、炙甘草、大枣	5
桂枝去芍药汤	桂枝、大枣、生姜、炙甘草	4
排脓汤	甘草、桔梗、大枣、生姜	4

可作为方根的结构符合方剂

结构符合方剂	方剂组成	药数
芍药甘草汤	芍药、炙甘草	2
甘草麻黄汤	甘草、麻黄	2
桔梗汤	桔梗、甘草	2
桂枝甘草汤	桂枝、炙甘草	2

另外再特别加上的单味药：黄连、丹参、制大黄。

【重要结构符合方剂说明】

在中医大脑所开出的这个方剂中，我们看到了血府逐瘀汤这个方剂结构，当然因为我们选取的主症是胸中瘀血，中医大脑会往这个方向发展是合理的。但是我们又看到了整个葛根汤的结构（虽然本方有桂枝汤的结构在其中，但是因为葛根和麻黄的出现，我们还是认为葛根汤才是本方的结构所在），这代表着中医大脑想要借着葛根汤放松骨骼肌的作用，改善躯体僵硬疼痛的症状。我们知道葛根汤是外感无汗恶寒项背强急时之发汗剂，但同时在临床上也常用来治疗肌肉紧张拘急的问题。

再来看本方中最主要的血府逐瘀汤结构。血府逐瘀汤出自清代王清任先生的《医林改错》这本书，其功用是活血化瘀、行气止痛。适用症状是胸中血瘀、血行不畅所致胸痛、头痛日久不愈、痛如针刺而有定处，或呃逆日久不止，或内热烦闷、心悸失眠、急躁善怒、入暮渐热，舌质黯红、舌边有瘀斑或舌面有瘀点，唇暗或两目暗黑，脉涩或弦紧。本方以活血祛瘀为主，辅以疏肝行气，适用于瘀血内阻偏于胸胁部者，即王清任先生所称"胸中血府血瘀"之证。

在这个完整结构之外，我们必须注意，还有三个没有办法放进任何方剂结构的单味药，这也有其特殊的功能。其中，黄连可以清热燥湿、泻火解毒，丹参用来活血调经、凉血消痈、清心安神，两者合用主要可治疗神经衰弱，因心火亢盛、内扰心神所致之心烦、失眠等问题。大黄在这里除了用来治疗便秘以外，更重要的是用来活血化瘀，酒制过后的大黄更有助于荡涤凝瘀败血、导瘀下行。值得注意的是，本方重用葛根至120g可加强治疗颈椎病和肩背僵硬疼痛的问题。丹参入心，重用至60g，更有助于大黄化掉胸中的瘀血。

二诊及以后

二诊时，A 先生病情便出现好转，瘀堵的地方发出来了。

三诊时 A 先生的自述如下：

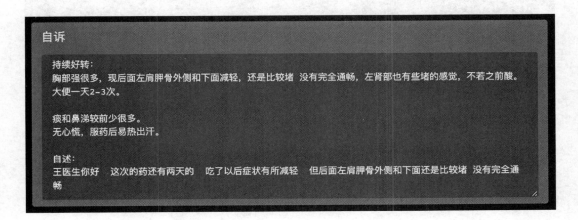

自诉

持续好转：
胸部强很多，现后面左肩胛骨外侧和下面减轻，还是比较堵 没有完全通畅，左肾部也有些堵的感觉，不若之前酸。
大便一天2-3次。

痰和鼻涕较前少很多。
无心慌，服药后易热出汗。

自述：
王医生你好　这次的药还有两天的　吃了以后症状有所减轻　但后面左肩胛骨外侧和下面还是比较堵 没有完全通畅

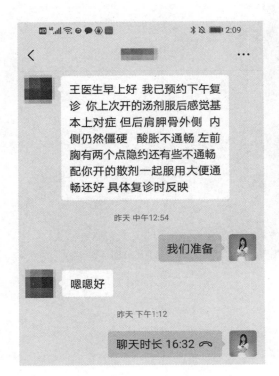

王医生早上好 我已预约下午复诊 你上次开的汤剂服后感觉基本上对症 但后肩胛骨外侧 内侧仍然僵硬 酸胀不通畅 左前胸有两个点隐约还有些不通畅 配你开的散剂一起服用大便通畅还好 具体复诊时反映

昨天 中午12:54

我们准备

嗯嗯好

昨天 下午1:12

聊天时长 16:32

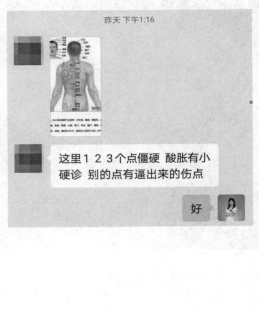

昨天 下午1:16

这里 1 2 3 个点僵硬 酸胀有小硬诊 别的点有逼出来的伤点

好

A 先生服药到第七诊的反馈：

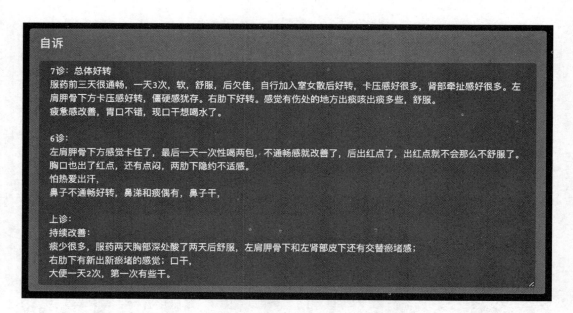

自诉

7诊：总体好转
服药前三天很通畅，一天3次，软，舒服，后欠佳，自行加入室女散后好转，卡压感好很多，肾部牵扯感好很多。左肩胛骨下方卡压感好转，僵硬感犹存。右肋下好转。感觉有伤处的地方出痰咳出痰多些，舒服。
疲惫感改善，胃口不错，现口干想喝水了。

6诊：
左肩胛骨下方感觉卡住了，最后一天一次性喝两包，不通畅感就改善了，后出红点了，出红点就不会那么不舒服了。
胸口也出了红点，还有点闷，两肋下隐约不适感。
怕热爱出汗，
鼻子不通畅好转，鼻涕和痰偶有，鼻子干，

上诊：
持续改善
痰少很多，服药两天胸部深处酸了两天后舒服，左肩胛骨下和左肾部皮下还有交替瘀堵感；
右肋下有新出新瘀堵的感觉；口干，
大便一天2次，第一次有些干。

近期 A 先生胸部发出来的病灶已逐渐减少，且颜色变浅：

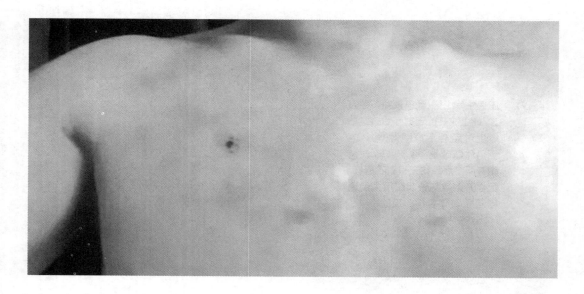

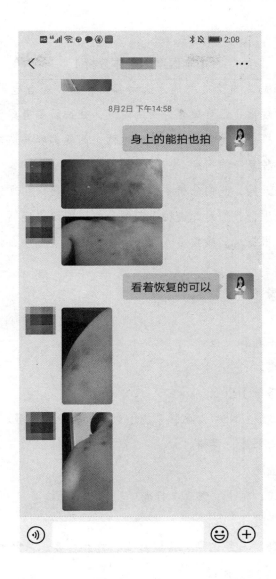

　　A先生现已服药2个月，因病情因素，A先生无法工作，到处求治，经济上也很困难，因其久病，我自然也希望他能尽快痊愈，所以我们配合得很好。

　　A先生同我讨论可否每次开5天，吃完看看效果，我考虑到剂量大，所以药费偏贵，于是同意每次只开5天的药，如果患者感到有所改善自然会配合后续治疗。但A先生自己服药后感觉有效，会在当地抓药续服，我告诉他："每次复诊我都会根据情况调整药物用量，这才是治病最快的方法。"

　　于是，A先生听从我的建议，积极配合治疗，每次复诊都是自行提前和我预约时间。目前A先生的病情稳步好转，祝他早日痊愈。患者能够尽快恢复健康，正常进行工作，是我们共同的心愿。

【本医案之整体分析】

很多时候，当病人身上的病痛怎么治都治不好，医者也觉得这个病特别奇怪，连通过辨证的规律也很难整合分析的时候，往往就要考虑两个大方向：一个是痰饮致病，另外一个就是瘀血致病了！这两个问题都容易造成身体的气血循环不通，因此导致各种复杂的病症。

在这个医案一开始，我们分析了瘀血所造成的问题，在这里想要跟大家统一说明瘀血的可能表现，我们对此进行了归纳分类以便读者查阅。在我们治疗遇到瓶颈的时候，可以根据这些线索思考和推断，也许只要把瘀血化开，很多问题就可以迎刃而解！

【疾病状态】病症夜间加重。

【热】潮热。

【小便】小便不利。

【大便】大便黑。

【心－心血管系统】出血。

【疾病及现代诊断：心－心血管系统】血小板减少性紫癜。

【胃及消化】心下痛，胃痛。

【腹】腹痛，噎膈。

【吐】干呕吞酸，呃逆、嗳气、打嗝。

【两性】慢性肾炎。

【经】月经不调、月经先期、月经过少、月经过多、月经淋漓不止、月经有血块、经痛、经前头痛、闭经。

【产】产后恶露未尽或恶露不下、产后宫缩痛、产后瘀血经闭、产后出血、产后身痛、产褥热－产后发热、胎衣不下。

【阴】癥瘕。

【神智】严重精神病变，癫痫，癫狂（狂躁型及抑郁型精神分裂症、反应性精神病），健忘，失忆症，痴呆（先天性痴呆、血管性痴呆、早老性痴呆或称阿尔茨海默病、一氧化碳中毒后痴呆）。

【中风】中风，中风后遗症，说话口齿不清。

【肩】肩膀酸痛，肩痛不举。

【胸腹】肋痛，腹中有硬块、痞块。

【全身】全身痛证。

【肤质】肌肤甲错。

【皮肤病】白疕、干癣，皮肤黑斑，肌衄、紫斑、肌肤出现青紫斑点。

【疾病及现代诊断：皮肤－表皮】银屑病。

【头】偏头痛。

【发】脱发、掉发。

【面】面色暗。

【疾病及现代诊断：眼】斜视。

【舌体】唇紫，舌有瘀点、舌有紫点、舌质紫、舌质暗、舌歪斜、舌底静脉怒张。

【脉诊：流畅性】涩脉。

【脉诊：强弱性】细脉。

【腹诊：下少腹】少腹压痛。

•医案 19•

喝药后，感觉肚子里有股力量，把内脏从左往右拉

心下满，证名，主要指胃脘部痞闷胀满。

对于心下满的治疗，在《伤寒全生集》中早有记载："凡心下满，以手按之则散而软者，此虚气也。如不发热者，以木香和中汤主之；若发热者，以小柴胡加枳实姜炒黄连去黄芩治之；若按之汩汩有声而软者，此停水也，用小半夏汤合减桂五苓散主之；若按之硬痛者，有宿食也，轻则消导，重则用承气下之。"

总之，对于心下满的治疗，中医认为是宜消不宜补，宜散不宜收。若有停滞，切忌寒凉生冷。若胸前真有凝结，即见烦躁谵语等症，则宜察食气痰凝，慎勿误认里热谵妄，误投凉剂攻下。大凡胸痛胃满，皆是上部之病，非下部肠病，故禁下法也。惟心下硬痛，大便不通者，方用攻下。

今天要讲的这则医案，是一位从楼上摔下而导致肚子往左边凸出的 Y 女士，在西医宣布无法治疗之后，她毅然决然地来到问止中医就诊。经过问止中医的主诊医师治疗，Y 女士的情况已经日渐好转。

————————| 一诊 |————————

Y 女士 8 年前从楼上摔下来，导致左边肚皮的内脂肪层破裂，当时她只是感觉左边肚子痛，随后到多家医院住院检查，但都没有检查出问题来。

直到 4 年前她去杭州医院检查，被一位刚实习转正的外科医生看诊之后告知，Y 女士的这种情况是由于皮肤表皮内的脂肪层断裂，导致内脏被往外挤出来，才使得整个肚子都是往左边移、右边肚子往内凹的情况。

　　虽然检查出了病因，但医生告知 Y 女士，这种情况是无法治疗的，即使 Y 女士做了修复手术，也不能保证一定能治好，而且还需住一段时间的监护室。听到这样的话，Y 女士当时果断拒绝治疗回了家。

　　但这两年 Y 女士的病情有所恶化，十分难熬，于是在女儿的陪同下，Y 女士来到了问止中医就诊。

　　据 Y 女士的女儿转述，Y 女士这两年病情加重，肚子更是往左边凸出去，而右边一直往里凹进去，一直感到痛和胀。尤其是晚上睡觉的时候，无论怎么睡都感觉不舒服。雪上加霜的是，Y 女士还有多处神经痛，经常痛到半夜而无法入眠，一直无法安睡。虽然 Y 女士起床站着会好些，可人不能不睡觉，肚子也是经常从晚上到白天一直在痛和胀，还伴有头晕、腰膝酸软、两腿无力、怕摔、不敢走路等症状。

　　我将 Y 女士的整体症状录入中医大脑后，中医大脑开具处方如下：

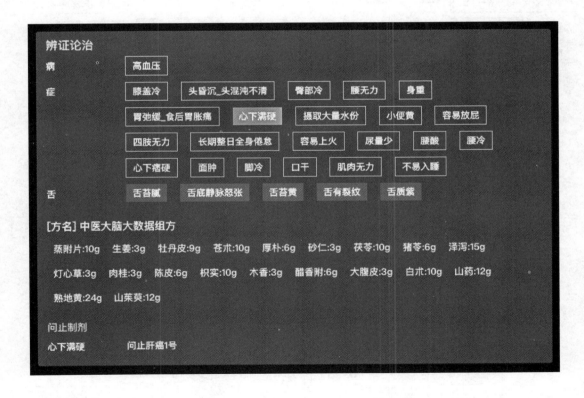

【本诊的整体药对结构分析】

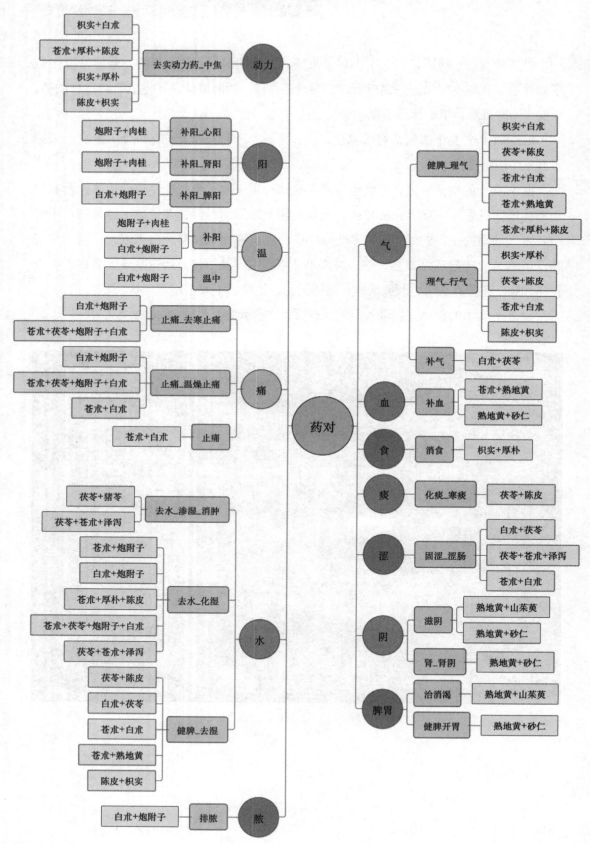

【方剂药性分析】

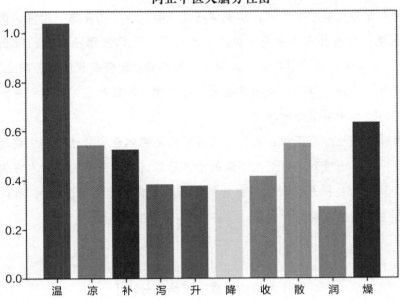

问止中医大脑方性图

【单味药药性分布图】

	温热药	平药	寒凉药
补药	肉桂 ☀，白术 ☀，砂仁 ☀，熟地黄 ☂，木香 ☀，山茱萸 ☂，蒸附片 ☀，生姜 ☀	山药 ☂，醋香附 ☀	
平药	陈皮 ☀，大腹皮	猪苓 ☀	
泻药	厚朴 ☀，苍术 ☀	茯苓 ☀	灯心草 ☀，牡丹皮，枳实 ☀，泽泻 ☀

	升性药	平药	降性药
散性药	苍术 ☀，生姜 ☀	肉桂 ☀，砂仁 ☀，牡丹皮，陈皮 ☀，木香 ☀，猪苓 ☀	厚朴 ☀，醋香附 ☀，枳实 ☀，泽泻 ☀
平药	灯心草 ☀	大腹皮	
收性药	蒸附片 ☀，熟地黄 ☂，山药 ☂	白术 ☀	茯苓 ☀，山茱萸 ☂

（注：☀：燥性药，☂：湿性药）

【药性之说明】

从中医学习大脑分析可见，从整体药性来看，本方剂偏温、偏燥，同时也有一些偏散性，而在补泻方面是偏补。前面说到心下痞宜消不宜补，但在本方中"所消者"为水湿，而"所补者"是阳气，这点要在此特别说明。补阳主要原因：虽然患者有心下满，但是也有很多症状指向阳虚，所以我们才会看到中医大脑在选方取药的过程中有这样的决定。

在单味药药性分布图中，我们可以看得出来温热药和散性药占主要地位，这呼应了我们在前面提到的针对心下满的治症思路。需要注意的是，本方偏燥的药物较多，其目的是提升脾胃的运化功能，因为"脾主运化而恶湿"，所以强化燥湿的能力有助于脾胃功能的恢复。

【本诊的组成方剂结构分析】

重要结构符合方剂

结构符合方剂	方剂组成	药数
分消汤	苍术、白术、茯苓、陈皮、厚朴、香附、猪苓、泽泻、枳实、大腹皮、砂仁、木香、灯心草、生姜	14
八味地黄丸	熟地黄、山药、山茱萸、茯苓、牡丹皮、泽泻、肉桂、附子	8
六味地黄丸	熟地黄、山茱萸、山药、泽泻、牡丹皮、茯苓	6

可作为方根的结构符合方剂

结构符合方剂	方剂组成	药数
猪苓散	猪苓、茯苓、白术	3
橘枳姜汤	陈皮、枳实、生姜	3
泽泻汤	泽泻、白术	2
橘皮汤	陈皮、生姜	2
枳术汤	枳实、白术	2

【重要结构符合方剂说明】

据中医学习大脑分析可见，本方剂结构主要来自地黄丸系列和分消汤。本方剂结构中使用地黄丸系列中的桂附地黄丸结构，主要就是为了补阳，唯有补足患者自身能量，才能令患者有能力实现自我身体的修复。

而在本方剂中又使用了药物动力特别强大的分消汤结构。分消汤来自明代《万病回春》，其可以被视为平胃散和五苓散结构的合方，在这个基础上再加上芳香健胃且理气、行气的单味药，整体形成了健胃宽中、行水去滞的功效。

二诊

Y 女士在服用了 5 剂汤药和丸药后，她惊喜地向我说道："肚子居然从左边往右边拉了一点回来，并且肚子痛、胀都有所缓解，脚也不是很冷了，膝盖酸也有所减缓，走路也好走了一些。"

Y 女士说，每次服用汤药后，躺床上休息时都能明显感觉到肚子里有股力量在从左往右拉，太神奇了！（下图中所记"肚子以前向右鼓"为录入系统时笔误）

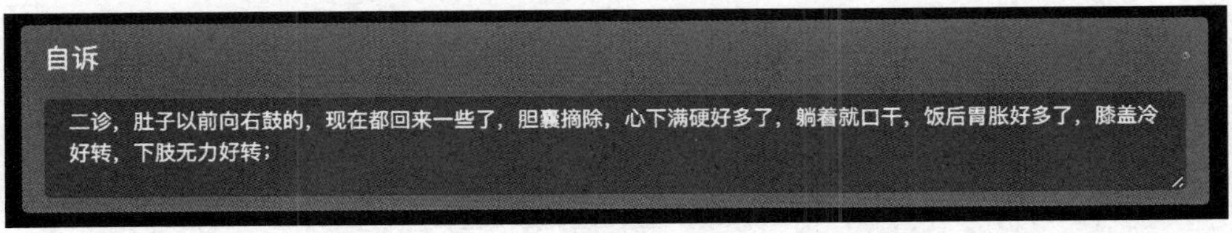

> **自诉**
>
> 二诊，肚子以前向右鼓的，现在都回来一些了，胆囊摘除，心下满硬好多了，躺着就口干，饭后胃胀好多了，膝盖冷好转，下肢无力好转；

那一年（7-8年前）从楼上摔下来，导致左边肚皮的内脂肪层破裂，当时只是左边肚子痛，多处住院检查，都没有检查出毛病来，直到3-4年前去杭州医院检查，被一位刚实习转正的外科医生看，说有碰到过这样的案例，是皮肤表皮内的脂肪层断裂，导致内脏往外挤出来，使整个肚子都是往左边移，右边肚子往内进去了！虽检查出病了，却被告知无法治疗，若动手十术做修手术怕是也不能保证一定能治好，且要住一段时间的监护室，听到这样的话当时果断的拒治疗回家了！可这病才开始，这两年病情加重，肚子更是往左边凸出去，而右边一直往里凹进去，一直痛、胀！晚上睡觉无论怎么睡都不舒服，更是多处神经痛，痛到半夜无法入眠，无法安睡，起床站着会好些，可人不能不睡，肚子也是有晚上痛、胀延长到白天也有痛、胀，头晕，两腿无力，腰膝酸软，不敢走路，怕摔！
在女儿的建议下试着来问止中医杨医生线上看诊，服用了5剂汤药和丸子药后，肚子居然从左边往右边拉了一点回来，并且肚子痛、胀都有所缓解，脚也不是很冷了，膝盖酸也有所减缓，走路也好走了一些！每次服用汤药后，躺床上休息时能明显感觉到肚子有股力量在从左往右拉！

问止中医，我信了，希望在我身边"开花结果"，能给更多的人健康！

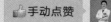

通过这两次的看诊，Y 女士更坚定了用中医治疗的信心。目前 Y 女士正在继续做进一步的治疗，我们期待更美好的结果。

【本医案之整体分析】

前文在做方剂结构分析的时候提到，中医大脑的用方强化了患者的阳气，并且提供了理气、去水的功用，这就是患者在肚子多年鼓胀之后得到缓解的关键。

气、血、水的平衡是我们身体健康的基础。当我们身体的能量过低的时候，对于身体有形物质的平衡功能就会下降。有时候我们不需要用到非常险峻的药物，只要能够帮助身体的动力上多推一步，就会有很好的效果。这也就是我们在之前两部中医大脑医案集中和大家分享的"药物动力学"的观念。以下是中医大脑的病机治则分析功能中关于本方剂相关动力药对的分析，可以看出中医大脑在用药思考中，有很多动力学方面的考虑。这是中医大脑的一个特色。通过本则成功案例可以看出，这样的思维方式具有很大的临床效益。

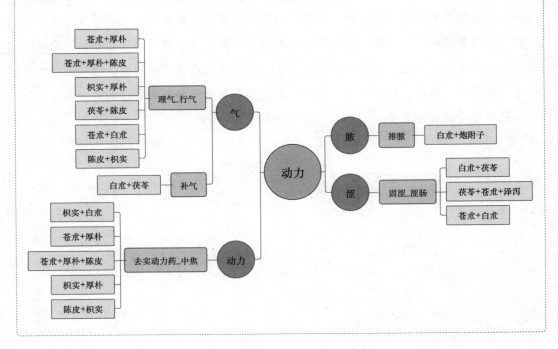

【疑难症综述】

一般而言，内脏移位属于西医外科的处理范畴，但在本医案中却通过中医内科用药的方式取得了令人惊奇的疗效。

为什么中医内科的手段能解决外科的问题？其实只要用方对应了体质和准确的方证，中药就能激发人体的自愈能力，因此患者服药后会感到有内脏的拉扯感而使畸变处自动复位。

很多西医认为需要外科手术才能解决的疾病，其实中医都能用内科用药的方式治疗，比如胆结石、肾结石、盲肠炎、肠梗阻、脱肛、疝气、子宫下垂，等等。古代其实没有内脏移位的病名，但却能通过望闻问切来诊断病证，进而精准用药。而本案例即属于中医鼓胀病的范畴。

人体气机循环是一个圆，只要有局部的病灶堵住，就能影响全身的一气循环，不管是用补药来升提，还是用攻下药来降，都是为了让人体的一气循环恢复，只要推动的能量大于人体一气循环的维持阈值，人体就能迅速展开自愈的功能。外治骨伤的手法复位，能帮助内科疾病的恢复；内科用药的能量推动，同样也能让筋骨复位。这些成功的治疗关键在于推动了人体自愈的钥匙，也就是加速了气的循环，而这也解释了为何本案所用之方用补肾气和理气燥湿的动力药可让内脏移位得以自动复位。

·医案 20·

绿色小便？肝胆报警

H 先生是一位白癜风患者，近些年来感觉身体每况愈下，感觉心容易发紧、发急，偶有心前区刺痛；大便溏，偏暗、黏，有一点排便不净；小便偏绿，尿量少；睡眠欠佳，半夜会醒；自觉跟压力相关，善太息（叹息）；心烦，手心烦热；有时会觉得皮肤患病处有漏气漏风的感觉。

食欲可，没有食后不适，没有恶心想吐和腹痛；没有右侧胁肋下不适；出汗情况正常；没有水肿；没有咳嗽咳痰；没有抽筋的情况。

H 先生对别的症状还没太在意，对自己的小便绿色比较关心。

不得不说，H 先生的直觉确实很对，小便绿色是大问题。当我们身体排出绿色的排泄物时，已经是肝胆在向我们发出求助的信号。因此初诊时我以"小便绿色"为主症，为患者选择处方如下：

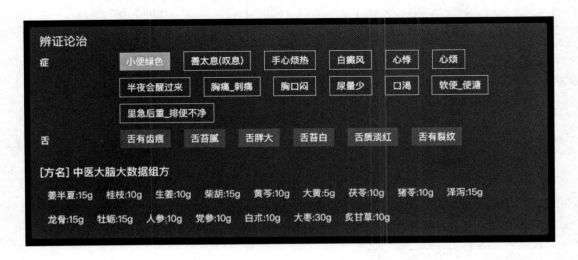

辨证论治

症　小便绿色　善太息(叹息)　手心烦热　白癜风　心悸　心烦
　　半夜会醒过来　胸痛_刺痛　胸口闷　尿量少　口渴　软便_便溏
　　里急后重_排便不净

舌　舌有齿痕　舌苔腻　舌胖大　舌苔白　舌质淡红　舌有裂纹

[方名]中医大脑大数据组方

姜半夏:15g　桂枝:10g　生姜:10g　柴胡:15g　黄芩:10g　大黄:5g　茯苓:10g　猪苓:10g　泽泻:15g

龙骨:15g　牡蛎:15g　人参:10g　党参:10g　白术:10g　大枣:30g　炙甘草:10g

【本诊方剂整体药对结构分析】

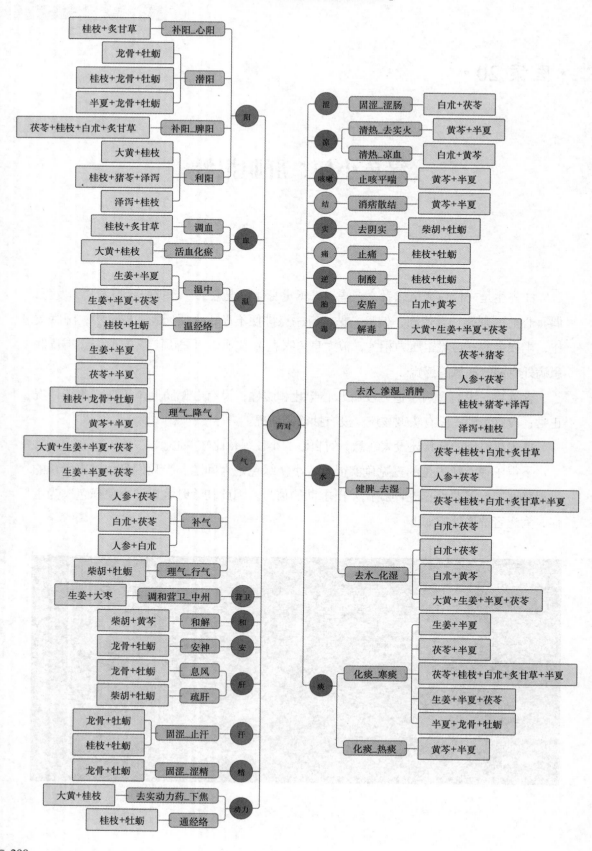

【方剂药性分析】

问止中医大脑方性图

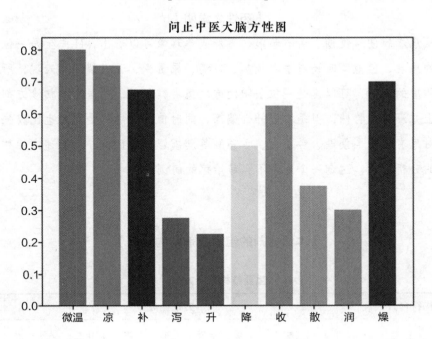

【单味药药性分布图】

	温热药	平药	寒凉药
补药	大枣 ☂，白术 ☀，姜半夏 ☀，人参 ☂，桂枝 ☀，生姜 ☀	党参 ☂，龙骨 ☀，炙甘草 ☂	牡蛎 ☀
平药		猪苓 ☀	
泻药		茯苓 ☀	大黄 ☀，泽泻 ☀，黄芩 ☀，柴胡 ☀

	升性药	平药	降性药
散性药	柴胡 ☀，生姜 ☀	猪苓 ☀，桂枝 ☀	姜半夏 ☀，泽泻 ☀
平药			
收性药	党参 ☂，人参 ☂	白术 ☀，牡蛎 ☀，炙甘草 ☂	大枣 ☂，大黄 ☀，龙骨 ☀，茯苓 ☀，黄芩 ☀

（注：☀：燥性药，☂：湿性药）

【药性之说明】

从患者软便－便溏、舌有齿痕、舌胖大等现象可以看出，H先生是一位阳虚体质的患者，但他同时还有手心烦热、口渴、尿量少、舌有裂纹等表现，所以他也有阴虚的问题，可以说是一位阴阳两虚的患者。所以，中医大脑初诊方剂的寒热性上并没有很特殊，但是本方补性偏高，同时值得注意的是燥性也比较强，这是针对患者软便－便溏、舌苔白、舌苔腻等脾虚湿盛的症状。从上述方性和临床表现的分析来看，这是一个比较不容易治疗的病例。

【本诊方剂的组成方剂结构分析】

重要结构符合方剂

结构符合方剂	方剂组成	药数
柴苓汤	柴胡、黄芩、生姜、半夏、人参、大枣、炙甘草、猪苓、茯苓、白术、泽泻、桂枝	12
柴胡加龙骨牡蛎汤	柴胡、半夏、茯苓、桂枝、人参、黄芩、大枣、生姜、龙骨、牡蛎、大黄	11
小柴胡汤	柴胡、黄芩、人参、炙甘草、半夏、生姜、大枣	7
四君子汤	人参、白术、茯苓、炙甘草、生姜、大枣	6
五苓散	猪苓、泽泻、白术、茯苓、桂枝	5
茯苓甘草汤	茯苓、桂枝、生姜、炙甘草	4
茯苓桂枝甘草大枣汤	茯苓、桂枝、炙甘草、大枣	4
苓桂术甘汤	茯苓、桂枝、白术、炙甘草	4
桂枝甘草龙骨牡蛎汤	桂枝、炙甘草、牡蛎、龙骨	4
桂枝去芍药汤	桂枝、大枣、生姜、炙甘草	4

可作为方根的结构符合方剂

结构符合方剂	方剂组成	药数
猪苓散	猪苓、茯苓、白术	3
小半夏加茯苓汤	半夏、生姜、茯苓	3
半夏散及汤	半夏、桂枝、炙甘草	3
泽泻汤	泽泻、白术	2
桂枝甘草汤	桂枝、炙甘草	2
小半夏汤	半夏、生姜	2

【重要结构符合方剂说明】

中医大脑在这一诊中所设计的方剂组成比较复杂，我们可以看得出来本方主要是小柴胡汤、五苓散、柴胡加龙骨牡蛎汤等结构的合方，也可视作是柴胡加龙骨牡蛎汤和五苓散的合方（再加炙甘草）。诚如前面所说的，这位患者是阴阳两虚且有水液代谢的问题。患者小便绿色的主症，也提示我们他可能有肝胆或肾方面的问题。

方中的柴胡加龙骨牡蛎汤是小柴胡汤减去甘草，再加入桂枝、茯苓、龙骨、牡蛎、大黄而成。这是在小柴胡汤对治柴胡症的基础上加入镇静效果较强的龙骨和牡蛎，再添加平冲降逆的桂枝、制止腹部动悸的茯苓、攻下瘀结的大黄所组成。由于本方为小柴胡汤之变方，故大体上应属于治疗热证、虚证的方剂，然而当寒热不明确时，此方也可广泛使用。这个方剂最重要的药对是"桂枝、龙骨、牡蛎"的结构，在我们之前的医案中已经说明了这三者在《伤寒杂病论》中基本都是同时出现，所以龙骨、牡蛎要发挥作用需要通过桂枝的力量配合。

五苓散是治疗湿证的代表方剂。适用本方的症状是胃内（或其他体腔内）停水，气上冲，或有表证（如恶寒、发热、头痛等），又大多数兼有口渴和小便不利，且由于气上冲而引起呕吐，或口吐涎沫，或发生激烈的头痛和眩晕，而有表热症状，脉象以浮脉居多，发热时则为浮数（提示可能有表证）。

值得一提的是，本方中有小柴胡汤和五苓散的合方结构，此合方又称为柴苓汤，多用于烦渴、下利、暑中疫病，还可应用于肾病、肝病等，可以治疗本诊中患者小便绿色的问题。

　　两诊过后，H先生觉得周身轻松了很多，不再心悸、心烦和手心烦热。但是小便由绿转为黄中稍带绿色，尿量少。

　　由此可见，治疗过程中的切入点很重要，中医不必"头痛治头，脚痛治脚"。木生火，一招"釜底抽薪"同样可以解决"心火"的问题。

　　患者尿量少会导致尿液浓缩，影响代谢的速度，因此三诊时我以"尿量少"为主症，给出如下处方：

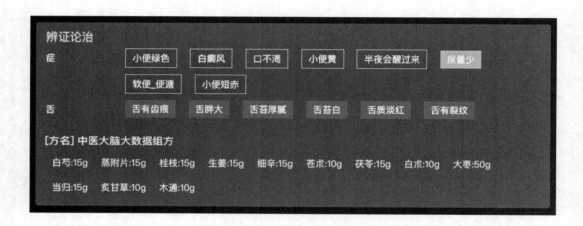

辨证论治

症　　小便绿色　白癜风　口不渴　小便黄　半夜会醒过来　尿量少

　　　　软便_便溏　小便短赤

舌　　舌有齿痕　舌胖大　舌苔厚腻　舌苔白　舌质淡红　舌有裂纹

[方名] 中医大脑大数据组方

白芍:15g　蒸附片:15g　桂枝:15g　生姜:15g　细辛:15g　苍术:10g　茯苓:15g　白术:10g　大枣:50g

当归:15g　炙甘草:10g　木通:10g

【本诊方剂整体药对结构分析】

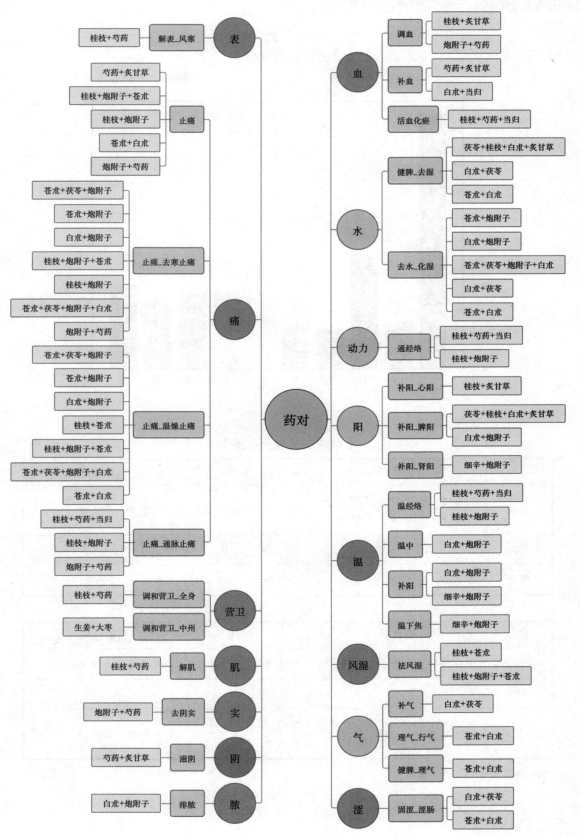

【方剂药性分析】

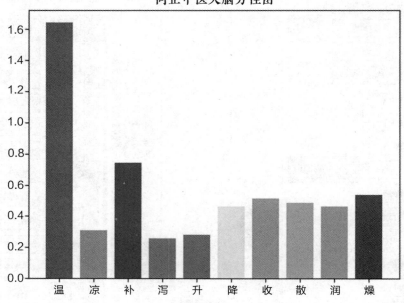

问止中医大脑方性图

【单味药药性分布图】

	温热药	平药	寒凉药
补药	大枣☂，白术☀，蒸附片☀，桂枝☀，生姜☀，当归☂	炙甘草☂	白芍☂
平药			
泻药	细辛☀，苍术☀	茯苓☀	木通☀

	升性药	平药	降性药
散性药	生姜☀，当归☂，苍术☀	桂枝☀	细辛☀，木通☀
平药			
收性药	蒸附片☀	白芍☂，白术☀，炙甘草☂	大枣☂，茯苓☀

（注：☀：燥性药，☂：湿性药）

【药性之说明】

不同于初诊时的方剂药性，中医大脑在这一诊里所设计的方剂偏温补性，代表着中医大脑在这一诊中以调整阳虚为主。面对阴阳两虚的患者，我们往往先从治疗阳虚入手，这就是经方大家倪海厦先生提出的"阳盛阴自回"的道理，换句话说，只要先恢复身体的能量和功能，身体自然就有能力补充不足的阴液。所以在这一诊中我们可以看到大量的温补药如桂枝、蒸附片（炮附子）、白术、当归、生姜、大枣等。

【本诊方剂的组成方剂结构分析】

重要结构符合方剂

结构符合方剂	方剂组成	药数
当归四逆汤	当归、桂枝、芍药、细辛、炙甘草、木通（取代通草）、大枣	7
桂枝去桂加茯苓白术汤	芍药、炙甘草、生姜、大枣、茯苓、白术	6
桂枝加附子汤	桂枝、芍药、大枣、生姜、炙甘草、炮附子	6
真武汤	茯苓、芍药、白术、生姜、炮附子	5
白术附子汤	白术、炙甘草、炮附子、生姜、大枣	5
桂枝附子汤	桂枝、炮附子、生姜、炙甘草、大枣	5
桂枝汤	桂枝、芍药、炙甘草、生姜、大枣	5
桂枝去芍药加附子汤	桂枝、炮附子、炙甘草、生姜、大枣	5
桂枝加芍药汤	桂枝、芍药、炙甘草、大枣、生姜	5
桂枝加桂汤	桂枝、芍药、生姜、炙甘草、大枣	5
茯苓甘草汤	茯苓、桂枝、生姜、炙甘草	4
茯苓桂枝甘草大枣汤	茯苓、桂枝、炙甘草、大枣	4
苓桂术甘汤	茯苓、桂枝、白术、炙甘草	4
甘草附子汤	炙甘草、苍术、炮附子、桂枝	4
桂枝去芍药汤	桂枝、大枣、生姜、炙甘草	4

可作为方根的结构符合方剂

结构符合方剂	方剂组成	药数
芍药甘草附子汤	芍药、炙甘草、炮附子	3
芍药甘草汤	芍药、炙甘草	2
桂枝甘草汤	桂枝、炙甘草	2

【重要结构符合方剂说明】

　　通过中医大脑在这一诊设计的方剂里，我们可以看到桂枝汤结构、真武汤结构、苓桂术甘汤结构、当归四逆汤结构等重要的几个方剂的影子，但是如果通过以下这个针对其中各方剂组成的整理表来看，能够覆盖所有单味药组成的方剂结构是当归四逆汤结构、真武汤结构。下面我们就针对这两个方剂结构来分析。

当归四逆汤	当归	桂枝	芍药	细辛	炙甘草	通草	大枣			
桂枝去桂加茯苓白术汤			芍药		炙甘草		大枣	生姜	茯苓	白术
桂枝加附子汤		桂枝	芍药		炙甘草		大枣	生姜		附子
真武汤			芍药					生姜	茯苓	白术 附子
白术附子汤					炙甘草		大枣	生姜		白术 附子
桂枝附子汤		桂枝			炙甘草		大枣	生姜		附子
桂枝汤		桂枝	芍药		炙甘草		大枣	生姜		

续表

方名									
桂枝去芍药加附子汤	桂枝			炙甘草		大枣	生姜		附子
桂枝加芍药汤	桂枝	芍药		炙甘草		大枣	生姜		
桂枝加桂汤	桂枝	芍药		炙甘草		大枣	生姜		
茯苓甘草汤	桂枝			炙甘草			生姜	茯苓	
茯苓桂枝甘草大枣汤	桂枝			炙甘草		大枣		茯苓	
苓桂术甘汤	桂枝			炙甘草				茯苓	白术
甘草附子汤	桂枝			炙甘草				白术	附子
桂枝去芍药汤	桂枝			炙甘草		大枣	生姜		

当归四逆汤是一个复阳生阴剂，可视为当归建中汤的加减方，其功能是温经散寒、温血通脉，主治虚证和寒冷证、身体中心寒冷、因为寒冷而气血的流行受到阻碍，且表有邪气者。本方常应用于治疗冻疮、脱疽、雷诺氏病、肠疝痛、腰痛等。方中用木通取代通草则可清泄心火和小肠之火，让实热或湿热从小便而出，治疗小便短赤、尿量少的问题。

真武汤是以热性药物的代表药"附子"为主药的方剂，临床上用于新陈代谢衰退而有寒证的患者，因而有少阴病的葛根汤之称。方中芍药微偏寒性，其他药物除茯苓为平性外，全都属于温性乃至热性，并且还有补性，因此本方可用于高度虚寒证而有湿的情况。这是一个治疗手足发冷、面色不佳的体质虚弱者出现慢性腹泻（特别是水样腹泻）最适合的方剂。此外，芍药为镇痛药，可治疗与腹泻相伴之峻痛。

从整体方剂来看，当归四逆汤结构、真武汤结构的合方非常适合改善这位患者的阳虚体质，并整体改善其水液代谢失常的情况。

四诊时，H先生小便的颜色恢复正常，透明偏一点黄，大便成形，也知道口渴了。

方随证变，虽然是解决同样的一个问题，但是不同的阶段下使用的方药也是不同的。这也是为什么建议患者就算症状各方面都有好转，也要规律复诊。复杂疾病的治疗都是要分阶段、分步骤的。什么都想一起治，最后只能什么都治不好。

治疗至今，H先生六大健康标准都相对稳定，二便正常，食欲、饮水正常，对寒冷不再敏感，睡眠夜尿一次，能再入睡，也不会觉得皮肤患病处有漏风的感觉了。

本案提到的"绿色小便"虽不常见，但万变不离其宗，只要抓住主症，排出毒素，求本而治，就会收获一身轻松。

【本医案之整体分析】

在这个医案中，最令人瞩目的应该是"绿色小便"。绿色小便出现的概率不多，而现代人会有这种小便颜色大多和服用消炎的西药有关，并非是疾病所致。

当然也有比较极端的情形会导致小便变绿，比如有绿脓杆菌在尿道滋生的时候，小便就会呈现偏绿色。但若尿液呈暗绿色，就有可能是霍乱、斑疹伤寒，以及原发性高血钙症、维生素D中毒等。

中医认为小便绿色可能是肝胆或肾方面的问题，治疗原则是加强疏肝利胆或利尿通淋的药，让病邪可以尽快从小便或大便排出，如柴苓汤、猪苓汤、八正散等，阳虚体质者则可用真武汤加减。

中医大脑在面对这个病症的时候，其实是结合患者所同时呈现的症状做方证对应的计算，并非有"小便绿色"的专病专治妙方，这一点我们要在此特别强调。患者在整体体质改善之后，小便绿色的特殊症状也随之消失。这是中医在治疗上的特色，也就是改变身体的偏失就可令相关的症状消失。

·医案 21·

胆结石的终结者

这是位来自深圳的患者，起初在我同事医生处就诊两次，服药后不易入睡的症状得到很好的改善。之后患者转诊到我处治疗胆结石。

初诊

2021 年 8 月 22 日患者 H 女士进行初诊。来诊时，患者的主要问题：头昏沉、头晕、胆结石（二年前体检查出，吃了一年多疏肝利胆的中药没有一点效果）。

其他情况：

1. 不易入睡 2 年余，多梦，早上起不来，容易疲累；感觉腿重，手臂酸，腰酸；有颈椎病史，因而颈部时常僵硬，酸痛。

2. 怕冷，怕吹空调，脚冷；头上和脖子出汗比较多；口干，喜热饮。

3. 夜尿 1 次；大便不成形、黏，一天 1 ~ 2 次。

4. 眼睛干涩、胀、痒，视力越来越模糊；耳鸣，耳朵堵；鼻子不闻香臭，鼻炎。

5. 情绪容易急躁；吃点辣椒眼睛痛，连着太阳穴痛，按压痛；甲状腺结节。

舌诊：舌淡暗偏胖大，有齿痕、瘀点，苔黄腻。

经过整理 H 女士的症状，初诊我以患者目前最难受的头昏沉为主症，中医大脑推荐处方如下。

初诊我开了一周的汤药。因为考虑到患者两年多的胆结石，以及颈椎病病史，于是配合上我们的胆结石终结者——问止胆石丸。

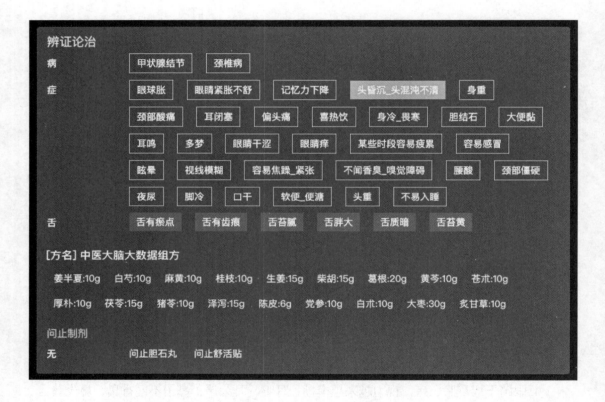

辨证论治

病　　甲状腺结节　颈椎病

症　　眼球胀　眼睛紧胀不舒　记忆力下降　头昏沉_头混沌不清　身重

颈部酸痛　耳闭塞　偏头痛　喜热饮　身冷_畏寒　胆结石　大便黏

耳鸣　多梦　眼睛干涩　眼睛痒　某些时段容易疲累　容易感冒

眩晕　视线模糊　容易焦躁_紧张　不闻香臭_嗅觉障碍　腰酸　颈部僵硬

夜尿　脚冷　口干　软便_便溏　头重　不易入睡

舌　　舌有瘀点　舌有齿痕　舌苔腻　舌胖大　舌质暗　舌苔黄

[方名]中医大脑大数据组方

姜半夏:10g　白芍:10g　麻黄:10g　桂枝:10g　生姜:15g　柴胡:15g　葛根:20g　黄芩:10g　苍术:10g

厚朴:10g　茯苓:15g　猪苓:10g　泽泻:15g　陈皮:6g　党参:10g　白术:10g　大枣:30g　炙甘草:10g

问止制剂

无　　　　问止胆石丸　问止舒活贴

【本诊方剂整体药对结构分析】

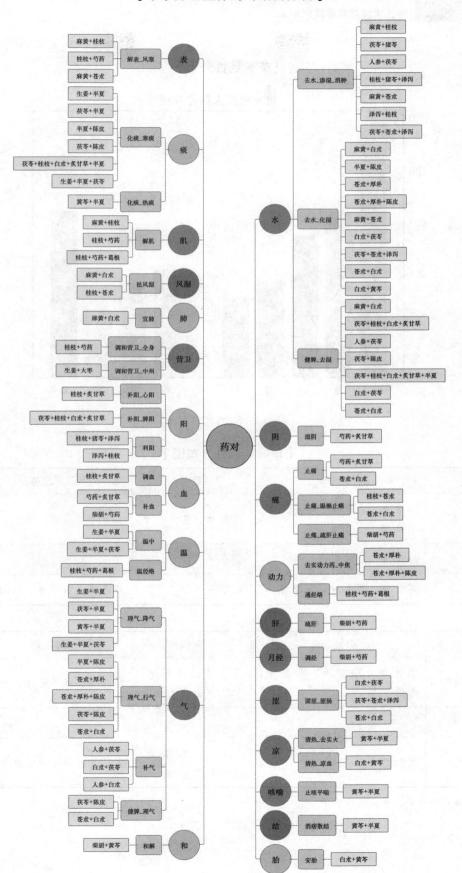

【方剂药性分析】

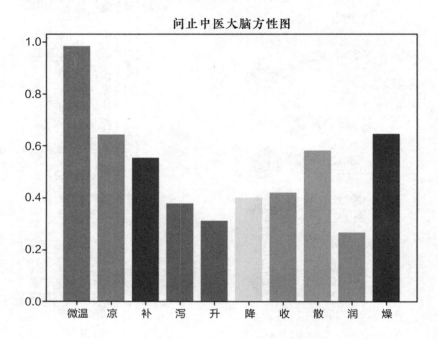

问止中医大脑方性图

【单味药药性分布图】

	温热药	平药	寒凉药
补药	大枣↑，白术☀，姜半夏☀，桂枝☀，生姜☀	党参↑，炙甘草↑	白芍↑，葛根
平药	陈皮☀	猪苓☀	
泻药	厚朴☀，苍术☀，麻黄☀	茯苓☀	泽泻☀，黄芩☀，柴胡☀

	升性药	平药	降性药
散性药	苍术☀，柴胡☀，生姜☀，葛根	陈皮☀，猪苓☀，麻黄☀，桂枝	厚朴☀，姜半夏☀，泽泻☀
平药			
收性药	党参↑	白芍↑，白术☀，炙甘草↑	大枣↑，茯苓☀，黄芩☀

（注：☀：燥性药，↑：湿性药）

【药性之说明】

在这一诊里，医者选择了"头昏沉－头混沌不清"为主症，所以中医大脑设计的这个方剂其降性、散性都会比较大，主要就是要让气能够往下焦沉并疏散开来，借由发汗和利尿的方式把体内多余的水湿排除。此外，整体方性也偏向温、补和燥性，主要就是因为患者有"怕冷、脚冷、便溏、身重"等偏寒湿的表现。

【本诊方剂的组成方剂结构分析】

重要结构符合方剂

结构符合方剂	方剂组成	药数
柴苓汤	柴胡、黄芩、生姜、半夏、人参、大枣、炙甘草、猪苓、茯苓、白术、泽泻、桂枝	12
胃苓汤	炙甘草、茯苓、苍术、陈皮、白术、桂枝、泽泻、猪苓、厚朴、大枣、生姜	11
柴胡桂枝汤	柴胡、半夏、桂枝、黄芩、人参、芍药、生姜、大枣、炙甘草	9
葛根加半夏汤	葛根、麻黄、炙甘草、芍药、桂枝、生姜、半夏、大枣	8
六君子汤	人参、白术、茯苓、半夏、大枣、陈皮、炙甘草、生姜	8
葛根汤	葛根、麻黄、大枣、桂枝、芍药、炙甘草、生姜	7
小柴胡汤	柴胡、黄芩、人参、炙甘草、半夏、生姜、大枣	7
黄芩加半夏生姜汤	黄芩、芍药、炙甘草、大枣、半夏、生姜	6
桂枝去桂加茯苓白术汤	芍药、炙甘草、生姜、大枣、茯苓、白术	6
桂枝加葛根汤	桂枝、芍药、生姜、炙甘草、大枣、葛根	6
桂枝人参新加汤	桂枝、大枣、人参、芍药、生姜、炙甘草	6
平胃散	苍术、厚朴、陈皮、炙甘草、生姜、大枣	6
四君子汤	人参、白术、茯苓、炙甘草、生姜、大枣	6
桂枝汤	桂枝、芍药、炙甘草、生姜、大枣	5
桂枝加芍药汤	桂枝、芍药、炙甘草、大枣、生姜	5
桂枝加桂汤	桂枝、芍药、生姜、炙甘草、大枣	5

续表

结构符合方剂	方剂组成	药数
厚朴生姜半夏甘草人参汤	厚朴、生姜、半夏、炙甘草、人参	5
五苓散	猪苓、泽泻、白术、茯苓、桂枝	5
黄芩汤	黄芩、芍药、炙甘草、大枣	4
茯苓甘草汤	茯苓、桂枝、生姜、炙甘草	4
茯苓桂枝甘草大枣汤	茯苓、桂枝、炙甘草、大枣	4
苓桂术甘汤	茯苓、桂枝、白术、炙甘草	4
桂枝去芍药汤	桂枝、大枣、生姜、炙甘草	4
二陈汤	半夏、陈皮、茯苓、炙甘草	4

可作为方根的结构符合方剂

结构符合方剂	方剂组成	药数
猪苓散	猪苓、茯苓、白术	3
小半夏加茯苓汤	半夏、生姜、茯苓	3
半夏散及汤	半夏、桂枝、炙甘草	3
芍药甘草汤	芍药、炙甘草	2
泽泻汤	泽泻、白术	2
橘皮汤	陈皮、生姜	2
桂枝甘草汤	桂枝、炙甘草	2
小半夏汤	半夏、生姜	2
半夏麻黄丸	半夏、麻黄	2
二仙汤	黄芩、芍药	2

【重要结构符合方剂说明】

　　中医大脑在这一诊中所设计的方剂结构由很多不同方剂所组成，我们要探讨中医大脑这样开方的思路，最容易的方法还是用中医学习大脑的方剂与组成列出功能，我们可以通过下面这个表来仔细分析，能够完全覆盖组合本方剂的结构：葛根汤结构、小柴胡汤结构、胃苓汤结构。

方名														
柴胡桂枝汤	柴胡	半夏	桂枝	黄芩	人参	芍药	生姜	大枣	炙甘草					
葛根加半夏汤		半夏	桂枝			芍药	生姜	大枣	炙甘草	葛根	麻黄			
六君子汤		半夏			人参		生姜	大枣	炙甘草		白术	茯苓	陈皮	
葛根汤			桂枝			芍药	生姜	大枣	炙甘草	葛根	麻黄			
小柴胡汤	柴胡	半夏		黄芩	人参		生姜	大枣	炙甘草					
黄芩加半夏生姜汤		半夏		黄芩		芍药	生姜	大枣	炙甘草					
桂枝去桂加茯苓白术汤						芍药	生姜	大枣	炙甘草		白术	茯苓		
桂枝加葛根汤			桂枝			芍药	生姜	大枣	炙甘草	葛根				
桂枝人参新加汤			桂枝		人参	芍药	生姜	大枣	炙甘草					
平胃散							生姜	大枣	炙甘草			陈皮	苍术	厚朴
四君子汤					人参		生姜	大枣	炙甘草		白术	茯苓		

续表

方名	半夏	桂枝/黄芩	人参	芍药	生姜	大枣	炙甘草	白术	茯苓	陈皮	厚朴	猪苓	泽泻
桂枝汤		桂枝		芍药	生姜	大枣	炙甘草						
桂枝加芍药汤		桂枝		芍药	生姜	大枣	炙甘草						
桂枝加桂汤		桂枝		芍药	生姜	大枣	炙甘草						
厚朴生姜半夏甘草人参汤	半夏		人参		生姜		炙甘草				厚朴		
五苓散		桂枝						白术	茯苓			猪苓	泽泻
黄芩汤		黄芩		芍药		大枣	炙甘草						
茯苓甘草汤		桂枝			生姜		炙甘草		茯苓				
茯苓桂枝甘草大枣汤		桂枝				大枣	炙甘草		茯苓				
苓桂术甘汤		桂枝					炙甘草	白术	茯苓				
桂枝去芍药汤		桂枝			生姜	大枣	炙甘草						
二陈汤	半夏						炙甘草		茯苓	陈皮			

续表

柴苓汤	柴胡	半夏	桂枝	黄芩	人参	生姜	大枣	炙甘草		白术	茯苓			猪苓	泽泻
胃苓汤			桂枝			生姜	大枣	炙甘草		白术	茯苓	陈皮	苍术	厚朴	猪苓	泽泻

　　葛根汤常和小柴胡汤一起合方，除了可治疗外感病（无汗、恶寒、发热、全身酸痛、头痛、咳嗽等），也能治疗本诊的颈椎病、眼病等问题。葛根汤可以治疗颈椎病偏太阳膀胱经颈背的部位，小柴胡汤可以治疗颈椎病偏少阳三焦胆经的肩颈部位。葛根汤和小柴胡汤的合方隐含着柴胡桂枝汤结构，而当代伤寒大家刘渡舟先生就多用柴胡桂枝汤治疗肩背疼痛，他认为："太阳经脉走循人体之颈项后背部位，太阳经脉不舒时，多出现颈项以及背部的僵直不舒感，甚至出现疼痛。张仲景在《伤寒论》中主要采用解肌祛风、生津疏络的治疗方法，依据有汗无汗而出两方，有汗者用桂枝加葛根汤；无汗者用葛根汤。如颈项背部与两肩部同时出现疼痛，则上述两方的疗效就不甚理想。因为两侧不属于太阳经脉循行的部位，而是少阳经脉所过之处，宜用小柴胡汤疏利少阳经脉，用桂枝汤疏利太阳经脉，太少两经之经气运行正常，则肩背疼痛自止。此即柴胡桂枝汤治疗肩背疼痛的机理所在。"此外，由于葛根汤可放松头面颈部的肌肉，故常用于治疗眼睛紧张胀满不舒的问题。

　　小柴胡汤和胃苓汤的合方就隐含着二陈汤、平胃散、五苓散的结构，即有化痰利湿的功能，再搭配上葛根汤发汗，就可以排除身上过多的水湿，治疗本诊头昏、头重、身重、便溏等问题。

二到三诊：治疗胆结石

2021 年 9 月 1 日患者二诊。

时间就这样过去了一周，患者的情况如下：头重好很多了；大便比之前好一点；肩膀软了一点了；眼睛不舒服的情况也改善了。

于是我根据患者的情况和变化，在原方的基础上进行了一点加减，继续服用中药。

2021 年 9 月 8 日患者三诊，患者的情况：头昏沉消失了，各方面都好转了。

于是我转而以胆结石为主症进行治疗，毕竟这个问题也已经困扰 H 女士两年多了。

中医大脑推荐处方如下，因为是胆结石，故添加了海金沙、金钱草、炒鸡内金、郁金等经典用药。

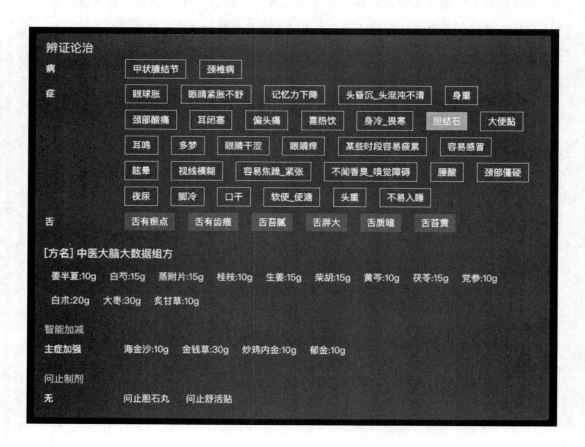

【本诊方剂整体药对结构分析】

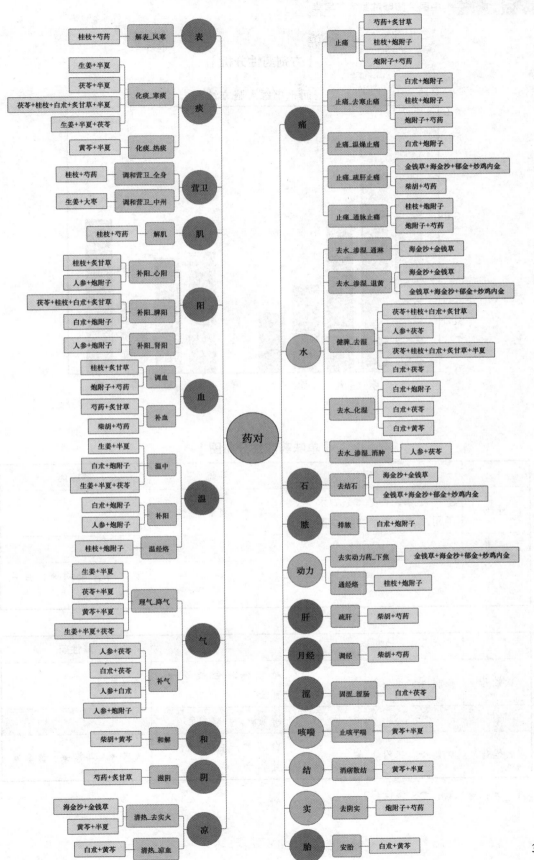

【方剂药性分析】

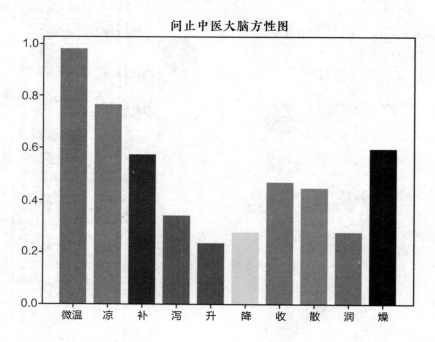

问止中医大脑方性图

【单味药药性分布图】

	温热药	平药	寒凉药
补药	姜半夏☀，大枣⛱，白术☀，蒸附片☀，桂枝☀，生姜☀	党参⛱，炙甘草⛱	白芍⛱
平药		炒鸡内金	海金沙
泻药		茯苓☀	黄芩☀，柴胡☀，金钱草☀，郁金

	升性药	平药	降性药
散性药	柴胡☀，生姜☀	桂枝☀，金钱草☀，郁金	姜半夏☀
平药		海金沙，炒鸡内金	
收性药	党参⛱，蒸附片☀	白芍⛱，白术☀，炙甘草⛱	大枣⛱，茯苓☀，黄芩☀

（注：☀：燥性药，⛱：湿性药）

【药性之说明】

　　我们可以看到在这一诊中，医者把主症换成了"胆结石"，但和上一诊的方性图比较来看，可以发现其分布趋势大致是相同的，除了收性和散性有点小小的改变之外，整体还是延续着上一诊的方性。不过仔细比对两诊中的药物组成，可以发现是由不同的单味药所组成的，这代表中医大脑还是坚持着对应患者体质的方性趋向，但在药物的选择上随着主症的改变而有了不同的取药，这是非常令人赞叹的！而这其中升、降、收、散的单味药都有，代表了中医大脑要加速整体的气机斡旋，以强化身体的代谢并带动结石的排出。

【本诊方剂的组成方剂结构分析】

重要结构符合方剂

结构符合方剂	方剂组成	药数
柴胡桂枝汤	柴胡、半夏、桂枝、黄芩、人参、芍药、生姜、大枣、炙甘草	9
小柴胡汤	柴胡、黄芩、人参、炙甘草、半夏、生姜、大枣	7
黄芩加半夏生姜汤	黄芩、芍药、炙甘草、大枣、半夏、生姜	6
桂枝去桂加茯苓白术汤	芍药、炙甘草、生姜、大枣、茯苓、白术	6
桂枝加附子汤	桂枝、芍药、大枣、生姜、炙甘草、附子	6
桂枝人参新加汤	桂枝、大枣、人参、芍药、生姜、炙甘草	6
四君子汤	人参、白术、茯苓、炙甘草、生姜、大枣	6
附子汤	附子、茯苓、人参、白术、芍药	5
真武汤	茯苓、芍药、白术、生姜、附子	5
白术附子汤	白术、炙甘草、附子、生姜、大枣	5
桂枝附子汤	桂枝、附子、生姜、炙甘草、大枣	5
桂枝汤	桂枝、芍药、炙甘草、生姜、大枣	5

续表

结构符合方剂	方剂组成	药数
桂枝去芍药加附子汤	桂枝、附子、炙甘草、生姜、大枣	5
桂枝加芍药汤	桂枝、芍药、炙甘草、大枣、生姜	5
桂枝加桂汤	桂枝、芍药、生姜、炙甘草、大枣	5
黄芩汤	黄芩、芍药、炙甘草、大枣	4
茯苓甘草汤	茯苓、桂枝、生姜、炙甘草	4
茯苓桂枝甘草大枣汤	茯苓、桂枝、炙甘草、大枣	4
苓桂术甘汤	茯苓、桂枝、白术、炙甘草	4
桂枝去芍药汤	桂枝、大枣、生姜、炙甘草	4

可作为方根的结构符合方剂

结构符合方剂	方剂组成	药数
芍药甘草附子汤	芍药、炙甘草、附子	3
小半夏加茯苓汤	半夏、生姜、茯苓	3
半夏散及汤	半夏、桂枝、炙甘草	3
芍药甘草汤	芍药、炙甘草	2
桂枝甘草汤	桂枝、炙甘草	2
小半夏汤	半夏、生姜	2
二仙汤	黄芩、芍药	2

另外再特别加上的单味药：海金沙、郁金、炒鸡内金、金钱草。

【重要结构符合方剂说明】

中医大脑在这一诊中所设计的方剂结构由很多不同方剂所组成，我们要探讨中医大脑这样开方的思路，最容易的方法还是用中医学习大脑的方剂与组成列出功能表，我们可以通过下面这个表来仔细分析，能够完全覆盖组合本方剂的结构：柴胡桂枝汤结构、真武汤结构。

柴胡桂枝汤	柴胡	半夏	桂枝	黄芩	人参	芍药	生姜	大枣	炙甘草		
小柴胡汤	柴胡	半夏		黄芩	人参		生姜	大枣	炙甘草		
黄芩加半夏生姜汤		半夏		黄芩		芍药	生姜	大枣	炙甘草		
桂枝去桂加茯苓白术汤						芍药	生姜	大枣	炙甘草	茯苓	白术
桂枝加附子汤			桂枝			芍药	生姜	大枣	炙甘草		附子
桂枝人参新加汤			桂枝		人参	芍药	生姜	大枣	炙甘草		
四君子汤					人参		生姜	大枣	炙甘草	茯苓	白术
附子汤					人参	芍药				茯苓	白术	附子
真武汤						芍药	生姜			茯苓	白术	附子
白术附子汤							生姜	大枣	炙甘草		白术	附子
桂枝附子汤			桂枝				生姜	大枣	炙甘草		附子
桂枝汤			桂枝			芍药	生姜	大枣	炙甘草		
桂枝去芍药加附子汤			桂枝				生姜	大枣	炙甘草		附子
桂枝加芍药汤			桂枝			芍药	生姜	大枣	炙甘草		

续表

方剂										
桂枝加桂汤				桂枝	芍药	生姜	大枣	炙甘草		
黄芩汤			黄芩		芍药		大枣	炙甘草		
茯苓甘草汤				桂枝		生姜		炙甘草	茯苓	
茯苓桂枝甘草大枣汤				桂枝			大枣	炙甘草	茯苓	
苓桂术甘汤				桂枝				炙甘草	茯苓	白术
桂枝去芍药汤				桂枝		生姜	大枣	炙甘草		

柴胡桂枝汤在本诊主要是对治胆结石、颈部僵硬等太阳少阳合病的问题，而真武汤则是对治患者的阳虚体质兼有水湿的问题。两者的合方可强化身体的能量去带动结石的排出。

此外，医者根据中医大脑智能加减的建议另外加入了海金沙、郁金、炒鸡内金、金钱草，这个组合又可以合称为"四金散"，是治疗胆结石的重要加减药对。以下是这些单味药的说明列表：

单味药	主治	应用
海金沙	利尿通淋	用于各种淋证
郁金	活血止痛，行气解郁，凉血清心，利胆退黄	1.用于血瘀气滞之胸胁腹痛。2.用于热病神昏、癫痫等证。3.用于肝胆湿热证。4.用于肝郁化火、气火上逆、破血妄行之吐血、衄血及妇女倒经等
炒鸡内金	消食健胃，固精止遗	1.用于饮食积滞、小儿疳积。2.用于遗精遗尿。3.用于结石癥块
金钱草	除湿退黄，利尿通淋，解毒消肿	1.用于湿热黄疸。2.用于石淋、热淋。3.用于痈、恶疮肿毒、毒蛇咬伤。4.用于烧伤、烫伤

胆结石泥沙样、肝内胆管结石消失

转眼 4 个月过去了。时间来到了 2021 年 11 月 17 日，H 女士去医院复查，胆结石已经变成泥沙样的存在了，肝内胆管结石也不复存在了。

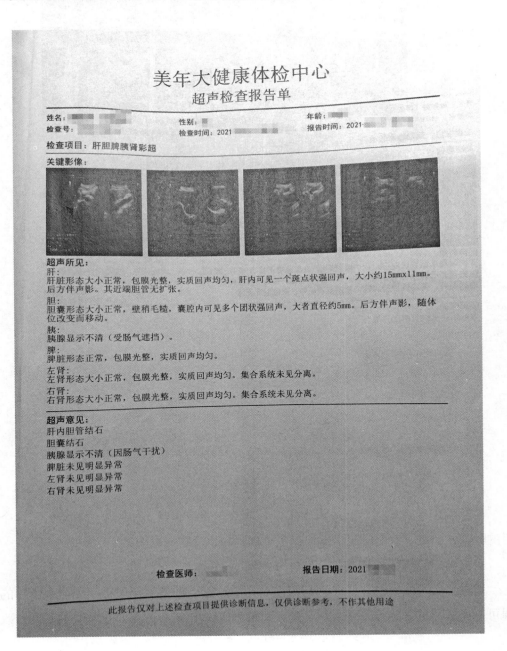

美年大健康体检中心

超声检查报告单

姓名：	性别：	年龄：
检查号：	检查时间：2021	报告时间：2021-

检查项目：肝胆脾胰肾彩超

关键影像：

超声所见：

肝：
肝脏形态大小正常，包膜光整，实质回声均匀，肝内可见一个斑点状强回声，大小约15mm×11mm。后方伴声影。其近端胆管无扩张。

胆：
胆囊形态大小正常，壁稍毛糙，囊腔内可见多个团状强回声，大者直径约5mm。后方伴声影，随体位改变而移动。

胰：
胰腺显示不清（受肠气遮挡）。

脾：
脾脏形态正常，包膜光整，实质回声均匀。

左肾：
左肾形态大小正常，包膜光整，实质回声均匀。集合系统未见分离。

右肾：
右肾形态大小正常，包膜光整，实质回声均匀。集合系统未见分离。

超声意见：

肝内胆管结石
胆囊结石
胰腺显示不清（因肠气干扰）
脾脏未见明显异常
左肾未见明显异常
右肾未见明显异常

检查医师：	报告日期：2021

此报告仅对上述检查项目提供诊断信息，仅供诊断参考，不作其他用途

而在治疗前：

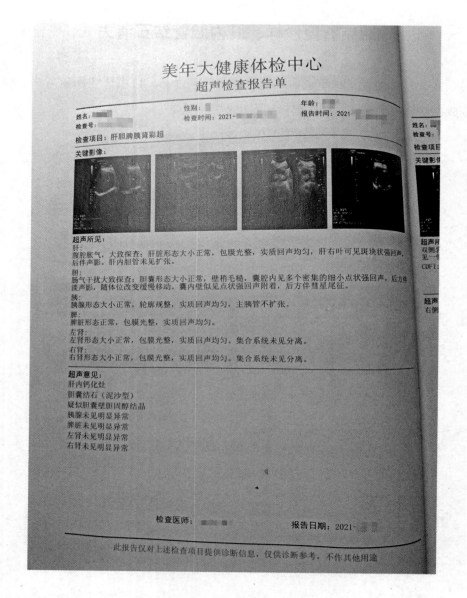

治疗后：

前期调理患者头昏沉、改善体质，后期治疗患者胆结石，整个过程历经了4个多月的时间，胆结石就变成泥沙样的存在了，肝内胆管结石也不见了。

有人可能会质疑："怎么那么慢？"

是啊，做手术很快，胆囊一切只需要几个小时，但是后半辈子"无胆人士"的遭罪可是无穷尽的。结石形成，可能花了几年时间；让结石消失，花几个月时间，改善了体质，恢复了健康，结石也不见了，难道这点时间还不愿意投入吗？

治疗结果是很美好的，但是过程确实是很痛苦的。H女士在第一次喝治疗胆结石的汤药的时候，一个疗程的中药本该一周就要喝完的，但是患者却因为"瞑眩反应"过大，喝了两周才喝完，以至于后续治疗延迟。

治病期间H女士的身体有这样的表现：喝药期间四肢无力、头重、头晕，但是这就是中医在治病过程中调动气血来祛邪外出，也就是邪正相争的过程。

还好H女士坚持把这一个疗程的汤药服用完了。在不懈的努力坚持下，胆结石已经好转，接下来转而继续调理身体。H女士给自己这段经历的评价就是花钱遭罪受，但有效果。

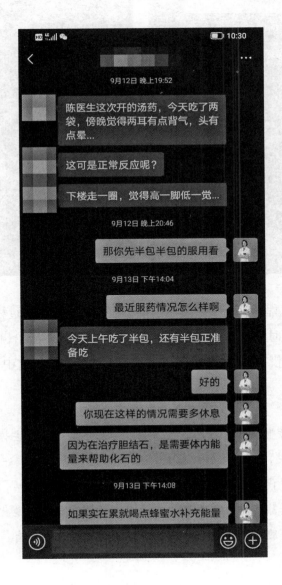

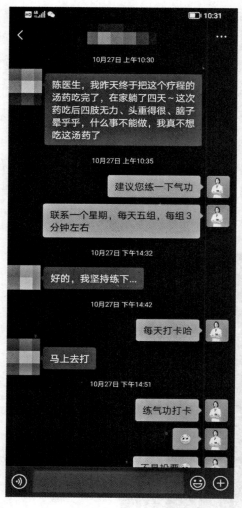
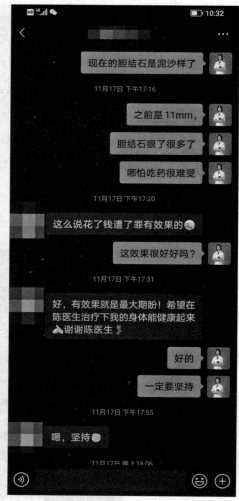

很多人在治疗过程中都有瞑眩反应出现，他们会觉得这个过程很难受，但这背后的原因就是排邪气的时候需要人体提供能量，有时候真的需要给自己的身体一点时间。瞑眩反应从来都不是借口，而是实实在在地存在于古中医文化之中。

【本医案之整体分析】

现代医学针对胆结石的治疗，往往是直接用手术把胆囊去掉，因为根据现代医学的生理学来说，胆汁由肝脏分泌，胆囊只是一个作为缓冲胆汁进入肠道的时机控制器官，现代医学强调人体没有胆囊也可以正常地生活，所以很多患者也就选择直接手术切除胆囊，但是患者在治疗之后往往会产生消化道的问题，如腹泻、恶心、厌食、腹胀、腹痛、食道炎、返流性胃炎（胃部有灼烧痛感）等。

虽然中医治疗胆结石的速度比较慢，但是保存了胆囊也解决了问题，还是一个比较温和有效的方法。但是也有人会对此提出质疑，毕竟胆结石给患者造成非常大的疼痛。在这方面，中医可以利用针灸的方式，立竿见影地去掉疼痛，再配合中药方剂的治疗，就会形成一个很完整的治疗方案。比方说在阳陵泉下大约一寸的地方有个奇穴，我们称为"胆石点"，这个穴位可以作为诊断胆结石存在的压痛点，也可以直接在这个穴位上下针，一针下去，胆结石发作时的疼痛就会立刻消除。而当这个穴位渐渐没有压痛的时候，代表胆结石就已经消除了。这是针药结合的例证。

而中医大脑除了提供在选方取药上的辅助之外，更有针灸大脑的设置，可以帮助医者在临床上选择一组精确而有效的穴位，一方面减少医者在临床时的疏漏，另一方面也可以通过整体配穴来有效解决患者所有的症状，可以说是相当地实用。

·医案 22·

治疗肾结石二例，顺利排石

肾结石属于中医"淋症"范畴，是以小便不爽、尿道刺痛、腰痛为特点的疾病。常以小便排出砂石为主证，中医称之为"石淋"。即今之肾结石、尿路结石、膀胱结石等。其病多因运化失职，导致湿痰瘀郁于肾，阴精受损，运化不利，久积成石，其症状为排尿异常，或尿急、尿频、尿痛，或有尿血，其色如红茶或如酱油，或腰部疼痛，剧烈时痛连外阴、大腿内侧，患者坐立不安，面色苍白，恶心呕吐，冷汗淋漓，每次发作时间或长或短，当石落膀胱后，疼痛消失，结石可随尿排出，有因服药后结石溶解排出者。

就西医而言，肾结石是发生在肾盏、肾盂及肾盂与输尿管连接部的结石，而输尿管结石几乎均来自肾脏。需注意的是，肾结石比其他部位的结石更易直接损伤肾脏，因此早期诊断和治疗非常重要。

| 案例一 |

一次奇妙的机会，让我和这位阿姨有了不可分割的联系，今天就来说说这段缘分是如何奇妙吧。

在遇到我之前，这位阿姨经常因为肾结石和并发的肾积水而痛不欲生，只能多次前往医院，请求医生为她注射吗啡来止痛。

虽然每次打完之后，阿姨的疼痛确实有所缓解，但是十几分钟后，痛感还是再次袭来。不断袭来的痛感让阿姨经常吃也吃不下，睡也睡不着，怎么都不舒服。

据她回忆："得了肾结石是很辛苦的，痛得你打滚，痛到你呕吐""如果那个石头还堵着，还有肾积水的话，我早就死了"。

阿姨之前也找过很多中医师治疗，但是都没办法帮她把体内的砂石排出来，她本人也慢慢失去了治疗的信心。

直到后来经朋友介绍，我们添加了彼此的微信。经过一定了解之后，阿姨在问止中医的公众号上挂了我的号，进行就诊。

多种病症一并治疗

我经过详细的问诊，发现阿姨不仅有肾结石的问题，还有梅尼埃病（又称美尼尔氏症、美尼尔氏综合征）、脂肪肝、头部怕风等多个问题。

舌象：唇紫，舌苔白腻（中间为染苔，看边缘的颜色）舌质暗，舌有齿痕。

以上的舌象情况无不反映着阿姨属于阳虚的证型，而且根据其舌底静脉怒张，我考虑她还有因虚致瘀的情况。

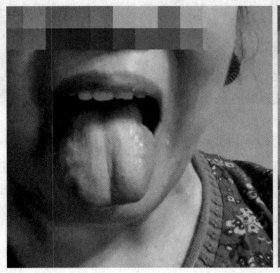
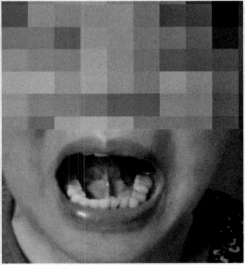

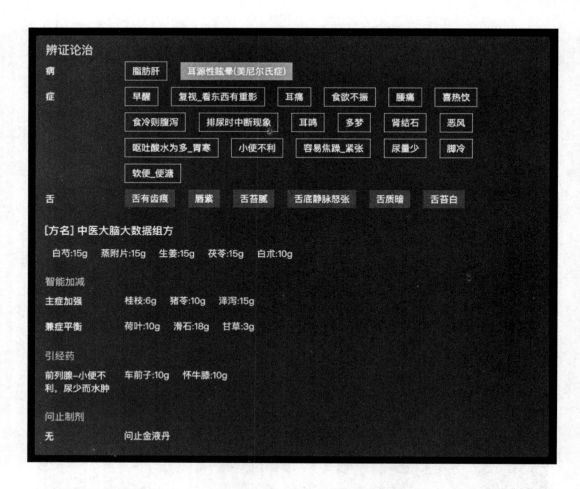

我将患者的症状一一录入中医大脑之后，并推高美尼尔氏症为主症，在中医大脑计算出的基础方上面，我再以中医大脑智能加减添加了猪苓汤的药对结构以及治小便不利的引经药。由此，中医大脑开具的处方兼顾对治了患者的肾结石，以及肾结石导致的肾积水，以及肾积水导致的身体水液代谢失调所致的眩晕。完美论证，用方严谨，张弛有度。

又因患者阳虚很厉害，阳气不够人体就缺少动力，我给她加了我们的一味"中医生物武器"——问止金液丹。

经过整体辨证论治和中医大脑的完美结合，我历经"千辛万苦"终于给患者开出了最合适的方药。

【本诊方剂整体药对结构分析】

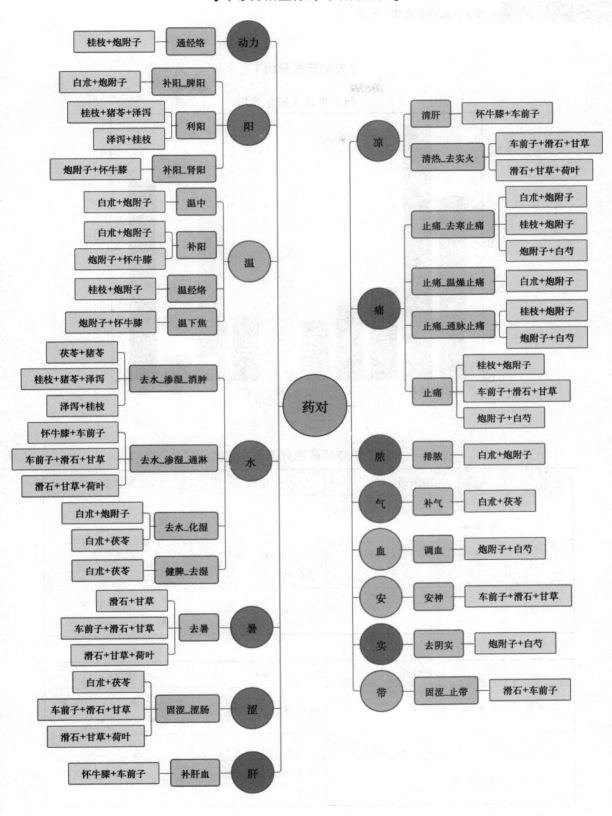

【方剂药性分析】

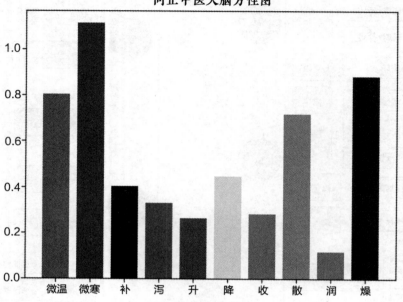

问止中医大脑方性图

【单味药药性分布图】

	温热药	平药	寒凉药
补药	白术☀，蒸附片☀，生姜☀，桂枝☀		白芍☝
平药		怀牛膝☀，猪苓☀，甘草☝	滑石☀
泻药		茯苓☀	车前子☀，泽泻☀，荷叶☀

	升性药	平药	降性药
散性药	生姜☀，荷叶☀	桂枝☀，猪苓☀	车前子☀，怀牛膝☀，泽泻☀，滑石☀
平药			
收性药	蒸附片☀	白术☀，白芍☝，甘草☝	茯苓☀

（注：☀：燥性药，☝：湿性药）

【药性之说明】

　　本方剂中寒凉的药多一些，所以整体的药性会偏于寒凉，于是医者在汤剂基础上使用了纯阳的金液丹，以针对患者阳虚体质的偏失。在考虑加强药物动力的时候，我们有时会把两种极端的药都开进来，比如本方中就有大热药和大寒药同时存在。此外，燥湿及散降的药也占了整个方剂中最大的部分。

　　本诊，医者针对患者的主症是晕眩，中医大脑判断需要祛湿以止眩，所以祛湿药比较多，几乎占了单味药药性分布图的大部分。而在主方之外的加减，医者则考虑针对肾结石及肾积水，于是就偏于选择散降的药物。

【本诊方剂的组成方剂结构分析】

重要结构符合方剂

结构符合方剂	方剂组成	药数
茯苓泽泻汤	茯苓、泽泻、白术、桂枝、生姜、甘草	6
真武汤	茯苓、芍药、白术、生姜、附子	5
五苓散	猪苓、泽泻、白术、茯苓、桂枝	5

可作为方根的结构符合方剂

结构符合方剂	方剂组成	药数
猪苓散	猪苓、茯苓、白术	3
泽泻汤	泽泻、白术	2
甘草汤	甘草	1

　　另外再特别加上的单味药：滑石、荷叶、车前子、怀牛膝。

【重要结构符合方剂说明】

从"重要结构符合方剂"的分析中来看，主力结构方剂的真武汤、五苓散、茯苓泽泻汤等都是可以作为解决眩晕问题的基础方剂。真武汤主要用于治疗下焦虚寒和水湿问题，患者的表现符合了这一点：脚冷症状提示了下焦寒，而晕眩、便溏、吐酸水等症状也说明了湿重的问题。而医者在中医大脑智能加减提示下加上的药对结构主要是考虑到了患者肾结石和肾积水的问题，所以有五苓散和猪苓汤（去阿胶）的结构；牛膝、车前子的药对加强了对治小便不利，增强了排尿力量。以上的方药组合，表示医者在初诊的时候就希望同时处理两个主要的病症：晕眩和肾结石。

但在这个过程里面有一个比较棘手的地方，就是因为患者的阳虚比较严重，当我们要排掉肾结石的时候不得不使用一些寒泻的药物，这可能会对于患者已经有限的阳气有所影响，于是医者再额外配合使用了问止制剂——问止金液丹，这是源自《扁鹊心书》的以硫黄为主要成分的扶阳力药。使用金液丹，即借助了硫黄的力量来治疗患者阳虚能量匮乏的情况，同时加强肾气也更有助于排出肾结石。

服药 3 天，排出"巨石"

经过 3 天汤药治疗，患者给我来了一颗"原子弹"——1cm 的肾结石就此被身体自动排出来了！排出石头之前，阿姨先排出许多细沙，这就是中医药化石碎石的功劳。

阿姨高兴地跟我说："整个人都轻松舒服了很多。"

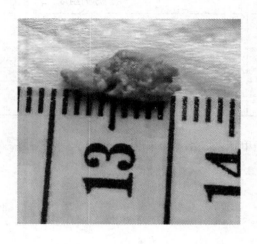

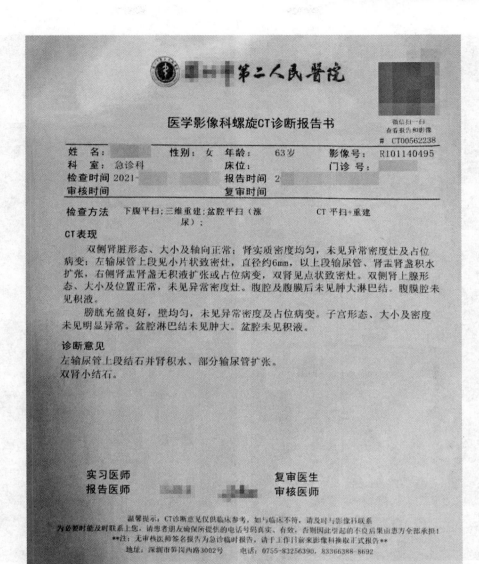

乘胜追击，我继续大方向不变，对其中一些药物进行了加减，以做到每一次就诊都进行完整的辨证论治，这就是中医治病的严谨。

而作为中医师的我对此也深有感悟，我们在辨证时，在不同时间不一样体质的人身上表现也不尽相同，所以在临床的治疗上，我们不能拘泥于病名，还是要专注于患者当下的状态，抓住病机，辨证施治！

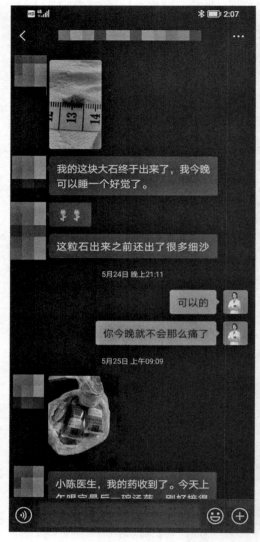

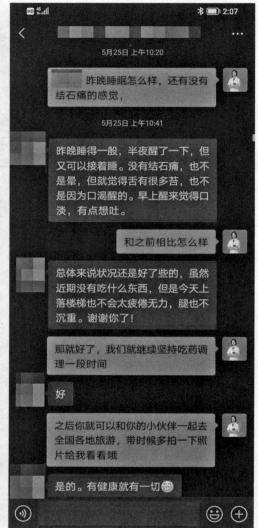

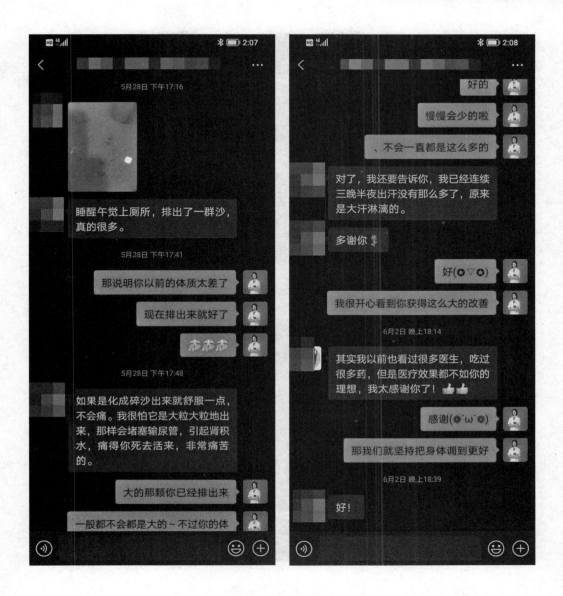

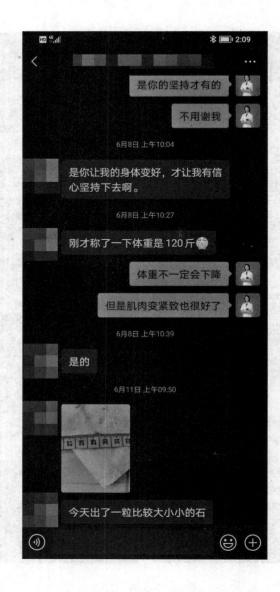

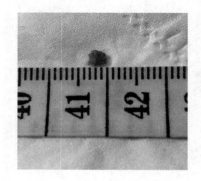

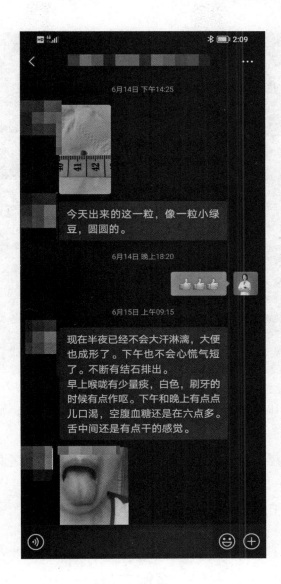

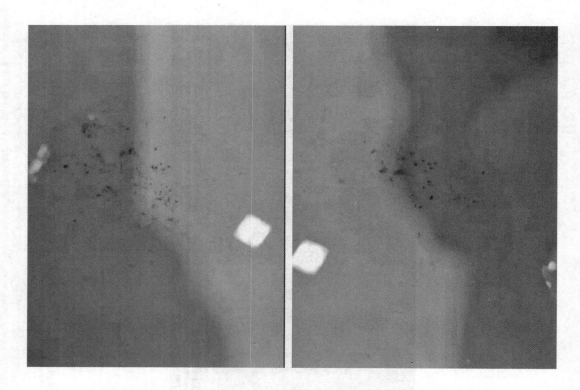

经过治疗，阿姨体内的砂石就开始不断地排出来。阿姨说，她感觉到了前所未有的轻松与舒服。

这一次的中医治疗，让阿姨重新认识到中医的奇妙之处，还说这辈子的健康交给问止中医了。

我还是那句话：相信中医力量，拥有健康人生。

案例二

一位被肾结石困扰多年的患者，经过家人的劝解，前来问止中医寻求帮助解决问题。有句话是，结石不动我们就感觉不到它的存在，但是结石一动，那再强大的身躯也无法抵挡它带来的痛，撞"肾"的痛啊。

一开始看诊的时候，患者其实还有点不敢相信中医能把石头排出来或者是溶解掉，为何会有点不相信呢？其实这也和中医的宣传有关系，也和西医大环境的氛围有关系，毕竟现在广而告之的就是西医的治疗方法，中医基本没有做任何的宣传，因此两者形成了很明显的对比。

　　患者表示自己曾经接受了几年的西医治疗，但是基本没有见效，所以有这样的想法反而是最"正常不过的"。但是在患者爱人的监督下，他也顺利进行了中医一整套的问诊流程，患者自述的身体状况如下图所示：

自诉

左肾结石、输尿管结石，多发，最大约0.5CM左右。副脾，左腰部疼痛，尿血，昨天打了两支止痛针，大便不成形，喜欢喝冷饮的，怕热不怕冷，稍微动一动满身出汗，不运动也会出汗，夜尿1~3次，容易生气，焦躁，心烦，压力大，长期抽烟喝酒10多年了，感觉咽喉有痰，咳不出来，干咳，腰椎间盘突出，经常太阳穴附近头痛，

　　患者的舌苔和相关检查报告如下图所示：

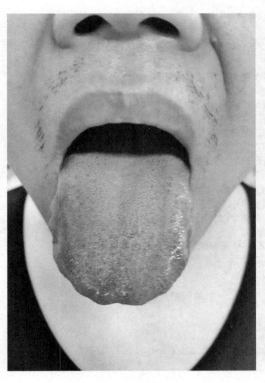 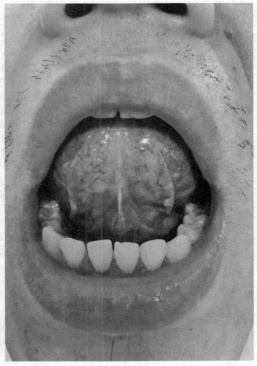

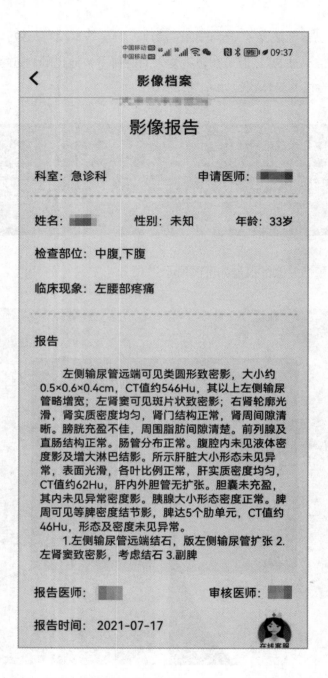

影像报告

科室：急诊科　　　　　　　　　　**申请医师：**▓▓▓

姓名：▓▓　　　**性别：**未知　　　**年龄：**33岁

检查部位：中腹,下腹

临床现象：左腰部疼痛

报告

　　左侧输尿管远端可见类圆形致密影，大小约0.5×0.6×0.4cm，CT值约546Hu，其以上左侧输尿管略增宽；左肾窦可见斑片状致密影；右肾轮廓光滑，肾实质密度均匀，肾门结构正常，肾周间隙清晰。膀胱充盈不佳，周围脂肪间隙清楚。前列腺及直肠结构正常。肠管分布正常。腹腔内未见液体密度影及增大淋巴结影。所示肝脏大小形态未见异常，表面光滑，各叶比例正常，肝实质密度均匀，CT值约62Hu，肝内外胆管无扩张。胆囊未充盈，其内未见异常密度影。胰腺大小形态密度正常。脾周可见等脾密度结节影，脾达5个肋单元，CT值约46Hu，形态及密度未见异常。
　　1.左侧输尿管远端结石，版左侧输尿管扩张 2.左肾窦致密影，考虑结石 3.副脾

报告医师：▓▓　　　　　　　　**审核医师：**▓▓

报告时间： 2021-07-17

　　我根据患者本人的自述，将以上所有表现一一录入我们的中医大脑，并且选取患者最想要解决的肾结石为主症，最后得出了最佳方案。因为患者最关注的是肾结石，所以我又添加了针对结石的排石药对以加强疗效。同时也嘱咐患者喝药期间需要多多跳动，促进石子往下滑动。

辨证论治

病　腰椎间盘突出(骨刺)

症　腰两边痛　输尿管结石　压力大　易怒_生气　心烦　偏头痛　肾结石
血尿　肥胖　恶热　容易焦躁_紧张　喜冷饮　干咳　长期抽烟
夜尿　一直有痰_白色黏痰　软便_便溏　长期喝酒　自汗

舌　舌有齿痕　舌苔腻　舌底静脉怒张　舌尖红　舌胖大　舌苔黄

[方名] 中医大脑大数据组方

蒸附片:10g　茯苓:20g　猪苓:10g　泽泻:10g　滑石:10g　干姜:10g　人参:6g　炙甘草:10g　黄明胶:10g

经典加减

肾结石，膀胱结　白芍:10g　栀子:10g　赤芍:10g　茯苓:10g　瞿麦:30g　萹蓄:30g　金钱草:15g　甘草:6g
石，尿道结石，
症见腹痛、腰　当归:15g
痛、小便不利、
小便痛

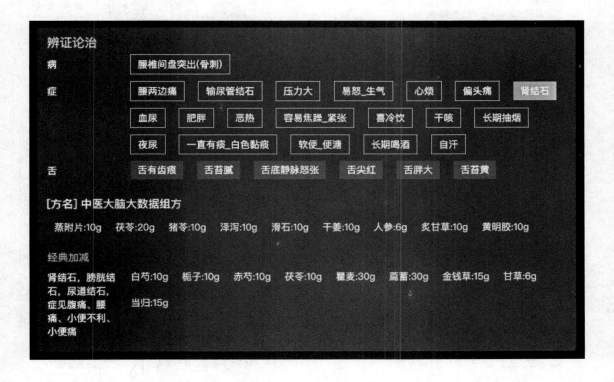

【本诊方剂整体药对结构分析】

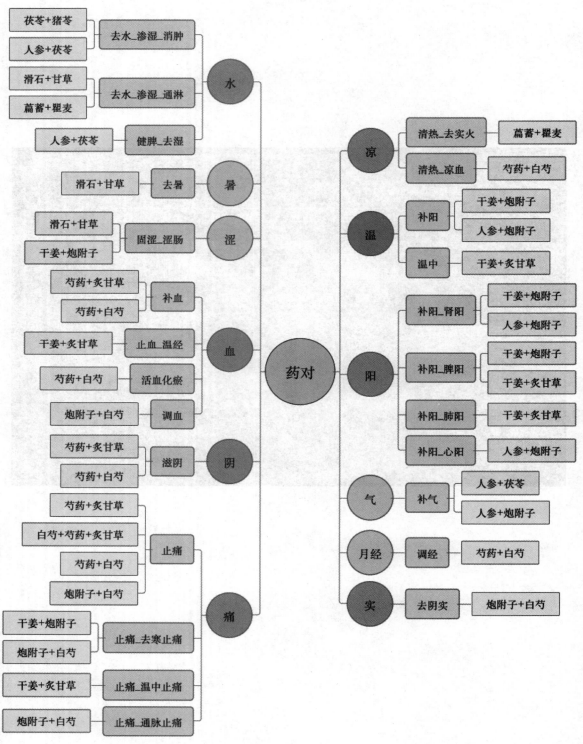

注：此图中的"芍药 + 白芍"是电脑系统自动生成药对，与"赤芍 + 白芍"同义。

【方剂药性分析】

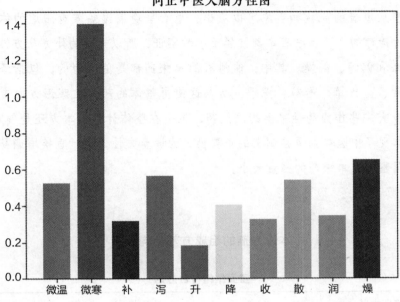

问止中医大脑方性图

【单味药药性分布图】

	温热药	平药	寒凉药
补药	干姜 ☀，人参 ☂，蒸附片 ☀，当归 ☂	黄明胶 ☂，炙甘草 ☂	白芍 ☂
平药		猪苓 ☀，甘草 ☂	滑石 ☀
泻药		茯苓 ☀	泽泻 ☀，瞿麦 ☀，萹蓄 ☀，金钱草 ☀，赤芍 ☂，栀子 ☂

	升性药	平药	降性药
散性药	干姜 ☀，当归 ☂	猪苓 ☀，金钱草 ☀，赤芍 ☂	滑石 ☀，泽泻 ☀，瞿麦 ☀
平药		萹蓄 ☀	
收性药	蒸附片 ☀，人参 ☂	炙甘草 ☂，白芍 ☂，甘草 ☂	茯苓 ☀，黄明胶 ☂，栀子 ☂

（注：☀：燥性药，☂：湿性药）

【药性之说明】

我们从患者的症状和舌象可以看出，患者呈现偏湿热兼有阳虚的体质。但是，因为治疗的主证肾结石本身就属于一种实证，所以开具的处方从方性图上看呈现微寒和偏泻、偏燥。其中，能排石的单味药都是偏寒泻的，包括泽泻、瞿麦、萹蓄、金钱草、赤芍、栀子，所以这使得整体的药性往寒泻方向走。虽然本方中也有一些作为药性平衡的温热药，但是在整体计算上本方还是偏寒、泻、燥，这体现了中医在剂量控制上的重要性，为调整方性，有时直接增删药味，而有时会调整原有单味药的剂量大小。

【本诊方剂的组成方剂结构分析】

重要结构符合方剂

结构符合方剂	方剂组成	药数
猪苓汤	猪苓、茯苓、滑石、泽泻、阿胶	5
茯苓四逆汤	茯苓、人参、炙甘草、干姜、附子	5
五淋散	茯苓、当归、甘草、赤芍、栀子	5
四逆加人参汤	炙甘草、附子、干姜、人参	4

可作为方根的结构符合方剂

结构符合方剂	方剂组成	药数
阿胶附子汤	阿胶、甘草、附子	3
通脉四逆汤	炙甘草、附子、干姜	3
芍药甘草附子汤	芍药、炙甘草、附子	3
四逆汤	炙甘草、干姜、附子	3
芍药甘草汤	芍药、炙甘草	2
甘草干姜汤	炙甘草、干姜	2
栀子干姜汤	栀子、干姜	2
干姜附子汤	干姜、附子	2

另外再特别加上的单味药：瞿麦、萹蓄、金钱草。

【重要结构符合方剂说明】

中医大脑所开出的这个方剂以猪苓汤、茯苓四逆汤、五淋散的结构组成为主，另外再加上一些排石通淋的药对，形成了一个体质调养和症状对治都很完备的组方。我们在临床上往往以体质的调整为经、症状的处理为纬，一纵一横组成一个标本兼治的方剂。有人会说为什么要用一些补阳的药如干姜、人参、附子在此方中？其作用除了调整阳虚的体质外，更主要的就是要加强我们身体的能量，因为只有身体的能量充足才能启动身体修复的本能，排出身体内不该存在的东西，如肿瘤、结石等。在本诊中，以阳药搭配排石的寒泻药，相辅相成，进而让身体有能量可以更快地排出结石。这是治疗肾结石等实证时很重要的心法。

值得一提的是，不管是针对肾结石还是胆结石的治疗，金钱草这个药都是很常用到的排石药；而萹蓄和瞿麦是八正散的主力药对，八正散也是后世时方中治疗淋证的主力方剂，在治疗泌尿道结石的问题时常和猪苓汤一起合方；赤芍主要是利尿为主，白芍主要是止痛为主，两者合用，则有助于加速排石且减轻排石时的疼痛。由于排出结石的过程中可能会流血，方中用当归可以补血。

服药三天之后，患者的爱人把排出的石头拍给我看了，是一颗 0.6cm 长的砂石，最大的那颗石子已经被安安静静地排出来，排石的过程中患者没有很明显的不舒服。患者爱人直呼神医，才 3 天就把困扰多年的肾结石排出来了。真的是神奇的中医啊！

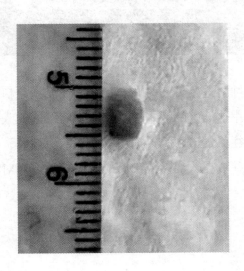

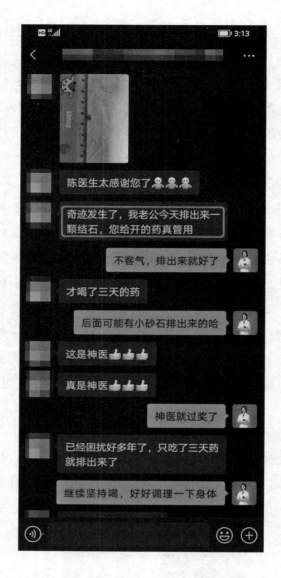

当时患者家属讲出神医这个词的时候，我第一时间不是自谦，而是感慨中医真的如此神奇，怎样才能运用这么好的医术去帮到更多有需要的人。现在很多人有肾结石的问题，但是很多人往往不知道中医治疗石淋是很有见地的，所以导致很多国人选择体外碎石，但这种方法并没有改变生成结石的体内环境，相对容易复发，而且有一定副作用，故而须谨慎。

【肾结石医案之整体分析】

患者呈现诸多复杂症状，作为医者，我们除了定位其最关心的主症，更要拨云见日、在症状群中梳理出一条主线。

在第一个医案中，患者同时有眩晕和肾结石，肾结石似乎和晕眩没什么关系，但是从更宏观的角度来看患者的整体表现，我们要说，这两个问题都来自患者的阳虚，也就是身体能量的不足，以至于水的代谢不佳而产生晕眩，小便的排出不利而产生肾结石。这是中医整体观视角下的辨证。

这个时候，若从改善体质来治本的角度入手，帮助患者好好补阳的话，其问题可以迎刃而解，但是这是一个比较长远的治疗方案。现实中，患者被痛苦的症状所困扰，希望在很短的时间内有所改善，于是我们就必须开出针对症状的相关药物。在补阳的基础上，使用这些药物以发挥把结石往体外推动的力量。中医大脑除了考虑整体体质的改善，更会针对比较清晰的主症做出药对加减组合。这也就是我们必须在浩瀚的历代中医方剂中，把方剂结构提炼出来再做组方的原因。

第二个医案也体现了类似的治疗思路，以寒泻的利尿排石药搭配补阳药，以加强结石的排出。此二医案体现了中医大脑兼顾症状对治和体质调养的组方思路。

【疑难症综述】

泌尿道结石可见于肾、膀胱、输尿管和尿道的任何部位，但以肾与输尿管结石为常见。患者平常可无任何感觉或仅稍觉腰部酸痛，常由某种诱因，如剧烈运动、劳动等，突然出现一侧腰或外侧腹部剧烈绞痛，并向下腹及会阴部放射，常伴有腹胀、恶心、呕吐、程度不同的血尿或尿频、尿急、尿痛甚至突然小便不通，患侧肾区可以有明显的叩击痛。西医治疗泌尿道结石主要有体外冲击波碎石术（ESWL）、腔内泌尿外科技术和开放性手术等三大方法。迄今体外冲击波碎石术的应用范围由上尿路结石扩大至全尿路结石，是外科首选的治疗。但体外冲击波碎石术只对肾以下部位结石疗效较好，而对肾内结石，则存在造成肾挫伤和麻痹性肠梗阻的风险，同时复发率很高，也容易损伤肾功能。西医治疗除开放性手术外，都面临着一个术后排石的痛苦过程。此时，中医治疗泌尿道结石则另有所长。

名老中医岳美中先生在1962年受周总理之托，为印度尼西亚年逾花甲的苏加诺总统看病，苏加诺备受泌尿道结石的折磨，常感腹痛、小便不畅。西医主张摘肾，但他坚决不同意。最后，岳美中先生重用金钱草以清热化湿，不但为苏加诺治好了结石，还保住了肾脏。

　　泌尿道结石属中医学石淋、血淋范畴，若合并泌尿道感染则须依热淋辨证。其发病大多为下焦湿热、气滞血瘀或肾虚等原因所致。因湿邪阻遏气机，气滞则血行无力而成瘀滞；肾虚则不能通水道，浊气不能下泄，郁久化热，湿热蕴蒸，热瘀凝结成砂石，属本虚标实之候。汉代张仲景《金匮要略》云："淋之为病，小便如粟状，小腹弦急，痛引脐中。"小便如粟状即是小便排出粟状之物，也就是石淋。隋代巢元方《诸病源候论》将淋证分为气淋、血淋、劳淋、膏淋、石淋、寒淋、热淋七种，并指出其共同的病机是肾虚而膀胱湿热，造成气化失司、水道不利。

　　这两则医案都是由于患者久病虚实夹杂，因此必须标本兼治、寒热并用，在利湿通淋的同时也需要大补肾气，由此才能取得佳效。

·医案 23·

治慢性肾炎蛋白尿二例

| 案例一 |

尿内出现蛋白称为蛋白尿，也即尿蛋白。一般来说，身体健康的人，尿液当中的蛋白质是非常少的，正常尿液中含有的少量小分子蛋白，普通尿常规检查基本测不出来；当尿中蛋白增加，尿常规检查可以测出即为蛋白尿。蛋白尿是肾脏病的常见表现，全身性疾病亦可出现蛋白尿。

中医文献中自古并无"蛋白质""蛋白尿"的记载。蛋白质是生命的物质基础，从历代医著中可以看出，蛋白质与中医学的"水谷精微""精气"等概念发挥的作用相类似。

蛋白尿是急慢性肾炎、肾病综合征等病的临床常见表现，伴随有浑身乏力、浮肿、腰酸腿软等，与中医学的"精微不固""精气下泄"等表现类似。根据临床表现和病因病机，属"水肿""腰痛""虚劳"等范畴。脾肾不足是产生慢性肾炎蛋白尿的关键。

今日分享一则关于尿蛋白转阴、水肿消失、肾功能恢复正常的治疗案例。

=== 一诊 ===

患者高血压十多年，一直服用降压药，目前血压正常。2021 年 5 月 25 日检查发现，尿蛋白高 3+，肌酐 101μmol/L。患者同时伴有：劳累后腰两边有下坠感；老花眼，看近处东西模糊得很，有些眼屎；傍晚时两脚踝轻微水肿；大便经常软黏，喝绿茶后晚上大便不成形，1 天 1～2 次；肚子不大，体力可；戒烟 1 年，1 年前检查有左心室肥大；

每年 4 月份鼻炎发作 1 次，目前没有；近两年两手腕及手指感觉有一点僵硬，略微疼痛，活动后缓解。

根据患者的症状，我考虑初诊首先以大便论治，调通人体"出"的主要通道。

将患者症状输入中医大脑后，处方如下：

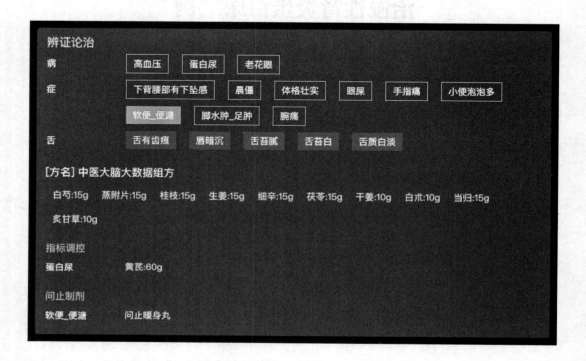

辨证论治

病　　高血压　蛋白尿　老花眼

症　　下背腰部有下坠感　晨僵　体格壮实　眼尿　手指痛　小便泡泡多
　　　软便_便溏　脚水肿_足肿　腕痛

舌　　舌有齿痕　唇暗沉　舌苔腻　舌苔白　舌质白淡

[方名] 中医大脑大数据组方

白芍:15g　蒸附片:15g　桂枝:15g　生姜:15g　细辛:15g　茯苓:15g　干姜:10g　白术:10g　当归:15g

炙甘草:10g

指标调控
蛋白尿　　　黄芪:60g

问止制剂
软便_便溏　　问止暖身丸

【本诊方剂整体药对结构分析】

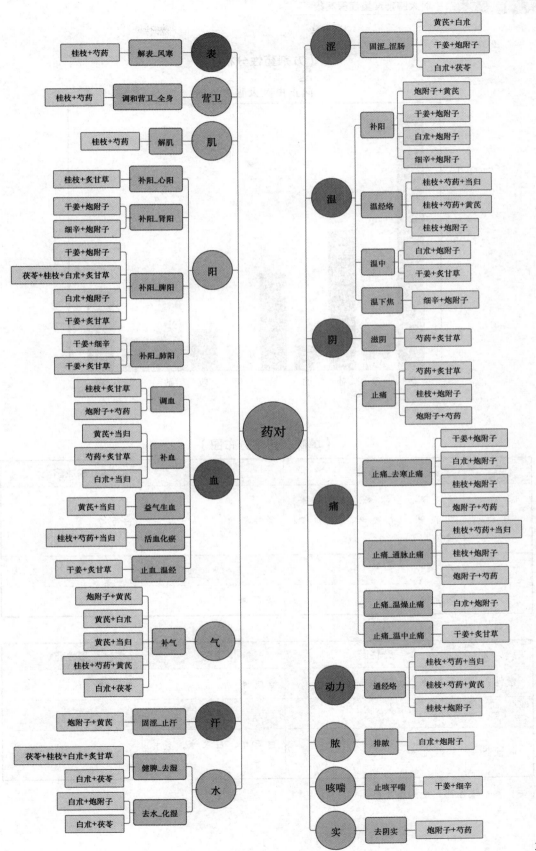

【方剂药性分析】

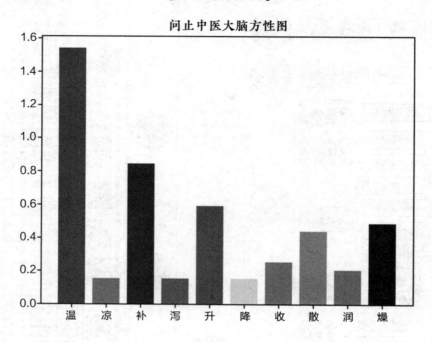

问止中医大脑方性图

【单味药药性分布图】

	温热药	平药	寒凉药
补药	干姜☀，白术☀，蒸附片☀，桂枝☀，生姜☀，当归☝，黄芪	炙甘草☝	白芍☝
平药			
泻药	细辛☀	茯苓☀	

	升性药	平药	降性药
散性药	干姜☀，生姜☀，当归☝	桂枝☀	细辛☀
平药	黄芪		
收性药	蒸附片☀	白芍☝，白术☀，炙甘草☝	茯苓☀

（注：☀：燥性药，☝：湿性药）

【药性之说明】

本方剂中所使用的单味药多偏温热药，还可以说是偏温补药，这就形成了本方的基本调性。同时，本方整体药性升性较高、燥性较强、散性也较高。本方主要就是要解决患者下背腰部有下坠感、便溏、脚水肿等下焦寒湿的问题。

【本诊方剂的组成方剂结构分析】

重要结构符合方剂

结构符合方剂	方剂组成	药数
真武汤	茯苓、芍药、白术、生姜、附子	5
茯苓甘草汤	茯苓、桂枝、生姜、炙甘草	4
苓桂术甘汤	茯苓、桂枝、白术、炙甘草	4
甘草干姜茯苓白术汤	炙甘草、白术、干姜、茯苓	4

可作为方根的结构符合方剂

结构符合方剂	方剂组成	药数
通脉四逆汤	炙甘草、附子、干姜	3
芍药甘草附子汤	芍药、炙甘草、附子	3
四逆汤	炙甘草、干姜、附子	3
芍药甘草汤	芍药、炙甘草	2
甘草干姜汤	炙甘草、干姜	2
桂枝甘草汤	桂枝、炙甘草	2
干姜附子汤	干姜、附子	2

另外再特别加上的单味药：黄芪、细辛、当归。

【重要结构符合方剂说明】

中医大脑根据所收入的症状，开出了以附子剂、真武汤和苓桂术甘汤为主的方剂结构。附子剂的运用当然是以补阳为目标，而苓桂术甘汤及相关类方的应用，则是希望能够调整患者的水液代谢。而在"可作为方根的结构符合方剂"里，我们甚至可以看到四逆汤这一类的方剂，这形成了调整患者整体体质的结构。

当然在这里面，可作为方根的结构符合方剂里面有芍药甘草汤这一个止痛的良方，但是本方以附子剂为主是有深意的。我们在临床上要止痛，四逆汤是一个不可缺少的重要方剂，也许有人会认为四逆汤应该是治疗阳虚体寒的药，其实我们在临床上可以发现四逆汤是治疗痛证的一个强大方剂。附子剂之所以能够作为阳虚者（如本医案之患者）止痛的关键，就是因为附子能够走窜全身一切经络。我们知道在针灸治疗的时候，重点就是要把经络不通之处给打通，所谓"通则不痛、痛则不通"，而附子既然能够走通全身的经络，那自然就可以达到像针灸止痛那样的效果。这虽然是从本草学上推理出来的结果，但在临床验证上也的确如此。

值得一提的是，医者在本诊中并没有直接选择蛋白尿作为主症，毕竟中医是一个整体医学，而医者所选择的是先以便溏作为主症来计算，只是在指标调控的加减上根据中医大脑的建议加上黄芪来对治蛋白尿的问题。先把整体体质调整好再来针对指标进行治疗，这是正确的治疗思路。

二诊

一诊后，患者眼屎多的情况没有了，大便正常了，余症同前。我在二诊中，针对二便之小便，直接治疗蛋白尿的问题。

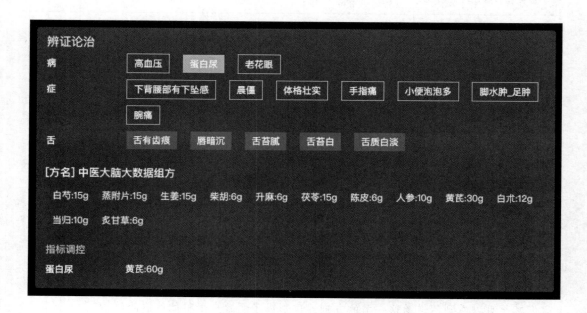

辨证论治

病　高血压　蛋白尿　老花眼

症　下背腰部有下坠感　晨僵　体格壮实　手指痛　小便泡泡多　脚水肿_足肿　腕痛

舌　舌有齿痕　唇暗沉　舌苔腻　舌苔白　舌质白淡

[方名] 中医大脑大数据组方

白芍:15g　蒸附片:15g　生姜:15g　柴胡:6g　升麻:6g　茯苓:15g　陈皮:6g　人参:10g　黄芪:30g　白术:12g

当归:10g　炙甘草:6g

指标调控

蛋白尿　　　黄芪:60g

【 本诊方剂整体药对结构分析 】

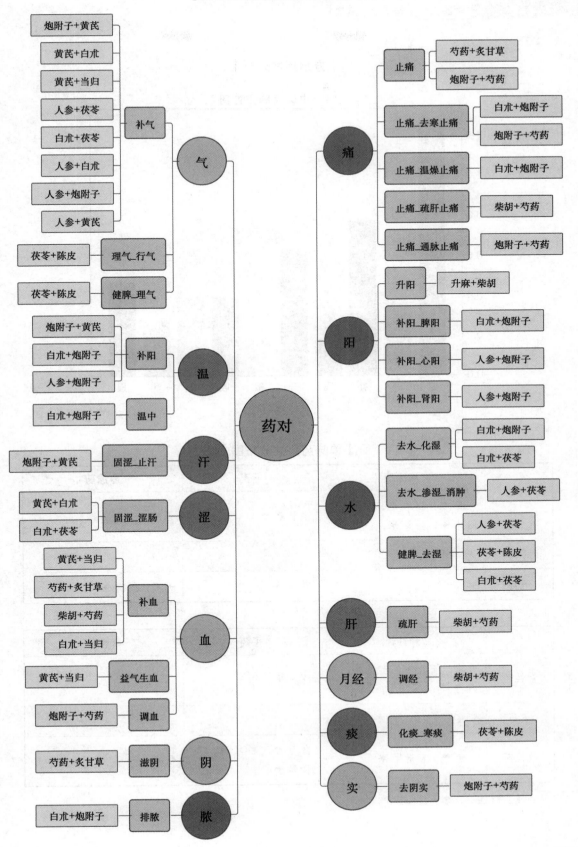

【方剂药性分析】

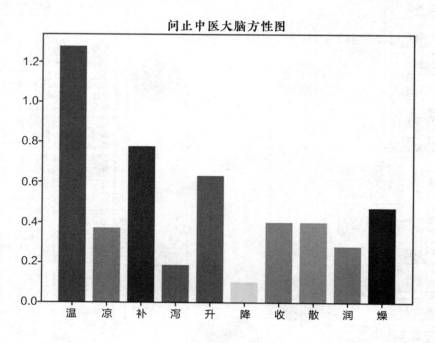

问止中医大脑方性图

【单味药药性分布图】

	温热药	平药	寒凉药
补药	人参⛱，白术☀，黄芪，蒸附片☀，生姜☀，当归⛱	炙甘草⛱	白芍⛱
平药	陈皮☀		
泻药		茯苓☀	升麻，柴胡☀

	升性药	平药	降性药
散性药	升麻，柴胡☀，生姜☀，当归⛱	陈皮☀	
平药	黄芪		
收性药	人参⛱，蒸附片☀	白芍⛱，白术☀，炙甘草⛱	茯苓☀

（注：☀：燥性药，⛱：湿性药）

【药性之说明】

虽然医者在这一诊中将主症直接设为蛋白尿，但中医大脑所开方剂的方性大致和上一诊的趋势是一致的，较大的不同是本诊方剂的散性变得比较不明显，收散性上基本是平衡的。中医大脑根据体质来诊治，除非患者症状出现很大的变化，否则一般而言方性上会有延续性。

【本诊方剂的组成方剂结构分析】

重要结构符合方剂

结构符合方剂	方剂组成	药数
补中益气汤	黄芪、炙甘草、人参、当归、陈皮、升麻、柴胡、白术	8
附子汤	附子、茯苓、人参、白术、芍药	5
真武汤	茯苓、芍药、白术、生姜、附子	5

可作为方根的结构符合方剂

结构符合方剂	方剂组成	药数
芍药甘草附子汤	芍药、甘草、附子	3
芍药甘草汤	芍药、炙甘草	2
橘皮汤	陈皮、生姜	2

【重要结构符合方剂说明】

在这一诊中，因为医者调整了主症的选取，我们看到原来的苓桂术甘汤结构没有再出现，取而代之的是补中益气汤结构。当中医大脑在主症上选取"蛋白尿"这个现代检查指标的时候，它会把和这个现代指标相关的方剂作为重要的方剂结构基础。

补中益气汤是金元四大家之一的李东垣先生制定。此方主要治饮食劳倦、脾胃气虚、内伤寒热之证。临床上其加减常应用于慢性肾炎水肿、肝硬化腹水等病症。蛋白尿最常出现的症状是小便泡泡多，严重一点则会出现脚水肿，其病机就是脾气虚，因此常会使用补中益气汤来治疗。由于黄芪有补气利水之效，遇到严重的水肿常会重用黄芪至 30g 以上，如本医案从头到尾黄芪都用至60g，治疗水肿的效果就会更快。虽本案的患者有高血压，但重用黄芪反而能治疗高血压的问题，不需担心会升高血压，因为此患者的高血压病机就是脾肾两虚所致，因此用黄芪和附子才是治疗的根本所在。中药大多具有双向调节的作用，只要辨证准确，大胆用之才能取桴鼓之效。

对于黄芪，需额外补充的是，经方用的黄芪都是生北芪而非晋芪（红芪），晋芪和北芪同科而不同属，于疗效而言晋芪不及北芪的一半，临床用药上需仔细鉴别。

三诊

服药后，患者大便正常，无明显脚水肿，手腕手指僵硬疼痛也不明显了。劳累后仍有腰部两边下坠感。

余症同前，于是我守方 10 剂。

四诊

患者劳累后仍有腰部两边下坠感。小便泡泡偶尔没有。余症同前。

继续守方 10 剂。

近日随访反馈

近期体检肾功能正常，尿蛋白转阴，身体各症状均明显缓解。

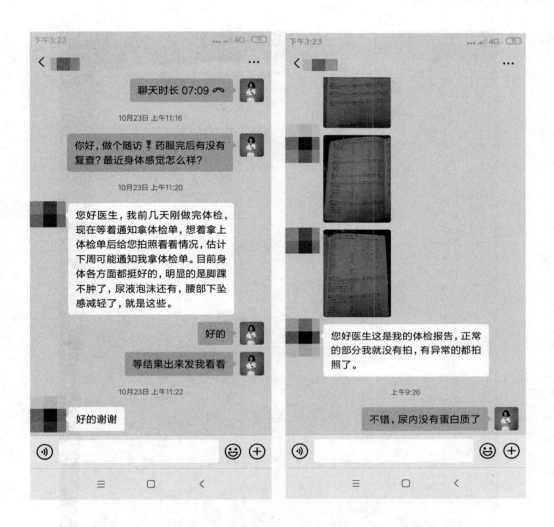

指标	结果	提示	参考	单位
潜血. (BLD.)	—		~10	cell/ul
蛋白质. (PRO.)	—		~0.15	g/L
葡萄糖. (GLU.)	—		~2.8	mmol/L
尿胆原. (URO)	norm.		3.2~16	umol/L
胆红素. (BIL.)			0	umol/L
酮体. (KET)			0	mmol/L
比重. (SG)	1.014		1.01~1.025	
微量白蛋白 (MA)	10mg/L		0~20	mg/L
尿钙 (Ca)	1.00	↓	1.5~9	mg/L
酸碱度. (PH)	5.00	↓	5.5~7	
尿肌酐. (CR)	8.80		2~22	mmol/L
亚硝酸盐. (NIT)	—			
抗坏血酸. (VC)	—		0	mmol/L
镜检 (jj)	未见异常			
颜色()	浅橙			
浊度()	清澈			

乙肝两对半（体检）　　　　　　　检查人员：　　检查时间：2021-

指标	结果	提示 参考	单位
乙型肝炎表面抗原测定(HBsAg)(HBSAG)	阴性(-)		项
乙型肝炎表面抗体测定(抗-HBs)(ANTI-HBS)	阴性(-)		项
乙型肝炎e抗原测定(HBeAg)(HBEAG)	阴性(-)		项
乙型肝炎e抗体测定(抗-HBe)(ANTI-HBE)	阴性(-)		项
乙型肝炎核心抗体测定(抗-HBc)(ANTI-HBC)	阴性(-)		项

肝功十三项（体检）　　　　　　　检查人员：　　检查时间：2021-

指标	结果	提示 参考	单位
血清丙氨酸氨基转移酶(ALT)	22.8	9~50	IU/L
血清天门冬氨酸氨基转移酶(AST)	19.6	15~40	IU/L
AST/ALT (B2-MU)	0.86		
碱性磷酸酶测定(ALP)	86.0	45~125	IU/L
r-谷氨酰转肽酶(R-GT)	30.0	7~45	IU/L
总胆红素测定(TBIL)	20.0	~23	umol/L

=== 小结 ===

　　慢性肾炎全称慢性肾小球肾炎，是以蛋白尿、血尿、高血压、水肿等为基本临床表现的一种肾小球疾病。近20年大量临床和实验研究证实，蛋白尿不仅仅是肾小球损伤的生物学标志，还是加速肾小球疾病向终末期肾衰进展的主要危险因素之一。

　　大量蛋白尿，特别是大量非选择性蛋白尿出现时，能够通过一系列不同的机制表现为肾脏毒性，加速肾脏病的进展。

因此，正确的治疗方法是减少蛋白尿，"治未病"对延缓或阻断慢性肾脏病的发展至关重要。

案例二

一诊

这是一位来自山西的男性患者，也是我们问止中医的老顾客。他曾在我同事处调理其他问题，恢复得都挺好。这次找到我主要是想解决一下肾脏病的问题。

患者自述如下：尿尿有泡沫 1 年，腰酸，身体总是感觉精力不够，容易累，爱叹气。之前有肾炎、蛋白尿病史，后治愈，近期未复查尿常规。

其他兼症：过敏性鼻炎，遇冷加重，流清鼻涕；喉咙有痰，口黏；尿尿有泡沫，肾积水；早泄。去年体重突然增加；爱生气，脾气暴躁；大便软，大便黏；记忆力下降，多梦，睡眠质量差。

我将其所述整理后录入中医大脑，处方如下：

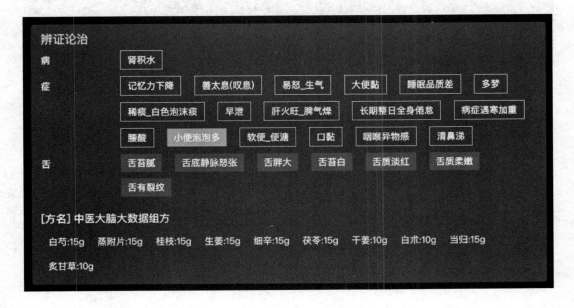

一诊时，我根据患者自诉，可知患者仍有风寒在表以及里虚寒的病机。首诊我以小便泡泡多为主证治疗，开方 7 剂，代煎。并告知患者到医院复查尿常规。

═══ 二诊 ═══

一诊治疗后，患者复诊，自述：小便泡泡较前减少，腰酸症状明显好转，睡眠也有改善，到医院查蛋白尿 3+。

效不更方，我决定守方继续治疗。

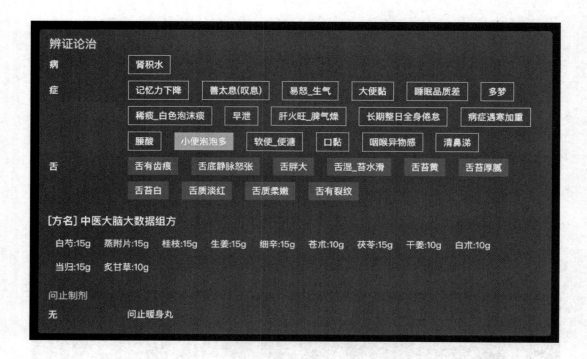

═══ 三诊 ═══

三诊时，患者自述：小便泡泡减少，没有其他的明显不适。我嘱咐患者吃完这周的药再次复查尿常规。

由于患者检查明确蛋白尿 3+，我在本次就诊时加用针对蛋白尿的药对，同时配合二诊开的问止内部制剂，继续加速病情恢复。

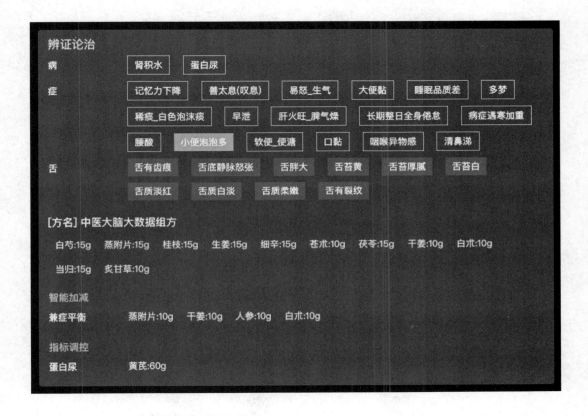

辨证论治

病　　肾积水　　蛋白尿

症　　记忆力下降　　善太息(叹息)　　易怒_生气　　大便黏　　睡眠品质差　　多梦
　　　稀痰_白色泡沫痰　　早泄　　肝火旺_脾气燥　　长期整日全身倦怠　　病症遇寒加重
　　　腰酸　　小便泡泡多　　软便_便溏　　口黏　　咽喉异物感　　清鼻涕

舌　　舌有齿痕　　舌底静脉怒张　　舌胖大　　舌苔黄　　舌苔厚腻　　舌苔白
　　　舌质淡红　　舌质白淡　　舌质柔嫩　　舌有裂纹

[方名] 中医大脑大数据组方

白芍:15g　　蒸附片:15g　　桂枝:15g　　生姜:15g　　细辛:15g　　苍术:10g　　茯苓:15g　　干姜:10g　　白术:10g

当归:15g　　炙甘草:10g

智能加减

兼症平衡　　　　蒸附片:10g　　干姜:10g　　人参:10g　　白术:10g

指标调控

蛋白尿　　　　黄芪:60g

【本诊方剂整体药对结构分析】

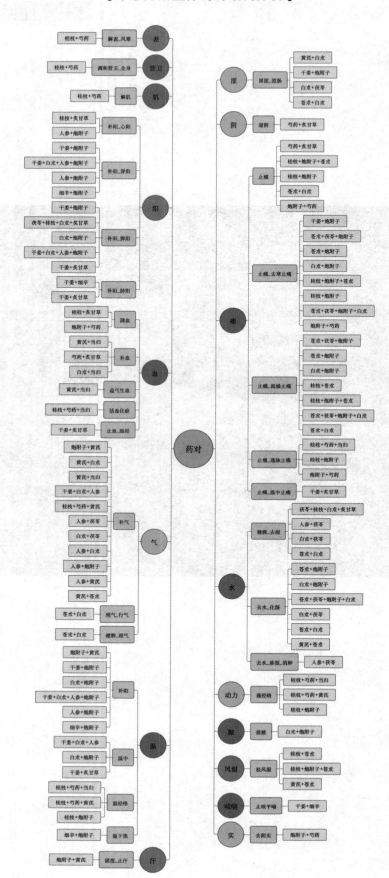

【方剂药性分析】

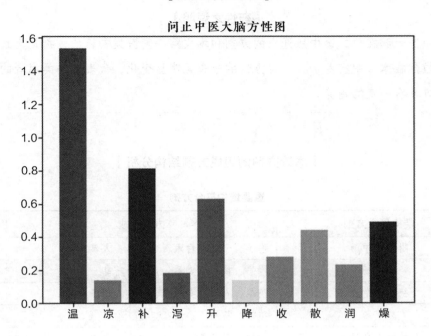

问止中医大脑方性图

【单味药药性分布图】

	温热药	平药	寒凉药
补药	干姜 ☀，白术 ☀，蒸附片 ☀，桂枝 ☀，生姜 ☀，当归 ☂，黄芪，人参 ☂	炙甘草 ☂	白芍 ☂
平药			
泻药	细辛 ☀，苍术 ☀	茯苓 ☀	

	升性药	平药	降性药
散性药	干姜 ☀，生姜 ☀，当归 ☂，苍术 ☀	桂枝 ☀	细辛 ☀
平药	黄芪		
收性药	蒸附片 ☀，人参 ☂	白芍 ☂，白术 ☀，炙甘草 ☂	茯苓 ☀

（注：☀：燥性药，☂：湿性药）

【药性之说明】

中医大脑在前二诊中所开出的方剂和本文第一则医案初诊的方剂是大致相同的，虽然在本诊中有些加减，但方性的分布无明显变化，代表这一类患者的体质对治方药有一定的趋势。

【本诊方剂的组成方剂结构分析】

重要结构符合方剂

结构符合方剂	方剂组成	药数
附子理中汤	附子、干姜、白术、炙甘草、人参	5
附子汤	附子、茯苓、人参、白术、芍药	5
茯苓四逆汤	茯苓、人参、炙甘草、干姜、附子	5
真武汤	茯苓、芍药、白术、生姜、附子	5
桂枝人参汤	桂枝、炙甘草、白术、人参、干姜	5
茯苓甘草汤	茯苓、桂枝、生姜、炙甘草	4
苓桂术甘汤	茯苓、桂枝、白术、炙甘草	4
甘草附子汤	炙甘草、苍术、附子、桂枝	4
甘草干姜茯苓白术汤	炙甘草、白术、干姜、茯苓	4
理中汤	人参、干姜、炙甘草、白术	4
四逆加人参汤	炙甘草、附子、干姜、人参	4

可作为方根的结构符合方剂

结构符合方剂	方剂组成	药数
通脉四逆汤	炙甘草、附子、干姜	3
芍药甘草附子汤	芍药、炙甘草、附子	3
四逆汤	炙甘草、干姜、附子	3
芍药甘草汤	芍药、炙甘草	2
甘草干姜汤	炙甘草、干姜	2
桂枝甘草汤	桂枝、炙甘草	2
干姜附子汤	干姜、附子	2

另外再特别加上的单味药：黄芪、细辛、当归。

【重要结构符合方剂说明】

大致说来，这个医案的前二诊用方是和第一个医案的初诊相同，但是在第三诊中因为医者根据中医大脑智能加减的推荐，再另外加上了人参、黄芪两味药。主要就是针对蛋白尿的病机，也就是脾气虚导致的精微不固，用了人参、黄芪补气兼利水消肿，并同时对治了本案肾积水、小便泡泡多、长期整日全身倦怠、早泄等问题。

服用上方药物期间患者再次到医院复查尿常规示：

市中医院检验报告单【门诊】

行	项目名称	检验结果	单位	参考区间	实验方法
1	尿胆原(UBG)	Normal	umol/L	3.2—17	仪器法
2 ★	胆红素(BIL)	-	umol/L	0—17	仪器法
3 ★	酮体(KET)	- 0	mmol/L	0—0.5	仪器法
4 ★	潜血(BLD)	-	cells/uL	0—10	仪器法
5 ★	蛋白质(PRO)	- 0	g/L	0—0.1	仪器法
6 ★	亚硝酸盐(NIT)	-		阴性	仪器法
7	白细胞(LEU)	- 0	cells/uL	0—15	仪器法
8 ★	葡萄糖(GLU)	- 0	mmol/L	0—5.5	仪器法
9	比重(SG)	1.020		1.003—1.030	仪器法
10 ★	PH值(PH)	6.5		5—8	仪器法
11	维生素C(VC)	- 0	mmol/L	0—0.6	仪器法
12	颜色	淡黄色			
13	透明度	透明			
14	镜检：红细胞(RBC)	0	/HP	2/HP	镜检法
15	镜检：白细胞(WBC)	0	/HP	3/HP	镜检法
16	镜检：上皮细胞(EC)	0	/HP	1/HP	镜检法
17	镜检：透明管型	0	/LP	0/LP	镜检法
18	镜检：细胞管型	0	/LP	0/LP	镜检法
19	镜检：颗粒管型	0	/LP	0/LP	镜检法
20	镜检：草酸盐结晶	阴性			镜检法
21	镜检：霉菌	阴性			镜检法
22	镜检：尿酸盐结晶	阴性			镜检法
23	镜检：粘液丝	阴性			镜检法
24	镜检：滴虫	阴性			镜检法
25	镜检：其他	阴性			镜检法

结果描述：

检验者签名：　　　核对者签名：

【说明：该报告的数据仅对本次所检测的标本……如有疑义，请于两日内到科室复查

【带★为同级医疗机构医学检验互认……

打印时间：2021-

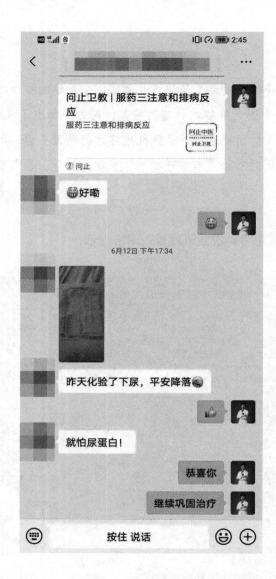

经过近三周的治疗，患者蛋白尿以及小便泡泡多的情况从检查指标和症状上都有明显减轻。我告知患者不能大意，继续巩固治疗，平日饮食起居上必须遵守医嘱。医患好好配合，才能收获满意的疗效。

患者后续病情平稳，仍在断断续续服用中药。维护体质，有利于病情不反复。

浅谈蛋白尿机理

蛋白尿是慢性肾炎的实验诊断指标之一，中医典籍中并无相应记载。根据其表现，可归于"精气下泄"范畴。其病因病机和治法探讨可以此为基础，结合慢性肾炎的其他表现而展开。现代医学所说的蛋白质是构成人体和维持生命活动的基本物质，与中医学所谓的"精气""清气""精微"的概念类似。

中医学认为，"精气"等宜藏不宜泄，肾为"封藏之本""受五脏六腑之精而藏之"。脾主统摄升清。若肾不藏精，或脾不摄精，或脾不升清，便可致精气下泄而出现蛋白尿。

综观慢性肾炎的基本病机，亦以脾肾虚损贯穿始终，故似可认为，脾不摄精、清气下陷和肾不藏精、精气下泄是慢性肾炎蛋白尿的直接机理。

《素问·经脉别论》云："饮入于胃，游溢精气，上输于脾，脾气散津，上归于肺，通调水道，下输膀胱。"表明饮食精微的吸收输布与各脏腑相关。

《格致余论》谓："主闭藏者肾也，司疏泄者肝也。"如肝病，致疏泄失司，重则侮土，使脾不升清，精微下陷。说明肝之疏泄失常可以形成蛋白尿。

又如肺气膹郁，宣降不利，脾气上输之清气不得归于肺而布散全身，径走膀胱，亦可形成蛋白尿。

由上可见，蛋白尿的形成机理与各脏腑的病变都有联系。

【二则医案之整体分析】

现代医学有很多病症可以在古书上找到相对应的症状，比方说，心律失常是中医的"心动悸"、肺脓肿是中医的"肺痈"、肾功能衰竭是"关格、癃闭"等。不过类似"蛋白尿"这种检测出来的数据，虽然也有像小便白浊这一类接近的描述，但毕竟在传统的中医书上不容易找到。然而，因为近世的中医医者具备了现代医学的知识，甚或有些中医师本身就是西医背景出身，当以中医的思维来看这些异常数据出现时患者的表现，往往会归纳出很多古方今用的案例来。我们看到邻近的日本汉方界，因为从事汉方的医师都是西医师，他们不但熟悉现代医学，更能够在中医古方中找到可以治疗现代医学指标失常的方剂来。事实上方剂就是在调整身体的偏失，而各种指标的失常正是身体偏失的具体量化，在这方面资料的收集上，中医大脑也有非常多的着墨。在上面这两个案例中，我们就可以看到以传统方剂结构的组合来调整治疗检测指标的失常。随着中医大脑诊疗案例的增多，我们定会在现代医学检测数据失常这方面取得更好的成绩。

·医案 24·

逆转多年糖尿病，指标恢复正常

糖尿病属于中医"消渴"的范畴。消渴之名首见于《黄帝内经》。中医认为五脏虚弱、饮食失节、情志失调、劳欲过度等是引起消渴的主要原因。消渴病变的脏腑主要在肺、脾胃、肾，其主要的病机是阴津亏损、燥热偏胜，但其病程日久则常会出现上热下寒之证。

《诸病源候论·消渴候》论述其并发症"病变多发痈疽"；《宣明论方》指出"可变为雀目或内障"；《儒门事亲·三消论》说"夫消渴者，多变聋盲，疮癣、痤痱之类"。中医对糖尿病的临床表现、并发症、治则都有详尽的论述，而在治疗的理、法、方、药上更是有非常多宝贵的经验和实际的疗效。本文与大家分析中医大脑治疗糖尿病的两个案例。

───────┤ 案例一 ├───────

本例糖尿病患者 L 先生，经过中医大脑开具的针对性中药方剂治疗，配合饮食上的调整，仅仅 3 周的时间，血糖得到了明显降低，而且指标保持得很平稳。

══════ 口中有烂苹果味，我患糖尿病了吗 ══════

患者 L 先生的太太患有糖尿病，本身在吃药，对糖尿病的一些异常情况有所了解。近来她闻到 L 先生口中有烂苹果味，怀疑他的血糖也有异常。

口中有烂苹果味是糖尿病酮症酸中毒的现象，若不及时控制血糖，可能有生命危险。

果然，L 先生用太太的测糖仪一测，发现血糖已经严重超标（空腹血糖的正常标准是 3.9 ~ 6.1mmol/L，餐后 2 小时血糖不超过 7.8mmol/L）。下图就是患者连续监测血糖三天（9 月 6 日 ~ 9 月 8 日）的情况：早餐后血糖最低 17.6mmol/L，最高的时候达到了 24mmol/L。

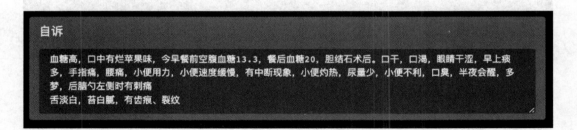

日期	凌晨	早餐		午餐		晚餐		睡前	随机
		前	后	前	后	前	后		
08 09月		10.7	17.6	14.4					
07 09月		13.2	24	19.9			11.2	9.4	
06 09月		13.3	20	16.4	12.7	11.9	14.1		

=== 初诊 ===

　　患者太太曾在问止中医调理过血糖，所以第一时间就找到我们，也想用中医的方式帮助丈夫控制血糖。2021 年 9 月 8 日，L 先生第一次就诊，以下是他的主诉和舌象：

自诉

血糖高，口中有烂苹果味，今早餐前空腹血糖13.3，餐后血糖20，胆结石术后。口干，口渴，眼睛干涩，早上痰多，手指痛，腰痛，小便用力，小便速度缓慢，有中断现象，小便灼热，尿量少，小便不利，口臭，半夜会醒，多梦，后脑勺左侧时有刺痛

舌淡白，苔白腻，有齿痕、裂纹

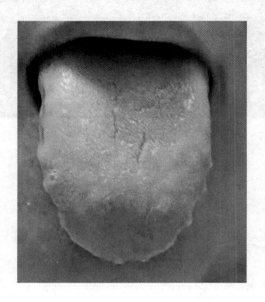

L先生有口干、口渴的症状，伴有小便不利、排尿需用劲、排尿速度慢、腰痛，舌质白淡，齿痕明显，这是典型的肾阳虚的表现。

目前患者血糖较高，而且口中有烂苹果的气味，已经出现了酮体浓度较高，代谢紊乱的情况。所以当务之急是先把血糖控制下来。

我把患者的症状全部输入中医大脑后，将"糖尿病"选作主症，中医大脑处方如下：

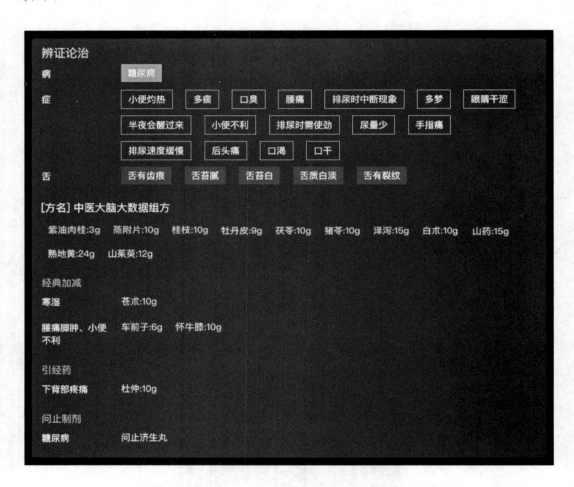

【 本诊方剂整体药对结构分析 】

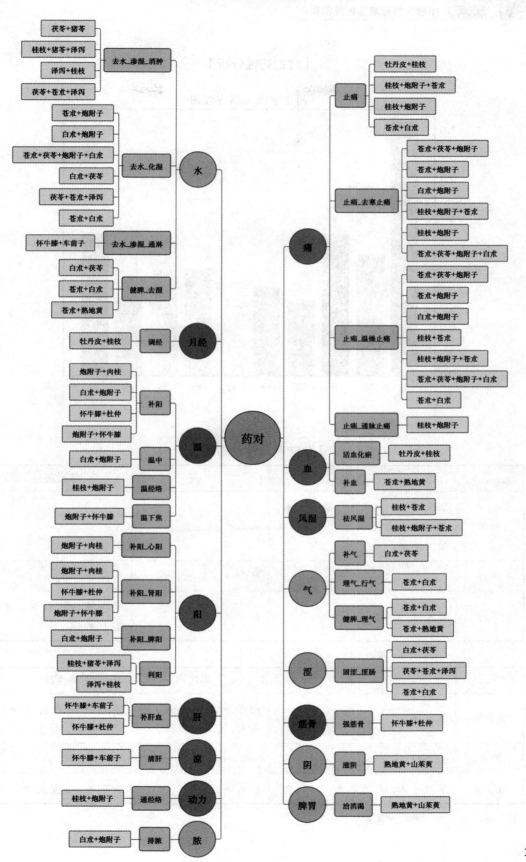

【方剂药性分析】

问止中医大脑方性图

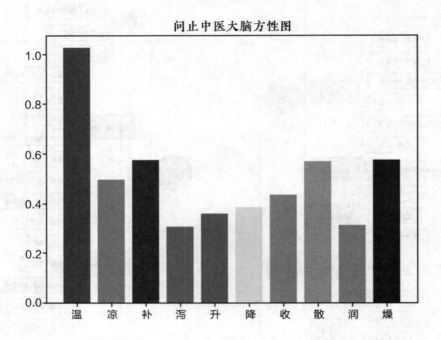

【单味药药性分布图】

	温热药	平药	寒凉药
补药	山茱萸 ☂，白术 ☀，蒸附片 ☀，桂枝 ☀，熟地黄 ☂，杜仲，紫油肉桂 ☀	山药 ☂	
平药		猪苓 ☀，怀牛膝 ☀	
泻药	苍术 ☀	茯苓 ☀	泽泻 ☀，牡丹皮，车前子 ☀

	升性药	平药	降性药
散性药	苍术 ☀	猪苓 ☀，桂枝 ☀，牡丹皮，紫油肉桂 ☀	泽泻 ☀，车前子 ☀，怀牛膝 ☀，杜仲
平药			
收性药	蒸附片 ☀，熟地黄 ☂，山药 ☂	白术 ☀	茯苓 ☀，山茱萸 ☂

（注：☀：燥性药，☂：湿性药）

【药性之说明】

中医大脑所设计的这个方剂是一个地黄丸的合方及加减。我们可以看得出来它的药性上有地黄丸家族系列补泻兼顾的特性，从单味药药性分布图来看，虽然温补药是方剂的主要组成，但是也有不少降性和散性的药，目的是为了加速酮体的代谢，由此血糖才能尽快恢复正常。

【本诊方剂的组成方剂结构分析】

重要结构符合方剂

结构符合方剂	方剂组成	药数
济生肾气丸	熟地黄、茯苓、山药、山茱萸、牡丹皮、泽泻、附子、肉桂、怀牛膝、车前子	10
八味地黄丸	熟地黄、山药、山茱萸、茯苓、牡丹皮、泽泻、肉桂、附子	8
六味地黄丸	熟地黄、山茱萸、山药、泽泻、牡丹皮、茯苓	6
五苓散	猪苓、泽泻、白术、茯苓、桂枝	5

可作为方根的结构符合方剂

结构符合方剂	方剂组成	药数
猪苓散	猪苓、茯苓、白术	3
泽泻汤	泽泻、白术	2

另外再特别加上的单味药：苍术、杜仲。

【重要结构符合方剂说明】

中医大脑在这个病患的用方思路上是非常清楚的，主要是用到了地黄丸家族系列中的十味地黄丸（也就是济生肾气丸）的结构，在这个结构的基础上另外因为"口渴、小便不利"的症状而加入了五苓散结构。

济生肾气丸和五苓散这两个方子都能分别应用在糖尿病上，而其合方则可着重用在肾虚兼有小便不利的症状上，如本诊中患者的腰痛、小便灼热、尿量少、排尿时中断现象、排尿时需使劲等问题。此外，治疗手汗和脚汗的问题，也常会运用到此合方。

　　五苓散是一个利水渗湿剂，其功能是化气利水，可应用于治疗水逆病（口渴、饮水则吐）、水泻性下痢、中暑等病症。在本诊运用此方还可预防糖尿病酮症酸中毒引起的恶心、呕吐等主要症状。

　　而济生肾气丸是一个补阳剂，其功能是温补肾阳、利水消肿。临床上一般只要有"尿少而频"或"尿多而清"的症状即可选用。本方和八味地黄丸的区别是多了车前子和怀牛膝，因此还可以治疗肾虚水肿的问题，并常应用在男性的前列腺增生以及高血压（尤其是舒张压高）的疾病上。

　　有关地黄丸系列的各种方剂，我们可以在下面这张图中看到从六味到十味丸之间的药味加减，以及其他相关常用的地黄丸之间的组合，这是以补泻兼顾的方式来做身体机能的调整，是中医长期补养的方剂里面最重要的组成结构。而在治疗高血糖的过程中，地黄丸家族也是非常重要的方剂，常用来长期调整体质，改善血糖的偏失。

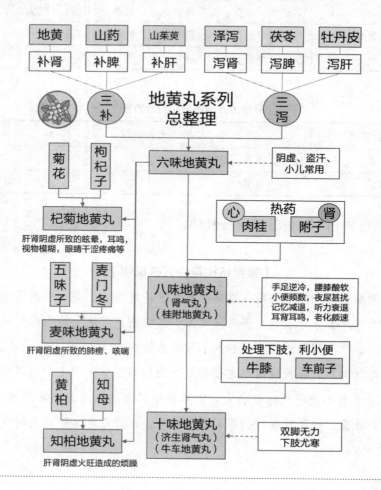

另外，中医大脑在智能加减上提醒医者加上苍术和杜仲。苍术可以燥湿健脾、祛风湿，在本诊中和白术同用可处理患者舌苔白腻的湿证，并可同时治疗小便不利、尿量少的问题；杜仲用来补肝肾、强筋骨，是针对本诊中患者的腰痛问题。

第一次就诊，我先为患者开具了 1 周的汤剂，配合使用问止济生丸补肾降糖，同时嘱咐患者调整饮食习惯。

患者平素嗜食甜食、水果，日常进食糖分超标，长期过量摄入导致身体代谢超负荷，代谢紊乱，血糖升高，所以饮食控制相当重要。一个是饮食不能过量，另一个是饮食结构须调整：禁甜食、寒凉食物，减少淀粉摄入尤其是过度烹饪、过度加工的碳水化合物比如烘焙食品、快餐食品等。

初诊后随访：血糖下降

一周后，我对患者进行了回访，L 先生在这期间按照医嘱服用汤药并控制饮食，收效明显，血糖下降，口中也没有烂苹果味了。

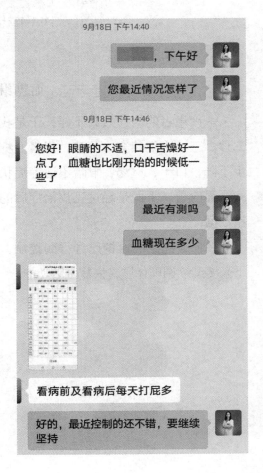

< 血糖数据 ··· | ◎

2021-09-07 至 2021-09-18 📅

日期	凌晨	早餐		午餐		晚餐		睡前	随机
		前	后	前	后	前	后		
18 09月		6.7	12.6	9.4					
17 09月		7.8	10.3	8.3		7.8			
16 09月		8	12.6	9.8		10.1			
15 09月		7.9	16.4	8.4		13			
14 09月		8	14.1	8.9		12.6			
13 09月		8.9	11.9	9		9.4			
12 09月		9.1	14.1	11.3	7	12.1			
11 09月		9.4	15.7	11.1		11.4			
10 09月		11.1	19.2	10.2		13.2			

血糖继续稳步下降

一诊患者的治疗效果不错，于是我在二诊、三诊中继续守方治疗，患者血糖稳步下降，口干、口渴、眼睛不适等症状都有明显改善，下面是经过三周治疗后的血糖数据：

目前 L 先生的血糖已经得到控制，接下来要继续调理体质，恢复脏腑功能。

< 血糖数据 ··· | ◎

表格 列表 统计

2021-09-29 至 2021-10-06 📅

日期	凌晨	早餐		午餐		晚餐		睡前	随机
		前	后	前	后	前	后		
06 10月		6.7	7.6						
05 10月		6.8	8	7.1	5.6				
04 10月		6.9	10.2	7.8	7.4				
03 10月		6.5	9.7	6.8	6.9				
02 10月		6.1	7.3	8.7	6.6				
01 10月		6.3	6.3	7.7	5.6				
30 09月		6.8	10.1	7.2	6.1			5.8	
29 09月		6.7	12	5.8	5.5	6.4			

案例二

> 糖尿病，中医称之为消渴，是一种由体质因素加之饮食失节、情志失调、年高劳倦、外感邪毒或药石所伤等多种因素所致的代谢性疾病，以多饮、多食、多尿、形体消瘦、尿有甜味为典型症状。气滞痰阻、脾虚痰湿或气滞阴虚者皆可化热，热盛伤津，久之伤气，形成气阴两虚，甚至阴阳两虚。由于损伤脏腑不同，兼夹痰浊血瘀性质有别，因此此病可出现各种表现形式。

Y 先生初诊时，以大便不畅为治疗主症，经过治疗即有好转，因此想用中医调理一下糖尿病。我将糖尿病的诊治经过整理如下——

患者主要症状：血糖高，夜尿 3 小时一次，小便多，喝水多；吃得多，吃冷的容易拉肚子，喜热饮；无畏寒畏热；口干，喉咙眼睛不干，偶有口腔溃疡；睡眠好。

其他情况：

1. 自 1998 年（36 岁）开始有血糖高的现象，后因工作压力等多方面原因出现并发症肺结核。从此服用降糖药，每天服用 1 粒 60 毫克的达美康（格列齐特），至 2020 年 10 月改用达美康 60 毫克缓释片。23 年来血糖控制得不错，空腹血糖保持在 6.0mmol/L 左右。

2. 自 2016 年开始保持常年游泳，冬天也有游泳（自然水温，最低温度达 15℃）；2021 年 1 月开始改在恒温泳池游泳，并每天做经络导引。2020 年 11 月在体检 CT 扫描中发现心脏右冠状动脉斑块形成。

初诊：确认病机

我整理患者症状后，初步诊断患者为脾阳不振、气阴两虚，治疗上以健脾、益气、养阴、清热为主。我将 Y 先生的症状录入中医大脑后，以"糖尿病"为主病，选方如下：

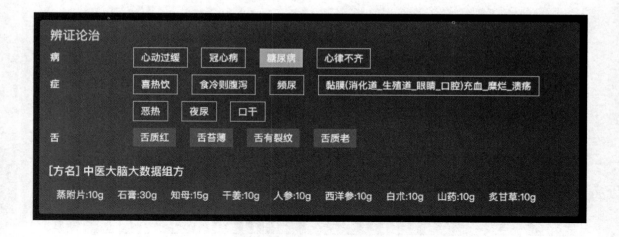

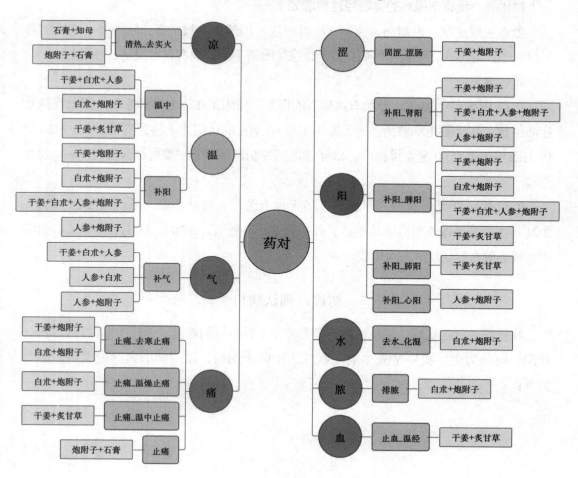

【本诊方剂整体药对结构分析】

【方剂药性分析】

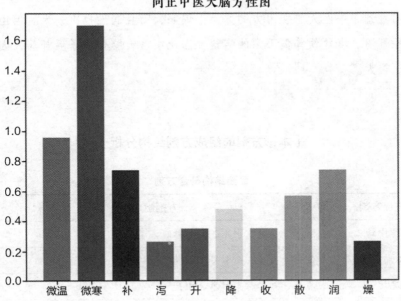

问止中医大脑方性图

【单味药药性分布图】

	温热药	平药	寒凉药
补药	干姜☀，人参⛱，白术☀，蒸附片☀	炙甘草⛱，山药⛱	西洋参⛱，知母⛱
平药			
泻药			石膏⛱

	升性药	平药	降性药
散性药	干姜☀		知母⛱，石膏⛱
平药			西洋参⛱
收性药	人参⛱，蒸附片☀，山药⛱	白术☀，炙甘草⛱	

（注：☀：燥性药，⛱：湿性药）

【药性之说明】

因为患者有恶热、口干、舌质红、舌质老、舌有裂纹等这些偏热象的表征，因此我们看到了中医大脑在用方的方性上偏寒，而且润性也比较大。但由于患者还有容易腹泻、喜热饮等偏下寒的症状，因此中医大脑合用了温补药，因而整体补性会比较大。

【本诊方剂的组成方剂结构分析】

重要结构符合方剂

结构符合方剂	方剂组成	药数
附子理中汤	附子、干姜、白术、炙甘草、人参	5
白虎加人参汤	知母、石膏、炙甘草、山药、西洋参	5
白虎汤	石膏、知母、炙甘草、山药	4
理中汤	人参、干姜、炙甘草、白术	4
四逆加人参汤	炙甘草、附子、干姜、人参	4

可作为方根的结构符合方剂

结构符合方剂	方剂组成	药数
通脉四逆汤	炙甘草、附子、干姜	3
四逆汤	炙甘草、干姜、附子	3
甘草干姜汤	炙甘草、干姜	2
干姜附子汤	干姜、附子	2

【重要结构符合方剂说明】

我们先把患者的症状分门别类列出如下：

【疾病及现代诊断】糖尿病、心律不齐、心动过缓、冠心病。

【热】恶热。

【口－渴饮】口干。

【饮食】喜热饮。

【小便】频尿、夜尿。

【大便】食冷则腹泻。

【全身性问题】黏膜（消化道－生殖道－眼睛－口腔）充血－糜烂－溃疡。

【舌体】舌质红、舌质老、舌有裂纹。

【舌苔】舌苔薄。

在本诊中，患者因为有阴虚发热的现象及明显的消渴症状，但同时又有食冷则腹泻、喜热饮等脾虚寒之证，所以中医大脑根据所有入参分析之后，开出了有白虎加人参汤结构及附子理中汤结构的寒热药并用的组合。我们就这样的方剂结构和症状来分析。

其中的白虎加人参汤主要对治患者的症状如下：

【疾病及现代诊断】糖尿病。

【热】恶热。

【口－渴饮】口干。

【小便】频尿、夜尿。

《伤寒论》中有云：

"服桂枝汤，大汗出后，大烦渴不解，脉洪大者，白虎加人参汤主之。"

"伤寒，若吐、若下后，七八日不解，热结在里，表里俱热，时时恶风、大渴、舌上干燥而烦、欲饮水数升者，白虎加人参汤主之。"

"伤寒，无大热，口燥渴，心烦，背微恶寒者，白虎加人参汤主之。"

"太阳中热者，暍是也。汗出恶寒，身热而渴，白虎加人参汤主之。"

由上所述，白虎加人参汤主要治疗四大症："身大热、口大渴、汗大出、脉洪大。"因此可治疗本诊的消渴上热证。此外，这里用山药替代原方中的粳米，是张锡纯《医学衷中参西录》中的用法，可让其方更加稳妥，见效亦更速。其书中云："盖粳米不过调和胃气，而山药兼能固摄下焦元气，使元气素虚者，不至因服石膏、知母而作滑泻。且山药多含有蛋白之汁，最善滋阴。白虎汤得此，既祛实火，又清虚热，内伤外感，须臾同愈。"

而中医大脑另外用到了附子理中汤结构，主要是针对患者的以下症状来选定的：

【疾病及现代诊断】心律不齐、心动过缓、冠心病。

【口－渴饮】口干。

【饮食】喜热饮。

【大便】食冷则腹泻。

附子理中汤是理中汤加上附子而有四逆汤的结构。理中汤在《伤寒杂病论》中被称为"人参汤"，是治疗太阴病（胃肠机能衰弱），里（胃肠）虚寒而有水湿的方剂。而在《金匮要略》中有云："胸痹，心中痞，留气结在胸，胸满，胁下逆抢心，枳实薤白桂枝汤主之，人参汤亦主之。"理中汤加了附子之后隐含四逆汤的结构，可加强心肾的阳气，因此附子理中汤常应用在与心脏相关的疾病，因而于本诊中可治疗下寒而兼有心脏的问题。

当我们用中医大脑把症状逐一分析排比之后，可以看出中医大脑在这一诊中的方剂选取非常精确而有效率，不会因为比较明显的热象而一味地使用寒药去热，可以看出其寒热并施且兼容的整体思考。

═══ 二至五诊：逐步好转 ═══

二诊时患者诉大便偏干，1天一次；游泳后大便2次/天，通畅成形。喝水多，喝水少时会大便干，少量便血；还是有夜尿。

2021年8月23日，Y先生测量血糖值为5.6mmol/L，糖化血红蛋白为5.1%。最近每天检测血糖结果都在5.2～5.6mmol/L。

三至四诊：Y先生空腹血糖稳定在5.3mmol/L左右。9月10日开始减半服用降糖药格列齐特缓释片，由每天早上60毫克减低至30毫克剂量。主要症状仍然是多饮多尿，每天夜里仍然要起来喝水。一般睡到4至4.5小时要起来小便一次，比之服药前时间间隔延长，原来是3至3.5小时左右便要夜尿1次；大便成形偏软；纳寐可。Y先生病情稳定好转，我持续守方。

五诊：9月25日Y先生开始完全停服降糖药（格列齐特缓释片），早上空腹血糖在4.8～6.3mmol/L；夜里3点会醒，口渴程度没有变化，喝水后再继续睡。这一习惯自1998年得肺结核治愈之后就一直是这样；大便可，纳寐可；患者阴虚较重，我把西洋参加量后继续守方。

≡≡≡ 六至八诊：处理兼证 ≡≡≡

六诊：本周 Y 先生没有游泳，仅以散步为主，空腹血糖值 5.4 ~ 6.0mmol/L；早餐后 2 小时，血糖值 6.7 ~ 9.7mmol/L；每天半夜仍要起床喝水。

自 10 月 8 日起，Y 先生每天夜里睡眠很差，经常在凌晨 3:00 至 3:30 醒来，之后很难再入睡，到 5 点多再迷糊一会儿，且白天也不感觉疲倦，中午午睡没有睡意；还伴有牙疼；大便稀。

患者出现兼证，我考虑为"昼不精，夜不寐"。这是因为 Y 先生长期进行游泳等中高强度运动，身体已然适应；当运动量骤然降低，身体必然出现一段适应期，预备的精力没有用完反而导致身体认为不需要休息。

寐差则伤血伤阴，于是我嘱患者增强白天运动量，予修改处方，增加顺应阴阳、引阳入阴之药对，帮助其身体阴阳恢复日夜平衡。

我将症状录入中医大脑后，以"半夜会醒"为主症，处方如下：

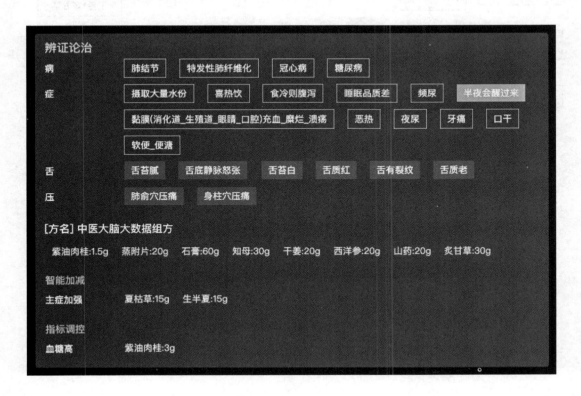

【本诊方剂整体药对结构分析】

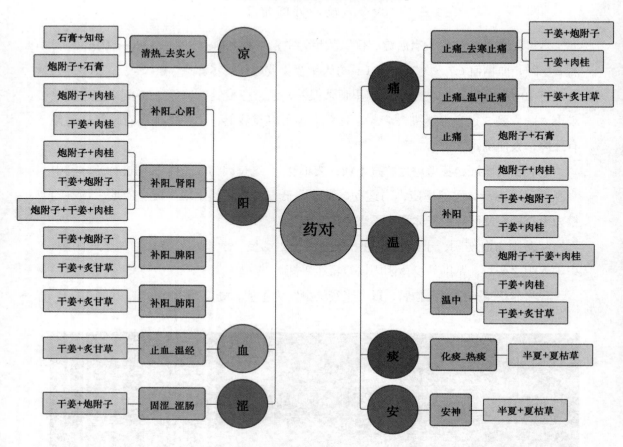

【方剂药性分析】

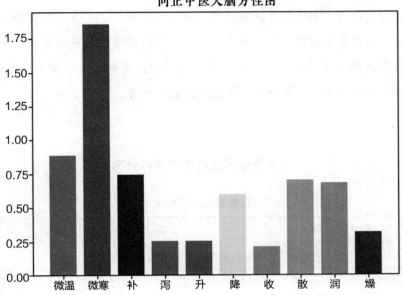

问止中医大脑方性图

【单味药药性分布图】

	温热药	平药	寒凉药
补药	干姜☀，蒸附片☀，紫油肉桂☀，生半夏☀	炙甘草☂，山药☂	西洋参☂，知母☂，夏枯草☀
平药			
泻药			石膏☂

	升性药	平药	降性药
散性药	干姜☀	紫油肉桂☀	知母☂，石膏☂，生半夏☀，夏枯草☀
平药			西洋参☂
收性药	蒸附片☀，山药☂	炙甘草☂	

（注：☀：燥性药，☂：湿性药）

【药性之说明】

我们看到医者在前面几诊的治疗中一直守方，到了这一诊因为患者有不少新的症状变化，中医大脑在用方上也有了一些小小的改变，但是在基本的方性上还是维持了微寒的偏补结构。其他方性上改变不多，主要就是加强了散性和降性，这和患者半夜会醒过来、牙痛等身体阻滞的表现有关。

【本诊方剂的组成方剂结构分析】

重要结构符合方剂

结构符合方剂	方剂组成	药数
白虎加人参汤	知母、石膏、炙甘草、山药、西洋参	5
白虎汤	石膏、知母、炙甘草、山药	4
回阳饮	附子、干姜、炙甘草、肉桂	4

可作为方根的结构符合方剂

结构符合方剂	方剂组成	药数
通脉四逆汤	炙甘草、附子、干姜	3
四逆汤	炙甘草、干姜、附子	3
甘草干姜汤	炙甘草、干姜	2
半夏干姜散	半夏、干姜	2
干姜附子汤	干姜、附子	2

另外再特别加上的单味药：生半夏、夏枯草。

【重要结构符合方剂说明】

经过中药的治疗，患者的血糖问题有了很好的改善，甚至最后可以停掉西药的降糖药。但是他的身体有一些兼证，在后来的治病过程中比较明显，于是医者继续帮他做整体体质的调养。我们对这一诊中的症状变化做如下分析和比较，列表如下：

原有但不再收录的症状	舌苔薄，心律不齐，心动过缓
另外又收录的新症状	身柱穴压痛，特发性肺纤维化，肺俞穴压痛，软便－便溏，肺结节，半夜会醒过来，舌底静脉怒张，舌苔白，牙痛，睡眠品质差，摄取大量水分，舌苔腻

中医大脑因为效不更方的原则，在方剂的选择上，基本上还是维持了原来的结构，主要的改变是把附子理中汤结构换成了热性更强的回阳饮结构。

回阳饮为四逆汤再加上肉桂，其功能是温阳和引火归原，适用于阳虚引起的严重失眠和心脏的问题。在本诊中主要是针对患者的这些症状来考虑：

【小便】夜尿。

【大便】软便－便溏。

【睡眠】睡眠品质差、半夜会醒过来。

【牙】牙痛。

此外，中医大脑在智能加减上加上了生半夏和夏枯草这个药对，主要是用来治疗半夜容易醒的问题。清代陆以湉的《冷庐医话》引用《医学秘旨》谓："余尝治一人患不眠，心肾兼补之药，遍尝不效。诊其脉，知为阴阳违和，二气不交。以半夏三钱，夏枯草三钱，浓煎服之，即得安睡，仍投补心等药而愈。盖半夏得阴而生，夏枯草得阳而长，是阴阳配合之妙也。"半夏五月而生，夏枯草五月而枯，二者正好是在阴阳交接时见了面，而睡眠正需要阴阳交合，这种借助自然现象来改变人体阴阳偏颇，正是天人合一的表现。因此这两味药合用可交通阴阳、和调肝胆，并可化痰和胃，顺应阴阳之气而安神，常应用于治疗严重的失眠问题。

七至八诊：Y 先生服药第一天夜里仅睡了 4 个小时（当晚 11:30 至次日凌晨 3:30）。次日始加大散步步数（20000 步以上），睡眠质量逐步转好，但每天仍在凌晨 3:00 至 4:00 醒来，醒后虽能继续入睡但睡不深，迷迷糊糊，能听到外界声音。有时大牙不舒服，今天右上大牙，明天左下大牙，不敢用力咬食物。空腹血糖值 4.7 ～ 5.9mmol/L。

八诊后，Y 先生的睡觉质量继续转好，但夜里还是要起来一次，醒后能入睡但睡不深，容易醒，中午不睡也精神；尿频好；牙痛好转。本周 Y 先生开始有意识在睡前和夜里起来后减少喝水；空腹血糖值趋于正常且稳定（4.8 ～ 5.7mmol/L）。餐后 2 小时血糖值 7.4 ～ 11.0mmol/L；纳可，大便可。患者睡眠与血糖均稳定好转，治疗有效，继续按原方案治疗。

九至十二诊：稳定好转，逐步停药

九诊：Y 先生睡觉质量逐步转好，只是夜里还是要醒来一次，但睡眠质量有改善。夜里感觉口渴口干；随着天气转凉，手脚开始感觉冰冷，早晚更甚，夜里睡觉要在足部加盖一条大厚浴巾，二十多年皆如此；空腹血糖 4.8 ～ 6.0mmol/L；餐后 2 小时血糖值 8.3 ～ 11.4mmol/L；纳可，大便可；受天气变化影响，患者阳虚情况加重，于是我调整处方增强温阳散寒之力。

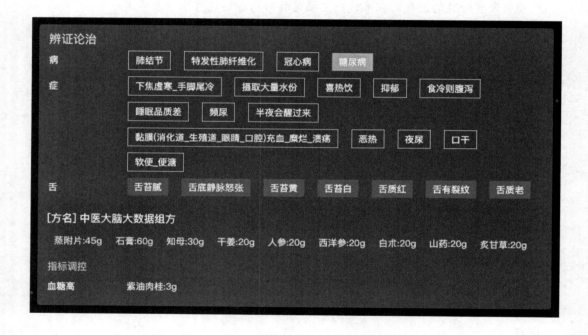

辨证论治

病　肺结节　特发性肺纤维化　冠心病　糖尿病

症　下焦虚寒_手脚尾冷　摄取大量水份　喜热饮　抑郁　食冷则腹泻

　　睡眠品质差　频尿　半夜会醒过来

　　黏膜(消化道_生殖道_眼睛_口腔)充血_糜烂_溃疡　恶热　夜尿　口干

　　软便_便溏

舌　舌苔腻　舌底静脉怒张　舌苔黄　舌苔白　舌质红　舌有裂纹　舌质老

[方名] 中医大脑大数据组方

蒸附片:45g　石膏:60g　知母:30g　干姜:20g　人参:20g　西洋参:20g　白术:20g　山药:20g　炙甘草:20g

指标调控

血糖高　　　紫油肉桂:3g

【 本诊方剂整体药对结构分析 】

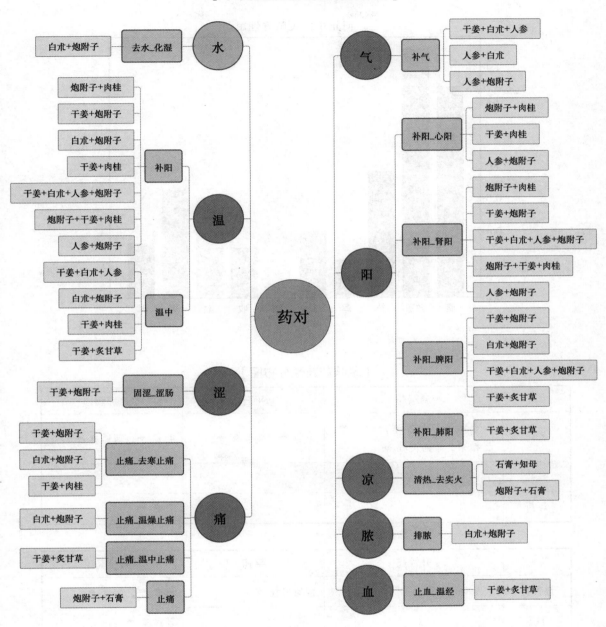

【方剂药性分析】

问止中医大脑方性图

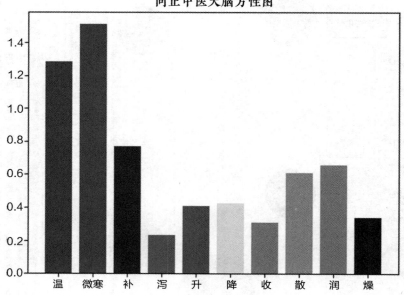

【单味药药性分布图】

	温热药	平药	寒凉药
补药	蒸附片☀，干姜☀，人参☂，白术☀，紫油肉桂☀	山药☂，炙甘草☂	知母☂，西洋参☂
平药			
泻药			石膏☂

	升性药	平药	降性药
散性药	干姜☀	紫油肉桂☀	石膏☂，知母☂
平药			西洋参☂
收性药	蒸附片☀，人参☂，山药☂	白术☀，炙甘草☂	

（注：☀：燥性药，☂：湿性药）

【药性之说明】

　　这一诊中还是维持了前面几诊的方剂方性，主要的改变是热性比之前再加强了，其主要的原因是加重了炮附子（蒸附片）这个热药的剂量，但整体而言还是维持着微寒的方性。

【本诊方剂的组成方剂结构分析】

重要结构符合方剂

结构符合方剂	方剂组成	药数
附子理中汤	附子、干姜、白术、炙甘草、人参	5
白虎加人参汤	知母、石膏、炙甘草、山药、西洋参	5
白虎汤	石膏、知母、炙甘草、山药	4
理中汤	人参、干姜、炙甘草、白术	4
回阳饮	附子、干姜、炙甘草、肉桂	4
四逆加人参汤	炙甘草、附子、干姜、人参	4

可作为方根的结构符合方剂

结构符合方剂	方剂组成	药数
通脉四逆汤	炙甘草、附子、干姜	3
四逆汤	炙甘草、干姜、附子	3
甘草干姜汤	炙甘草、干姜	2
干姜附子汤	干姜、附子	2

【重要结构符合方剂说明】

　　根据患者现在的整体表现，本诊的用方还是用到了初诊的结构，也就是白虎加人参汤结构和附子理中汤结构的组合，但是因为患者开始有手冷、脚冷等阳虚偏重的问题，因此医者加重了炮附子（蒸附片）的剂量，同时加上了紫油肉桂，就隐含着回阳饮的结构，不但可以补心肾之阳还能引火归原，治疗上热下寒的问题。

在此针对紫油肉桂做一些补充说明：

肉桂可以补火助阳、散寒止痛、温经通脉，同时可以降低血糖，这在临床上有很多记录和经验。而紫油肉桂是肉桂品种里最好的一种，具有高含油量、厚度较厚的特点，又称为清华桂、清化玉桂。较好的紫油肉桂生长周期为 60 ～ 100 年，因其独具肉桂精华之大成，因此被评为保健之良品。一般做香料或是拌咖啡用的普通肉桂和紫油肉桂完全是不同的档次，紫油肉桂的浓度、香气、药效都是最顶级的，少许剂量即可香气浓郁。问止中医所用肉桂，一般均为此紫油肉桂。

十诊：Y 先生睡觉质量继续转好，比较轻松，每夜起来小便一次，时间不定；醒后感觉稍许口渴，喝两口水后能继续入睡；五点半左右早醒；本周开始用艾姜贴贴涌泉、三阴交、足三里、关元、肚脐、中脘、命门、肺俞、大椎等穴位，贴后四肢冰冷似有改善。空腹血糖 5.2 ～ 6.2mmol/L，餐后 2 小时血糖 6.8 ～ 9.8mmol/L。

十一～十二诊：Y 先生睡眠质量好，夜尿 1 次，醒后口渴有好转；早上空腹血糖在 4.9 ～ 6.0mmol/L；每天消渴明显好转，喝水量大幅减少；早上餐后 2 小时血糖稳定在 6.7 ～ 9.5mmol/L。患者情况基本稳定，症状好转，我嘱逐步减少汤药服用频次以收功。

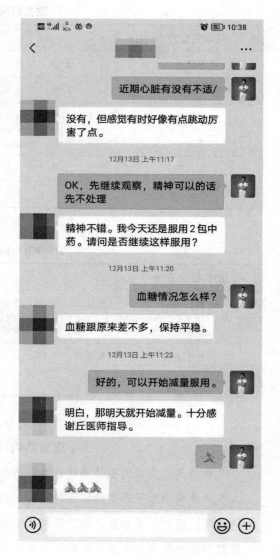

小结

糖尿病虽然是慢性病，但依旧可以通过中药调理恢复，直至停药。本案例的患者以上热下寒为特征，因此在治疗上需要寒热并用。经过一段时间的坚持治疗，患者病情终于稳定好转直至停药，摆脱了二十余年对西药的依赖。

【二则医案之整体分析】

有关糖尿病的成因、体质、病位、症状及长期发展，我们可以看以下这张图：

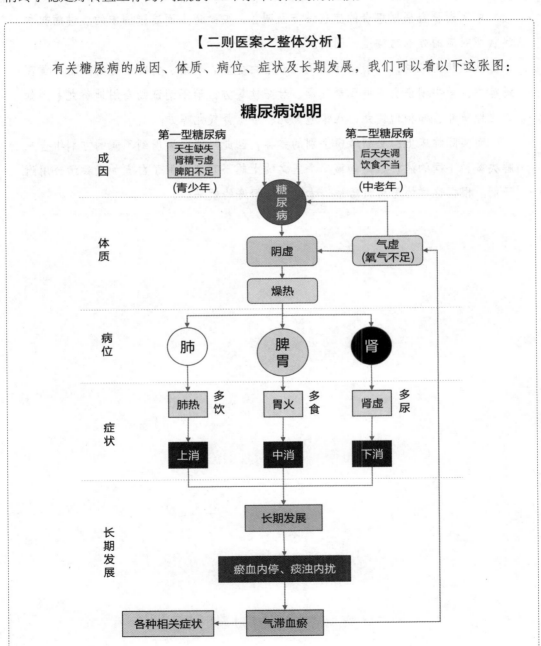

糖尿病说明

我们分析这两则医案，会发现第一个医案的患者，是以调整肾虚为主，所以用济生肾气丸作为主力方，搭配五苓散加重利湿治疗口渴、小便不利的主症，进而截断糖尿病酮症酸中毒的发展。

而第二个医案的患者，则是典型的上热下寒证，除了要用寒药治疗上热的消渴证，同时也要补阳治疗下寒证，才能达到根本治疗目的。

中医大脑会根据患者的症状细节做调整，要知道上面这张图中的各种病机和症状所对应的方剂结构是不同的。

从症状上来说，一般治疗上消证会用白虎加人参汤、竹叶石膏汤、竹叶黄芪汤等方；治中消证会用调胃承气汤、甘露饮等方；治下消证则会用地黄丸系列如六味地黄丸、知柏地黄丸、八味地黄丸、济生肾气丸等方。

而实际临床上，必须考虑个别的差异，因此可能需要用到不同的方剂组合来解决多种不同的病机。比如第二个医案的上热下寒证就用了白虎加人参汤合用附子剂。根据这样的思路灵活施治才能达到很好的效果。

·医案 25·

250 斤壮汉的减肥记

肥胖是指能量摄入大于能量的消耗而引起体内脂肪堆积过多与体重增加。

《黄帝内经》将肥胖者分为膏人、肉人、脂人三种类型，这是中医对于肥胖最早的认识。"胖人多痰湿，瘦人多内热"，痰湿是指人体津液的异常积留。由于脾主运化，负责将水谷化为营养物质并输送至全身各脏腑组织，而脾虚者，身体内津液代谢运化失常，堆积在体内便形成痰湿。

肥胖不仅仅是影响外观，据最新研究表示，肥胖者得高血压、糖尿病、高血脂、脑血管疾病、骨关节疾病、肿瘤的风险是体重正常者的 2 ~ 3 倍。肥胖的程度跟病死率也密切相关，随着肥胖程度的上升，死亡率也大幅度上升。

K 先生想减肥

本次的主人公 K 先生身高 185cm，初次就诊体重 125kg，BMI 指数高达 36.5，已经属于 II 度肥胖。

K 先生自述：主要是想减肥。日常工作时会很容易疲累，注意力不能集中。怕冷怕热不明显。喝凉水不舒服，喜热饮。口干。小便偏少。大便每天一次，喝凉水大便溏。有黏汗，腋下汗多。爬山时（七八层楼高）心动过速，停下缓解，会喘得很厉害。黄痰多，不易咳出，吃冷的痰会更多。工作压力大，难入睡。偶有腰困。皮肤干燥、粗糙，下肢尤甚。偶有头疼，坐着起太急会头晕。视力下降，眼屎多，眼痒。耳鸣。吃油腻会恶心。吃消痰丸有四个月了，体重没变化，只感觉身体轻了些。

我将这些表现录入中医大脑，开方 7 剂，加以祛痰湿的问止丸剂一起服用，并建议 K 先生配合饮食、运动的形式一起减重。

辨证论治

症　　怕油腻_吃到油腻就恶心　　汗黏　　腋下出汗多　　皮肤干燥脱皮开裂　　腰无力

　　　　饮冷则腹泻　　压力大　　怔忡_心动过速　　偏头痛　　喜热饮　　耳鸣

　　　　眼睛干涩　　眼睛痒　　改变身体姿势时眩晕　　肥胖　　长期整日全身倦怠

　　　　尿量少　　痰浊_黄痰　　口干　　瘦不下来　　皮肤粗糙　　不易入睡

舌　　舌有齿痕　　舌胖大　　舌苔黄　　舌质白淡　　舌有裂纹

[方名] 中医大脑大数据组方

姜半夏:15g　　白芍:15g　　蒸附片:15g　　生姜:15g　　柴胡:12g　　黄芩:10g　　大黄:6g　　茯苓:15g　　枳实:6g

白术:10g　　大枣:30g

智能加减

主症加强　　　　山楂:6g　　黄芪:12g　　生何首乌:12g　　酒黄精:12g

问止制剂

肥胖　　　　问止温中去湿丸

【 本诊方剂整体药对结构分析 】

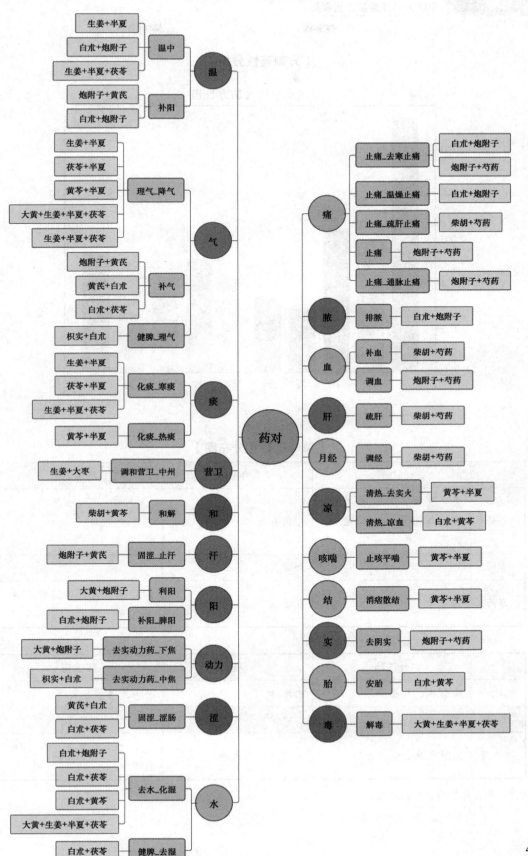

【方剂药性分析】

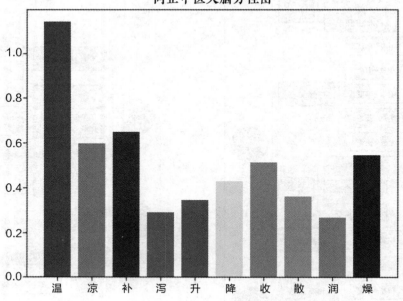

问止中医大脑方性图

【单味药药性分布图】

	温热药	平药	寒凉药
补药	姜半夏☀，大枣⛱，白术☀，蒸附片☀，生姜☀，黄芪	生何首乌	白芍⛱
平药		酒黄精	
泻药	山楂⛱	茯苓☀	枳实☀，大黄☀，黄芩☀，柴胡☀

	升性药	平药	降性药
散性药	柴胡☀，生姜☀	山楂⛱	姜半夏☀，枳实☀
平药	黄芪	酒黄精	
收性药	蒸附片☀，生何首乌	白芍⛱，白术☀	大枣⛱，大黄☀，茯苓☀，黄芩☀

（注：☀：燥性药，⛱：湿性药）

【药性之说明】

我们从患者的症状"长期整日全身倦怠、汗黏、痰浊－黄痰、改变身体姿势时眩晕"可以看出他的体质痰湿偏重。而五官和体表的干燥症状"皮肤粗糙、皮肤干燥脱皮开裂、眼睛干涩"显示了他水液分布失衡，应润泽处无水而体内水湿重，所以本诊方剂的燥性会较大。而从"喜热饮、长期整日全身倦怠、舌质白淡、舌有齿痕、舌胖大"这几个表现又可以看得出来他比较偏于阳虚体质。所以当中医大脑面对一个因阳虚而造成身体水液代谢失调的人，所设计出来的方剂的方性呈现出来就是偏于温补且燥性较大，而且从中药动力学来看是偏收降性的。

【本诊方剂的组成方剂结构分析】

重要结构符合方剂

结构符合方剂	方剂组成	药数
大柴胡汤	柴胡，黄芩，芍药，半夏，生姜，枳实，大枣，大黄	8
真武汤	茯苓，芍药，白术，生姜，附子	5

可作为方根的结构符合方剂

结构符合方剂	方剂组成	药数
小半夏加茯苓汤	半夏，生姜，茯苓	3
枳术汤	枳实，白术	2
枳实芍药散	枳实，芍药	2
小半夏汤	半夏，生姜	2
二仙汤	黄芩，芍药	2

另外再特别加上的单味药：黄芪、生何首乌、山楂、酒黄精。

【重要结构符合方剂说明】

中医大脑在这一诊中所设计的方剂，其组成结构经分析很明显地就是大柴胡汤结构和真武汤结构的合方。

大柴胡汤是一个解表攻里剂，其功能是和解少阳、内泄结热。本方用于似小柴胡汤证而较其更偏实证者，广泛用于治疗身体壮实而有胸胁苦满、便秘倾向的患者（虽不一定要有便秘，但要注意大便必须不偏软溏）。大柴胡汤的组成就是小柴胡汤去掉人参、炙甘草而加上大黄、枳实、芍药，因而祛湿的力量增加，但不似小柴胡汤有润燥蓄水的作用。这样的特性使得大柴胡汤很适合本诊患者的体质。大柴胡汤是日本纳入医保的治疗肥胖症的四个汉方药之一（其他三个是防风通圣散、防己黄芪汤、大承气汤），本方减肚子效果甚好，在日本被誉为"有大肚腩者的最佳减肥药"。

真武汤在本诊中是对应患者的阳虚体质兼有水液代谢失常（水湿重）的诸多表现，如腰无力、压力大、怔忡（心动过速）、喜热饮、耳鸣、改变身体姿势时眩晕、长期整日全身倦怠、尿量少、舌质白淡、舌有齿痕、舌胖大等。

此外，医者根据中医大脑智能加减的建议另外加入了黄芪、生何首乌、山楂、酒黄精。这四味药可补脾肾去积滞，能应用于因胆固醇高或血脂高所造成的肥胖症问题。

一诊后：身体变轻松

一诊后随访得知，K先生服药后觉得身体轻松不少，精力、脑力、注意力都在好转，三餐吃一点就饱了，很少觉得饿，黄痰也少了，大小便正常。

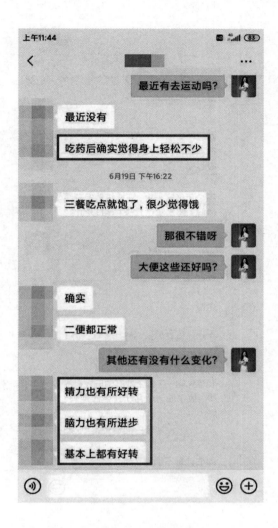

一诊见效，二诊效不更方，继续服用 7 剂，并随症加减，增加了一味鱼腥草。

——| 二诊后：顺畅、轻松、痰变少 |——

脾为生痰之源，肺为贮痰之器。

二诊后，K 先生表示呼吸十几年来从未有过的顺畅，觉得身体放松许多，有想去运动的想法了，运动之后喘的问题也有改善，痰少了很多。

之前因工作强度大一进办公室就想抽烟的想法也没了，目前 K 先生一周也抽不了一包烟。当然，按我们中医的要求，最好一根都不抽。

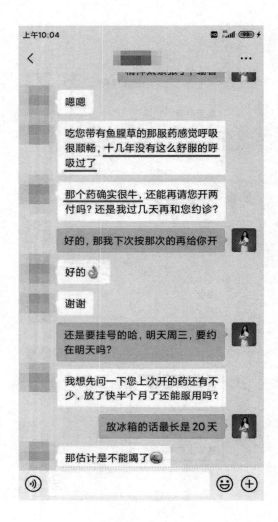

体重开始下降

三诊继续治疗，K 先生各方面都在改善。

四诊时 K 先生量体重时发现轻了近 7 斤，入睡还是比较困难，所以调整用药加强了对失眠的治疗。

五诊时 K 先生表示，药物加上减少工作量的原因，现在睡眠基本正常了，体重持续下降，现在体重是 118.3 千克了，比初诊时下降了 6.7 千克。

小结

在这里，我也建议大家，长期坚持减重计划，不应着急。目标可以定在 3 ～ 6 个月减轻体重的 5% ～ 10%，调理体质，控制膳食，增加运动，同时防治与肥胖相关的疾病。不要仅仅为了美丽而恶性减肥，要为了生命而健康减肥。

BMI 指数 = 体重（千克）/ 身高的平方（平方米）。

● 18.5 ≤ BMI ≤ 24 为标准体重。

● 24<BMI ≤ 28 为超重。

● 28<BMI ≤ 35 为Ⅰ度肥胖。

● 35<BMI ≤ 40 为Ⅱ度肥胖。

● BMI>40 为Ⅲ度肥胖。

你也来算一算自己的 BMI 值，看看你的体重是不是标准。

【本医案之整体分析】

中医的方剂里面有针对减肥常用的几个方剂，大体上来分的话，可以分成"热减肥"和"寒减肥"两种。

所谓"寒减肥"是要让我们的胃火降下来，当胃口比较小的时候自然就能够减少摄食，进而达到减重的效果。虽然这样听起来非常有道理，但是此种方式容易减弱我们的阳气，造成减肥的效果不能持久，而且一旦停止服用中药之后非常容易复胖。毕竟长期吃降低食欲的寒凉方剂（如白虎汤）是不太健康的做法。

而中医另外一个减肥的方向为"热减肥"，也就是让我们身体的整体代谢强化，身体多余的水液和废物就能够迅速通过排汗、小便、大便等方式疏泄出去，而这一类的方剂就比较偏温补。在现今阳虚患者较多的情况下，"热减肥"似乎是一个比较好的方向！而在这个医案里中医大脑其实是从患者所有的症状来分析其体质而开出相对的方剂，但是细看其组成时我们可以发现这是一个朝向"热减肥"方向的减肥方案。

当然，不是所有肥胖者都千篇一律地适用某一个方剂组合。在这个医案里，中医大脑会使用大柴胡汤结构和真武汤结构的合方，这是分析了患者的整体症状之后所设计出来的。所以，通过人工智能的不断运算比较，我们可以针对不同体质找到为患者量身订造的减肥方剂。

而除了药物之外，我们也要适时地鼓励患者多运动，这也是提升阳气、增加身体代谢能力的一个方法。当然，在一开始减肥的时候，有适合的方剂来帮忙加强，就会有事半功倍的效果！

·医案 26·

难以言说的痛：睾丸痛

本案患者是一位少年，初次看诊前他就先发来检查报告，检查结果：精索静脉曲张。

精索静脉曲张大多无症状，有症状的以患侧阴囊增大，伴坠胀感、隐痛，活动行走加重，可影响男性生殖功能。

就诊时，少年小声告诉我，最近 10 多天，左侧的阴囊总是胀痛，运动会更厉害，左边的腹股沟也隐隐作痛，弯腰压迫小腹部有压痛。

去医院检查后医师也没开药给他，在此期间少年自行服用氨苄西林胶囊、清淋颗粒、盐酸左氟沙星片都未有改善。小便无不适；胃口可；晨起轻微口干；汗出正常；睡眠正常；手脚暖没有怕冷怕热的倾向；大便 1 ~ 2 日 1 次，软黏，可排净；腰部时有僵硬感，偶尔左腿麻，医院检查有腰椎间盘突出。

证属气滞血瘀，我将少年的表现输入中医大脑后，以"睾丸痛"为主症开方治疗。

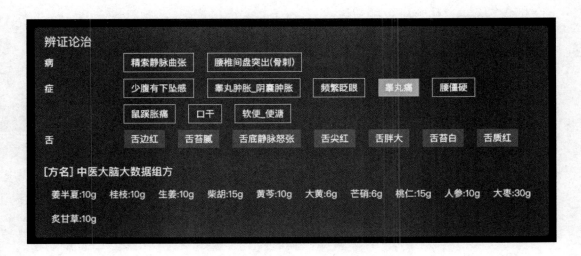

辨证论治

病	精索静脉曲张	腰椎间盘突出（骨刺）

| 症 | 少腹有下坠感 | 睾丸肿胀_阴囊肿胀 | 频繁眨眼 | 睾丸痛 | 腰僵硬 |
| | 鼠蹊胀痛 | 口干 | 软便_便溏 | | |

| 舌 | 舌边红 | 舌苔腻 | 舌底静脉怒张 | 舌尖红 | 舌胖大 | 舌苔白 | 舌质红 |

[方名] 中医大脑大数据组方

姜半夏：10g　桂枝：10g　生姜：10g　柴胡：15g　黄芩：10g　大黄：6g　芒硝：6g　桃仁：15g　人参：10g　大枣：30g

炙甘草：10g

【本诊方剂整体药对结构分析】

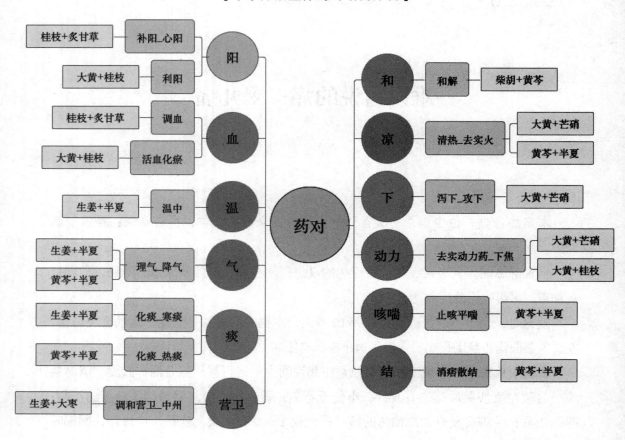

【方剂药性分析】

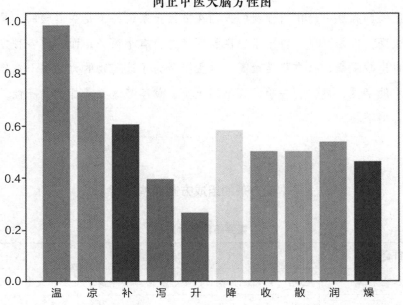

问止中医大脑方性图

【单味药药性分布图】

	温热药	平药	寒凉药
补药	姜半夏☀，大枣⛱，人参⛱，桂枝☀，生姜☀	炙甘草⛱	
平药			
泻药		桃仁⛱	大黄☀，芒硝⛱，黄芩☀，柴胡☀

	升性药	平药	降性药
散性药	柴胡☀，生姜☀	桂枝☀	姜半夏☀，桃仁⛱，芒硝⛱
平药			
收性药	人参⛱	炙甘草⛱	大枣⛱，大黄☀，黄芩☀

（注：☀：燥性药，⛱：湿性药）

【 药性之说明 】

　　中医大脑在这一诊中所涉及的方剂在方性上来说并不是很偏颇的，虽然说温补性比较高，但是可以看得出来凉性和泻性并没有小很多，而其他各种方性之间的关系也比较平衡，只有降性稍高，这主要是为了让药物的力量往下焦作用的原因。方中的半夏、桃仁、芒硝、大枣、大黄、黄芩等这些药都是偏降性，所以药物作用会偏下。

【 本诊方剂的组成方剂结构分析 】

重要结构符合方剂

结构符合方剂	方剂组成	药数
柴胡加芒硝汤	芒硝、柴胡、黄芩、人参、炙甘草、半夏、生姜、大枣	8
小柴胡汤	柴胡、黄芩、人参、炙甘草、半夏、生姜、大枣	7
桃核承气汤	桃仁、大黄、桂枝、炙甘草、芒硝	5
桂枝去芍药汤	桂枝、大枣、生姜、炙甘草	4

可作为方根的结构符合方剂

结构符合方剂	方剂组成	药数
调胃承气汤	大黄、炙甘草、芒硝	3
半夏散及汤	半夏、桂枝、炙甘草	3
桂枝甘草汤	桂枝、炙甘草	2
小半夏汤	半夏、生姜	2

【 重要结构符合方剂说明 】

　　中医大脑在这一诊中所设计的方剂结构由很多不同方剂组成，我们要探讨中医大脑这样开方的思路，最容易的方法还是用中医学习大脑的方剂与组成列出功能，我们可以通过下面这个表来仔细分析，能够完全覆盖组合本方剂的结构有小柴胡汤结构、桃核承气汤结构。

柴胡加芒硝汤	芒硝	柴胡	黄芩	人参	炙甘草	半夏	生姜	大枣			
小柴胡汤		柴胡	黄芩	人参	炙甘草	半夏	生姜	大枣			
桃核承气汤	芒硝				炙甘草				桃仁	大黄	桂枝
桂枝去芍药汤					炙甘草		生姜	大枣			桂枝

　　小柴胡汤是柴胡剂的基本方。柴胡剂是一类以柴胡为主药而组成的方剂，以胸胁苦满为应用指征。从表、里的分类来说，属于治疗半表半里证的方剂，从病期的分类来说，又是少阳病之代表性方剂。主要临床表现为口苦、咽干、目眩、往来寒热、胸胁苦满、默默不欲饮食、心烦、喜呕、脉弦等。此方可用于治疗感冒、中耳炎、肝炎等。而在本诊中的小柴胡汤主要是作用在肝经，治疗睾丸相关的问题。

　　桃核承气汤是一个活血祛痛剂，其功能是下血破瘀。本方是与桂枝茯苓丸相似的方剂。可是，它除了具有桂枝茯苓丸的适应证之外，更适用于部分具有急迫症状和便秘倾向者，此类患者会表现有左少腹急结的腹证（左少腹压痛，脉有力）。本方可视为调胃承气汤加桃仁和桂枝组成，桃仁专司实热的血证，配桂枝驱逐下腹部的瘀血，并治血行障碍，故可用于治疗本诊患者精索静脉曲张、睾丸疼痛等相关问题。

　　少年服上述方药 5 天后，我进行随访，少年反馈疼痛基本消除，但是精索静脉曲张没有变化。

　　自然是了。有痛先治痛。但精索静脉曲张并非一夕之间出现的，形态的改变需要时间，这时要坚持继续治疗才能避免症状反复。

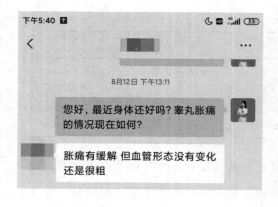

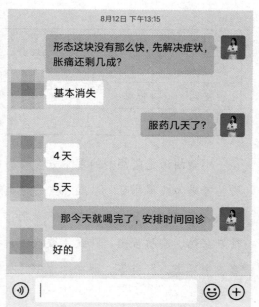

【本医案之整体分析】

　　睾丸疼痛在中医的治疗中，基本上可以分为由本身的器质性病变和其他结构的伤害造成。前者造成的疼痛通常不受身体动作姿势而改变，而后者造成的疼痛会由于身体动作姿势的改变或不同的时间段而有所不同。通常我们会用针灸和外治法来做初步的治疗，在针灸方面会用到三阴交、归来、阳池（灸）、太冲、大敦、环跳等穴位，而用外治法时就必须松解小腹及臀部的筋膜。

　　而在用方剂治疗睾丸痛时，会有以下几种情形：

● 当患者因为血虚久寒而造成睾丸痛，伴有手足厥冷时，我们通常会用到当归四逆加吴茱萸生姜汤。

● 如果患者同时伴有口苦、小便黄、阴囊潮湿、舌红、苔黄腻、脉弦数有力等肝经湿热下注之证，我们会用到龙胆泻肝汤。

● 如果患者同时伴有小便不利、小便涩痛、尿血、尿频、尿急等泌尿道感染的相关症状，我们会用到猪苓汤。

● 如果患者同时伴有实热的血瘀证而左少腹急结、上逆激甚者，或有狂躁倾向及精神上的病变时，我们就会用到桃核承气汤。而如果患者同时伴有血瘀证兼腰背疼痛时，也可考虑用桃核承气汤。

·医案 27·

中医大脑成功备孕实录三例

　　不少女性在怀孕的过程中会遭遇很多困难，无论是本身有子宫问题或者是有过往的流产史，基本上都是身体有某部分的障碍阻滞和保住受精卵的功能不足，受孕之后没有办法保胎，这是一个女性常见的问题。而中医大脑在这个课题上有很深的着墨和成效。以下三个不同的医案，都是通过中医大脑的帮助，最后成功怀孕，其思路可以作为我们临证的参考。

案例一

初诊

　　M 女士于 2021 年 8 月 24 日来到问止中医进行初诊。

　　来诊时，M 女士的主诉就是腰部酸胀无力，总是很疲惫、无力、没劲。经过我详细了解之后，她的具体情况如下：

　　1. 腰酸胀无力，疲惫没劲，这种情况已经持续很久了，尤其在第二次流产之后更甚。

　　2. 整个人非常怕冷，尤其觉得腰冷、臀部冷、肚子冰凉。

　　3. 肚子里面老是感觉有气和水一样动来动去的东西，肠鸣，大便不成形，一天一次，小便黄，胃口尚可，但是只吃热的。

　　4. 很容易出汗，一动就感觉全身都出虚汗。

　　5. 经前腹泻、烦躁、乳房胀、前头痛（前眉骨痛，太阳穴痛）；经期腹泻、月经量少颜色暗，行经腰腿痛；有过两次自然流产（前两次都是 1 个多月快 2 个月的时候自然流产的），现在处于备孕过程（今年已经备孕一年了就是没有怀上）。

6. 心惊、心悸、心慌、胸闷、心烦，失眠，睡眠很轻易惊醒。

7. 容易生气，焦躁，自己喜欢胡思乱想，感觉记忆力下降，脱发，脸上长痘。

舌诊：舌尖红、舌质淡红、舌苔薄白、舌底静脉怒张。

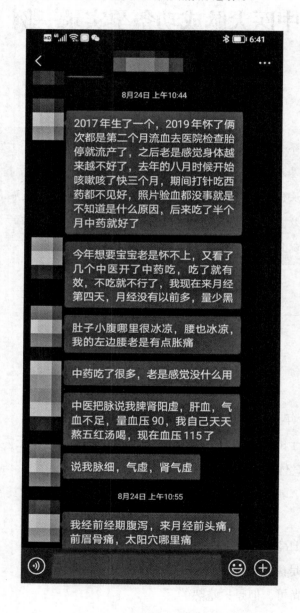

　　整理 M 女士的情况，我以患者目前最难受的"腰无力"为主症，中医大脑推荐处方如下：

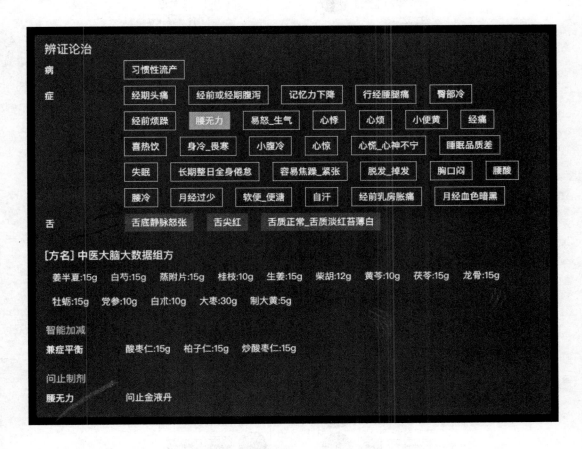

　　针对 M 女士的情况，我开了一周的汤药。

　　另外，我考虑到患者阳气明显不足，全身寒证比较明显，于是配合上我们的"补阳原子弹"——以精炼火山口纯硫黄为原料的问止金液丹。

【 本诊方剂整体药对结构分析 】

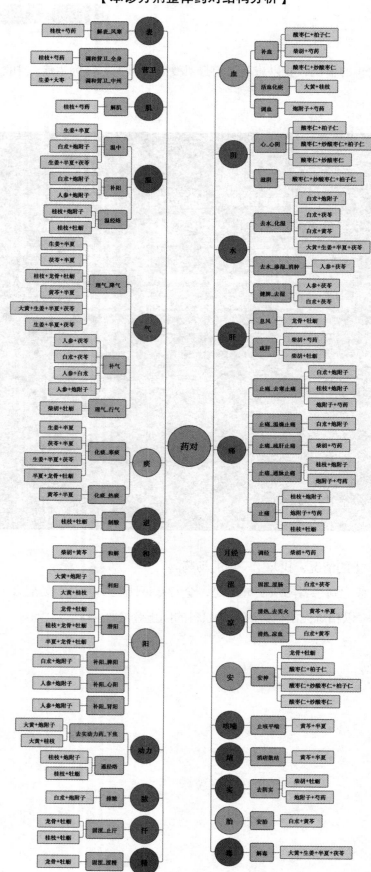

【方剂药性分析】

问止中医大脑方性图

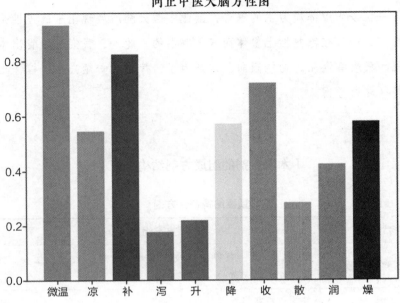

【单味药药性分布图】

	温热药	平药	寒凉药
补药	大枣☂，白术☀，姜半夏☀，蒸附片☀，桂枝☀，生姜☀	党参☂，龙骨☀，酸枣仁☂，炒酸枣仁☂，柏子仁☂	白芍☂，牡蛎☀
平药			
泻药		茯苓☀	大黄☀，黄芩☀，柴胡☀

	升性药	平药	降性药
散性药	柴胡☀，生姜☀	桂枝☀	姜半夏☀
平药			
收性药	党参☂，蒸附片☀	白芍☂，白术☀，牡蛎☀	大枣☂，大黄☀，龙骨☀，茯苓☀，黄芩☀，酸枣仁☂，炒酸枣仁☂，柏子仁☂

（注：☀：燥性药，☂：湿性药）

【药性之说明】

这是一位以阳虚体质为主的患者，因此中医大脑所展现出来的方性是一个强力的补性方，同时在寒热性上整体而言是偏温的。此外，我们可以看出本方收降性比较强，代表有潜阳的功能倾向，这是为了治疗患者心烦失眠、惊悸心慌、焦躁易怒等问题所考虑。

【本诊方剂的组成方剂结构分析】

重要结构符合方剂

结构符合方剂	方剂组成	药数
柴胡加龙骨牡蛎汤	柴胡、半夏、茯苓、桂枝、人参、黄芩、大枣、生姜、龙骨、牡蛎、大黄	11
真武汤	茯苓、芍药、白术、生姜、附子	5
附子汤	附子、茯苓、人参、白术、芍药	5

可作为方根的结构符合方剂

结构符合方剂	方剂组成	药数
小半夏加茯苓汤	半夏、生姜、茯苓	3
小半夏汤	半夏、生姜	2
二仙汤	黄芩、芍药	2

另外再特别加上的单味药：酸枣仁、炒酸枣仁、柏子仁。

【重要结构符合方剂说明】

在这一诊中，从中医大脑开出来的方剂可以看得出来有很清楚的真武汤结构及柴胡加龙骨牡蛎汤结构。

我们先把这一诊中患者的症状依类别列出如下：

【疾病及现代诊断 – 妇科】习惯性流产。

【整体体质】长期整日全身倦怠。

【寒】身冷 – 畏寒、小腹冷、腰冷、臀部冷。

【饮食】喜热饮。

【小便】小便黄。

【大便】软便 – 便溏。

【汗】自汗。

【心 – 心血管系统】心悸。

【经】月经过少、月经血色暗黑、经痛、经期头痛、经前烦躁、经前乳房胀痛、经前或经期腹泻、行经腰腿痛。

【睡眠】失眠、睡眠品质差。

【情绪】容易焦躁 – 紧张、易怒 – 生气、心惊、心烦、心慌 – 心神不宁。

【神智】记忆力下降。

【胸腹】胸口闷。

【背腰】腰酸、腰无力。

【发】脱发 – 掉发。

【舌体】舌质正常 – 舌质淡红苔薄白、舌尖红。

【舌底】舌底静脉怒张。

　　方剂结构中的真武汤是一个非常好用且常用的处方，可以温阳利水，治疗阳虚水泛证和下焦虚寒的诸多问题。而在本诊中主要是用来调整阳虚体质。

　　柴胡加龙骨牡蛎汤可以散解内外之邪，降上冲之气，理气行水，常应用于胸闷烦惊严重，兼有神志类问题如失眠症、神经衰弱症等。

　　加减方面，生酸枣仁和炒酸枣仁同时并用可以加强安神的效果，和柏子仁的搭配更可以加强治疗患者失眠、心悸、心慌的症状。

二诊

2021 年 8 月 30 日我对 M 女士进行二诊。

　　时间就这样过去了一周，我回访患者情况如下：腰胀没有了，有时候偏头痛，大便成形了。

　　服药一周即看到部分症状改善，见效算快了，不错！我再次根据患者的情况和变化，在原方的基础上进行了加减，继续服用中药。

直到此次二诊的第四次复诊，患者的情况已经是各方面好转，也没有经前的不舒服了（之前来月经时是各种各样的不舒服）。

<h2 style="text-align:center">三诊</h2>

时间转眼来到了 2021 年 9 月 19 日，经过一个多月的治疗后，我被患者突如其来的消息惊喜到了——M 女士怀上啦！

惊喜之后，我立刻竖起耳朵警惕起来了，因为患者前两次都是一个多月就自然流产了，这次务必要稳住胎，不能掉以轻心。我当即让患者挂号，继续开药安胎。

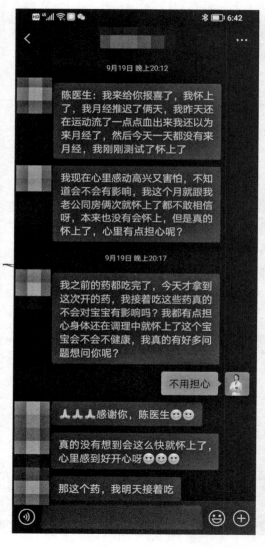
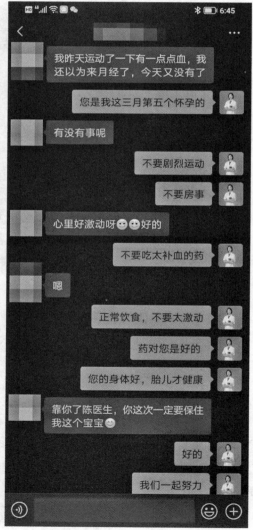

2021 年 9 月 29 日 M 女士进行三诊的复诊。

这次的治疗目的就是安胎，保障宝宝顺利出生。经过我再次详细地问诊之后，我把这次的主症定为"习惯性流产"，中医大脑计算处方如下：

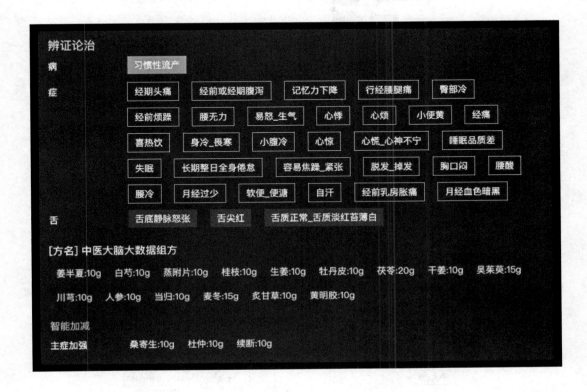

辨证论治

病　　习惯性流产

症　　经期头痛　经前或经期腹泻　记忆力下降　行经腰腿痛　臀部冷

经前烦躁　腰无力　易怒_生气　心悸　心烦　小便黄　经痛

喜热饮　身冷_畏寒　小腹冷　心惊　心慌_心神不宁　睡眠品质差

失眠　长期整日全身倦怠　容易焦躁_紧张　脱发_掉发　胸口闷　腰酸

腰冷　月经过少　软便_便溏　自汗　经前乳房胀痛　月经血色暗黑

舌　　舌底静脉怒张　舌尖红　舌质正常_舌质淡红苔薄白

[方名] 中医大脑大数据组方

姜半夏:10g　白芍:10g　蒸附片:10g　桂枝:10g　生姜:10g　牡丹皮:10g　茯苓:20g　干姜:10g　吴茱萸:15g

川芎:10g　人参:10g　当归:10g　麦冬:15g　炙甘草:10g　黄明胶:10g

智能加减

主症加强　　桑寄生:10g　杜仲:10g　续断:10g

【本诊方剂整体药对结构分析】

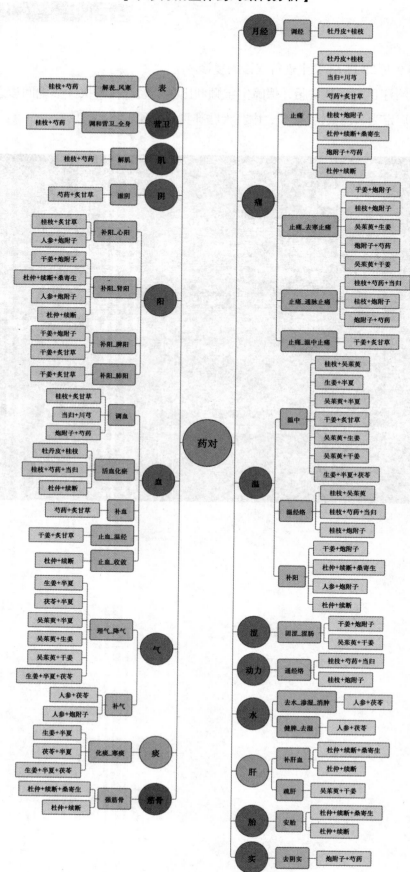

【方剂药性分析】

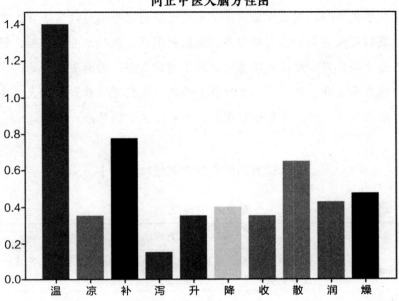

问止中医大脑方性图

【单味药药性分布图】

	温热药	平药	寒凉药
补药	干姜☀，川芎↑，当归↑，姜半夏☀，人参↑，蒸附片☀，桂枝☀，生姜☀，杜仲，续断↑	黄明胶↑，炙甘草↑，桑寄生☀	白芍↑，麦冬↑
平药	吴茱萸☀		
泻药		茯苓☀	牡丹皮

	升性药	平药	降性药
散性药	干姜☀，川芎↑，当归↑，生姜☀	牡丹皮，桂枝☀，桑寄生☀	吴茱萸☀，麦冬↑，姜半夏☀，杜仲
平药			
收性药	人参↑，蒸附片☀，续断↑	白芍↑，炙甘草↑	茯苓☀，黄明胶↑

（注：☀：燥性药，↑：湿性药）

【药性之说明】

患者怀胎成功后，中医大脑在接下来的安胎过程中迅速改变了前面方剂的方性分布。我们可以在新的方剂中看到，虽然药剂还是维持温补的方性，但是降性和收性迅速下降许多，燥性也不像之前的方剂那么强，因为要安胎的时候一般不会用药物动力学上升、降、收、散过强的药性。我们可以看到中医大脑在主症一旦改变之后所做的考虑，非常细腻而且合乎中医临床的规范。

【本诊方剂的组成方剂结构分析】

重要结构符合方剂

结构符合方剂	方剂组成	药数
温经汤	吴茱萸、当归、芍药、川芎、人参、桂枝、阿胶、牡丹皮、生姜、炙甘草、半夏、麦门冬	12
茯苓四逆汤	茯苓、人参、炙甘草、干姜、附子	5
茯苓甘草汤	茯苓、桂枝、生姜、炙甘草	4
四逆加人参汤	炙甘草、附子、干姜、人参	4
人参半夏干姜汤	人参、半夏、干姜、生姜	4

可作为方根的结构符合方剂

结构符合方剂	方剂组成	药数
四逆汤	炙甘草、附子、干姜	3
芍药甘草附子汤	芍药、炙甘草、附子	3
小半夏加茯苓汤	半夏、生姜、茯苓	3
半夏散及汤	半夏、桂枝、炙甘草	3
芍药甘草汤	芍药、炙甘草	2
甘草干姜汤	炙甘草、干姜	2
桂枝甘草汤	桂枝、炙甘草	2
小半夏汤	半夏、生姜	2
半夏干姜散	半夏、干姜	2
佛手散	川芎、当归	2
干姜附子汤	干姜、附子	2

另外再特别加上的单味药：桑寄生、续断、杜仲。

【重要结构符合方剂说明】

在这一诊中，中医大脑所开出的方剂，主要是以茯苓四逆汤和温经汤的结构为主。

茯苓四逆汤是在四逆汤的结构上再加上茯苓和人参这两味药，其功能是回阳益阴，除了可以治疗虚寒证之外，还能补充阴液的不足。

温经汤和茯苓四逆汤都是补阳益阴的方剂，但前者润性更强而后者热力更大。

温经汤出自《金匮要略》，可以温经散寒、养血祛瘀，是用于治疗气血虚（元气衰而贫血）而带有寒凉的方剂，可用于治疗各种妇人病，如月经不顺、带下、子宫出血、更年期障碍（逆上而足冷者）、子宫发育不全、不孕症、习惯性流产等，还可应用于皮肤病如冻疮、干癣、手掌角皮症等。

医者更依中医大脑智能加减的提示加入了桑寄生、续断、杜仲这三味药。这三味药可以补肝肾、强筋骨、安胎，因此在本诊中可用来治疗患者的腰无力、腰酸、习惯性流产等病症。

祁东县妇幼保健计划生育服务中心检验报告

项目名称	结果	单位	参考范围
雌二醇（E2）	662.75	pg/ml	男ND-39.8　女（卵泡期）19.5-144.2　女（月经期）女（黄体期）55.8-214　女（绝经期）ND-12.1
孕酮P（PRGE）	21.82	ng/mL	男ND-39.8　女卵泡期ND-0.91　女黄体期2.65-2 女绝经期ND-0.39　怀孕二季度24-76 怀孕三季度52.0-302
促人绒毛膜促性腺激素（ThCG）	37350.90	mIU/ml	<10　0.2-1周5-50　1-2周2-3周100-5000 3-4周500-10000 4-5周5-6周10000-100000 6-8周15000-200000 2-1周

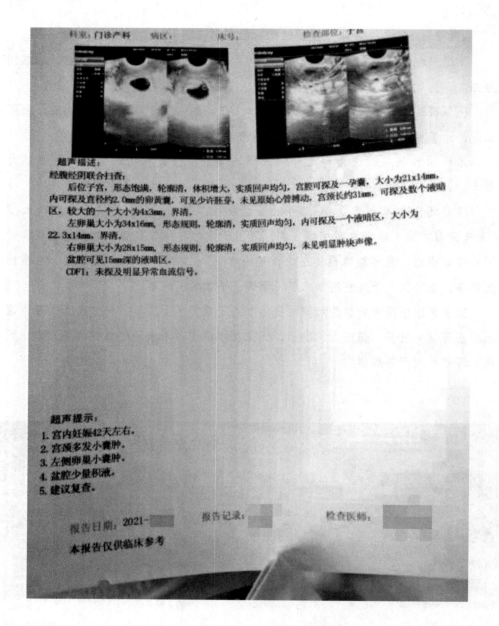

科室：门诊产科　病区：　床号：　检查部位：子宫

超声描述：

经腹经阴联合扫查：

后位子宫，形态饱满，轮廓清，体积增大，实质回声均匀，宫腔可探及一孕囊，大小为21x14mm，内可探及直径约2.0mm的卵黄囊，可见少许胚芽，未见原始心管搏动，宫颈长约31mm，可探及数个液暗区，较大的一个大小为4x3mm，界清。

左卵巢大小为34x16mm，形态规则，轮廓清，实质回声均匀，内可探及一个液暗区，大小为22.3x14mm，界清。

右卵巢大小为28x15mm，形态规则，轮廓清，实质回声均匀，未见明显肿块声像。

盆腔可见15mm深的液暗区。

CDFI：未探及明显异常血流信号。

超声提示：

1. 宫内妊娠42天左右。
2. 宫颈多发小囊肿。
3. 左侧卵巢小囊肿。
4. 盆腔少量积液。
5. 建议复查。

报告日期：2021-　　　　报告记录：　　　　　检查医师：

本报告仅供临床参考

治疗期间患者总爱胡思乱想，甚至还和我抱怨说喝中药太苦了，还想自己停止喝药，然后自己又说怀孕是喝中药的功劳。

而在这段时间，M女士还和婆婆吵了架。

M女士以上这些举动当然被我进行了严厉批评，但批评之后我还是需要苦口婆心地安慰患者，叮嘱患者不可过于担心，继续和患者说明中药对她本人和胎儿的作用是必不可少的。

就这样经过一段时间的坚持和治疗，M女士平安地度过了前3个月的危险期。

接下来就让我们一起期待宝宝的降临吧!

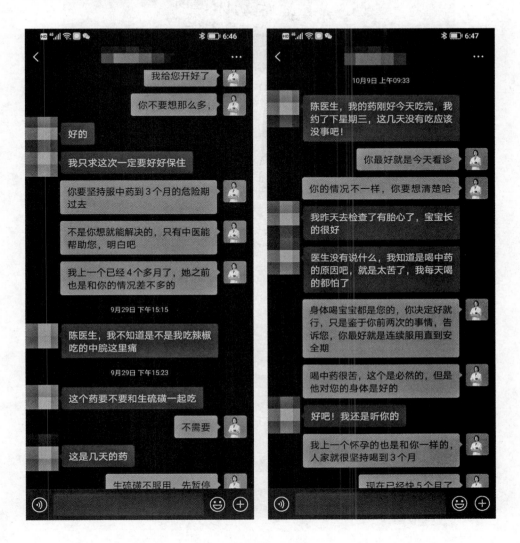

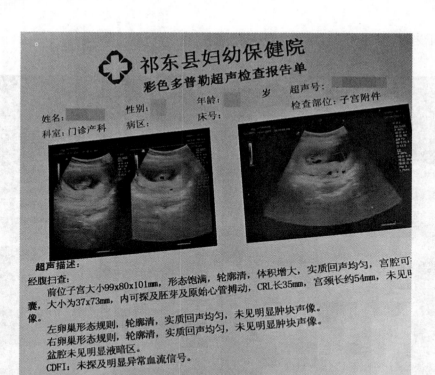

超声描述：

经腹扫查：

前位子宫大小99x80x101mm，形态饱满，轮廓清，体积增大，实质回声均匀，宫腔可
囊，大小为37x73mm，内可探及胚芽及原始心管搏动，CRL长约35mm，宫颈长约54mm，未见明
像。

左卵巢形态规则，轮廓清，实质回声均匀，未见明显肿块声像。

右卵巢形态规则，轮廓清，实质回声均匀，未见明显肿块声像。

盆腔未见明显液暗区。

CDFI：未探及明显异常血流信号。

超声提示：

1. 宫内妊娠70多天，活胎。

2. 建议复查。

报告日期：2021-　　　　　报告记录：　　　　　　检查医师：

本报告仅供临床参考

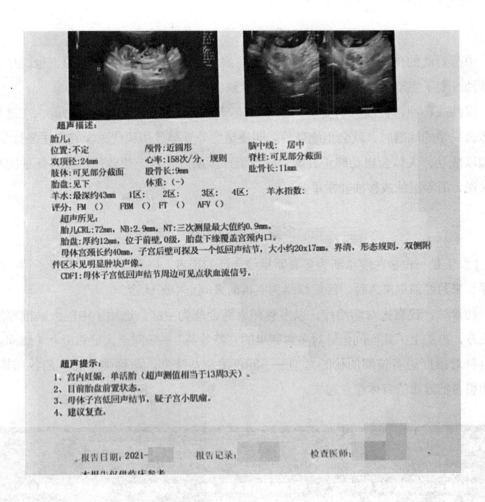

超声描述：

胎儿：

位置：不定　　　　　颅骨：近圆形　　　　　脑中线：居中

双顶径：24mm　　　　心率：158次/分，规则　　脊柱：可见部分截面

肢体：可见部分截面　　股骨长：9mm　　　　　肱骨长：11mm

胎盘：见下　　　　　　体重：（-）

羊水：最深约43mm　　1区：　2区：　3区：　4区：　羊水指数：

评分：FM（）　FBM（）FT（）AFV（）

超声所见：

胎儿CRL：72mm，NB：2.9mm，NT：三次测量最大值约0.9mm。

胎盘：厚约12mm，位于前壁，0级，胎盘下缘覆盖宫颈内口。

母体宫颈长约40mm，子宫后壁可探及一个低回声结节，大小约20x17mm，界清，形态规则，双侧附件区未见明显肿块声像。

CDFI：母体子宫低回声结节周边可见点状血流信号。

超声提示：

1、宫内妊娠，单活胎（超声测值相当于13周3天）。

2、目前胎盘前置状态。

3、母体子宫低回声结节，疑子宫小肌瘤。

4、建议复查。

报告日期：2021-　　　　报告记录：　　　　　检查医师：

本报告仅供临床参考

案例二

从多囊到保胎是一个无法用语言表达的过程。

A女士是一位从网络结缘问止中医的患者，她是一位被多囊卵巢综合征困扰多年的女性。何为多囊卵巢综合征呢？在这里给大家科普一下：

> 多囊卵巢综合征（polycystic ovarian syndrome，PCOS）是以稀发排卵或无排卵、高雄激素或胰岛素抵抗、多囊卵巢为特征的内分泌紊乱综合征。症状包括月经稀发或闭经、慢性无排卵、不孕、多毛及痤疮等。因持续无排卵，严重情况下会使子宫内膜过度增生，增加子宫内膜癌的风险。

中医对此的剖析：阳气不足导致的痰、瘀、寒停留在女性的宫腔内，也就是湿浊或秽浊改变了生殖器官的正常生态环境，导致各种不正常症状的产生。

湿浊或秽浊，可以影响受孕，或导致流产。原因是人有自我防御功能，在感到有不适合受孕的问题时，就会拒绝受孕。即使是意外受孕或用现代医学的方法强行受孕，也难以成功，人体会自动终止妊娠，导致流产。所以，对于想要怀孕或者怀孕困难的人来说，清除湿浊或秽浊非常重要！

多囊患者的初诊

J 女士是一位被医院诊断为多囊卵巢综合征的患者，以月经后期、月经不调、淋漓不尽、来月经前很难入睡、经前烦躁为主诉前来问止中医就诊。

初诊时，我直接对病治疗，以多囊卵巢综合征为主症，选用了中医大脑推荐的汤剂处方，再加上了我们问止针对多囊卵巢的"特效药"——问止大黄蟅虫丸（蟅同䗪），还有针对治疗患者长期便秘的丸剂——问止清空八味丸。两种类型的丸药各司其职，帮助患者把健康的身体建立起来。

> **自诉**
>
> 多囊卵巢
> 月经总是延迟1个星期到半个月左右，今年月经都是滴滴答答的，痛经，来月经的时候就会很难入睡，人容易焦躁，心烦，脚汗，不运动就便秘，脚踝部位有红疹，黑眼圈，有黄褐斑

服药两天后，患者每天排大便多次。因为长期便秘，人的肠道自然就会积聚很多垃圾，这时候的清空八味丸就如同肠道的环卫工人，帮助患者清理肠道的各种垃圾。

所以 J 女士在服用中药后，出现大便次数多、大便不成形的表现，这是正常的状态，也是好的反应。

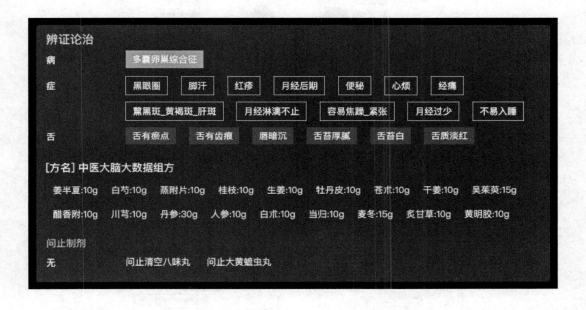

辨证论治

病　　多囊卵巢综合征

症　　黑眼圈　脚汗　红疹　月经后期　便秘　心烦　经痛

　　　　鬓黑斑_黄褐斑_肝斑　月经淋漓不止　容易焦躁_紧张　月经过少　不易入睡

舌　　舌有瘀点　舌有齿痕　唇暗沉　舌苔厚腻　舌苔白　舌质淡红

[方名]中医大脑大数据组方

姜半夏:10g　白芍:10g　蒸附片:10g　桂枝:10g　生姜:10g　牡丹皮:10g　苍术:10g　干姜:10g　吴茱萸:15g

醋香附:10g　川芎:10g　丹参:30g　人参:10g　白术:10g　当归:10g　麦冬:15g　炙甘草:10g　黄明胶:10g

问止制剂

无　　　　问止清空八味丸　　问止大黄䗪虫丸

【本诊方剂整体药对结构分析】

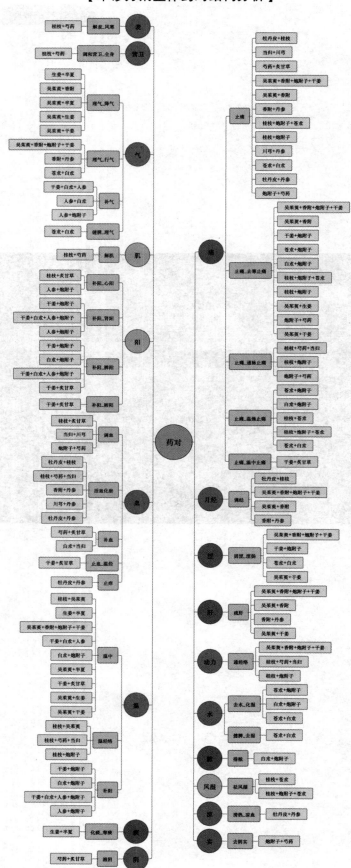

【方剂药性分析】

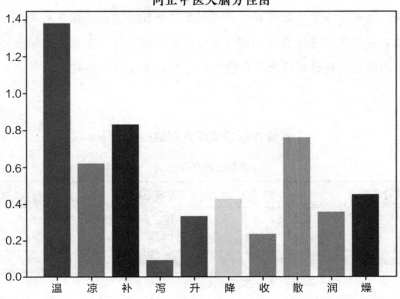

问止中医大脑方性图

【单味药药性分布图】

	温热药	平药	寒凉药
补药	干姜☀，川芎☂，当归☂，姜半夏☀，人参☂，蒸附片☀，桂枝☀，生姜☀，白术☀	醋香附☀，黄明胶☂，炙甘草☂	白芍☂，丹参，麦冬☂
平药	吴茱萸☀		
泻药	苍术☀		牡丹皮

	升性药	平药	降性药
散性药	干姜☀，川芎☂，当归☂，生姜☀，苍术☀	牡丹皮，桂枝☀	吴茱萸☀，丹参，麦冬☂，姜半夏☀，醋香附☀
平药			
收性药	人参☂，蒸附片☀	白芍☂，炙甘草☂，白术☀	黄明胶☂

（注：☀：燥性药，☂：湿性药）

【药性之说明】

中医大脑考虑本案中的患者有多囊卵巢综合征的问题,代表患者身上有瘀浊阻滞,所以我们可以发现在整个方性图中的散性特别强。而其中的温性和补性是针对体质的调整,但针对患者的症状来说,本方散性的作用较大。

【本诊方剂的组成方剂结构分析】

重要结构符合方剂

结构符合方剂	方剂组成	药数
温经汤	吴茱萸、当归、芍药、川芎、人参、桂枝、阿胶、牡丹皮、生姜、炙甘草、半夏、麦门冬	12
附子理中汤	附子、干姜、白术、炙甘草、人参	5
桂枝人参汤	桂枝、炙甘草、白术、人参、干姜	5
甘草附子汤	炙甘草、苍术、附子、桂枝	4
理中汤	人参、干姜、炙甘草、白术	4
四逆加人参汤	炙甘草、附子、干姜、人参	4
人参半夏干姜汤	人参、半夏、干姜、生姜	4

可作为方根的结构符合方剂

结构符合方剂	方剂组成	药数
四逆汤	炙甘草、附子、干姜	3
芍药甘草附子汤	芍药、炙甘草、附子	3
半夏散及汤	半夏、桂枝、炙甘草	3
芍药甘草汤	芍药、炙甘草	2
甘草干姜汤	炙甘草、干姜	2
桂枝甘草汤	桂枝、炙甘草	2
小半夏汤	半夏、生姜	2
半夏干姜散	半夏、干姜	2
佛手散	川芎、当归	2
干姜附子汤	干姜、附子	2

另外再特别加上的单味药:香附、丹参。

【重要结构符合方剂说明】

在这一诊中，中医大脑所开出的方剂主要是温经汤和附子剂结构的合方，另外再加上香附和丹参。

在方剂结构中，中医大脑用到了妇科名方温经汤结构，此方可以温经散寒、养血祛瘀，在本诊中主要是用来对治月经后期、月经过少、经痛、黄褐斑等症状。

附子剂结构里面主要是以四逆汤为主。四逆汤是一个补阳祛寒剂，其功能是回阳救逆，可应用于治疗急性吐泻病、全身的痛证、虚寒证等。在本诊中是用来改善患者的体质而加入的，这是考虑到她有容易焦躁紧张且不易入睡的表现，加上舌诊也是呈现偏阳虚的舌象，因此中医大脑就使用四逆汤的结构。在这里值得我们思考的是，当身体的阳气（能量）足够的时候，身体就会去修复一些平常没有办法修复的问题。因此，当体质阳虚（能量不够）时，我们就会应用到四逆汤这类补阳的方剂。

加减的单味药方面，香附可以疏肝理气、调经止痛；丹参可以活血调经、凉血消痈、清心安神。两者同用可以加强治疗体内有气滞血瘀的问题，在本诊中可用于经痛和月经的诸多症状。

二三诊效不更方

二诊、三诊，我们坚持着效不更方的大原则，只在细微之处做出精微的调整，要求每一次就诊都做到准确的辨证论治。

喜讯传来，怀孕了

患者服用中药，已经过了一个月。有一天患者突然和我说她好像怀孕了。

当时我也没有想到惊喜来得如此之快。

隔天，患者就把 HCG（人绒毛膜促性腺激素）的检查报告第一时间发给我，当时结果显示某一项的激素水平是升高的，但是不影响她做妈妈。

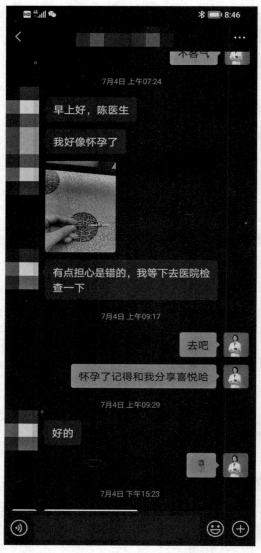

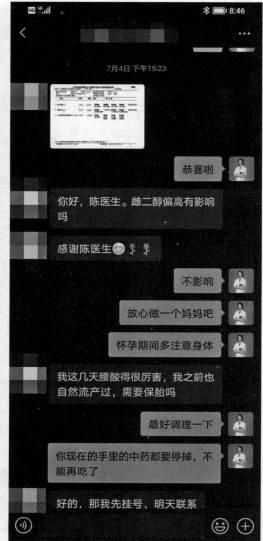

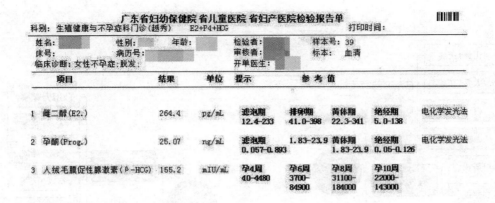

广东省妇幼保健院 省儿童医院 省妇产医院检验报告单

科别：生殖健康与不孕症科门诊（越秀）　　E2+P4+HCG　　打印时间：

姓名：	性别：	年龄：	检验者：	样本号：39
床号：	病历号：		审核者：	标本：血清
临床诊断：女性不孕症·脱发：			开单医生：	

	项目	结果	单位	提示	参 考 值	
1	雌二醇(E2.)	264.4	pg/mL	滤泡期 12.4-233	排卵期 41.0-398　黄体期 22.3-341　绝经期 5.0-138	电化学发光法
2	孕酮(Prog.)	25.07	ng/mL	滤泡期 0.057-0.893	1.83-23.9　黄体期 1.83-23.9　绝经期 0.05-0.126	电化学发光法
3	人绒毛膜促性腺激素(β-HCG)	155.2	mIU/mL	孕4周 40-4480	孕6周 3700-84900　孕8周 31100-184000　孕10周 22000-143000	

**注：此结果仅对所检测的标本负责，供医师参考，不作为诊断证明之用 **

送检日期：2021.　　　　　　　　　　　报告时间：　2021/　　　　　1/1

中医保胎，对治习惯性流产

然而事情并没有想象中的那么顺利。J女士原先就已经有多次自然流产的现象了，选择西医保胎治疗，结果都是徒劳无功。这一次还是选择相信我们问止中医，选择用中医保胎治疗。

从这次就诊开始，我在主症选择上就从原来的"多囊卵巢综合征"变为"习惯性流产"了。中医大脑也开始了保胎之旅。

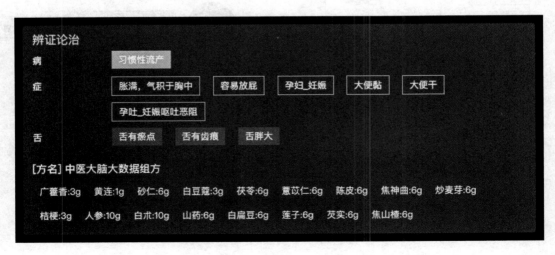

辨证论治

病　　习惯性流产

症　　胀满，气积于胸中　　容易放屁　　孕妇_妊娠　　大便黏　　大便干
　　　孕吐_妊娠呕吐恶阻

舌　　舌有瘀点　　舌有齿痕　　舌胖大

[方名]中医大脑大数据组方

广藿香:3g　黄连:1g　砂仁:6g　白豆蔻:3g　茯苓:6g　薏苡仁:6g　陈皮:6g　焦神曲:6g　炒麦芽:6g

桔梗:3g　人参:10g　白术:10g　山药:6g　白扁豆:6g　莲子:6g　芡实:6g　焦山楂:6g

【本诊方剂整体药对结构分析】

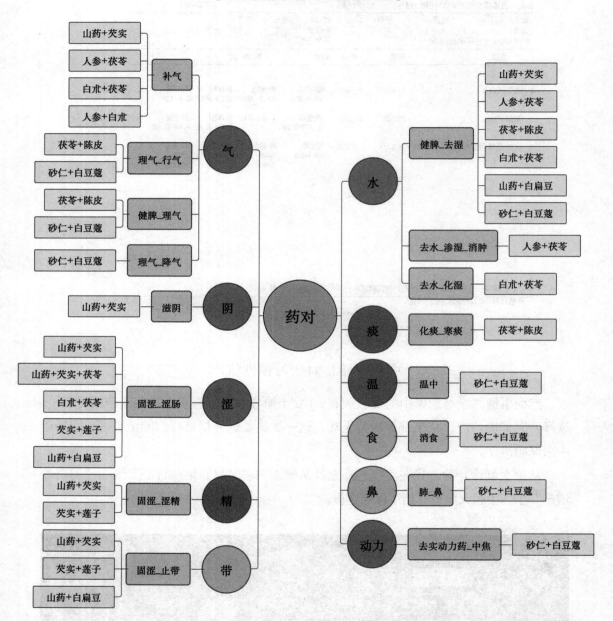

【方剂药性分析】

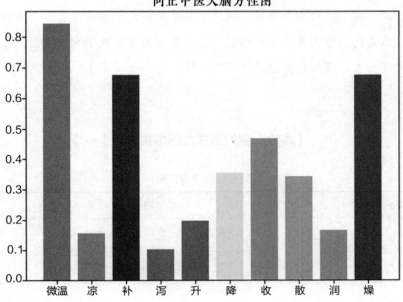

问止中医大脑方性图

【单味药药性分布图】

	温热药	平药	寒凉药
补药	焦神曲☀，白扁豆☀，白术☀，砂仁☀，白豆蔻☀，人参☂	炒麦芽，芡实☀，莲子☀，山药☂	
平药	广藿香☀，陈皮☀，焦山楂		薏苡仁☀
泻药		桔梗，茯苓☀	黄连☀

	升性药	平药	降性药
散性药	桔梗	广藿香☀，炒麦芽，砂仁☀，陈皮☀	焦神曲☀，白豆蔻☀
平药		白扁豆☀，焦山楂	薏苡仁☀
收性药	山药☂，人参☂	白术☀	芡实☀，莲子☀，茯苓☀，黄连☀

（注：☀：燥性药，☂：湿性药）

【药性之说明】

温、补、收、燥这四个药性，对于安胎来说是非常合适的选项。本诊中用到的方剂，本身的药性虽然有一些偏性，但是整体而言比较平和，而且这里面以益气健脾的药为主，呈现出安胎药的应有特性。

【本诊方剂的组成方剂结构分析】

重要结构符合方剂

结构符合方剂	方剂组成	药数
资生丸	人参、茯苓、白术、山药、薏苡仁、莲子、芡实、陈皮、炒麦芽、焦神曲、白豆蔻、桔梗、广藿香、黄连、砂仁、白扁豆、焦山楂	17

【重要结构符合方剂说明】

这个方剂本身就是资生丸，所以我们就直接来分析资生丸。

我们知道，能列在《医宗金鉴·删补名医方论》里面的药方，都是很重要且值得优先使用的方剂。此书在卷二中说到资生丸："治妇人妊娠三月，脾虚呕吐，或胎滑不固。兼丈夫调中养胃，饥能使饱，饱能使饥，神妙难述。"

资生丸源自明代名医缪希雍所著的《先醒斋医学广笔记》，书中说到此方："治妊娠三月，阳明脉衰，胎无所养，而胎堕者。又治脾胃虚弱，食不运化，脘腹胀满，面黄肌瘦，大便溏泄。"此方的功用是益气健脾、消食除满、化湿止泻、固胎。适用在怀孕 1～6 个月内服用，是真正的安胎药。

而后世常用的安胎饮（又称十三味，十三太保，保产无忧方）却不是用来安胎，而是临产保胎顺产的方剂，读者切勿搞混！孕妇不宜过早服用安胎饮，最多只能在怀胎七个月以后开始服用，否则易有流产的风险！程钟龄在其《医学心悟》中有说道："神验保生无忧散——妇人临产先服一二剂，自然易生。或遇横生、倒产，甚至连日不生，速服一二剂，应手取效。永救孕妇产难之疚，常保子母安全之吉。"

以下是资生丸中单味药的说明列表，供读者参考：

单味药	主治	应用
人参	大补元气，补脾益肺，生津止渴，安神益智	1.用于气虚欲脱、脉微欲绝的危重症候。2.用于肺气虚弱的短气喘促、懒言声微、脉虚自汗等症。3.用于脾气不足的倦怠乏力、食少便溏等症。4.用于热病气津两伤之身热口渴及消渴等症。5.用于气血亏虚的心悸、失眠、健忘等症
茯苓	利水渗湿，健脾安神	1.水肿、小便不利。2.脾虚诸证。3.心悸，失眠
白术	补气健脾，燥湿利水，固表止汗，安胎	1.用于脾胃气虚、运化无力的食少便溏、脘腹胀满、肢软神疲等症。2.用于脾虚失运、水湿内停之痰饮、水肿、小便不利等症。3.用于脾虚气弱、肌表不固而自汗。4.用于脾虚气弱、胎动不安之证
山药	益气养阴，补脾肺肾，固精止遗	1.用于脾胃虚弱证。2.用于肺肾虚弱证。3.用于阴虚内热、口渴多饮、小便频数的消渴病
薏苡仁	利水渗湿，健脾止泻，清热排脓，除痹	1.水肿、小便不利。2.脾虚泄泻。3.肺痈，肠痈。4.湿痹筋脉拘挛
莲子	补脾止泻，固涩止带，益肾固精，养心安神	1.用于脾虚泄泻，食欲不振。2.用于肾虚遗精，滑精。3.用于带下证。4.用于虚烦，失眠，惊悸
芡实	补脾止泻，益肾固精，除湿止带	1.用于脾虚止泻。2.用于肾虚遗精滑精，遗尿，白浊。3.用于带下证
陈皮	理气健脾，燥湿化痰	1.用于脾胃气滞证。2.用于痰湿壅滞证
炒麦芽	消食健胃，回乳消胀	1.用于食积不化。2.用于妇女断乳，乳汁郁积、乳房胀痛
焦神曲	消食和胃	用于饮食积滞证
白豆蔻	化湿行气，温中止呕	1.用于湿滞中焦及脾胃气滞证。2.用于呕吐
桔梗	开宣肺气，祛痰排脓，利咽	1.用于肺气不宣的咳嗽痰多、胸闷不畅。2.用于热毒壅肺之肺痈。3.用于咽喉肿痛，失音
广藿香	化湿，解暑，止呕	1.用于湿滞中焦证。2.用于暑湿证及湿温证初起。3.用于呕吐
黄连	清热燥湿，泻火解毒	1.用于湿热中阻、脘痞呕恶，泻痢腹痛。2.用于热病高热。3.用于心烦失眠，胃热呕吐。4.用于痈肿疮毒。5.用于血热出血证
砂仁	化湿开胃，温脾止泻，理气安胎	1.用于湿阻中焦，脾胃气滞证。2.用于脾胃虚寒吐泻。3.用于妊娠气滞恶阻及胎动不安
白扁豆	健脾化湿，和中消暑，解毒	1.用于脾虚湿盛、运化失常之食少便溏或泄泻及脾虚而湿浊下注之白带过多等证。2.用于暑湿吐泻。3.用于食物中毒
焦山楂	止泻止痢，消食健胃	治肉食积滞，小儿乳食停滞，胃脘胀满，泻痢腹痛

患者看诊结束后，我开了处方。下午的时候，患者告诉我，她的小腹突然出现腹痛，类似前几次自然流产时出现的情况。

我嘱咐她多躺着不要动来动去，患者实在是害怕再次发生自然流产事件，询问我需不需要去医院打保胎针，我的回复是——之前你也是打过那些西药保胎针，且没有任何作用，现在何必再打？现在赶紧查一下中药到哪里了，把自己的情绪放松下来，不要太过于紧张，等药到了就开始服用。

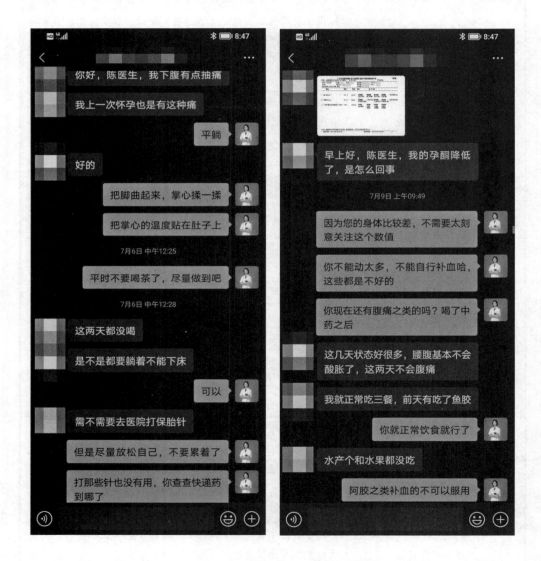

治病期间，患者还是中医西医一起看。因为孕酮素低，患者就试用了医院开的药，吃完之后感觉不舒服，被我批评了一下，在那之后患者就一直坚持服用中药，没有再继续服用西药了。

度过危险期，平稳抵达孕中期

怀孕的前三个月是最重要也是最危险的时候，所以我总是时不时地去询问她的孕期状态和反应。

就这样，在中医治疗的一路努力下，J 女士已经来到了孕中期的阶段，大危险已经解除了！

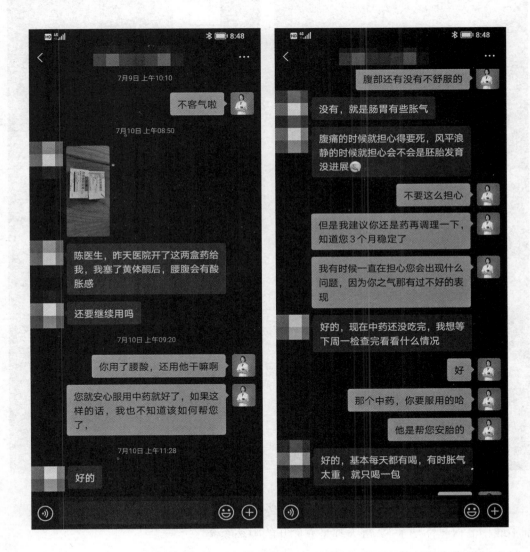

在整个怀孕早期，患者都处于高度紧张的状态，这时候除了使用中药内服，还是需要多安慰开导，所以我也会格外花时间跟她聊一些似乎与治疗无关的问题。

看似无关，实则联系很大。这是因为，中医有个治疗方法就是情志疗法——聊天恰恰能运用到这个疗法，帮助患者疏导情志、稳定情绪，身体才会更舒服，我们作为中医人就要学会活学活用。

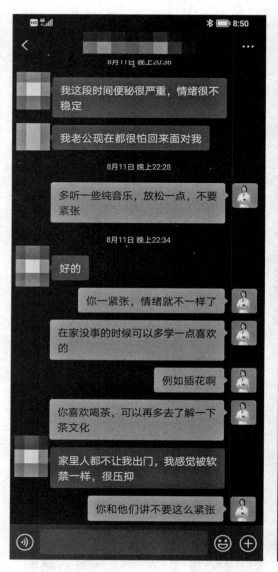
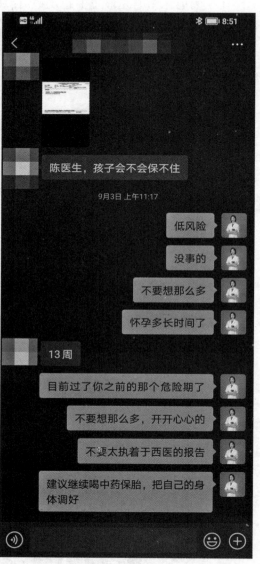

　　这一路走来，相信 J 女士也承受了很多的压力，她的两句话："可能不孕太久了，都不敢相信自己怀孕了""每天都是靠你开的中药续命"。

　　这道出了多少人的辛酸，做妈妈真的不容易啊，希望所有的妈妈幸福快乐！

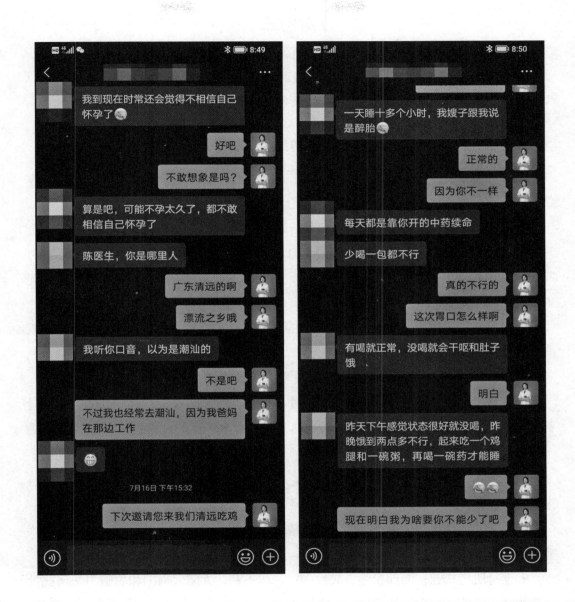

现在 J 女士也开心很多了，说自己现在处于整个孕期的高光时刻。真心替她高兴。
祝福她的宝宝顺利出生。

| 案例三 |

36 岁的患者 G 女士是我们问止中医的忠实粉丝，这次来找我，主要想调理身体以助孕。G 女士之前有过怀孕流产史，但无正常生产史。

初诊

我对 G 女士的初诊，是在 2021 年 9 月 4 日。经过我详细的问诊，得知患者的基本情况如下：

1. 有口气，每天牙龈都出血；晨起眼睛浮肿，脸虚浮肿；有时耳鸣；掉发多。

2. 便秘，大便 2 ～ 3 天一行，大便无力、干硬；小便偏黄、量少、夜尿、尿等待、喝点水老是跑厕所；睡眠差，起夜好几次，每天都做很多梦，噩梦居多，白天疲乏无力嗜睡，老想躺着；爱生气。

3. 小肚子胀气严重，小腹发硬，从小的时候小肚子就特别大，排气多，不排出就胀疼难受。

4. 乳腺结节、左侧胀疼；眼睛痒、眼屎多，下眼睑睫毛老是掉。

5. 贫血、血压低；怕冷，腰、臀部、小腹、大腿、小腿都凉；腰到腰骶骨两侧骨都酸，站一会就腰酸；晚上睡觉时手脚心热，脚放被子外面，冬天明显，偶尔盗汗。

6. 全身皮肤容易痒，晚上睡觉时加重。

7. 痛经，每月提前 2 ～ 5 天，血块多，小腹疼；来月经时从腰酸到大腿；有妇科炎症、宫颈囊肿、盆腔积液、外阴痒、肛门奇痒等症。

8. 易惊吓，喜叹气，提不起来气，经常咳嗽，冬天加重，10 岁起就有长年冬天咳嗽的情况。

9. 全身肌肉松弛；面部松弛、皱纹多；肩颈不利，太阳穴周围和后脑勺两侧枕骨经常胀痛，膝关节弹响；胃下垂；容易上火。

10. 胃炎、十二指肠球炎、阑尾炎；支气管炎。

11. 舌象：舌胖大有齿痕、舌苔黄腻、舌底静脉怒张。

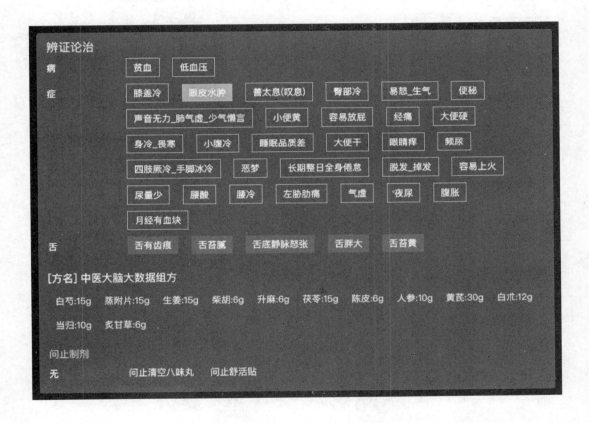

辨证论治

病　　贫血　低血压

症　　膝盖冷　眼皮水肿　善太息(叹息)　臀部冷　易怒_生气　便秘

声音无力_肺气虚_少气懒言　小便黄　容易放屁　经痛　大便硬

身冷_畏寒　小腹冷　睡眠品质差　大便干　眼睛痒　频尿

四肢厥冷_手脚冰冷　恶梦　长期整日全身倦怠　脱发_掉发　容易上火

尿量少　腰酸　腰冷　左胁肋痛　气虚　夜尿　腹胀

月经有血块

舌　　舌有齿痕　舌苔腻　舌底静脉怒张　舌胖大　舌苔黄

[方名]中医大脑大数据组方

白芍:15g　蒸附片:15g　生姜:15g　柴胡:6g　升麻:6g　茯苓:15g　陈皮:6g　人参:10g　黄芪:30g　白术:12g

当归:10g　炙甘草:6g

问止制剂

无　　问止清空八味丸　问止舒活贴

【 本诊方剂整体药对结构分析 】

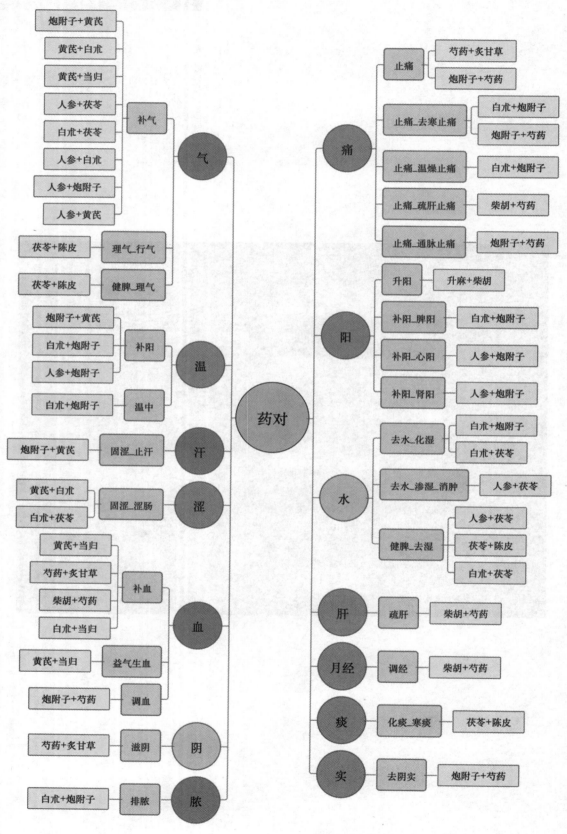

【方剂药性分析】

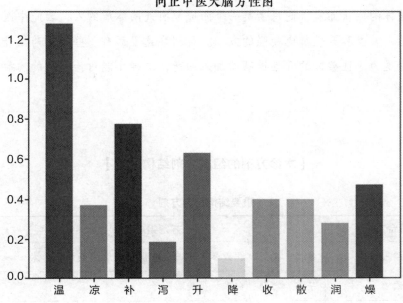

问止中医大脑方性图

【单味药药性分布图】

	温热药	平药	寒凉药
补药	人参☀，白术☀，黄芪，蒸附片☀，生姜☀，当归☂	炙甘草☂	白芍☂
平药	陈皮☀		
泻药		茯苓☀	升麻，柴胡☀

	升性药	平药	降性药
散性药	升麻，柴胡☀，生姜☀，当归☂	陈皮☀	
平药	黄芪		
收性药	人参☂，蒸附片☀	白芍☂，白术☀，炙甘草☂	茯苓☀

（注：☀：燥性药，☂：湿性药）

【药性之说明】

就整体的症状而言，此患者是一个阳虚兼有气陷体质的人，因此中医大脑开出了温性、补性和升性都比较强的方剂。虽然在这里面有一些凉泻药像升麻和柴胡，但这是为了让整体的升性提高而加入的药，这样才能对治气陷的病症如胃下垂等。

【本诊方剂的组成方剂结构分析】

重要结构符合方剂

结构符合方剂	方剂组成	药数
补中益气汤	黄芪、炙甘草、人参、当归、陈皮、升麻、柴胡、白术	8
真武汤	茯苓、芍药、白术、生姜、附子	5
附子汤	附子、茯苓、人参、白术、芍药	5

可作为方根的结构符合方剂

结构符合方剂	方剂组成	药数
芍药甘草附子汤	芍药、炙甘草、附子	3
芍药甘草汤	芍药、炙甘草	2
橘皮汤	陈皮、生姜	2

【重要结构符合方剂说明】

在这一诊中，中医大脑所开的方剂主要是补中益气汤结构和真武汤结构的合方。

补中益气汤是治疗气陷证的主方，和附子剂真武汤的合方不仅可以提高升提之力，治疗胃下垂等脏器下垂的病症，还可以治疗阳虚兼有水肿、小便不利的问题，如本诊中的四肢冰冷、身冷畏寒、膝盖冷、臀部冷、小腹冷、腰冷，加上眼皮水肿、频尿、尿量少、夜尿等症状。

> 由于此合方组成中有黄芪、当归、人参、附子等药，隐含当归补血汤和参附汤的结构，因此还可以治疗本诊中贫血、低血压等疾病。
>
> 此外，患者经常咳嗽，冬天加重，10 岁起就长年冬天咳嗽，加上胖大有齿痕的阳虚舌和诸多寒证，因此也属于真武汤主治的范畴。

虽然患者以助孕为诉求，但是我发现患者眼皮水肿已经很久了。中医有句话——男怕脚肿，女怕头肿。意思是男人要谨慎下肢水肿的症状，而女人要谨慎头面部水肿的症状，这些都有可能是危险之兆。所以我们在临床看到患者有水肿时，一般会格外注意而选择优先对治。

考虑到患者阳虚的体质，于是第一诊我就推高了"眼皮水肿"为主症；再考虑到患者的大便是 2 到 3 天一次，大便无力、干硬，于是配合上我们的"肠道清洁卫士"——问止清空八味丸，以达到标本兼治的效果。

═══ 二诊 ═══

复诊时，患者大部分症状都有好转，于是我随症加减治之，中间过程从略。

═══ 怀孕了 ═══

患者就这样坚持治疗到了 11 月份，经过 2 个月的治疗，患者的身体也比就诊前好很多。

11 月时，患者月经推迟到来，经检查确认已怀孕，遂停药。恭喜！

患者在治疗期间也有去医院检查，西医建议试管婴儿，但是我给患者分析——试管婴儿是有一定风险的，若底子不好（脾肾阳虚），哪怕试管婴儿种植成功，也很难留住。但她目前有明显的优势——卵泡是存在的，只要对身体内部环境进行调理，就可以稳妥地受孕了。

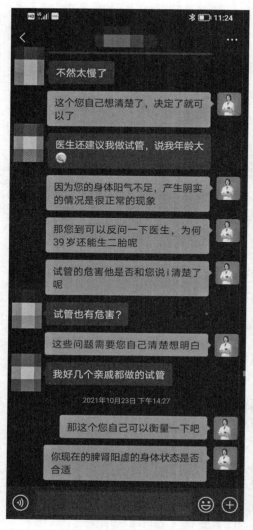

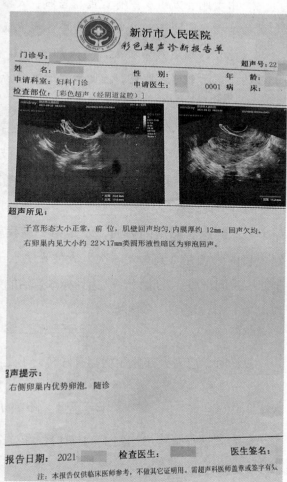

就这样时间来到了 12 月份，我再次回访时，得知患者已经怀孕一个多月，但是她并没有想象中的开心，因为知道自己的身体还没有完全调理好，对于 36 岁高龄孕妇的她来说，没怀孕时想怀孕，如今怀孕了又担心因为身体而影响到孩子。

我给予她鼓励，让她安心。只可惜患者老公不同意她在孕期服用中药，故停止了后续的调理。我在这里期待 G 女士后续带来喜讯。

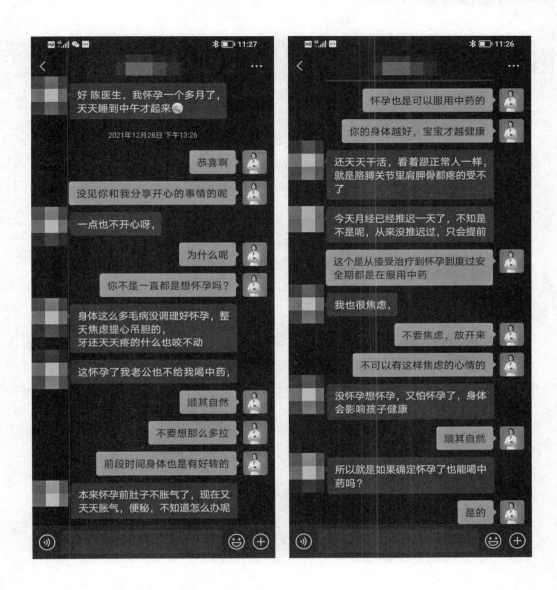

孕期能喝中药吗

对于患者老公所担心的事情，很多人也有同样的疑问：孕期到底能不能喝中药呢？

答案是肯定的，如果你身体不舒适，要保胎、养胎，那么肯定能喝中药。自古至今，那么多保胎养胎的方子不就是为怀着胎儿的妈妈量身定制的吗？怎么就不能喝了？

我们所拒绝的是没有毛病瞎调理。如果孕妇多方面都稳定正常，我们则不再建议喝药调理。

　　而如果是大龄孕妇、有习惯性流产史、身体底子差、胎儿发育迟缓、胎动不安等情况，我们还是建议在孕期一样进行调理。这会帮助孕妇和胎儿的稳定发育，不会对胎儿造成伤害。

【三则医案之整体分析】

　　在妇女准备怀孕的过程，中医讲究的是血足而气不盛，在寒热的要求上比较需要母体温暖而无阳虚，这样的怀孕条件决定了妇女是否能够顺利怀胎着床。

　　怀孕对妇女而言是身体变化极大的一段时期，而每一个阶段对于母亲和胎儿的养护，都是非常考究的一个工作。比如怀孕初期三个月的重点是养血而不动气，而在怀孕后期三个月的重点则是要舒畅气机准备生产。在这期间用药不能偏补而造成如"妊娠血糖过高"的问题，这会让胎儿过大而对生产不利；当然也不能偏泻而造成胎儿的营养不足。总之，如何安胎是一个重要的中医课题。

　　针对如何帮助妇女顺利地怀孕，中医大脑有非常好的案例和经验。我们从上述的三个医案中可以看出，只要能够调整体质的偏失和有效治疗当前的病症，中医大脑的用方取药就可以帮助妇女排除障碍并顺利怀孕，并让胎儿得到最好的养护。

·医案 28·

治小儿抽动症，快乐看诊，快速好转

> 小儿抽动症，在中医属于"肝风""筋惕肉瞤""瘛疭""慢惊风"的范畴。中医学认为，抽动症多与儿童的"肝常有余、心常有余""肺常不足、脾常不足、肾常虚"的生理特点有关。病因主要是先天禀赋不足、感受外邪、情志失调、饮食所伤、疾病影响，以及学习紧张、劳累疲倦等。病位在肝，亦可涉及心、脾、肺、肾；病机多为风痰胶结，肝亢风动。

你是不是有时会看到，有的孩子会不自觉地频繁眨眼睛，噘嘴巴，脸部不受控制地做鬼脸，耸肩膀，摇头晃脑。有的人认为这是孩子顽皮，但这也有可能是儿童抽动症的表现。

豆豆今年 6 岁了，是从今年 5 月份开始在我这里看诊的。豆豆从 2019 年 9 月开始，因为眼睛频繁眨眼就医，被诊断为多动症，吃过小儿智力糖浆。

2020 年 3 月因为手抖开始喝中药，之后出现抖脖子等症状。刚开始看诊的时候出现小儿抽动，表现为眼睛向一个方向看，会频繁紧张，生气。

睡眠可，纳可，大便每天一行，小便调。只对自己感兴趣的事情注意力很集中，不太爱接触小朋友，也不太喜欢跟外界交流。

第一次看诊时，豆豆很不愿意说话，但谈到他最爱的甲骨文，豆豆就有滔滔不绝的话说。在整个视频通话中，我可以看到豆豆眼睛频繁向同一侧抽动。我将豆豆的症状输入到中医大脑后，处方如下：

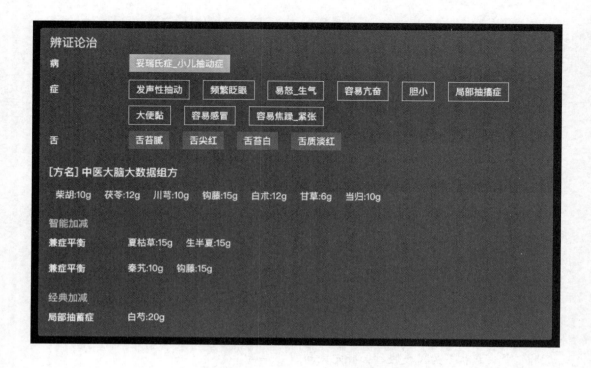

【本诊方剂整体药对结构分析】

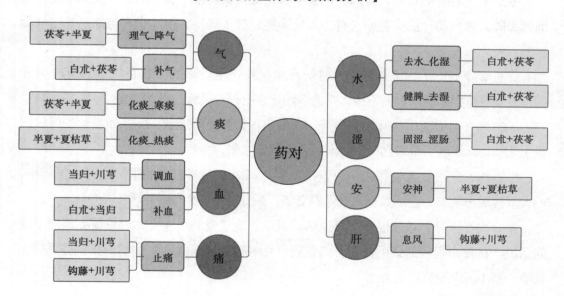

【方剂药性分析】

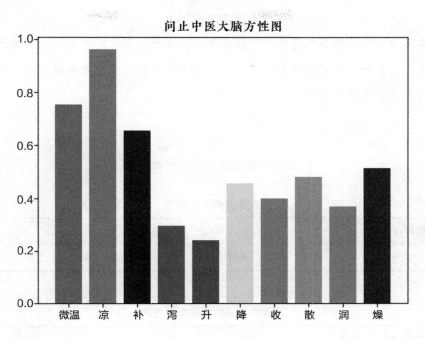

问止中医大脑方性图

【单味药药性分布图】

	温热药	平药	寒凉药
补药	川芎☂，白术☀，当归☂，生半夏☀		白芍☂，夏枯草☀
平药		甘草☂	
泻药		茯苓☀	钩藤，柴胡☀，秦艽☀

	升性药	平药	降性药
散性药	川芎☂，柴胡☀，当归☂	秦艽☀	生半夏☀，夏枯草☀
平药			钩藤
收性药		甘草☂，白术☀，白芍☂	茯苓☀

（注：☀：燥性药，☂：湿性药）

【药性之说明】

本方的方性虽然寒热药各半，但是整体而言还是稍微偏凉一点，这是因为患者是偏阴虚表现。在药物动力学方面，药性上升、降、收、散都有涉及，代表着方剂的作用是希望患者整体气机活泼起来。

【本诊方剂的组成方剂结构分析】

重要结构符合方剂

结构符合方剂	方剂组成	药数
抑肝散	白术、茯苓、当归、川芎、钩藤、柴胡、甘草	7

可作为方根的结构符合方剂

结构符合方剂	方剂组成	药数
佛手散	川芎、当归	2
芍药甘草汤	芍药、甘草	2

另外再特别加上的单味药：半夏、夏枯草、秦艽。

【重要结构符合方剂说明】

在中医大脑所开出的这个方剂中，基本上是以抑肝散为主要方剂结构进行加减。抑肝散最早出自《保婴撮要·急惊风门》的处方，主要是用于小儿痉挛的方剂。书中的原文："治肝经之虚热、发搐，或发热咬牙，或惊悸寒热，或木乘土而呕吐痰喘，腹胀食少，睡卧不安者。"此方对于肝气亢奋、神经过敏、容易发怒、性情暴躁、兴奋而失眠者，具有镇静其神经兴奋的作用。因能抑制肝气不平之兴奋，所以名为"抑肝散"。

抑肝散一般用于治疗癫痫、神经症、神经衰弱、歇斯底里等病；又可应用于小儿夜啼、小儿神经症、不眠症、脾气暴躁而易怒、睡觉时咬牙、原因不明的发热、四肢痿弱症、阳痿、佝偻病、脑肿疡症状、脑出血后遗症、神经性斜颈等症。在妇科可应用于神经过敏、更年期综合征、恶阻等。

抑肝散为四逆散的变方，应用时的特征之一是患者有左胁腹的拘挛。神经系统疾患见左腹拘急紧张、四肢筋脉挛急者，均可适用。

本方中的钩藤属茜草科，是一味非常好的松弛剂，具有放松、缓解痉挛的作用。另外加的单味药秦艽为风药中之润剂，属龙胆草科，能够作用在肝胆经，可治肝病；而肝主筋，所以秦艽也能够抗痉挛，改善僵硬紧张的组织。因此钩藤、秦艽两味药再加上方根中的芍药甘草汤就能加强局部组织的放松，改善抽搐、痉挛的症状，同时也能安抚神经、放松情绪。

另外，方中加的半夏可燥湿化痰、降逆止呕、消痞散结；夏枯草可清肝火、散瘀结。半夏得至阴之气而生，夏枯草得至阳之气而长。两药伍用可平衡阴阳，交通季节，可用于治疗严重失眠的问题，而在本案则可改善患者容易亢奋的症状。

治疗过程中，豆豆的身体逐渐迎来好转的消息。

豆豆服药很乖，从来没有听妈妈来说他不想吃药了。第三诊的时候已经可以明显感觉他眼睛的抽动变少了。虽然偶尔有其他小动作出现，但都是轻微的状况。豆豆很喜欢跟我聊天，每次都要考验我的数学能力。

豆豆的妈妈也给我留了一条评论。

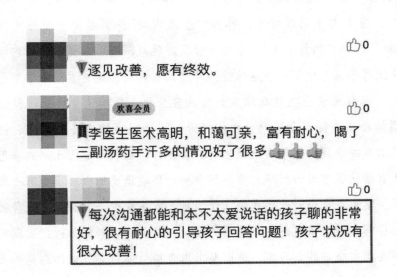

👍0

▼逐见改善，愿有终效。

欢喜会员　👍0

▮李医生医术高明，和蔼可亲，富有耐心，喝了三副汤药手汗多的情况好了很多 👍👍👍

👍0

▼每次沟通都能和本不太爱说话的孩子聊的非常好，很有耐心的引导孩子回答问题！孩子状况有很大改善！

豆豆的现状

直到今天，豆豆都一直在复诊服药，沟通能力改善了非常多。

在诊治过程中，我再没见过他眼睛向同一方向抽动的现象，但他还是会有一点注意力不集中的小毛病。

豆豆的妈妈对他也有很好的教育，在每一次的诊治过程中，都是启发性地给豆豆自主回答问题的机会，从不会代替豆豆来回答，只是在一旁听到有异议的时候偶尔来纠正一下。这让豆豆可以跟我有很好的交流和表达，也让豆豆有个可以思考和回答的过程。

再过一个星期，豆豆就要上小学了。下次看诊，他就会给我讲小学生的新鲜事，介绍他交到的新朋友。我也希望豆豆有美好的校园生活。

【本医案之整体分析】

妥瑞氏症，又称为小儿抽动症，中医认为一般属于肝风内动之证。肝风内动是指患者在发病过程中出现动摇、眩晕、抽搐等症状，"内"是指和外感外邪不同，其病机和肝主血、主筋、开窍于目、其经脉上巅络脑等功能失调有关，故《黄帝内经》中著名的病机十九条有"诸风掉眩，皆属于肝"之说。风有虚证、实证之分，虚者由于阴液亏损，称为"虚风内动"；实者由于阳热亢盛，称为"热盛风动"或称"热极生风"。小儿多有阴虚现象，所以多属于虚风内动。

而现代医学认为这是一种遗传性的神经内科疾病，通常发生于学龄前至青春期前，有一部分患者会在青春期后大幅减轻症状。妥瑞氏症的症状包含声音型和运动型抽动综合征，会不受自主控制地发出清喉咙的声音或耸肩、摇头晃脑等。患者本身并非故意或习惯性做出这些动作，其症状乃肇因于脑内多巴胺的不平衡。患者症状通常时好时坏，这与患者所处环境造成的心理压力有一定的相关性，家庭、学校与社会对此疾病的认识不足，或多或少会加深正常人与妥瑞氏症患者间的误解，进而诱发患者更强烈的症状。常见的误解例如：把妥瑞氏症患者的症状当成调皮捣蛋的坏习惯，进而要求患者接受体罚等方式，刻意矫正其抽动症状。抽动症在单一妥瑞氏症患者身上亦非一成不变，声音型抽动症患者有可能转变或合并成为运动型抽动症。通常，妥瑞氏症不会只以单一的声音型或运动型抽动症状出现，常伴随强迫症、注意力缺失与过动症等。其确诊亦不能以单一抽动症状的发生而断言之。另外，妥瑞氏症常被误诊为气喘、眼睛过敏或呼吸道综合征等，在诊断时需格外留意。

中医大脑并不是基于肝风内动这样的证型来取方，而是先经过所有输入症状的分析后，才会往肝风内动的相关方剂结构上去计算，而抑肝散结构的选取就是在这个过程中被推导出。我们也已经累积了多个类似的案例，治疗上都非常成功。这就是"有是证用是方"的例证。只要医者准确录入患者的症状，通过中医大脑的辅助，我们在治疗这类问题上就容易取得好的效果。

·医案 29·

治疗顽固难愈的牛皮癣二例

"内不治喘，外不治癣"。银屑病俗称牛皮癣，是一种具有特征性皮损的慢性炎症性皮肤病，它的顽固和反复发作远近皆知。

患者皮肤表面覆盖多层干燥的灰白色或银白色鳞屑，轻轻刮除表面鳞屑，逐渐露出一层淡红色发亮的半透明薄膜，称薄膜现象。患者刮除薄膜，则出现小出血点，称点状出血现象。白色鳞屑、发亮薄膜和点状出血是诊断银屑病的重要特征，称为三联征。

中医早在隋唐时期就有关于牛皮癣的记载。《诸病源候论》中有言"但有匡部皮肤瘙痒，搔之白屑出"。清朝《医宗金鉴·外科心法·白疕》中记载："生于皮肤，形如疹疥，色白面痒，搔起白皮，由风气客于皮肤，血燥不能荣养所致。"中医认为该病是由风湿热毒蕴郁肌肤所致，或因营血不足、血虚风燥、肌肤失养而成；或因情志失调而发生。

治疗牛皮癣很需要耐心，也很需要患者和医者的紧密配合。这一篇案例和下一篇记载的都是超顽固的牛皮癣，但还好患者能够坚持，又碰上了我们，一路死磕到皮肤大为改观。

案例一

初诊

Z 先生患牛皮癣十多年。经过西医治疗，牛皮癣有时可以控制住，但还是会反复发作。

第一次就诊的时候，Z 先生给我看过脸部、头顶的皮肤之后就赶紧戴上了帽子。因为他的脸上和头顶上泛红很明显，并伴有严重干裂。

干裂的难受感，加上皮肤的样子，导致 Z 先生无法外出工作。看得出 Z 先生十分焦虑。我请 Z 先生拍了皮肤的照片发给我看。

Z 先生来到问止中医初诊时，前面部及头顶的皮肤状况是下图这样的：

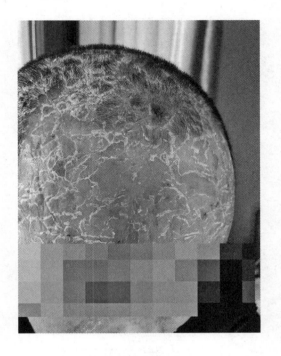

Z 先生的症状：皮肤红、干裂、脱皮明显，擦再油的润肤产品都没有办法缓解，皮肤问题遇寒加重；口干、口苦；入睡困难、半夜容易醒；纳可；大便每天一行、溏便、质黏。

经过详细的问诊，中医大脑针对 Z 先生的情况开具以下处方：

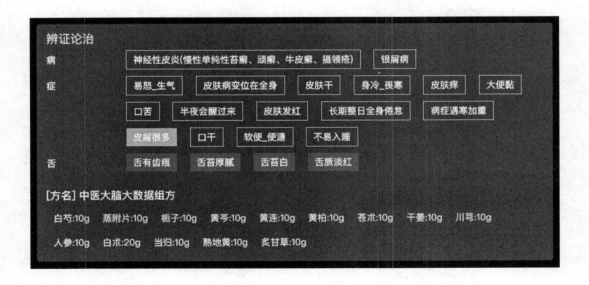

辨证论治

病　　神经性皮炎(慢性单纯性苔癣、顽癣、牛皮癣、摄领疮)　　银屑病

症　　易怒_生气　皮肤病变位在全身　皮肤干　身冷_畏寒　皮肤痒　大便黏

　　　口苦　半夜会醒过来　皮肤发红　长期整日全身倦怠　病症遇寒加重

　　　皮屑很多　口干　软便_便溏　不易入睡

舌　　舌有齿痕　舌苔厚腻　舌苔白　舌质淡红

[方名] 中医大脑大数据组方

白芍:10g　蒸附片:10g　栀子:10g　黄芩:10g　黄连:10g　黄柏:10g　苍术:10g　干姜:10g　川芎:10g

人参:10g　白术:20g　当归:10g　熟地黄:10g　炙甘草:10g

【本诊方剂整体药对结构分析】

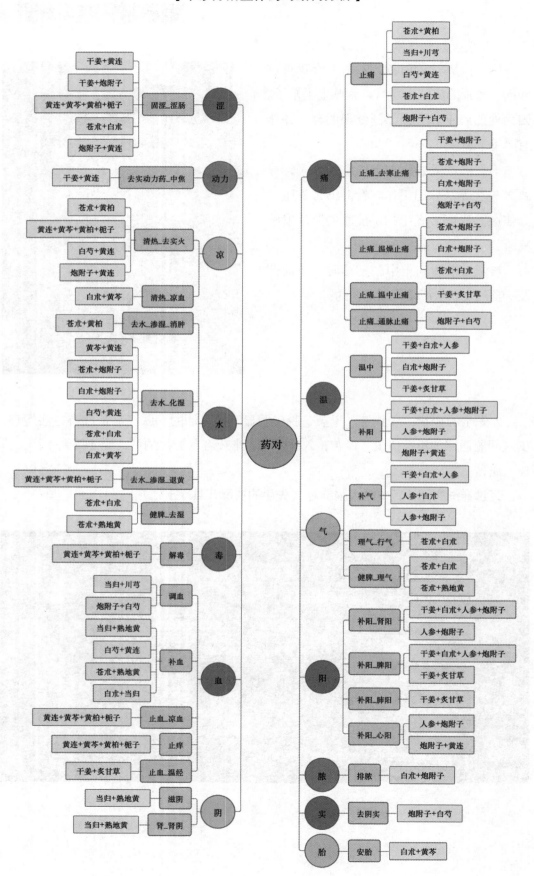

【方剂药性分析】

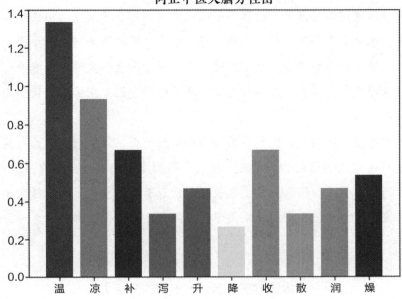

问止中医大脑方性图

【单味药药性分布图】

	温热药	平药	寒凉药
补药	干姜 ☀，川芎 ☂，白术 ☀，熟地黄 ☂，当归 ☂，人参 ☂，蒸附片 ☀	炙甘草 ☂	白芍 ☂
平药			
泻药	苍术 ☀		栀子 ☂，黄芩 ☀，黄连 ☀，黄柏 ☀

	升性药	平药	降性药
散性药	干姜 ☀，川芎 ☂，当归 ☂，苍术 ☀		
平药			
收性药	蒸附片 ☀，熟地黄 ☂，人参 ☂	白芍 ☂，白术 ☀，炙甘草 ☂	栀子 ☂，黄芩 ☀，黄连 ☀，黄柏 ☀

（注：☀：燥性药，☂：湿性药）

【药性之说明】

这一诊的用药略偏温补，这和一般医生喜用寒泻药治皮肤问题的思路有所不同。当然，本方里面并不全然是温补的药，也有一些凉泻的药会与之平衡，但为什么中医大脑会往温补的方向来布局呢？主要是中医大脑发现了患者有"病症遇寒加重、身冷畏寒"等特点，再加上患者舌苔白厚，因此中医大脑使用温补的药就会多一些。

一般治疗皮肤的问题，我们会用到一些散性药而从汗解，或者是利用收性药从血管把引起皮肤问题的物质带走。在这个案例中我们发现虽然有一些散性药，但是收性药的力量比较强，数量上也较多，代表着在这一诊里面中医大脑是希望借由血液流动的力量把多余的物质代谢出身体，这是值得注意的一点。

【本诊方剂的组成方剂结构分析】

重要结构符合方剂

结构符合方剂	方剂组成	药数
附子理中汤	附子、干姜、白术、炙甘草、人参	5
当归散	当归、黄芩、芍药、川芎、白术	5
黄连解毒汤	黄连、黄芩、黄柏、栀子	4
理中汤	人参、干姜、炙甘草、白术	4
四逆加人参汤	炙甘草、附子、干姜、人参	4
四物汤	当归、川芎、芍药、熟地黄	4
干姜黄芩黄连人参汤	干姜、黄芩、黄连、人参	4

可作为方根的结构符合方剂

结构符合方剂	方剂组成	药数
通脉四逆汤	炙甘草、附子、干姜	3
芍药甘草附子汤	芍药、炙甘草、附子	3
栀子柏皮汤	栀子、炙甘草、黄柏	3

续表

结构符合方剂	方剂组成	药数
四逆汤	炙甘草、干姜、附子	3
芍药甘草汤	芍药、炙甘草	2
甘草干姜汤	炙甘草、干姜	2
栀子干姜汤	栀子、干姜	2
佛手散	川芎、当归	2
二仙汤	黄芩、芍药	2
干姜附子汤	干姜、附子	2

另外再特别加上的单味药：苍术。

【重要结构符合方剂说明】

中医大脑所开出的方剂主要由附子理中汤、四物汤、黄连解毒汤的结构而构成。本方中加了苍术是因为苍术和白术同时使用可以加强去湿的力量，以治疗患者舌苔白而厚腻的问题。

我们知道附子理中汤是以理中汤为基础再加上附子，也就在这个方剂中形成了附子剂的结构，这表示本方剂偏向温热，但是与之相反的是黄连解毒汤，这是由四种苦寒药物组成的方子。最终，中医大脑把寒热药开到一张处方里，让不同性质的药物各自去负责一部分的体质调整或对症治疗。这在方剂学里面并不少见，如半夏泻心汤、附子泻心汤、乌梅丸等都是寒热并用的方子。

四物汤和黄连解毒汤的结构形成了"温清饮"这个方剂，这是明代《万病回春》中治皮肤病的名方。治疗干癣这个病症，我们经常会用到的就是补血的方剂，主要是因为血虚会造成血燥，而血燥会造成皮肤的干裂和瘙痒，因此用温清饮是相当合适的。

本方可以说是在温清饮治疗皮肤病的基础上再用附子理中汤调整阳虚的体质。部分医者对于在牛皮癣治疗时使用附子剂会有所疑惑，但是考虑到整体体质的调整及观察到患者使用后的改善情形，我们还是要说中医大脑在这个医案上的开方是成功的。

坚持复诊，一步步好转

复诊时，Z 先生的皮肤有稍微变化，皮肤的干裂比之前好一点，泛红也稍微淡了一些。但仍然没有达到明显的改变。

十年久病，我们不应该期待一次用药就带来皮肤的焕然一新，而是应该稳扎稳打继续治疗。

后续的治疗中，我把 Z 先生每一次的反馈录入中医大脑，根据不同时期的表现，中医大脑有时会加强养血润燥的药，或加强清热解毒的药。

虽然每一次复诊时进步不多，但 Z 先生特别相信我，也坚信中医大脑可以治好他的牛皮癣。我跟 Z 先生说，治疗皮肤问题就像剥洋葱，尤其是治疗顽固的牛皮癣，需要一层一层地去解决，不能着急。

迎来皮肤质的改变

多亏 Z 先生的坚持和信任，在第四次就诊时，他的皮肤从量变到质变，皮屑大为好转，Z 先生终于可以摘下帽子行动了。

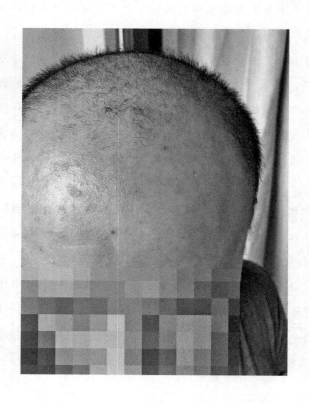

不过他的面部还有脱皮和泛红的情况，Z先生的诉求是希望脸上、颈部以及暴露在外面的皮肤恢复到正常样子，这样他就能外出上班。

除了内服中药外，我还开具了问止苦参散给Z先生外洗皮肤，同时配合针灸治疗（因Z先生热爱中医，自己学习针灸并给自己治疗，我一样用中医大脑开具针灸处方给他）。

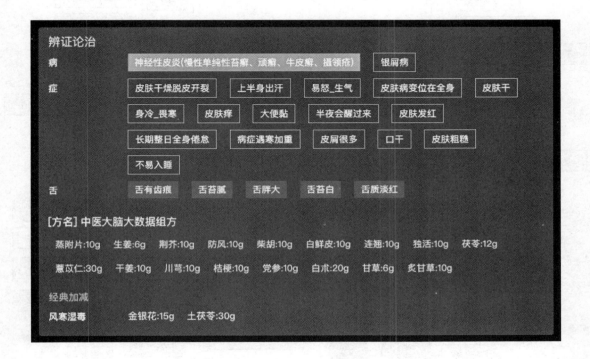

辨证论治

病　　神经性皮炎(慢性单纯性苔癣、顽癣、牛皮癣、摄领疮)　　银屑病

症　　皮肤干燥脱皮开裂　上半身出汗　易怒_生气　皮肤病变位在全身　皮肤干

　　　身冷_畏寒　皮肤痒　大便黏　半夜会醒过来　皮肤发红

　　　长期整日全身倦怠　病症遇寒加重　皮屑很多　口干　皮肤粗糙

　　　不易入睡

舌　　舌有齿痕　舌苔腻　舌胖大　舌苔白　舌质淡红

[方名]中医大脑大数据组方

蒸附片:10g　生姜:6g　荆芥:10g　防风:10g　柴胡:10g　白鲜皮:10g　连翘:10g　独活:10g　茯苓:12g

薏苡仁:30g　干姜:10g　川芎:10g　桔梗:10g　党参:10g　白术:20g　甘草:6g　炙甘草:10g

经典加减

风寒湿毒　　　金银花:15g　土茯苓:30g

【本诊方剂整体药对结构分析】

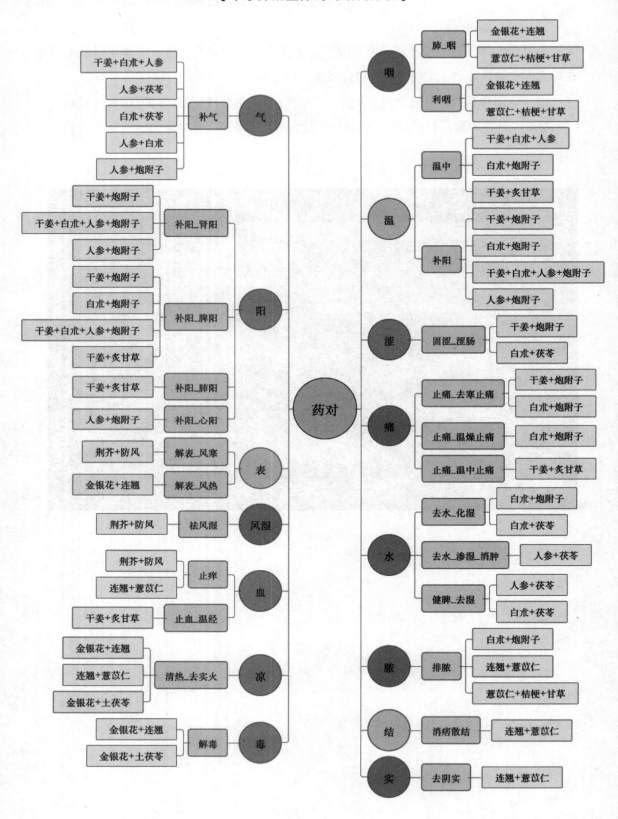

【方剂药性分析】

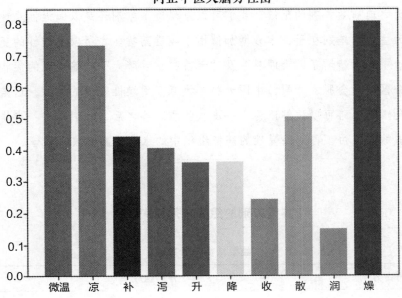

问止中医大脑方性图

【单味药药性分布图】

	温热药	平药	寒凉药
补药	干姜 ☀，川芎 ☂，白术 ☀，蒸附片 ☀，生姜 ☀	党参 ☂，炙甘草 ☂，土茯苓 ☀	
平药		甘草 ☂	薏苡仁 ☀
泻药	独活 ☀，防风 ☀，荆芥 ☀	桔梗，茯苓 ☀	柴胡 ☀，连翘 ☀，白鲜皮 ☀，金银花 ☀

	升性药	平药	降性药
散性药	干姜 ☀，独活 ☀，川芎 ☂，桔梗，防风 ☀，柴胡 ☀，生姜 ☀		连翘 ☀，白鲜皮 ☀，荆芥 ☀，金银花 ☀
平药		土茯苓 ☀	薏苡仁 ☀
收性药	蒸附片 ☀，党参 ☂	甘草 ☂，白术 ☀，炙甘草 ☂	茯苓 ☀

（注：☀：燥性药，☂：湿性药）

【药性之说明】

作为之前有效方剂的延续，我们可以发现这个方剂还是以偏温性且散性较大的药物为主力。差别在于，本诊增加使用了燥性药物。之所以有这样的变化，是因为本诊中患者新增了"大便黏"及"舌苔腻、舌胖大"等偏湿证的症状。虽然皮肤部分区域还会脱皮开裂，中医大脑却执意多用燥性较强的药物，这是值得注意的变化。其思路可以被解读为——皮肤肤质改善之后，我们要进一步排出造成局部过敏的异蛋白，再用偏燥性的药把组织中的水液重新吸收回脉管。

【本诊方剂的组成方剂结构分析】

重要结构符合方剂

结构符合方剂	方剂组成	药数
十味败毒散加连翘薏仁	柴胡、独活、白鲜皮、防风、桔梗、川芎、茯苓、荆芥、甘草、生姜、连翘、薏苡仁	12
十味败毒散	柴胡、独活、白鲜皮、防风、桔梗、川芎、茯苓、荆芥、甘草、生姜	10
附子理中汤	附子、干姜、白术、炙甘草、人参	5
茯苓四逆汤	茯苓、人参、炙甘草、干姜、附子	5
甘草干姜茯苓白术汤	炙甘草、白术、干姜、茯苓	4
理中汤	人参、干姜、炙甘草、白术	4
四逆加人参汤	炙甘草、附子、干姜、人参	4

可作为方根的结构符合方剂

结构符合方剂	方剂组成	药数
通脉四逆汤	炙甘草、附子、干姜	3
四逆汤	炙甘草、干姜、附子	3
薏苡附子散	薏苡仁、附子	2

续表

结构符合方剂	方剂组成	药数
甘草干姜汤	炙甘草、干姜	2
桔梗汤	桔梗、甘草	2
干姜附子汤	干姜、附子	2

另外再特别加上的单味药：土茯苓、金银花。

【重要结构符合方剂说明】

这一诊的方剂还是延续着以附子理中汤为基础的思维，但是与此同时我们看到了一个比较不一样的方剂结构加了进来，也就是十味败毒散。这个方剂是一个汉方常用的治疗皮肤病的方剂，其作用主要是在风、湿、热三邪夹杂所致之皮肤痛痒及初起之疮疡肿毒，伴有恶寒发热现象。在其中的单味药里，荆芥、白鲜皮、防风、桔梗、柴胡、川芎、甘草等皆有解毒作用，且有改善体质的功能。独活、防风、茯苓等有逐风祛湿的效能；桔梗、川芎能排脓行气；柴胡有清解表里血热的功能；荆芥用于消除各种疮毒。十味败毒散常再加连翘、薏仁以加强治疗皮肤病的效果。连翘为疮家的圣药，能散痈肿的结热；薏仁祛表湿，利湿而排脓。十味败毒散加连翘薏仁可应用在化脓性疾病和皮肤疾病的初期，如痈、疖、湿疹、荨麻疹、痤疮等，或用于改善过敏性体质。另外加的金银花和土茯苓都是治疗疮痈肿毒的常用药。

我们看到了患者在之前的治疗中得到了较为明显的改善，血燥问题改观很大，四诊进步很多。本诊再进一步地祛风止痒、祛湿解毒。

就这样，Z先生一直按时复诊、服药。现在身上的皮肤也开始恢复到正常的颜色和样子。

上个月已经恢复工作，Z先生的"中医六大健康标准"也都恢复正常。下面几张图是治疗前后Z先生不同部位皮肤对比：

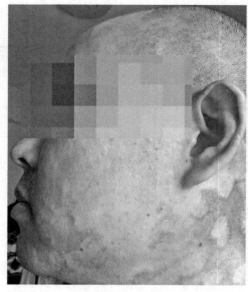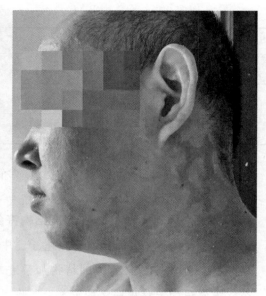

治疗前　　　　　　　　　　　　治疗后

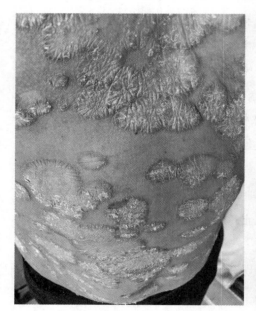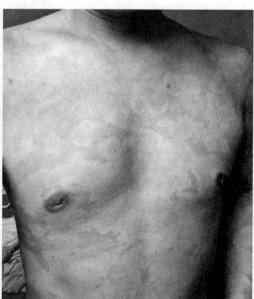

治疗前　　　　　　　　　　　　治疗后

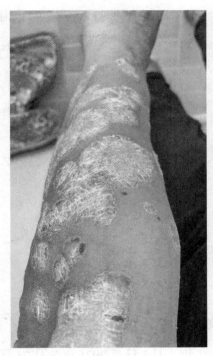 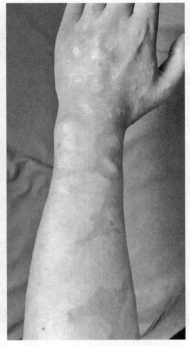

治疗前　　　　　　　　　　　　治疗后

致久病的患者：坚持就是胜利

Z 先生的皮肤改善明显，治疗已进入收尾阶段。

Z 先生的牛皮癣治疗过程就像是走台阶一样，迈上一个台阶之后会有一段时间的平台期，度过平台期又迈上新的台阶。

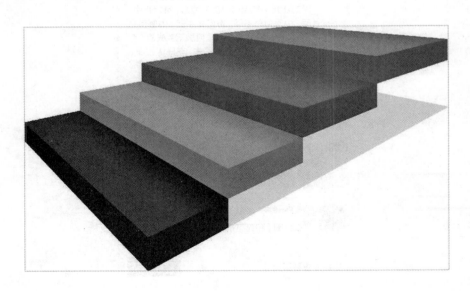

这个治疗过程很漫长，当病症处于平台期停滞不前的时候，我也会很沮丧，希望找到更好的突破口让病症得到更快的恢复。但很多时候，某些难缠的疾病，治起来就是无法更快。只有一步一个脚印，稳扎稳打，慢慢康复。

我相信 Z 先生本人一定也曾因为这个疾病而沮丧过，但他一直坚持治疗，很有耐心。这种医患信任是病情能好转的重要原因之一。遇到这样的患者，我们作为医生心里也很欣慰。

我希望每位患者都能多一点耐心，少一点急于求成。同时，衷心祝福 Z 先生可以幸福快乐每一天。

案例二

治疗半年不放弃，实属不易

今日分享的银屑病案例中，患者从 2021 年 2 月 5 日至 2021 年 7 月 28 日，经过了半年的治疗，皮肤终于有所好转。

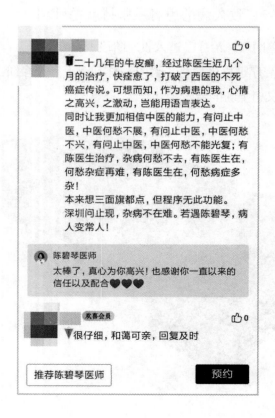

W 先生被银屑病困扰多年，皮损遍布全身，一瘙痒就起皮屑，天冷、冬春交替时情况更为严重。前两次看诊，他表示服药后身体变化并不明显，但他没有放弃，而且心态非常平和。

══ 三诊：开始起效 ══

三诊时，我从患者的一个症状"身体热的时候突然进到凉爽的环境中皮肤痒会马上发作"着手，这是"病症遇寒加重"现象。我把该症状词条一并录入中医大脑后，中医大脑的计算开方较之前果然出现了变化。

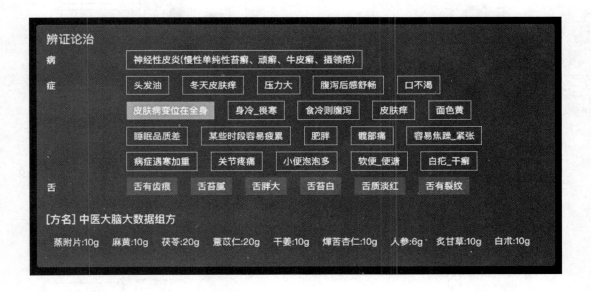

【本诊方剂整体药对结构分析】

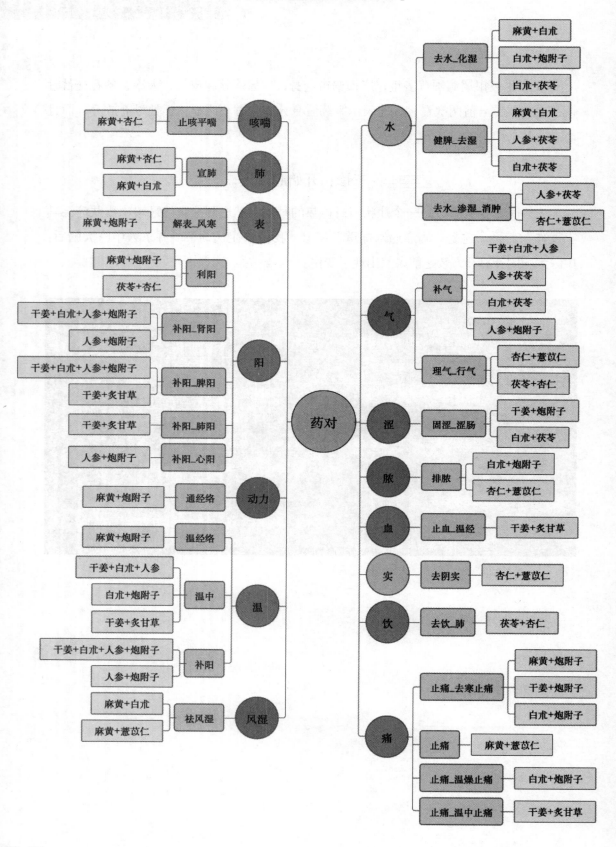

【方剂药性分析】

问止中医大脑方性图

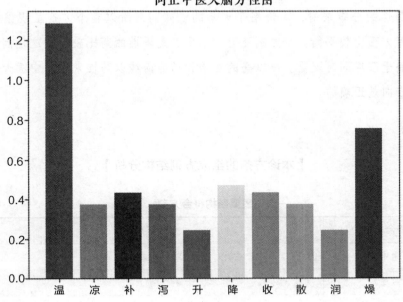

【单味药药性分布图】

	温热药	平药	寒凉药
补药	蒸附片☀，干姜☀，人参☂，白术☀	炙甘草☂	
平药			薏苡仁☀
泻药	麻黄☀，燀苦杏仁☂	茯苓☀	

	升性药	平药	降性药
散性药	干姜☀	麻黄☀	燀苦杏仁☂
平药			薏苡仁☀
收性药	蒸附片☀，人参☂	炙甘草☂，白术☀	茯苓☀

（注：☀：燥性药，☂：湿性药）

【药性之说明】

从药性的分布来看，本诊用了大量的温热药，所以整个方剂呈现偏温的药性。补泻方面比较平衡。本方剂还有一个重点是燥性的药比较多。这是因为患者的体质偏于阳虚同时湿重。不以药的对治和功能而纯以药性来看，中医大脑的方剂整体方向是正确的。

【本诊方剂的组成方剂结构分析】

重要结构符合方剂

结构符合方剂	方剂组成	药数
附子理中汤	附子、干姜、白术、炙甘草、人参	5
茯苓四逆汤	茯苓、人参、炙甘草、干姜、附子	5
麻杏薏甘汤	麻黄、杏仁、薏苡仁、炙甘草	4
甘草干姜茯苓白术汤	炙甘草、白术、干姜、茯苓	4
理中汤	人参、干姜、炙甘草、白术	4
四逆加人参汤	炙甘草、附子、干姜、人参	4

可作为方根的结构符合方剂

结构符合方剂	方剂组成	药数
麻黄附子甘草汤	麻黄、附子、炙甘草	3
麻黄附子汤	麻黄、炙甘草、附子	3
通脉四逆汤	炙甘草、附子、干姜	3
茯苓杏仁甘草汤	茯苓、杏仁、炙甘草	3
四逆汤	炙甘草、干姜、附子	3
薏苡附子散	薏苡仁、附子	2
甘草干姜汤	炙甘草、干姜	2
干姜附子汤	干姜、附子	2

【重要结构符合方剂说明】

这个方剂的结构是一个麻黄剂和附子剂的结合。

麻黄剂在治疗皮肤病的问题上有很重要的地位，主要是因为麻黄是发汗剂，可以把我们组织中的一些异蛋白通过汗水排出去，这会迅速降低人体的过敏反应。在皮肤病的治疗上，一般医者比较喜欢用寒泻的药物，主要是因为皮肤病经常会呈现出红、肿、热，但是我们要仔细从所有的症状中去分析患者体质的本质，不能一味地清热解毒。本医案中的患者是阳虚体质，这时候我们还是要通过附子剂来调整体质，阳虚体质得到了更多的能量就可以自我修复身体的偏失。在这一诊中，中医大脑就是往这一个方向去做方剂结构的选取，临床的结果也证明了中医大脑的方向是正确的。

W 先生的治疗时间从 2 月到 5 月初，皮肤瘙痒减轻，状态稳定，且外界温度变化时也不影响皮肤了。

且皮肤新出的红点大部分都没有继续扩大；后背及大腿皮肤抓挠后有划痕症；大便 2 天 1 次，大部分时间是成形的，偶有不成形。

六月初时，W 先生的病症开始有反复，近 10 天情况如下：

1. 屁增多，小便泡泡多。

2. 全身痒增加，挠就出现严重的挠痕（荨麻疹），痒如细小的虫在爬动。

3. 新的疹子增加 5 个，原来的癣上面凸点增加明显，有向周围扩散现象。

4. 无明显关节疼痛；大便 2 天 1 次，软条状；容易出汗。

复诊时，他依然不急不躁，如实反馈变化，积极配合治疗，并没有因为治疗 5 个月后的病情反复而给医生施加任何压力。

有时候我在想这么好的人为何要受这样的折磨？

不畏困难，继续治疗

久病治疗起来是会复杂一些，前一阶段已过去，目前阶段患者出现血燥的相关症状，我利用中医大脑继续调方如下：

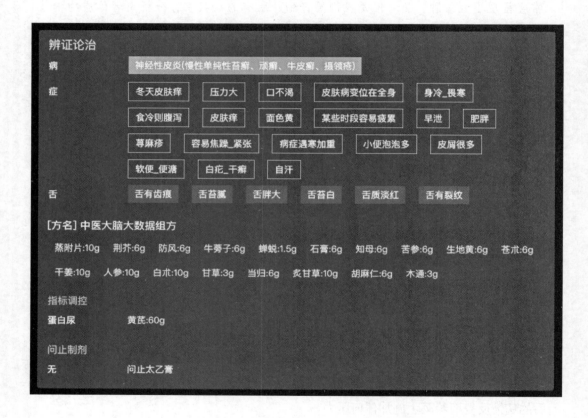

辨证论治

病　　神经性皮炎(慢性单纯性苔癣、顽癣、牛皮癣、摄领疮)

症　　冬天皮肤痒　压力大　口不渴　皮肤病变位在全身　身冷_畏寒
　　　食冷则腹泻　皮肤痒　面色黄　某些时段容易疲累　早泄　肥胖
　　　荨麻疹　容易焦躁_紧张　病症遇寒加重　小便泡泡多　皮屑很多
　　　软便_便溏　白疕_干癣　自汗

舌　　舌有齿痕　舌苔腻　舌胖大　舌苔白　舌质淡红　舌有裂纹

[方名]中医大脑大数据组方

蒸附片:10g　荆芥:6g　防风:6g　牛蒡子:6g　蝉蜕:1.5g　石膏:6g　知母:6g　苦参:6g　生地黄:6g　苍术:6g

干姜:10g　人参:10g　白术:10g　甘草:3g　当归:6g　炙甘草:10g　胡麻仁:6g　木通:3g

指标调控

蛋白尿　　　黄芪:60g

问止制剂

无　　　问止太乙膏

【本诊方剂整体药对结构分析】

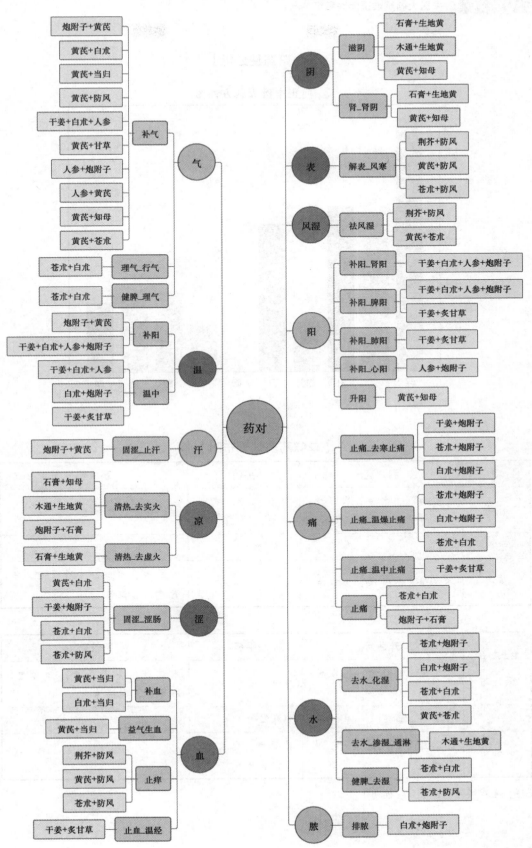

【方剂药性分析】

问止中医大脑方性图

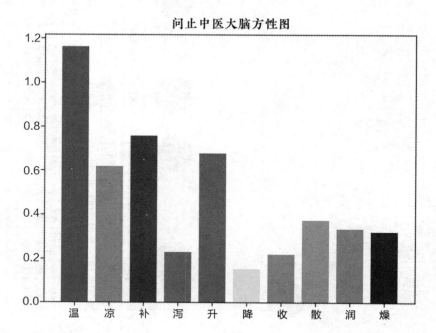

【单味药药性分布图】

	温热药	平药	寒凉药
补药	干姜 ☀，白术 ☀，当归 ☂，人参 ☂，蒸附片 ☀，黄芪	胡麻仁 ☂，炙甘草 ☂	生地黄 ☂，知母 ☂
平药		甘草 ☂	
泻药	苍术，防风 ☀，荆芥 ☀		木通 ☀，蝉蜕，牛蒡子 ☂，石膏 ☂，苦参 ☀

	升性药	平药	降性药
散性药	干姜 ☀，当归 ☂，苍术 ☀，防风 ☀	蝉蜕	木通 ☀，牛蒡子 ☂，知母 ☂，石膏 ☂，荆芥 ☀
平药	苦参 ☀，黄芪	胡麻仁 ☂	
收性药	蒸附片 ☀，生地黄 ☂，人参 ☂	甘草 ☂，白术 ☀，炙甘草 ☂	

（注：☀：燥性药，☂：湿性药）

【药性之说明】

随着症状的改变，我们从医者的记录中提及患者有血燥的问题，以下是症状的转变：

原有但不再收录的症状	睡眠质量差，腹泻后感舒畅，关节疼痛，髋部痛，头发油
另外又收录的新症状	自汗，荨麻疹，皮屑很多，早泄

在新一诊中，我们看到了方剂的药性还是偏温性，但是在补泻的方面有了比较大的变化，因为补血药的加入，所以在补性上的比重变大了，而原来偏燥的药性也降低，润燥方面会比较平衡。另外，本方剂升性提升了不少，主要是中医大脑希望能够改善患者偏虚体质，所以使用补气而提升的药较多，于是整体药性就会偏升性。

【本诊方剂的组成方剂结构分析】

重要结构符合方剂

结构符合剂	方剂组成	药数
消风散	当归、生地黄、防风、蝉蜕、知母、苦参、胡麻仁、荆芥、苍术、牛蒡子、石膏、甘草、木通	13
附子理中汤	附子、干姜、白术、炙甘草、人参	5
理中汤	人参、干姜、炙甘草、白术	4
四逆加人参汤	炙甘草、附子、干姜、人参	4

可作为方根的结构符合方剂

结构符合剂	方剂组成	药数
通脉四逆汤	炙甘草、附子、干姜	3
四逆汤	炙甘草、干姜、附子	3
甘草干姜汤	炙甘草、干姜	2
干姜附子汤	干姜、附子	2

另外再特别加上的单味药：黄芪。

【重要结构符合方剂说明】

在中医大脑所开出的这个方剂中，附子剂和理中类方结构占了重要的位置，但除此之外我们可以看到来自时方的消风散。消风散有养血祛风、理气化湿的作用，可见中医大脑希望通过这样的结构来改善患者血燥的问题，也就是在改善患者阳虚体质的同时做调血的动作。

血燥若在慢性皮肤病中出现，临床表现以皮肤干燥、脱屑、粗糙、肥厚、瘙痒等特征，可伴有头晕目眩、面色苍白、舌苔薄白、脉弦等；或在情绪波动时，皮损瘙痒加剧，伴有心烦易怒、口苦咽干、脉弦数等症状。此多由脾虚血少、肌肤失养、生风化燥所致。治宜养血润燥。消风散正适合这样的情形。

好在 W 先生服药后情况在好转，据患者反馈，两次治疗后身体症状变化如下：

1. 未出现痒的症状，无挠痕；头上有点脱屑，身体皮损部位脱屑明显减轻。

2. 癣中间凸点增加明显。

3. 晨起小便还有一点泡泡；大便 2 天一次，有时干有时黏。

4. 身体不觉得热。

W 先生皮肤痒的问题好转后，之前凸起的地方在后续治疗过程中也慢慢变得平滑，头部及后背皮损变平，整体无明显瘙痒及脱皮屑，无新发的皮损凸点。

一周后，上半身皮肤隆起部分变平，没有皮屑及瘙痒；知道口渴；小便略黄，有泡沫；大便 1 天半 1 次，成形，性状可。

最近治疗：体重减轻，精力好

截至最近一次治疗，患者腿部皮损已变平滑，体重也减轻了，精力逐渐好起来。中医大脑根据最近患者的状况开具处方如下：

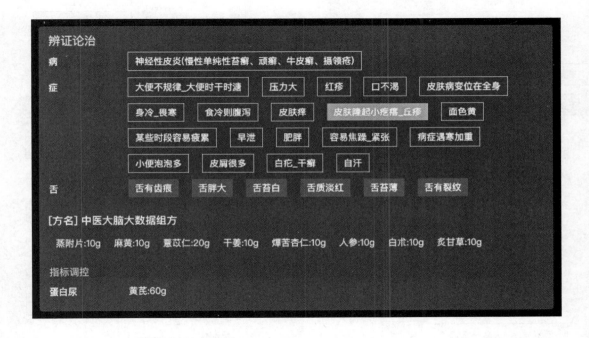

辨证论治

病   神经性皮炎(慢性单纯性苔癣、顽癣、牛皮癣、摄领疮)

症   大便不规律_大便时干时溏   压力大   红疹   口不渴   皮肤病变位在全身

身冷_畏寒   食冷则腹泻   皮肤痒   皮肤隆起小疙瘩_丘疹   面色黄

某些时段容易疲累   早泄   肥胖   容易焦躁_紧张   病症遇寒加重

小便泡泡多   皮屑很多   白疕_干癣   自汗

舌   舌有齿痕   舌胖大   舌苔白   舌质淡红   舌苔薄   舌有裂纹

[方名]中医大脑大数据组方

蒸附片:10g   麻黄:10g   薏苡仁:20g   干姜:10g   焯苦杏仁:10g   人参:10g   白术:10g   炙甘草:10g

指标调控

蛋白尿   黄芪:60g

【本诊方剂整体药对结构分析】

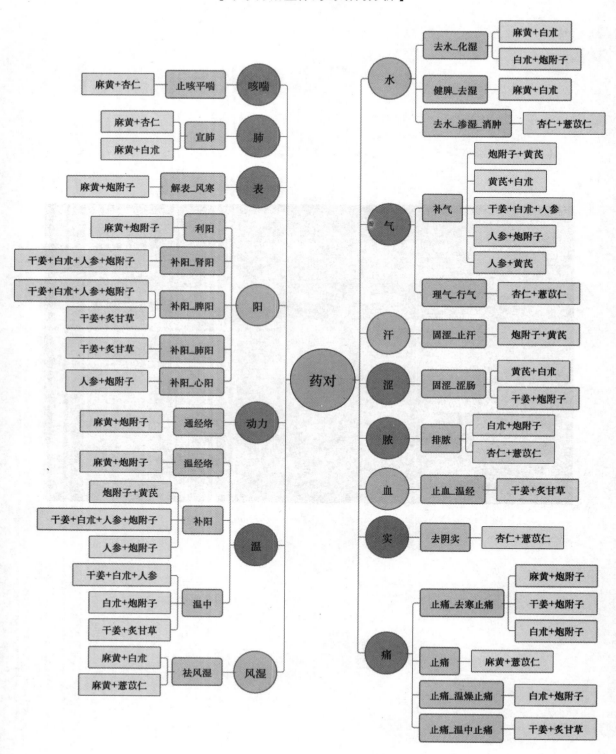

【方剂药性分析】

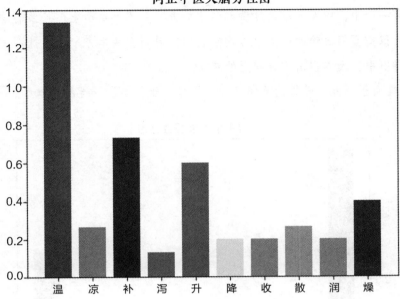

问止中医大脑方性图

【单味药药性分布图】

	温热药	平药	寒凉药
补药	干姜☀，人参☂，白术☀，蒸附片☀，黄芪	炙甘草☂	
平药			薏苡仁☀
泻药	燀苦杏仁☂，麻黄☀		

	升性药	平药	降性药
散性药	干姜☀	麻黄☀	燀苦杏仁☂
平药	黄芪		薏苡仁☀
收性药	蒸附片☀，人参☂	白术☀，炙甘草☂	

（注：☀：燥性药，☂：湿性药）

【药性之说明】

在这一诊中，中医大脑再度调整治疗的方向，不再重用止痒补血的结构，而是回到近似前面第三诊时的方剂方向。我们同时列出两个方剂的方性图如下，就容易看得出中医大脑在用方方向上的转变。

（燥性大于补性和升性的为第三诊，燥性小于补性和升性的为本诊。）

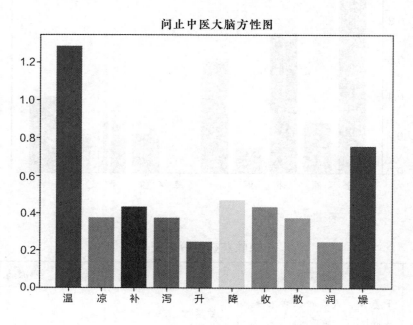

问止中医大脑方性图

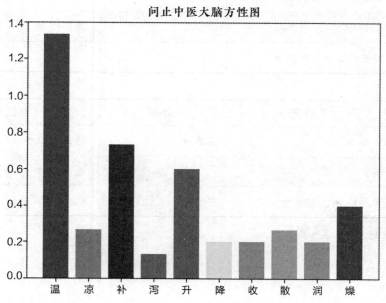

问止中医大脑方性图

从中医大脑计算出来的方性来看，这一诊又回到了第三诊温热药比较多的结构，但在这一次的用方上，药的补性明显地增加了，升性也比较大，但燥性却不像第三诊这么大。中医大脑根据每一次的症状入参去做调整，可以说是相当细腻而确切的。

【本诊方剂的组成方剂结构分析】

重要结构符合方剂

结构符合方剂	方剂组成	药数
附子理中汤	附子、干姜、白术、炙甘草、人参	5
麻杏薏甘汤	麻黄、杏仁、薏苡仁、炙甘草	4
理中汤	人参、干姜、炙甘草、白术	4
四逆加人参汤	炙甘草、附子、干姜、人参	4

可作为方根的结构符合方剂

结构符合方剂	方剂组成	药数
麻黄附子甘草汤	麻黄、附子、炙甘草	3
麻黄附子汤	麻黄、炙甘草、附子	3
通脉四逆汤	炙甘草、附子、干姜	3
四逆汤	炙甘草、干姜、附子	3
薏苡附子散	薏苡仁、附子	2
甘草干姜汤	炙甘草、干姜	2
干姜附子汤	干姜、附子	2

另外再特别加上的单味药：黄芪。

【重要结构符合方剂说明】

中医大脑在第四诊开出的方剂和前面第三诊的方剂基本上是一致的，但还是有一些小小的差别，我们可以从以下这个药方组成的表格来对比说明：

第三诊的方剂	附子	麻黄	茯苓	薏苡仁	干姜	杏仁	人参	炙甘草	白术	
本诊的方剂	附子	麻黄		薏苡仁	干姜	杏仁	人参	炙甘草	白术	黄芪

诚如前面所说的，这两次的方剂都是麻黄剂和附子剂的结构合方。第三诊的方中用到茯苓，代表祛湿的力量强调在中上焦，因此在这里面就组合出了茯苓四逆汤的结构；而在本诊中的方剂我们去掉茯苓，加上了黄芪，黄芪一般来说也算是祛湿的药，但是主要处理的是在皮肤浅表处的水，所以黄芪在"水肿"这一类的治疗上会扮演比较重要的角色，加上患者有小便泡泡多的症状，这一般是气虚所致，因此在本诊的方中我们会重用黄芪，但基本上这两诊的结构是一致的。这两诊的方剂结构和上一诊的差别是没有着重补血，这是中医大脑根据所有入参所做的判别。

患者从治疗至今，整体的变化如下诸图：

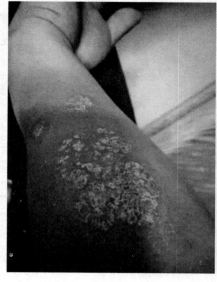 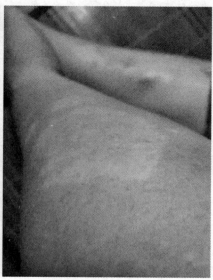

治疗前　　　　　　　　　　　　　治疗后

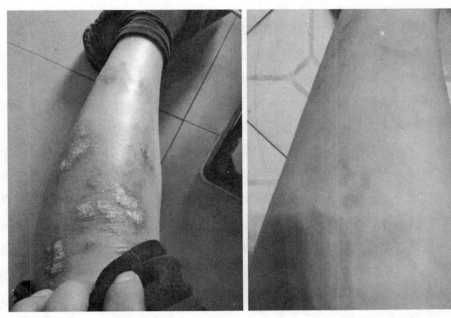

治疗前   治疗后

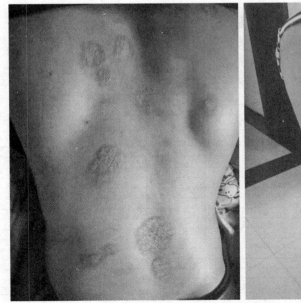

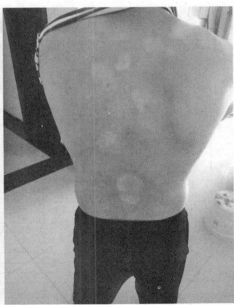

治疗前   治疗后

【本医案之整体分析】

中医对于皮肤病的治疗有很强大的优势，因为历代有很丰富的治疗方案和经验。中医治疗皮肤病除了针对所见的症状做出回应之外，更着重在整体体质方面的改善。以上述案例来说，中医大脑除了针对牛皮癣的一些症状表现来用方，更同时用附子剂来改善患者阳虚而偏湿的体质。标本同治，于是效果甚佳。

当然，有些时候皮肤病症状比较严重且染病的时间比较久，往往要在体质调整上先做好十足的功夫，才能够在症状的消除上显现出效果，而在这个过程中有很多患者很容易失去耐心，不能够坚持而选择放弃，最后还是选择了现代医学中像类固醇疗法这样迅速见效但不能够根治的方法。所以，好的医师必须和患者做充分的沟通，以期患者对治疗的成效能够拥有信心而有所坚持。这两个案例显现出了医患相互信任并配合治疗的过程，直到最后取得令人满意的效果。

皮肤病的治疗是中医体系里非常复杂的一门功课，其表现出来的症状非常多，彼此之间的差异性也很大。以下是问止中医所总结的皮肤病所属症状的一览表。这个表格可以帮助医者在面对复杂的皮肤病症状时，先做一个大略诊治方向的定位：

皮肤病诊断依据及所属病症一览表

原因		病名/症状	感		色		丘疹结节	形				表皮剥离	角质增生
			瘙痒	疼痛	发斑	色素沉淀		水疱	脓疱	鳞屑/落屑	痂皮		
外邪外应性	过敏性	荨麻疹	★★		★红								
		皮肤瘙痒症	★★										
		婴儿苔癣	★		☆淡红		★★	◆					
		湿疹	★		★★红		★	◆				★糜烂	
		脂漏性湿疹	★							★	★★	★糜烂	
		汗疱	◆	◆	☆淡红		★	★★					
		牛皮癣	★★		★红		★			★★银白			
		苔癣		◆						★			★★
	水疱	天疱疮			★红			★★					
		表皮水疱症	◆					★★					
	红斑	多形性渗出性红斑		◆	★红			◆					
		结节性红斑		X	★红			★★					
	出血	紫癜			★★出血性								
	血管	皮肤红痛症		★★	★红			★					
		血管炎			★★								
	角化	进行性指掌角化症									◆		★
		鸡眼					★角栓						★
色素异常		雀斑				★★							
肝郁		圆形斑秃											★脱毛
病毒		单纯性疱疹	◆		★红			★★				★	
		带状疱疹		★★	★红		★★	★			★黄褐		
		传染性软疣			★★								
丝状菌/真菌		白癣				★				★糠疹			
		顽癣	★★		★红			★				★	
		汗疱状白癣	★★					★	★	★		★	
细菌		脓痂疹			★红			★	★★				
		痤疮/青春痘			★★		★★	★	★				

注：★：必见症状；★★：必见且表现严重的症状；☆：有此症状但不算明显；◆：可能出现的症状。

　　而在这么多症状的判别中，我们大致可以分成"感、质、色"（患者感觉、皮表质地、皮肤颜色）这三方面。中医大脑往往就从这三个方面分析，缩小其相对应药对或方剂结构的范围。

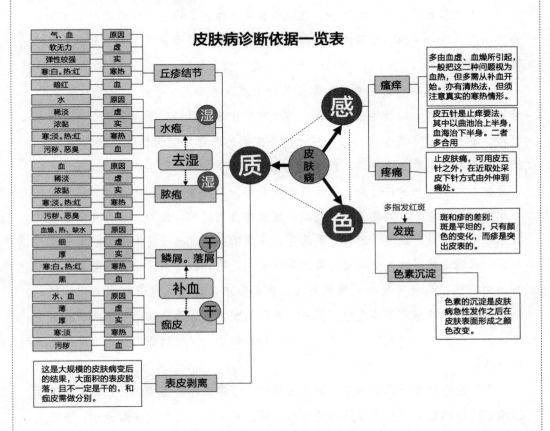

皮肤病诊断依据一览表

　　针对牛皮癣，现代医学对其成因的理解及治疗效果仍非常有限。我们不得不说，中医在皮肤病治疗上独有优势。只要能够有效地掌握患者的信息，医者在人工智能辅助下做出更精确的判断，牛皮癣还是可以在一定时间内得到明显的改善。

【疑难症综述】

牛皮癣是一个常见而恼人的皮肤病，牛皮癣之所以称为牛皮癣，是因为这个病时好时坏，徘徊不去，难以根治，令患者感到非常困扰。

牛皮癣其实不是癣。所谓癣，在现代医学上指的是由于真菌感染所引起的一种皮肤病，例如头癣、手癣或足癣等，而牛皮癣并不是由真菌感染引起，严格来说不能称作"癣"，牛皮癣的真正名称其实是"银屑病"。

大部分牛皮癣患者主要的病发部位是头皮、耳外壳、手肘、手指关节外侧、背部及膝部。多为对称性出现，即一边手有牛皮癣，另一边手也会有，而严重情况时，甚至可以布满全身。在外观上，牛皮癣的表面多是粗糙红色丘疹或斑块，因为表面有多层银白色鳞屑，所以称为银屑病。牛皮癣不是因为感染而来，所以不会在人群中互相散播传染，与天气和食物都没有直接关系。牛皮癣的发病反而与患者的情绪有关，例如焦虑、烦躁、紧张都会有影响。此外，它与免疫系统亦关系密切，若是有发烧、感冒、腹泻等，牛皮癣的情况也会变得严重。对于女性而言，罹患此病时有可能会受月经周期的影响。现代医学对于牛皮癣至今尚未有根治的方法，只能控制牛皮癣的发展，而长期使用类固醇药膏则容易出现抗药性。此外，建议患者不要乱服江湖成药或民间秘方，因为此病的病因病机太过复杂，绝对不是一个方剂就可通杀，必须好好辨证论治，通过耐心的治疗才能逐渐取得佳效。

中医在治疗难治或久治不愈的皮肤病时，常常需要补泻兼顾，也就是需要像温清饮的结构组合，如四物汤加黄连解毒汤，补中益气汤加黄连解毒汤，十全大补汤加黄连解毒汤等，以这些方剂为基础方，再加入适合体质的方药，就能够逐渐改善病情。当然，如果脉象偏浮，皮肤病的部位以上半身和全身为主，治法则需要以发汗为主；若皮肤病部位以下半身为主，治法则需要以利尿为主，这是大体的通用皮肤病治则，也可以用于难治性皮肤病的最后收尾。皮肤病的外治可以用苦参煮水外洗，能够达到一定的止痒效果，但严重的皮肤病还是需要内服用药才能彻底根治。

·医案 30·

治好老太太的顽固性干性湿疹

湿疹是临床常见的过敏性炎症性皮肤病，本病自觉瘙痒，反复发作，易演变成慢性病。男女老幼均可发病，既可泛发全身，又可局限于某些部位。

相较于西医对皮肤病治标不治本的治疗方法，中医治湿疹类皮肤病是根据患者的体质做个体化治疗，用药或清热利湿、凉血解毒，或健脾除湿、养血润肤，或养血疏风、除湿润燥；同时配合使用问止太乙膏、问止苦参散等外用药物，效果颇佳。

今天医案的主角是患有顽固性干性湿疹的 76 岁老阿姨 M 女士，她在问止中医的治疗下，摆脱了困扰她两个月的湿疹问题。

M 女士被顽固性的干性湿疹折磨了两个月，日夜烦躁，白天吃不下饭，夜里瘙痒难耐，严重影响睡眠。

由于湿疹范围大、瘙痒难耐，需要不停地挠抓才能些许止痒，所以阿姨的全身皮肤都被抓得脱皮、泛红、流血。

在来问止中医治疗之前，患者女儿已经带着母亲遍访当地中西名医，中药、西药、内服的、外用的都用了，然而收效甚微，最后经人介绍来问止中医找到了我。

────────┤ **初诊：老人家起效慢** ├────────

患者于 2021 年 6 月 25 日初诊，身体情况如下：

自诉

颈后背、前胸、小腿胫骨左右，象长痱子一样，手抓会痒，丘疹，有汗，容易焦躁，脚抽筋，少痰，右肩膀僵硬，肩膀酸痛，听力问题，喜热饮服药前，患者的皮肤是这样的：

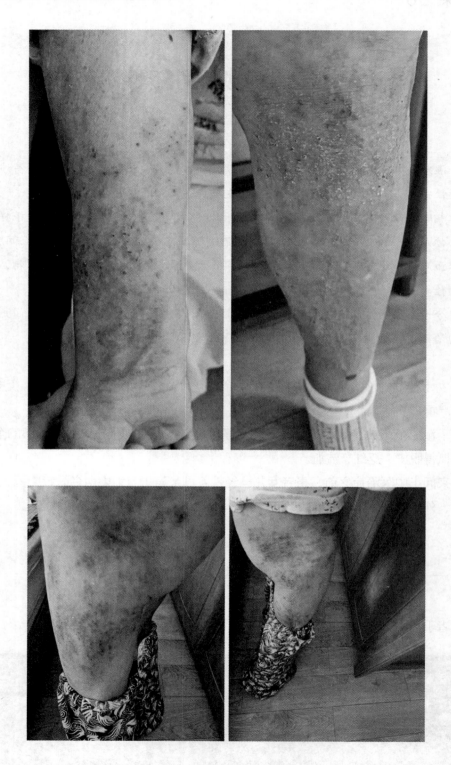

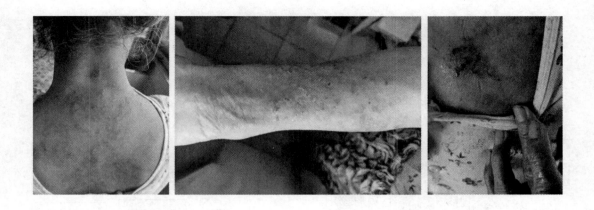

　　我将患者的症状录入中医大脑后，中医大脑开具处方如下：

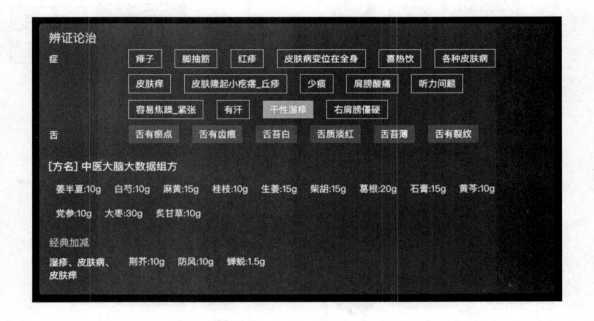

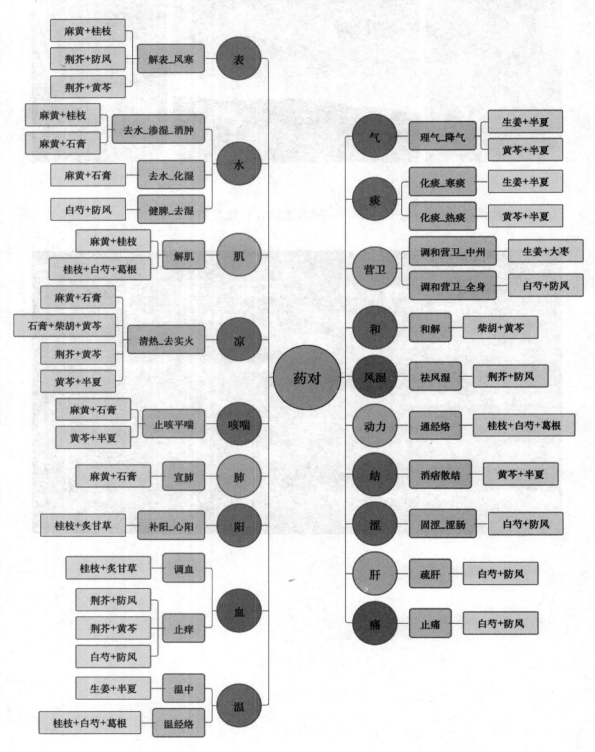

【本诊方剂整体药对结构分析】

【方剂药性分析】

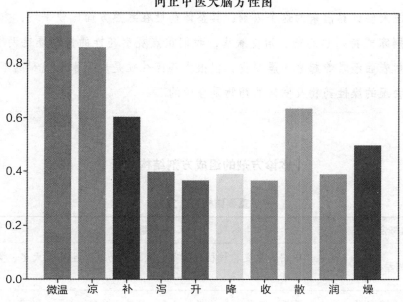

问止中医大脑方性图

【单味药药性分布图】

	温热药	平药	寒凉药
补药	姜半夏☀，大枣☂，桂枝☀，生姜☀	党参☂，炙甘草☂	白芍☂，葛根
平药			
泻药	麻黄☀，荆芥☀，防风☀		黄芩☀，柴胡☀，石膏☂，蝉蜕

	升性药	平药	降性药
散性药	柴胡☀，生姜，葛根，防风☀	麻黄☀，桂枝☀，蝉蜕	姜半夏☀，石膏☂，荆芥☀
平药			
收性药	党参☂	白芍☂，炙甘草☂	大枣☂，黄芩☀

（注：☀：燥性药，☂：湿性药）

【 药性之说明 】

中医大脑计算出来的这个方剂，其整体药性在寒热方面比较平均，方中没有用到特别寒或特别热的药。治皮肤病，我们重点观察药性的散和燥这两个方面。湿疹虽然表面经常看起来干燥脱皮，但根本病因往往是皮下水液代谢的不畅，所以使用去湿的燥性药物及发散的药物是合理的。

【 本诊方剂的组成方剂结构分析 】

重要结构符合方剂

结构符合方剂	方剂组成	药数
柴胡桂枝汤	柴胡、半夏、桂枝、黄芩、人参、芍药、生姜、大枣、炙甘草	9
葛根加半夏汤	葛根、麻黄、炙甘草、芍药、桂枝、生姜、半夏、大枣	8
葛根汤	葛根、麻黄、大枣、桂枝、芍药、炙甘草、生姜	7
桂枝二越婢一汤	桂枝、芍药、炙甘草、生姜、大枣、麻黄、石膏	7
小柴胡汤	柴胡、黄芩、人参、炙甘草、半夏、生姜、大枣	7
黄芩加半夏生姜汤	黄芩、芍药、炙甘草、大枣、半夏、生姜	6
越婢加半夏汤	麻黄、石膏、生姜、炙甘草、大枣、半夏	6
桂枝加葛根汤	桂枝、芍药、生姜、炙甘草、大枣、葛根	6
桂枝加芍药生姜各一两人参三两新加汤	桂枝、大枣、人参、芍药、生姜、炙甘草	6
越婢汤	麻黄、石膏、生姜、大枣、炙甘草	5
桂枝汤	桂枝、芍药、炙甘草、生姜、大枣	5
桂枝加芍药汤	桂枝、芍药、炙甘草、大枣、生姜	5
桂枝加桂汤	桂枝、芍药、生姜、炙甘草、大枣	5
黄芩汤	黄芩、芍药、炙甘草、大枣	4
桂枝去芍药汤	桂枝、大枣、生姜、炙甘草	4

可作为方根的结构符合方剂

结构符合方剂	方剂组成	药数
半夏散及汤	半夏、桂枝、炙甘草	3
芍药甘草汤	芍药、炙甘草	2
桂枝甘草汤	桂枝、炙甘草	2
小半夏汤	半夏、生姜	2
半夏麻黄丸	半夏、麻黄	2
二仙汤	黄芩、芍药	2

另外再特别加上的单味药：荆芥、防风、蝉蜕。

【重要结构符合方剂说明】

　　中医大脑所开出的本方剂，其组成结构显示是一个葛根汤和小柴胡汤的合方，加了石膏之后就变成含有越婢汤的结构，可以通过发汗治疗外感表寒兼有里热的问题，当然也能治疗全身性的皮肤病、红疹等。而葛根汤和小柴胡汤的合方结构还能治疗肩膀酸痛、听力问题、少痰等症状。右肩膀僵硬大部分是肝的问题，因此中医大脑会用到柴胡剂，如本方中就隐含着柴胡桂枝汤的结构。另外加上的荆芥、防风、蝉蜕是治疗皮肤病最常用的药对，尤其蝉蜕可以说是"治痒要药"，此三药加入解表的方子往往更能达到止痒的效果。

　　我们把本方中重要以及上述讨论到的方剂组成列出，可以明显地看出它们之间的关系：

桂枝汤	桂枝	芍药	炙甘草	生姜	大枣						
葛根汤	桂枝	芍药	炙甘草	生姜	大枣	葛根	麻黄				
小柴胡汤			炙甘草	生姜	大枣			柴胡	黄芩	人参	半夏
柴胡桂枝汤	桂枝	芍药	炙甘草	生姜	大枣			柴胡	黄芩	人参	半夏
越婢汤			炙甘草	生姜	大枣		麻黄				石膏

服药四天后，患者的女儿反馈如下：

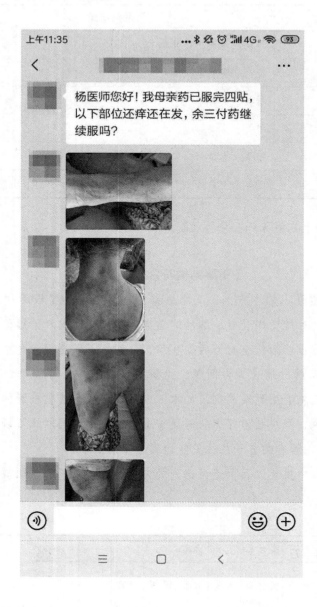

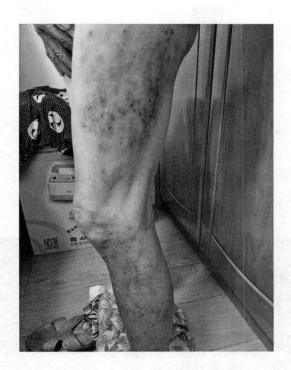

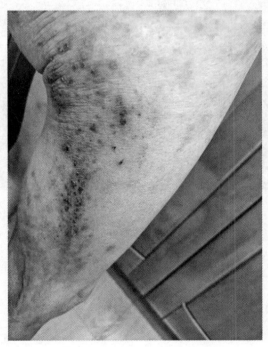

　　我在详细了解患者服药后的反应后，告知其女儿不必担心，老年人起效稍慢，继续按法服用即可。

二诊：脱皮、瘙痒减轻

二诊时患者女儿反馈瘙痒减轻，皮肤干燥脱皮减轻，还有红疹，搔抓后少量湿性液体渗出。

我将患者女儿反馈的信息再次录入中医大脑，中医大脑针对患者现有症状进行调方，进一步清热解表，以取得利湿的功效，并配合用问止苦参散。中医大脑开方如下：

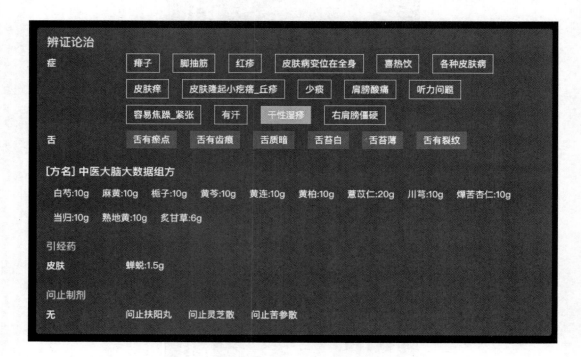

辨证论治

症　痱子　脚抽筋　红疹　皮肤病变位在全身　喜热饮　各种皮肤病
　　皮肤痒　皮肤隆起小疙瘩_丘疹　少痰　肩膀酸痛　听力问题
　　容易焦躁_紧张　有汗　干性湿疹　右肩膀僵硬

舌　舌有瘀点　舌有齿痕　舌质暗　舌苔白　舌苔薄　舌有裂纹

[方名] 中医大脑大数据组方

白芍:10g　麻黄:10g　栀子:10g　黄芩:10g　黄连:10g　黄柏:10g　薏苡仁:20g　川芎:10g　燀苦杏仁:10g

当归:10g　熟地黄:10g　炙甘草:6g

引经药
皮肤　　蝉蜕:1.5g

问止制剂
无　　问止扶阳丸　问止灵芝散　问止苦参散

【本诊方剂整体药对结构分析】

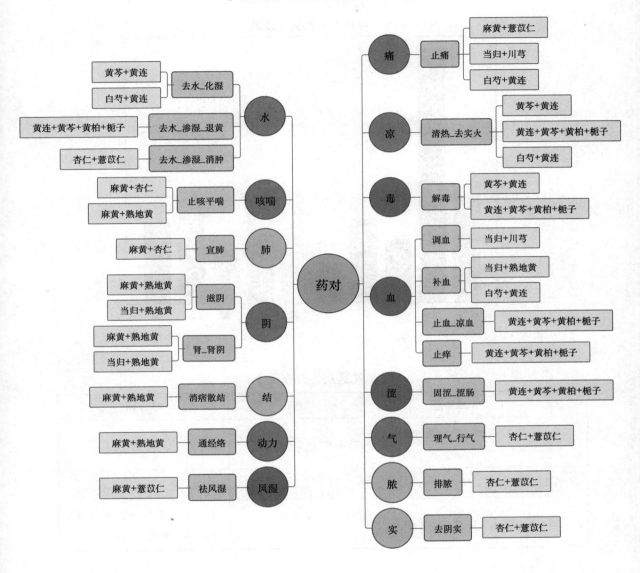

【方剂药性分析】

问止中医大脑方性图

【单味药药性分布图】

	温热药	平药	寒凉药
补药	川芎☂，熟地黄☂，当归☂	炙甘草☂	白芍☂
平药			薏苡仁☀
泻药	焯苦杏仁☂，麻黄☀		栀子☂，黄芩☀，黄连☀，黄柏☀，蝉蜕

	升性药	平药	降性药
散性药	川芎☂，当归☂	麻黄☀，蝉蜕	焯苦杏仁☂
平药			薏苡仁☀
收性药	熟地黄☂	白芍☂，炙甘草☂	栀子☂，黄芩☀，黄连☀，黄柏☀

（注：☀：燥性药，☂：湿性药）

【药性之说明】

在这一诊中，中医大脑所开出的方剂在药性上有了比较大的转变，和上一诊中以偏燥性及散性的药性不同，在这一诊中最突出的是加大了寒性药物的使用，而原本偏补的药性，也转为偏泻的倾向。中医大脑通过这些用药方向的改变，是希望能够更进一步加强清热解毒的力量。后面几诊，医者延用了这一个方剂，效不更方的记录说明了这个治疗方向是正确的。当然，二诊用方的转变建立在初诊用方的起效上，初诊减少了患者皮肤痒的困扰。从这一诊开始，患者将迎来更好的变化。

【本诊方剂的组成方剂结构分析】

重要结构符合方剂

结构符合方剂	方剂组成	药数
黄连解毒汤	黄连、黄芩、黄柏、栀子	4
麻杏薏甘汤	麻黄、杏仁、薏苡仁、炙甘草	4
四物汤	当归、川芎、芍药、熟地黄	4

可作为方根的结构符合方剂

结构符合方剂	方剂组成	药数
栀子柏皮汤	栀子、炙甘草、黄柏	3
芍药甘草汤	芍药、炙甘草	2
佛手散	川芎、当归	2
二仙汤	黄芩、芍药	2

另外再特别加上的单味药：蝉蜕。

【重要结构符合方剂说明】

在中医大脑所开出的这个方剂中隐含着黄连解毒汤、麻杏薏甘汤、四物汤等结构。这三个方剂的功能当然是有所不同，但其协同作用非常适合当前患者的症状表现，可谓十分对症。

●黄连解毒汤出自《肘后备急方》，是治实热的方剂，用于热性病的急性期，亦可用于治疗实热证已变为慢性化的杂病。本方在皮肤病的运用上能治疗麻疹、痘疮、皮肤发痒症、荨麻疹等病症。

●麻杏薏甘汤是《金匮要略》中的方子，是治出汗后受到风吹，或长时间处于寒冷的地方，复又皮肤表面干燥，里（指体内或胃）的内侧有水湿，而因其变动所引起的各种症状的方剂。本方在皮肤病的运用上能治疗疣赘、鸡眼、手掌角皮症、水疱疹、头皮或手足皲裂症、冻伤、湿疹等病症。但需注意的是如果是治疗疣赘、鸡眼等问题则一般需加重薏苡仁的剂量到30g及以上。

●四物汤结构在本方中的主要意义是在补血功能上，通过补血剂的滋润可以改善皮肤的状态。本方是《太平惠民和剂局方》中的补血名方，在皮肤病治疗上一般以有贫血症而皮肤干燥为治疗目标。

在《万病回春》这本书中，黄连解毒汤和四物汤被合起来称为温清饮，是我们在治疗皮肤病时常常会用到的一个方，主要用于需要养血兼清热解毒的时机。

中医大脑开出这个方剂，可以说是汇聚了三个治疗皮肤病的用方技法，纵横有度，效果甚佳。

三诊：效果虽迟但终于达到

患者女儿反馈：疹子变小了，颜色不那么暗了，感觉母亲脸色变好了，但还会痒。

患者本人反馈：全身的疹子有个特点，这里好了，那儿又冒了，感觉会痒，胃口可以，睡眠好转，大便软。

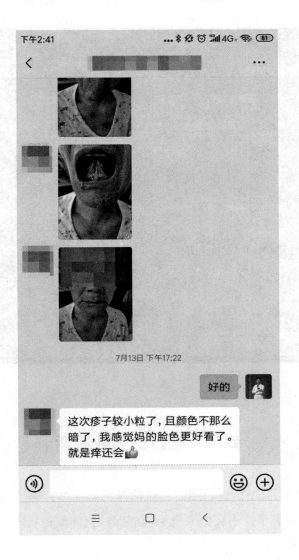

根据患者女儿及患者本人反馈的信息，可以看出患者当时的饮食、二便、睡眠、瘙痒、红疹等均有明显好转，所以我决定守方治疗，加用问止太乙膏外用，进一步修复皮肤。中医大脑开方如下：

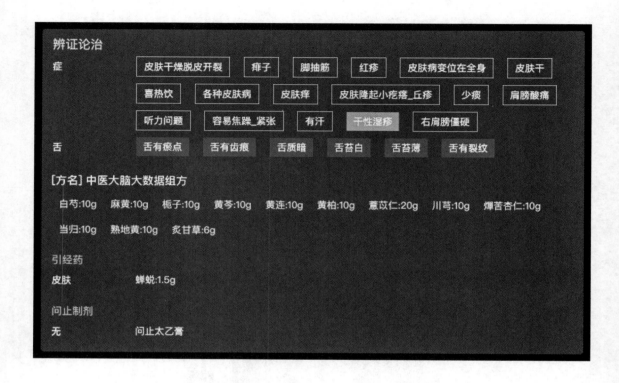

四诊：治疗进入收尾期

患者于 2021 年 7 月 21 日进行四诊，就诊时患者反馈：疹子基本消退，背上还有一些，颜色不那么暗沉了，不会像原来一样瘙痒；整体精神状态很好；二便可，以前不易出汗，现在会出汗了。

根据效不更方的原则，我继续守方治疗，患者说问止太乙膏很好用，主动要求再来一罐。我加用问止扶阳丸增强体质，进入收尾阶段。中医大脑开方如下：

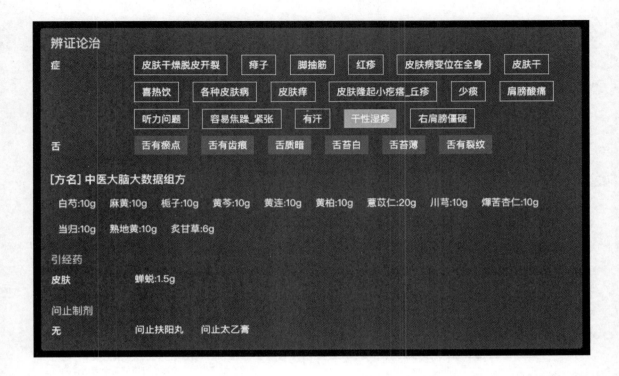

---| 结语：寻医问药，难也不难 |---

下面是患者女儿分别于 7 月 21 日和 7 月 25 日在我的个人页面留下的评价：

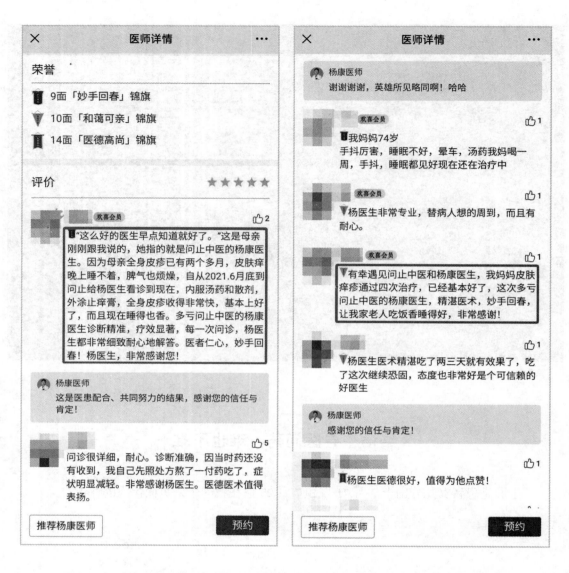

每每治愈一位患者，我的内心都会喜悲交加。喜的是能帮助患者把顽疾治愈，悲的是还有多少和她一样的患者仍在病痛中，心怀希望，却一次一次被误治，病越治越复杂……

其实，皮肤病也好，内科疾病也罢，只是机体功能失衡的外在表现而已，治疗上我们内外同治，抓住病机，往往疗效卓著且治疗周期很短。

希望更多患者能省去中间被误治的步骤，直接找到好医生，不用经受颠沛寻医之苦。

【本医案之整体分析】

在本书中《治疗顽固难愈的牛皮癣二例》最后的整体分析里面，我们对皮肤病的诊断依据及所属病症做了完整的说明。而针对本案例中的患者，我们一样通过如下结构图做进一步分析和归纳：

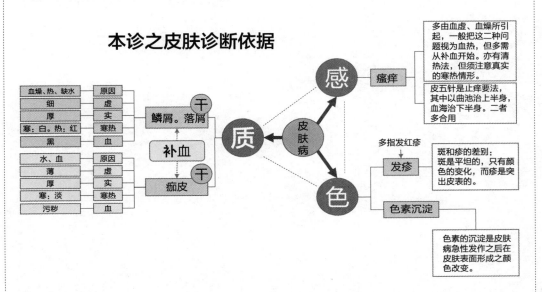

本诊之皮肤诊断依据

湿疹是一个在"感、质、色"三方面都有清楚表现的一种皮肤病，在"感受"方面以瘙痒为主。遇到这样的问题，我们通常通过补血这个动作就可以获得很好的效果，这也就是中医大脑会计算出四物汤结构的原因；而在"质"方面，干性湿疹会有鳞屑、落屑和痂皮这些问题，一般来说这是属于血燥兼有毒热的表现，因此除了补血之外医家还会用到苦寒的药清热解毒，这也就是中医大脑会用到温清饮结构的原因。而从"色"来看，本病多呈现泛红色的斑疹，这类问题通常需要用到微发汗剂，在初诊中所用到的方剂就是这样的具体例证。

值得一提的是，干性湿疹跟湿疹相似，主要分别是湿疹抠一抠会流出液体甚至有化脓的现象，而干性湿疹则是一直抠也只会发痒，然后凸出一块，但是不会有流出液体及化脓的现象，所以又叫干疹。

中医大脑掌握了诊治皮肤病的许多细节，不断地在计算和比较中选出最适合目前所有症状入参的结构符合方剂，在令人头痛的皮肤病的治疗上屡收佳效。尤其是面对一些因为长期患病且体质特殊的病例，中医大脑往往从不同的角度分析其病因并计算推荐不同的对治方法，从而帮助医者达成使命。在 AI 岐黄系列的三本医案集中，都可以看到这样精彩的皮肤病治案。

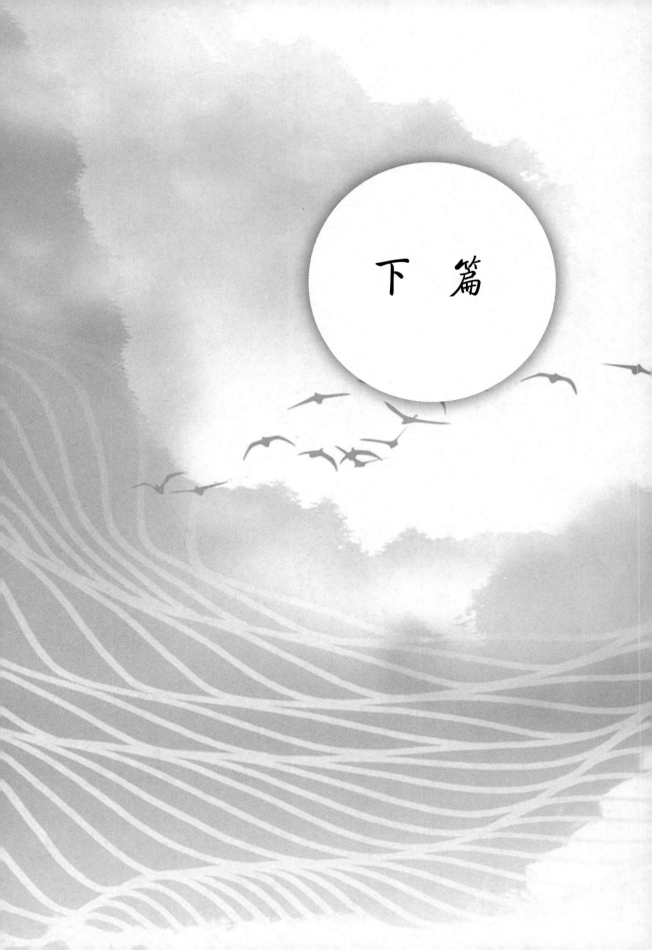

下 篇

·医案 31·

中医抢救危急重症，蛛网膜下腔出血

本文分享的是一个在当今医疗环境下比较特殊的案例。年轻的 R 先生因脑动脉瘤破裂致蛛网膜下腔出血，情况危急，其妻在综合衡量实际情况后，果断选择了中医治疗。

24 天时间，患者从病危转为稳定，再到明显好转、出院。

初诊：不容乐观

本案患者 R 先生 34 岁，4 天前的晚上因剧烈头痛伴呕吐持续 8 小时不解，拨打 120 送医院后经头部 CT 诊断为"蛛网膜下腔出血"，经 CTA（CT 血管造影检查）怀疑系脑基底动脉瘤破裂导致大出血。

院方告知患者家属情况不容乐观，因病灶深在，手术可能凶多吉少。结合实际情况，家属决定放弃急诊手术，入住当地康复医院选择保守治疗。为求进一步挽救患者，经人介绍，其家属来问止中医寻求中医药治疗。

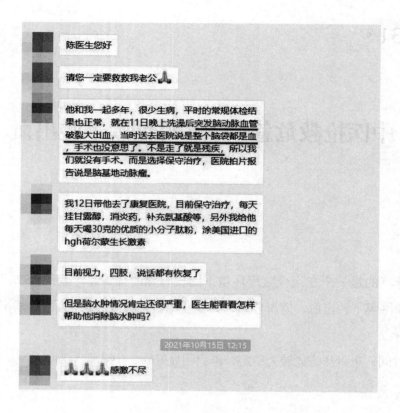

陈医生您好

请您一定要救救我老公🙏

他和我一起多年，很少生病，平时的常规体检结果也正常，就在11日晚上洗澡后突发脑动脉血管破裂大出血，当时送去医院说是整个脑袋都是血，手术也没意思了。不是走了就是残疾，所以我们就没有手术。而是选择保守治疗，医院拍片报告说是脑基地动脉瘤。

我12日带他去了康复医院，目前保守治疗，每天挂甘露醇，消炎药，补充氨基酸等，另外我给他每天喝30克的优质的小分子肽粉，涂美国进口的hgh荷尔蒙生长激素

目前视力，四肢，说话都有恢复了

但是脑水肿情况肯定还很严重，医生能看看怎样帮助他消除脑水肿吗？

2021年10月15日 12:15

🙏🙏🙏感激不尽

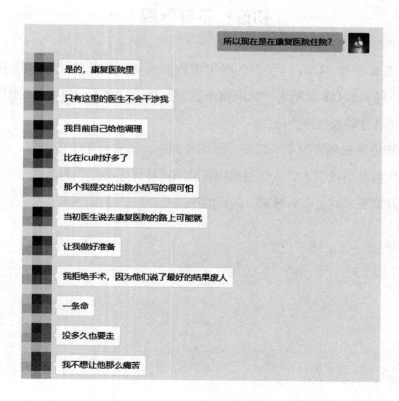

所以现在是在康复医院住院？

是的，康复医院里

只有这里的医生不会干涉我

我目前自己给他调理

比在icu时好多了

那个我提交的出院小结写的很可怕

当初医生说去康复医院的路上可能就

让我做好准备

我拒绝手术，因为他们说了最好的结果废人

一条命

没多久也要走

我不想让他那么痛苦

复旦大学附属华山医院

姓名：　　　　　　病区：ICUA病区　　　　　　床号：　　住院

号：　　　　　　　科别：西院 ICUA 病区

24小时出入院记录

姓　名：　　　　　　　　　　职业：其他

性　别：　　　　　　　　　　年　龄：

入院日期：2021-　　　　　　出院时间：2021-

入　诉：突发剧烈头痛8小时

入院情况（简要病史、阳性体征、有关实验室及器械检查结果）：

患者昨日白天劳累，晚上洗澡时突发剧烈头痛，为全头部持续性胀痛，程度明显，难以忍受，伴有恶心、呕吐胃内容物数次，无抽搐，无意识不清，由急诊送至当地医院，行头部CT检查示蛛网膜下腔出血，家属为求进一步诊治转至我院急诊，我院急诊头部CT示蛛网膜下腔出血，CTA怀疑基底动脉动脉瘤，经卒中二值会诊，收入ICU。

新型冠状病毒肺炎风险评估流行病学史：阴性

新型冠状病毒核酸、抗体检查结果：华山医院 2021年10月12日 阴性

新冠疫苗接种史：是。2剂。

其他接种史：不详。

来院前2周旅居史：居住或途经上海省上海市/区。

入院诊断：

颅内动脉瘤破裂伴蛛网膜下腔出血

诊治经过：

我院急诊头部CT示蛛网膜下腔出血，CTA怀疑基底动脉动脉瘤，收入ICU。予补液、脱水、抑酸及对症治疗，拟行急诊手术造影及处理动脉瘤脑积水。患者家属目前拒绝手术及头颅CT检查，告知患者家属患者目前情况：患者目前病情极危重，1.若选择继续保守治疗，可能出现动脉瘤破裂风险，危及生命。2.选择急诊手术造影及处理动脉瘤和脑积水。我们强烈建议家属积极处理，保守会再出血、脑疝，导致死亡。但家属仍拒绝CT检查及进一步治疗，反复劝阻无效，家属仍要求自动出院。告知出院后再出血或脑疝导致死亡等风险，家属愿意承担一切责任，予以签字后出院。

出院情况（自动出院）：

患者病情极危重，评分3-5-1，神志淡漠，烦躁，不能遵嘱。

出院诊断：

颅内动脉瘤破裂伴蛛网膜下腔出血

出院医嘱：

转运途中密切关注患者意识评分和生命体征

医生签名：

签名日期：

　　患者妻子S女士帮其丈夫挂了我的号，请求我一定要救救丈夫。看到这么危重的案例，我不由心生了压力。虽有迟疑，但想到了R先生这么年轻的生命和身后承受的家庭重担，想到了问止中医致力于"纯中医治大病"的理念和担当，想到了还有中医大脑可以一起并肩作战，我还是很快调整回状态，与S女士充分沟通后，签署危急重症知情同意书，开始了治疗。

　　经与S女士详细的视频问诊和临病床线上诊察后，得知R先生当下意识不清醒、嗜睡、发烧、言语迟钝但发音尚可，舌难卷起，头痛每日剧烈发作约两三小时，右眼

睁不开、视野有部分盲区，吞咽稍难，颈强直征阳性，四肢活动正常。

结合医院的检查报告，我考虑当前患者脑积水情况突出，将具体症状录入中医大脑后，推高了"脑积水"为主症予以处方，考虑情况危急，嘱 S 女士先在当地药房取药急煎，后续我院药剂送到后继续服用。

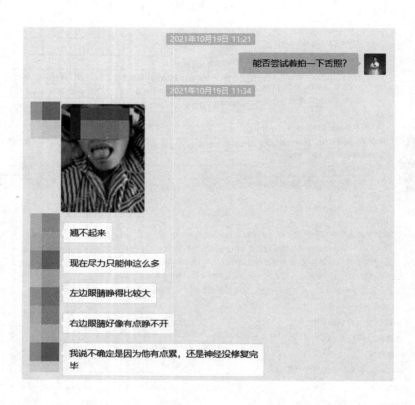

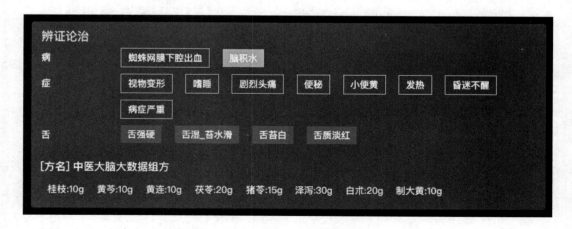

【本诊方剂整体药对结构分析】

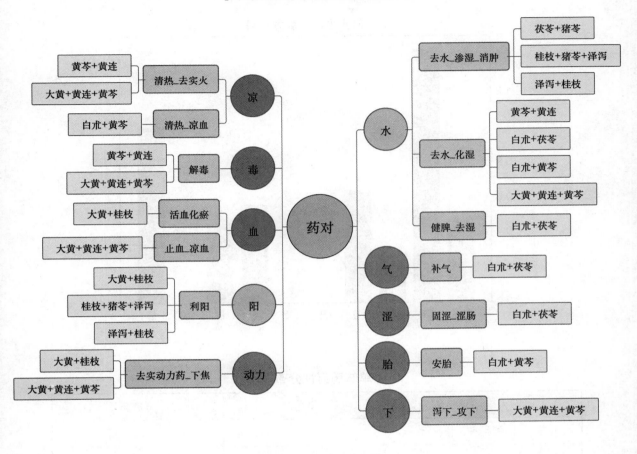

【方剂药性分析】

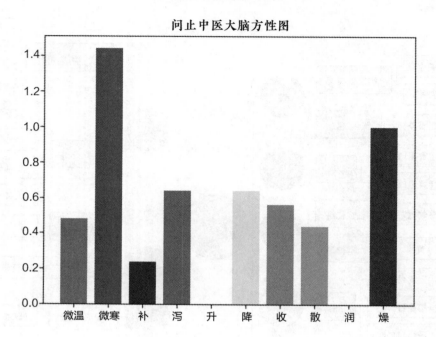

问止中医大脑方性图

【单味药药性分布图】

	温热药	平药	寒凉药
补药	白术 ☀，桂枝 ☀		
平药		猪苓 ☀	
泻药		茯苓 ☀	大黄 ☀，泽泻 ☀，黄芩 ☀，黄连 ☀

	升性药	平药	降性药
散性药		猪苓 ☀，桂枝 ☀	泽泻 ☀
平药			大黄 ☀
收性药		白术 ☀	茯苓 ☀，黄芩 ☀，黄连 ☀

（注：☀：燥性药，☂：湿性药）

【药性之说明】

从药性上来看，这个方剂在各方面都呈现一种比较极端的分布：

1. 从寒热的分布来说，本方剂基本是偏寒，主要的原因是针对患者出血，我们需要迅速止血，一般会选择用偏凉的药物，中医病理学上有"热迫血行"的证候，所以会有这样的药性呈现。

2. 这是一个偏泻的方剂，因为目前患者是实证，必须要去掉阴实，所以方剂偏泻。

3. 完全偏于降性，这是因为出血处在头面，所以从药物动力学方面的考虑是必须要降下。

4. 完全偏于燥性，这是因为不能再增加水湿的困扰，毕竟患者有脑积水的现象。

【本诊方剂的组成方剂结构分析】

重要结构符合方剂

结构符合方剂	方剂组成	药数
五苓散	猪苓、泽泻、白术、茯苓、桂枝	5

可作为方根的结构符合方剂

结构符合方剂	方剂组成	药数
猪苓散	猪苓、茯苓、白术	3
三黄泻心汤	大黄、黄连、黄芩	3
泽泻汤	泽泻、白术	2
大黄黄连泻心汤	大黄、黄连	2

【重要结构符合方剂说明】

在中医大脑所开出的这个方剂中，我们可以看到五苓散和三黄泻心汤的结构，事实上这整个方剂的组成用药虽不多，却展现了经方"药简力专"的精神。因为我们面临的是危重症，必须用偏攻的药物结构来解决阴实的问题。

诚如前面在分析本方药性的时候所说，整个方剂的药性比较有极端的偏性，这就说明了这个方子的力量比较强大。其中的五苓散结构，一般是针对胃内（或其他体腔内）停水、气上冲，又大多数兼有口渴和小便不利的情况，且由于气上冲而常引起呕吐，或吐涎沫，或剧烈头痛，或眩晕等症状。此方非常符合本诊患者的症状表现，尤其是脑积水和剧烈头痛的现象。

而三黄泻心汤属于少阳病的方剂，我们用以治疗心脏及头腔内外有充血或发炎，进而引起心尖搏动亢进、血压上升、神经过敏等各种刺激兴奋的症状，因此可用以对治本案例中的蛛网膜下腔出血。此外，本方还能治疗此患者发热、便秘、小便黄等偏实热的症状。

综合上面的分析来看，中医大脑在本诊中的选方相当对症，这也是将现代医学病症和古代辨证论治结果相结合的一个案例，虽然说脑积水和蛛网膜下腔出血在古中医学中并没有这样的病名，但是通过对症状的分析我们还是可以古方今用，找到最好的组合。

处方开出后，我与 S 女士保持密切随访。

我在回访中得知，R 先生用药后：发热渐退，大便能自行较顺畅排出了，生命体征稳定，精神意识状态较前好转。但 R 先生仍有剧烈头痛发作，大致同前。

为了保障接续用药，首诊后的第四天（发病后的第八天），我给 R 先生安排了复诊。

二诊：稳中求进

复诊当天，我梳理了住院期间 R 先生的西药清单，考虑到针剂中已有大量降颅内压的脱水剂，脑积水征象未再恶化，且患者的主要症状"剧烈头痛"未得缓解，故直接转用对病论治，推高"蛛网膜下腔出血"为主症，予以处方如下：

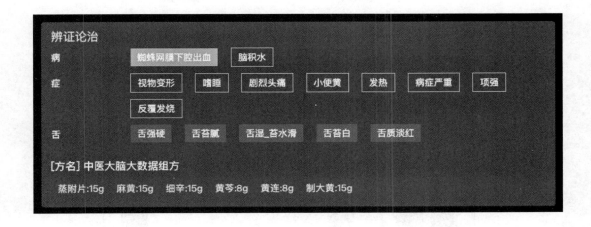

辨证论治

病　　蜘蛛网膜下腔出血　脑积水

症　　视物变形　嗜睡　剧烈头痛　小便黄　发热　病症严重　项强
　　　反覆发烧

舌　　舌强硬　舌苔腻　舌湿_苔水滑　舌苔白　舌质淡红

[方名] 中医大脑大数据组方

蒸附片:15g　麻黄:15g　细辛:15g　黄芩:8g　黄连:8g　制大黄:15g

【 本诊方剂整体药对结构分析 】

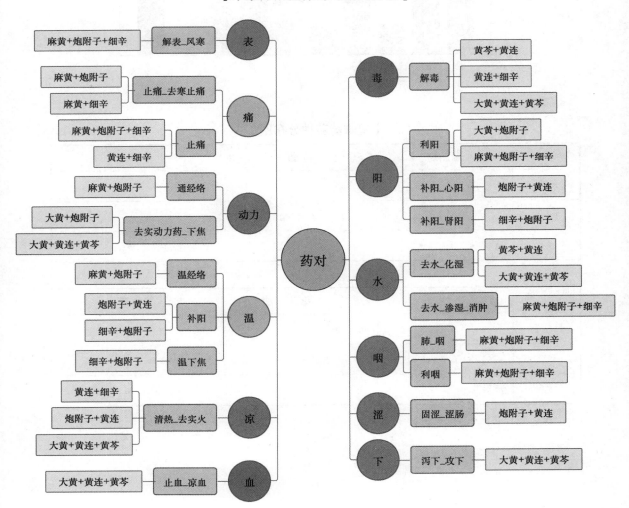

【方剂药性分析】

问止中医大脑方性图

【单味药药性分布图】

	温热药	平药	寒凉药
补药	蒸附片 ☀		
平药			
泻药	麻黄 ☀，细辛 ☀		黄芩 ☀，黄连 ☀，大黄 ☀

	升性药	平药	降性药
散性药		麻黄 ☀	细辛 ☀
平药			
收性药	蒸附片 ☀		黄芩 ☀，黄连 ☀，大黄 ☀

（注：☀：燥性药，↑：湿性药）

【药性之说明】

这一诊随着麻黄、附子、细辛等热药的加入，我们可以看到本方的方性明显地在寒热性上偏向温性一些，但是其他药性还是延续着前方的思路，也就是偏泻、偏降、偏燥。

【本诊方剂的组成方剂结构分析】

重要结构符合方剂

结构符合方剂	方剂组成	药数
附子泻心汤	大黄、黄连、黄芩、附子	4

可作为方根的结构符合方剂

结构符合方剂	方剂组成	药数
麻黄附子细辛汤	麻黄、附子、细辛	3
大黄附子汤	大黄、附子、细辛	3
三黄泻心汤	大黄、黄连、黄芩	3
大黄黄连泻心汤	大黄、黄连	2

【重要结构符合方剂说明】

在这一诊中，原有但不再收录的症状是"昏迷不醒、便秘"这两项，另外又收录了新症状"项强、舌苔腻、反复发烧"等这几项，于是中医大脑的计算起了一些变化。除了原有的三黄泻心汤之外，我们看到了附子泻心汤和麻黄附子细辛汤的结构。其中的附子泻心汤是在三黄泻心汤中加上附子，这看似令三黄泻心汤的寒性得以调控缓和，但实际上真正的用意是在用附子加强走窜全身一切经络的力量，令三黄泻心汤的作用能够遍及各经络。

而麻黄附子细辛汤为少阴病的主要用方，可治疗因寒所引起的少阴病，有表证而发热、脉沉无力者，常用于虚弱体质者外感初期。此方在本诊中的应用是基于患者有反复发烧、嗜睡、剧烈头痛等一系列相关症状。

　　该病虽是颅内出血，但中医认为"离经之血皆为瘀血"，故止血之余仍得通经活血，且《金匮要略·水气病脉证并治》说"血不利则为水"，指出血瘀可致水肿的道理。

　　现代医学也认为蛛网膜下腔出血后出现的急性脑积水，主要由于血液进入脑室系统和蛛网膜下腔形成血凝块，阻碍了脑脊液循环通路，故温经逐瘀通脉亦是治本之法。

　　考虑到药力作用过程中可能出现的头痛加剧"排病反应"，我与S女士进行了沟通，嘱其放心，并密切观察、回馈。

　　用药之初，果然出现了头痛加剧的情况，因事先有沟通好，S女士安心予夫以安慰，陪其度过了这个难熬的阶段。

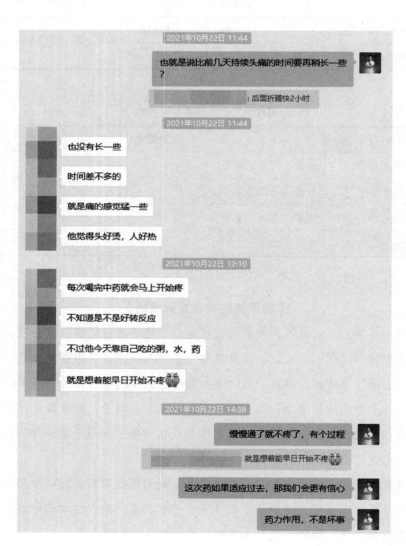

至二诊第五天（发病后的第十三天），S 女士反馈其夫头痛已明显缓解，发作程度及持续时间均有减少，精神状态及饮食二便睡眠情况可，舌头也能自行卷起来了。

为了接续用药，我当即给 R 先生安排了三诊。

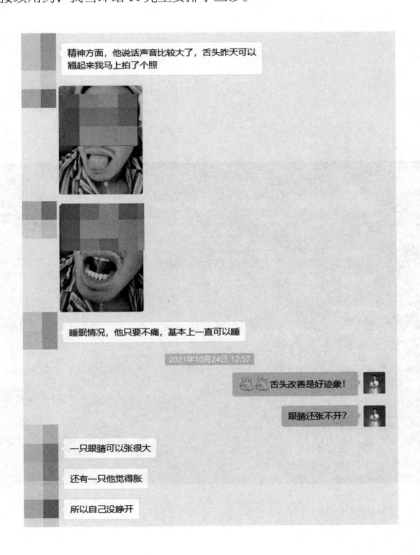

精神方面，他说话声音比较大了，舌头昨天可以翘起来我马上拍了个照

睡眠情况，他只要不痛，基本上一直可以睡

2021年10月24日 12:57

舌头改善是好迹象！

眼睛还张不开？

一只眼睛可以张很大

还有一只他觉得胀

所以自己没睁开

三诊：看到希望

到了第三诊，我继续加强用药，在药简力专的全面方基础上加力对治。因处方有力度上的施加，当天开完处方后，我心里也多了些压力。

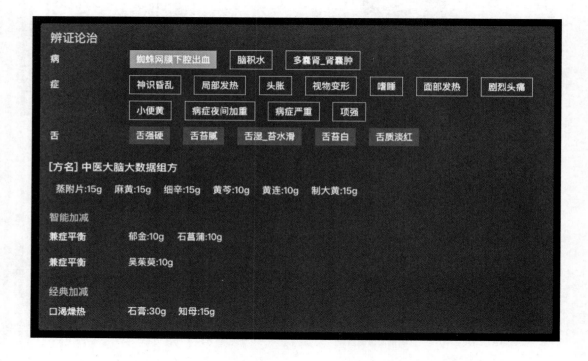

辨证论治

病　蜘蛛网膜下腔出血　脑积水　多囊肾_肾囊肿

症　神识昏乱　局部发热　头胀　视物变形　嗜睡　面部发热　剧烈头痛

　　小便黄　病症夜间加重　病症严重　项强

舌　舌强硬　舌苔腻　舌湿_苔水滑　舌苔白　舌质淡红

[方名] 中医大脑大数据组方

　　蒸附片:15g　麻黄:15g　细辛:15g　黄芩:10g　黄连:10g　制大黄:15g

智能加减

兼症平衡　　　郁金:10g　石菖蒲:10g

兼症平衡　　　吴茱萸:10g

经典加减

口渴燥热　　　石膏:30g　知母:15g

【本诊方剂整体药对结构分析】

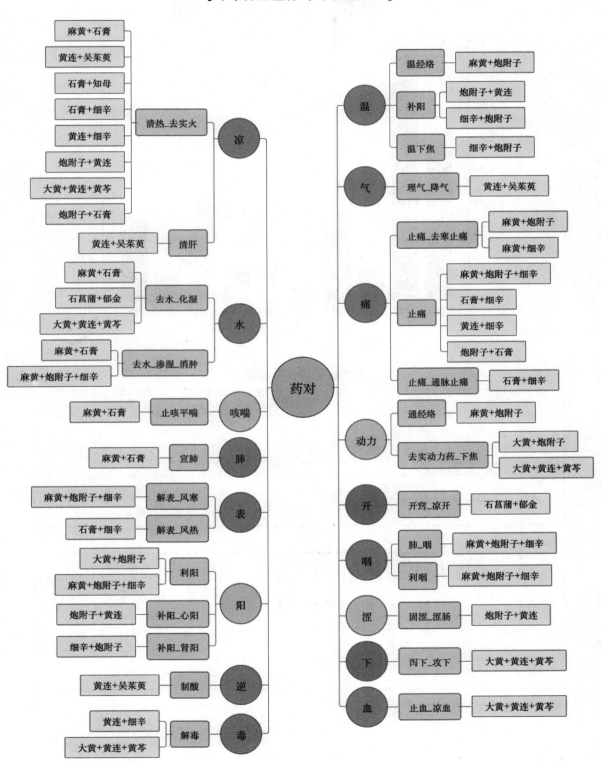

【方剂药性分析】

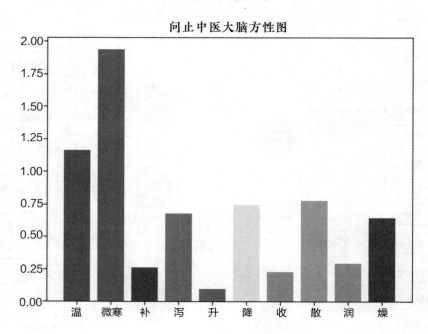

问止中医大脑方性图

【单味药药性分布图】

	温热药	平药	寒凉药
补药	蒸附片 ☀，石菖蒲 ☀		知母 ☂
平药	吴茱萸 ☀		
泻药	麻黄 ☀，细辛 ☀		黄芩 ☀，黄连 ☀，大黄 ☀，石膏 ☂，郁金

	升性药	平药	降性药
散性药		麻黄 ☀，郁金	细辛 ☀，石膏 ☂，知母 ☂，石菖蒲 ☀，吴茱萸 ☀
平药			
收性药	蒸附片 ☀		黄芩 ☀，黄连 ☀，大黄 ☀

（注：☀：燥性药，☂：湿性药）

【药性之说明】

这一诊虽然主要方剂结构很类似于二诊时的方剂，但是加入了石膏、知母等寒药之后，整体的寒性和降性再度变强，可加强去热的效果，对治头热的问题；加入了吴茱萸、石菖蒲、郁金等药，则提高了整体的散性，可增强止头痛和开窍醒神的治疗效果。

【本诊方剂的组成方剂结构分析】

重要结构符合方剂

结构符合方剂	方剂组成	药数
附子泻心汤	大黄、黄连、黄芩、附子	4

可作为方根的结构符合方剂

结构符合方剂	方剂组成	药数
麻黄附子细辛汤	麻黄、附子、细辛	3
大黄附子汤	大黄、附子、细辛	3
三黄泻心汤	大黄、黄连、黄芩	3
大黄黄连泻心汤	大黄、黄连	2

另外再特别加上的单味药：郁金、石菖蒲、吴茱萸、石膏、知母。

【重要结构符合方剂说明】

在中医大脑所开出的这个方剂中，其主要的结构符合方剂大体和二诊相同，但是医者根据中医大脑的智能加减功能，针对症状的覆盖率加上了一些单味药和药对，这是本诊之所以迅速获效的关键所在。以下是对所加之药的剖析：

郁金、石菖蒲合用可化湿浊、开心窍，治疗本诊神识昏乱的问题。

吴茱萸可散寒止痛，主要是加强麻黄附子细辛汤治疗头痛的效果。

石膏、知母合用可加强退热的效果，可治疗本诊头热、身上发热的问题。

石膏、黄连可制衡吴茱萸的燥性，避免头部再度出血。经方大师胡希恕治疗头痛时常把吴茱萸和石膏同用，治疗头痛兼有上热的问题，而在本诊中也是如此运用。细辛和石膏的组合也是同样寒热并用的手法，可治疗上热兼有痛证的问题。

新加单味药的主治及应用我们列表如下以供参考：

单味药	主治	应用
石膏	清热泻火，除烦止渴，收敛生肌	1.用于气分实热证。2.用于肺热咳喘。3.用于胃火牙痛
吴茱萸	散寒止痛，疏肝降逆，助阳止泻	1.用于寒凝肝脉诸痛。2.用于呕吐吞酸。3.用于虚寒泄泻证
知母	清热泻火，滋阴润燥	1.用于气分实热证。2.用于肺热咳嗽，阴虚燥咳。3.用于阴虚消渴。4.用于骨蒸潮热
石菖蒲	开窍宁神，化湿和胃	1.用于痰湿蒙蔽清窍之神昏、癫痫、头晕、耳鸣。2.用于湿阻中焦，脘腹胀闷，痞塞疼痛
郁金	活血止痛，行气解郁，凉血清心，利胆退黄	1.用于血瘀气滞之胸胁腹痛。2.用于热病神昏，癫痫等证。3.用于肝胆湿热证。4.用于肝郁化火，气火上逆，破血妄行之吐血、衄血及妇女倒经等

最后值得一提的是，麻黄附子细辛汤其实是利尿剂，麻黄和石膏的搭配也是利水的组合，因此麻黄附子细辛汤加石膏的组合可以加强利水，治疗脑积水的问题。此外，本案从头到尾都重用大黄，因为大黄除了是攻下剂也是利尿剂，这是疗效的关键所在！所以如果是车祸引起头部受伤进而造成脑部积水的问题，首选一定是大黄剂如桃核承气汤一类，只有攻下瘀血，脑部积水才会退，也才有救活患者的可能！

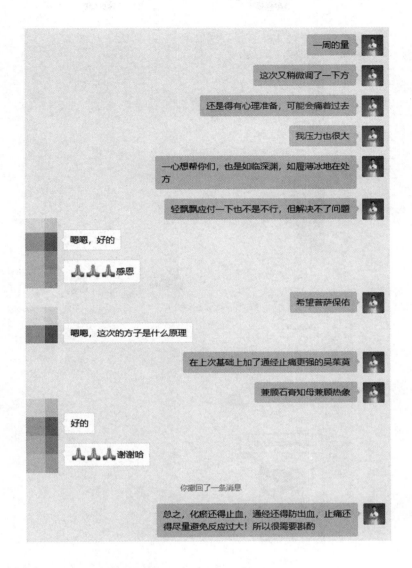

好在后续回访中，S女士持续给出了良好的反馈。

至三诊后的第四天下午（发病后的第十七天），S女士发来了合照，说 R 先生已经能正常睁开双眼了，精神状态不错，也能自行漱口，进食，排便。

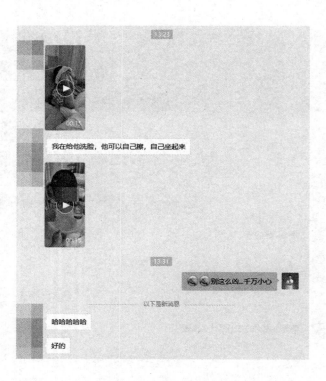

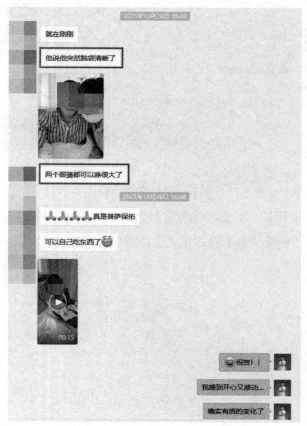

看到 R 先生脸上显然可见的俊秀和 S 女士久违的笑容，我感到非常高兴和欣慰。高兴之余，我嘱咐 S 女士一定稳住心态，继续谨遵医嘱，并按时用药，千万不能大意。

四诊：取得阶段性胜利

第四诊（发病后的第二十天）当天，R 先生情况稳定，诸症均稳定好转。

次日，院方安排了 CT 影像复查，结果显示"脑积水已全部消除，出血灶也已吸收干净"。

听到这个消息，我感到非常地激动，并第一次和 R 先生通了电话。电话中，他对答流利，思维逻辑清晰，一直表达着谢意。

在那情境之下，我深刻感受到了作为一个医生所能拥获的满满幸福感。

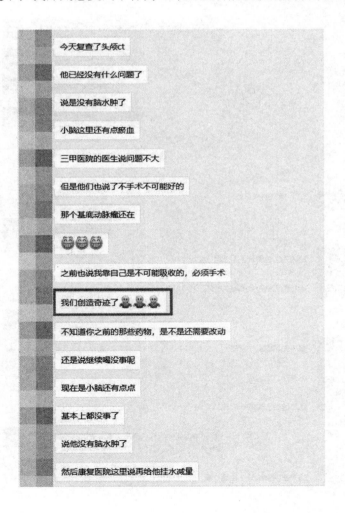

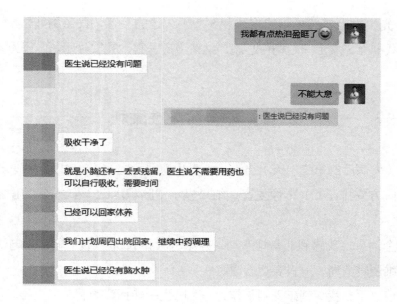

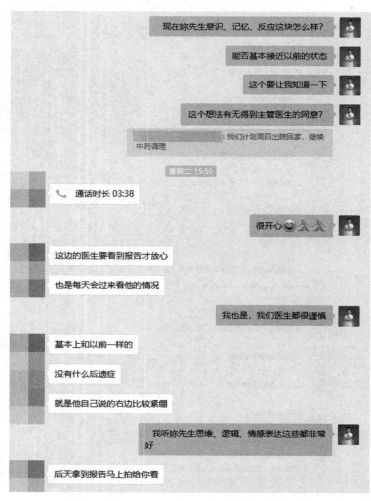

大学医学院附属瑞金医院影像诊断报告

姓名：		体检号		影像号	
性别：		门诊号		开单科室　门诊神内(北部)	
				床　号　/	
年龄：		住院号　/		检查时间　2021	

临床诊断　蛛网膜下腔出血恢复期
检查名称　头颅CT 平扫
检查技术　常规

放射学表现　右桥小脑角区椭圆形混杂高密度影，大小约16*10mm，推挤桥脑。脑实质内无明显密度及形态异常改变区。脑室、脑池、脑沟无明显扩张。中线结构居中。颅骨结构未见明显异常。

放射学诊断　右桥小脑角区高密度影，建议MRI进一步检查。

报告医生：　　　　　　　审核医生：

报告时间：2021　　　　　审核时间：2021

本报告仅供临床医生参考
注意：若未经审核的急诊临时报告，当以放射科审核医生正式报告为准，请于次日下午14:00-16:45(假期顺
延)　　　　第1页共1页

上海瑞金医院网址：http://www.rjh.com.cn　电话021-64370045转600325

　　至发病后的第二十四天，院方给 R 先生办理了出院手续，同意居家调治。

　　我告知 S 女士，R 先生还没完全脱离危险，千万不能掉以轻心，要做好长跑的准备，继续以中医药为主的方式调整体质，稳定血管瘤，防止复发。

上海 ☐☐☐☐ 医院

出 院 小 结

科别：	内科	病房：	内科病房	床号：		门诊号：	☐☐☐

住院号：	☐☐☐	姓名：	☐☐	性别：	☐☐	年龄：	☐☐

入院时间：2021-☐☐☐☐☐   出院时间：2021☐☐☐☐☐

门诊诊断	颅内动脉瘤破裂伴蛛网膜下腔出血
入院诊断	颅内动脉瘤破裂伴蛛网膜下腔出血
出院诊断	颅内动脉瘤破裂伴蛛网膜下腔出血
入院情况	因"头痛伴呕吐9天"，于2021-10-20 16：20以"颅内动脉瘤破裂伴蛛网膜下腔出血"入院。患者于2021-10-11 19：30洗澡时突然出现头部剧烈头痛，为持续性胀痛，难以忍受，伴恶心、烦躁，呕吐1次，呕吐为喷射性，吐出物为胃内容物。当日22：00就诊于上海市青浦区中山医院急诊科，予颅脑CT检查提示：蛛网膜下腔出血，CTA检查怀疑基底动脉瘤。立即转上海华山医院，丙戊酸钠静滴抗癫痫等治疗24小时，病情进一步发展，出现意识不清，医院建议行造影及手术处理动脉瘤。家属拒绝手术。要求转上海同德医院治疗8天，目前头痛减轻，神志转清稍入我院。查体：T：36.9℃ P：78次/分 R：18次/分 BP：147/90mmHg 平车推入病房，青年男性，发育正常，营养良好，意识清，精神差，言语清晰，对答切题，被动卧位，查体欠合作。眼球运动正常，双侧瞳孔等大等圆，直径约3mm，对光反射灵敏，右侧鼻孔鼻饲管在位通畅，口唇无紫绀。鼻唇沟左右对称，伸舌居中。颈部距胸壁4横指，双肺呼吸音清晰，未闻及干湿性啰音，心率78次/分，律齐，心音正常，腹软，未触及腹部包块，无振水声和液波震颤，肝脾肋下未触及。肠鸣音正常。四肢肌力、肌张力正常，双侧深浅感觉、痛觉正常，双侧巴氏征（+）。改良Barthel指数15分。
主要化验结果	2021-10-21：胆红素 -umol/L 比重 1.020 正常；亚硝酸盐 -Neg 酸碱度 6.0 正常；尿蛋白 0 正常；葡萄糖 -mmol/L 维生素C - 酮体 -mmol/L 尿胆原 NormalNormal 隐血 +1 白细胞 -CELL/uL 2021-10-21：降钙素原测定 0.11ng/mL 葡萄糖（空腹）5.80mmol/L 正常；总钙 2.42mmol/L 氯 101.1mmol/L 正常；钠 139.5mmol/L 正常；钾 4.11mmol/L 正常；低密度脂蛋白 2.24mmol/L 正常；高密度脂蛋白 0.97mmol/L 正常；谷丙/谷草 0.80 尿素 7.72mmol/L 正常；PH值 7.40 正常；碱性磷酸酶 103U/L 正常；α-L-岩藻糖苷酶 15.49U/L 正常；腺苷脱氨酶 25.32U/L ↑；同型半胱氨酸 6.30umol/L 正常；总胆汁酸 0.84umol/L 正常；载脂蛋白B 0.88g/L 正常；载脂蛋白AI 0.77g/L ↑；总胆固醇 4.19mmol/L 正常；甘油三酯 1.25mmol/L 正常；尿酸 175umol/L 正常；肌酐 55umol/L 正常；前白蛋白 255mg/L 正常；白蛋白 31.2 正常；球蛋白 22.5 正常；总蛋白 70.8g/L 正常；谷氨酰转肽酶 165U/L 正常；谷草转氨酶 58.35U/L ↑；间接胆红素 8.81μmol/L 正常；直接胆红素 4.30umol/L 正常；总胆红素 13.11umol/L 正常；谷丙转氨酶 49.20U/L 正常；2021-10-21：C反应蛋白 1.30mg/L 正常；血小板分布宽度 12.20fL 正常；大血小板比率 31.00% 正常；淀粉样蛋白 1.0mg/L ↑；大血小板数目 84.010*9/L 正常；嗜碱性粒细胞比率 0.0410*9/L 正常；血小板平均体积 9.10fL 正常；血小板比积 0.2470% 正常；血小板 27010*9/L 正常；红细胞体积分布宽度-CV 11.60% 正常；红细胞体积 74.20fL 正常；平均红细胞血红蛋白浓度 345g/L 正常；平均红细胞血红蛋白含量 29.00pg 正常；平均红细胞体积 84.10fL 正常；红细胞压积 39.80% ↓；红细胞血红蛋白 137g/L 正常；红细胞 4.7410*12/L 正常；嗜酸性粒细胞绝对值 0.3210*9/L 正常；单核细胞绝对值 0.6310*9/L 正常；淋巴细胞绝对值 1.8810*9/L 正常；中性粒细胞绝对值 7.6610*9/L 正常；嗜碱性粒细胞百分比 0.40% 正常；单核细胞百分比 3.10% 正常；嗜酸性粒细胞百分比 6.00% 正常；淋巴细胞百分比 17.80% 正常；中性粒细胞百分比 72.70% 正常；白细胞 10.5310*9/L ↑；2021-10-21：国际标准化比值 0.98 正常；D-二聚体测定 2.9mg/L ↑；活化部分凝血活酶白原 5.20g/L ↑；部分凝血酶原时间 37.6S 正常；凝血酶时间 14.7S 正常；凝血酶原时间 12.7S 正常；2021-10-21：血小板聚集功能 55.3mm 正常；纤维蛋白聚合功能 69.9deg 正常；纤维蛋白聚合时间 1.4min 正常；凝血因子反应时间 2.8min ；30分钟内凝块溶解百分比 1.5% 正常；纤溶指数 3.6% 正常
诊疗经过	患者入院后予内科护理常规，一级护理，心电监护、指脉氧监测，留置胃管、留置导尿，低盐低脂鼻胃饲；完善相关检查；药物治疗：甘露醇注射液、甘油果糖脱水，七叶皂苷钠减轻水肿；兰索拉唑护胃；尼莫地平防止脑血管痉挛；丙戊酸钠预防癫痫；神经节苷脂营养神经；葡萄糖氯化钠、维生素C、氯化钾补液等对症治疗；患者时有烦躁必要予艾司唑仑镇静催眠。
出院时情况	目前无头痛，恶心、呕吐，夜间睡眠好。查体：BP：102/62mmHg，神志清楚，精神好，对答切题，言语清晰，双侧瞳孔等大等圆，直径约3mm，对光反射灵敏，口唇无紫绀。鼻唇沟左右对称，伸舌居中，颈部距胸壁2横指，双肺呼吸音清晰，未闻及干湿性啰音，心率70次/分，律齐，心音正常，腹软，未触及腹部包块，无振水声和液波震颤，肝脾肋下未触及。肠鸣音正常，四肢肌力、肌张力正常，双侧深浅感觉、痛觉正常，双侧巴氏征（-）
出院后建议	患者发病4-6周内绝对卧床休息，注意控制血压，避免用力和情绪波动，保持大便通畅，烦躁时可予镇静药物，头痛严重时可予镇痛药继续予丙戊酸钠缓释片0.5 一日一次（自备）预防癫痫，尼莫地平40mg 一日三次（自备）。定期复查，不适来诊。
治疗结果	自动出院

主治医师：☐☐☐   住院医师：☐☐☐☐☐☐☐☐

　　一般而言，大家误以为中医只能做养生保健，在癌重症、危急症面前，中医没有什么用，这是天大的误解！中医界有不少前辈高人，堪称中医ICU大神，令人高山仰止。晚辈谨以此案为证，中医在危急重症领域，大有实力，大有可为！

【本医案之整体分析】

　　这个案例不但是重症，也是现代医学的疑难症，更是危急证。诚如前面的分析所说，中医大脑使用了非常简单的结构，主要是要达到药简力专的效果。蛛网膜下腔出血和脑积水是现代医学的病名，这一类问题往往令现代医学束手无策，但是根据症状及各种表现，中医围绕本病却已经有很多成功例证。只是这么多的方剂和药对要如何取舍？什么样的组合才能够有效？什么样的寒热补泻等药性的组合才最能够匹配输入的症状？

　　我们检视中医大脑取方用药的过程，可以知道中医大脑把历代治疗相关症状的方剂和药对的结构做了各种不同的排列组合，并和整体输入的症状做比较，设计出了可能药味并不是很多的方剂，如在第三诊中我们看到了中医大脑在二诊既有的方剂基础上再加上一些能够针对患者兼杂症的药对，这就形成了一个新创作的方剂，而这样的治疗结果让我们非常感动。

　　如果凭借个人的经验总结，中医师往往需要很长的时间在临床摸索、归纳，才能总结发现行之有效的方剂组合。而中医大脑通过人工智能的计算能力，让发现新的方剂组合的时间迅速缩短，并把治证的力量赋能给每一位使用中医大脑的医者。

　　中医的发展任重而道远！我们期许中医大脑在面对种种复杂的现代病症时，发挥它的长处，帮助人类医者快速而扎实地向前迈进。

· 医案 32 ·

治重度脑瘫患儿，5 个月经历纪实

小儿脑瘫属中医"五迟""五软"的范畴。

五迟是指立迟、行迟、语迟、发迟、齿迟；五软是指头项软、口软、手软、足软、肌肉软，均属于小儿生长发育障碍。西医学上的脑发育不全、智力低下、脑性瘫痪、佝偻病等均可对应到中医的五迟、五软证候。

五迟：小儿 2～3 岁还不能站立、行走为立迟、行迟；初生无发或少发，随年龄增长头发仍稀疏难长为发迟；牙齿届时未出或出之甚少为齿迟；1～2 岁还不会说话为语迟。

五软：小儿周岁前后头颈软弱下垂为头项软；咀嚼无力、时流清涎为口软；手臂不能握举为手软；2～3 岁还不能站立、行走为足软；皮肤肌肉松软无力为肌肉软。

《活幼心书·五软》指出："头项手足身软，是名五软。"并认为："由父精不足，母血素衰而得。"《保婴撮要·五软》指出："五软者，头项、手、足、肉、口是也……皆因禀五脏之气虚弱，不能滋养充达。"

可见，"五软、五迟"本身即先天不足所致，原因可能是父方精不足或是母方的血气虚；也有其他因素，例如母孕时患病、服用不良药物、外伤等导致胎儿先天精气未充、髓脑未满、脏气虚弱、筋骨肌肉失养。

在此提醒诸多备孕的妈妈爸爸，身体不佳时请先用中医调理后再备孕，可助您生育健康宝宝！

中医是生的希望

我们曾经治疗过脑瘫患儿并取得了不错的效果，详细可阅读《AI 岐黄——中医大脑重症医案集》之《治脑瘫早产儿，自己可以站起来了》。

今天这位患者也是位脑瘫患儿。该患者是我所有患者中坚持长时间服药里年龄最小的，年仅 2 岁，而他已经不间断服药有 5 个月了。

这位孩子正是一位"五迟、五软"的患者，西医称其为"重度脑瘫"。

家属在自述中这么描述："2019 年 5 月份在宁夏银川市妇幼保健院经过检查，诊断为重度脑瘫，医院建议放弃孩子。然后我们开始寻找中医治疗。"

这一句话是包含了多少的无奈与心酸，幸运的一点，父母并没有放弃患儿，而是选择求助中医。

中医，正是这位宝宝新生的希望。

一诊

自诉

18.12 月出生，双眼呈"斗鸡眼"19.5 月发现孩子不愿动，检查为重度脑瘫；出生后一直便秘，软便，一周一次；后在治疗过程中出现羊屎样便，近期出现便后有血；大多数会先硬后软；吃麻子仁丸后 4 天一次，颈部无力；易打嗝，排气多，打嗝多时睡眠较差，夜间醒来会哭啼；磨牙，近期爱咬衣服，脚时有抽筋状回缩；兔齿状，

自述：1. 2019 年 5 月份在宁夏银川市妇幼保健院经过检查，诊断为重度脑瘫，医院建议放弃孩子。然后开始寻找中医。

2. 2019 年 6 月份找到中医，开始服用中药汤药，用了 20 剂药，当时大夫的诊断是：孩子胸中有东西堵到，用药打通任督二脉。　服药以后，孩子的眼睛向内偏的没有原来厉害了。

3. 2019 年 7 月份，换了一个中医医师，诊断为：孩子的大便燥气进入了脑部。开始服中药，到 2020 年 11 月份停止。服药过程中孩子大便秘，4 天到 5 天一次大便。药方没给我们，记得有一次医生让给孩子吃花胶，然后孩子流鼻血。

4. 2021 年春节前后，因孩子大便便秘，吃了几顿日本代购 麻子仁丸，平均三四天吃一次。

5. 目前孩子，坐不稳，脖子无力，口水多，咬衣服，不会爬，自己能翻身但是力量不足。便秘，大便后带血。胃上倒气，如果不能倒气就开始打嗝，用一点开水就停止打嗝。眼睛偏向内侧，当用力时，眼睛向上翻且闭眼睛。尿淡黄，双手不能准确的拿到嘴边，坐的时候举臂明显艰难。吃饭还行。

初诊时，我是与其父亲看诊的。据我观察，孩子表情较为呆滞，父亲抱着他，因孩子颈部无力，头一直喜欢往下低，抬不起来。

根据其父亲的补充反馈：孩子腰部及双腿无力，站不好；喜欢流口水；易紧张双手紧握；眼睛斜视；便秘，因便秘导致便血；易打嗝，胃气上逆；胆小，晚上易惊醒哭闹等。

我将其症状录入中医大脑，并开具 15 天的汤药剂量。

处方如下：

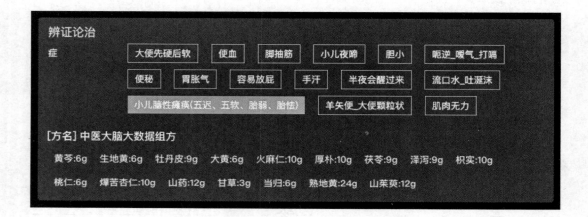

辨证论治

症　大便先硬后软　便血　脚抽筋　小儿夜啼　胆小　呃逆_嗳气_打嗝

　便秘　胃胀气　容易放屁　手汗　半夜会醒过来　流口水_吐涎沫

小儿脑性瘫痪(五迟、五软、胎弱、胎怯)　羊矢便_大便颗粒状　肌肉无力

[方名] 中医大脑大数据组方

黄芩:6g　生地黄:6g　牡丹皮:9g　大黄:6g　火麻仁:10g　厚朴:10g　茯苓:9g　泽泻:9g　枳实:10g

桃仁:6g　燀苦杏仁:10g　山药:12g　甘草:3g　当归:6g　熟地黄:24g　山茱萸:12g

【 本诊方剂整体药对结构分析 】

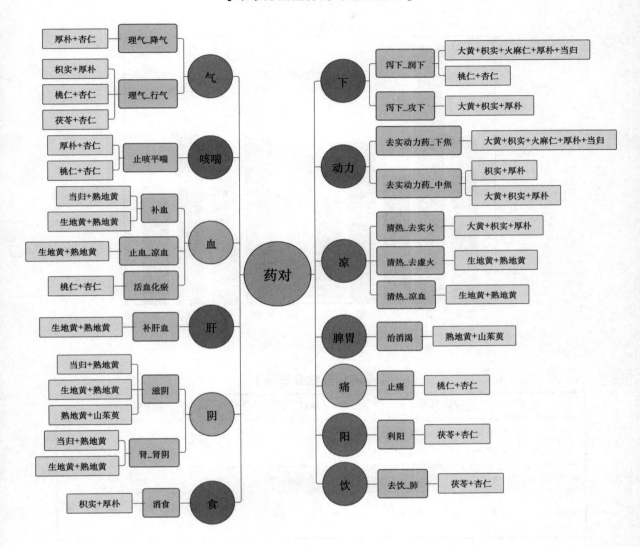

【方剂药性分析】

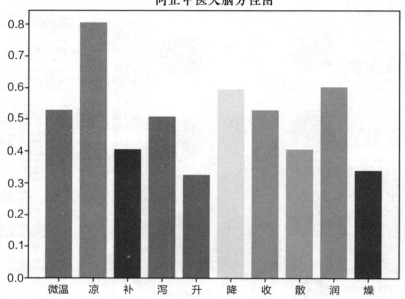

问止中医大脑方性图

【单味药药性分布图】

	温热药	平药	寒凉药
补药	熟地黄☂，当归☂，山茱萸☂	山药☂	生地黄☂
平药		甘草☂，火麻仁☂	
泻药	燀苦杏仁☂，厚朴☀	桃仁☂，茯苓☀	牡丹皮，枳实☀，大黄☀，泽泻☀，黄芩☀

	升性药	平药	降性药
散性药	当归☂	牡丹皮	燀苦杏仁☂，厚朴☀，桃仁☂，枳实☀，泽泻☀
平药			火麻仁☂
收性药	生地黄☂，熟地黄☂，山药☂	甘草☂	大黄☀，茯苓☀，山茱萸☂，黄芩☀

（注：☀：燥性药，☂：湿性药）

【药性之说明】

我们从中医大脑收录的症状来看，很明显地患者有阴虚严重的现象，其中"便秘、羊矢便－大便颗粒状、脚抽筋"等症状都说明了这一点，所以中医大脑在这一诊中所设计的方剂方性呈现出来的润性较大，收性和降性也较强。因为患者有严重的便秘问题，所以方性偏于凉泻性较大。

【本诊方剂的组成方剂结构分析】

重要结构符合方剂

结构符合方剂	方剂组成	药数
润肠汤	当归、熟地黄、生地黄、桃仁、杏仁、厚朴、黄芩、火麻仁、枳实、大黄、甘草	11
六味地黄丸	熟地黄、山茱萸、山药、泽泻、牡丹皮、茯苓	6

可作为方根的结构符合方剂

结构符合方剂	方剂组成	药数
小承气汤	大黄、枳实、厚朴	3
厚朴大黄汤	厚朴、大黄、枳实	3
厚朴三物汤	厚朴、大黄、枳实	3
大黄甘草汤	大黄、甘草	2

【重要结构符合方剂说明】

从重要结构符合方剂的整理来看，中医大脑在这一诊中所设计的方剂主要是由六味地黄丸结构和润肠汤结构所组成。

小儿脑瘫在中医来说主要是以肝肾阴虚的表现居多，因此在治疗上我们会用到六味地黄丸，主要就是调补肝、脾、肾这三个脏腑。六味地黄丸是宋朝的钱乙先生根据《金匮要略》中的八味地黄丸裁化出来作为小儿阴虚使用的方剂。

六味地黄丸是一个补阴剂，其功能是滋阴补肾。本方是八味地黄丸除去桂枝和附子二药而成。其中的熟地黄、山药、山茱萸三药皆具有补性、升性和润性，强壮作用较显著。另一方面，茯苓、泽泻均为燥性，具有消除局部水液停滞的作用。再加上能消除血液循环障碍的牡丹皮，与地黄协同作用，从而使六味地黄丸对血液循环的改善也有帮助。

以下是六味地黄丸中组成单位药的药性分布图，我们可以看到在其中有补有泻而且寒热性分布也很平均，在药物动力学上的升、降、收、散这四个药性都有涉及，可以说是一个能够令气机斡旋的组合。药味虽然不多，但考虑到的作用层面相当精到！

	温热药	平药	寒凉药
补药	熟地黄 ⬆，山茱萸 ⬆	山药 ⬆	
平药			
泻药		茯苓 ☀	泽泻 ☀，牡丹皮

	升性药	平药	降性药
散性药		牡丹皮	泽泻 ☀
平药			
收性药	熟地黄 ⬆，山药 ⬆		山茱萸 ⬆，茯苓 ☀

润肠汤是一个润下剂，其功能是活血润肠。主要是用于稍属虚证而患弛缓性习惯性便秘的患者，只要是由于体液枯燥和肠内的燥热所引起的便秘，虽为弛缓与紧张同时并存的症状，也可以适用。本方常应用于动脉硬化症、慢性肾炎等病所并发的便秘症。在其组成的单味药里，当归、熟地黄能滋润血燥而生新血；生地黄、黄芩可除血热而兼润燥；麻子仁、杏仁、桃仁都能润肠通便，舒解气血的凝滞，使之通顺；枳实、厚朴能疏导肠管中的废气排出；大黄、黄芩能祛除肠热使大便通利；甘草可益气补中，缓急止痛，并有缓下之用。

六味地黄丸和润肠汤的合方，可说是攻补兼施，既可补先天不足，又能治疗严重的便秘问题。对于阴虚型的便秘，此合方也可标本兼治。

在治疗"五软、五迟"患儿的时候，我们应长期以补肝肾来弥补先天不足，同时培养后天脾胃这块土地，让其先天有后天的滋养，这样恢复就可以更快。

但此患儿因一直有便秘的情况，故通大便也是当务之急。在一诊时，中医大脑将调补肝肾的治本和疏通大便的治标结合了起来，用方精妙稳妥。

二诊时，部分症状已开始好转

二诊时，患者的病情已经开始好转，家属陈述如下：流口水、排便、打嗝、磨牙、胀气的情况好转明显；患儿精神比以前好，没有像以前那么依赖人陪伴了；有精神的时候，患儿的脖子能挺直一会。

尽管治病时间较短，但这给了我们一个积极的信号——有希望！

自诉

部分症状好转明显：
现大便3天一次，排的没之前难受了，先硬后软，之前酸臭，现不会了，无便血；打嗝好转，不磨牙了；吃药后，手可以尝试触摸耳朵，脸，手触物不像以前迅速收回，感觉没那么害怕。精神：感觉孩子的精神比以前好，需要人陪伴。胀气好转。
流口水，唇干，时有夜啼

陈述：
口：流口水、打嗝不严重了、不磨牙了，嘴唇干燥。
眼睛：孩子用力时 眼上翻，吃药后眼外角，出现像被水稀释的眼屎干渍。
鼻子：左鼻孔吃药前偶尔会流鼻血，吃药后左鼻孔里面结痂了。
大便：先干的情况变少，2月28日开始吃药，3月1日、4日7日9日大便。吃药后大便酸臭。
小便：吃药后小便多
胃：吃东西后，感觉胃里向倒气少了一点。气倒不上来，还是打嗝。
脖子：脖子软，有精神的时候，脖子能挺直，但是时间很短，经常在坐的姿态时候，头是歪的。
手：吃药后，手可以尝试触摸耳朵，脸，手触物不像以前迅速收回，感觉没那么害怕。
精神：感觉孩子的精神比以前好，需要人陪伴。

稳扎稳打，逐步好转，身体结实了

截至昨日，患儿已是第十次就诊了，而服用问止中医开出的汤药也有 5 个月了。

在患儿就诊时，我见他的脸上和小胳膊上明显长肉了，结实了；颈部和腰腿力量变强，头能抬起来，颈部力量能支撑达 2 分钟了；牙齿能自己咬东西了，流口水减少。

其父亲也表示：孩子晚上不会惊醒夜啼；大便保持 2 天一次。

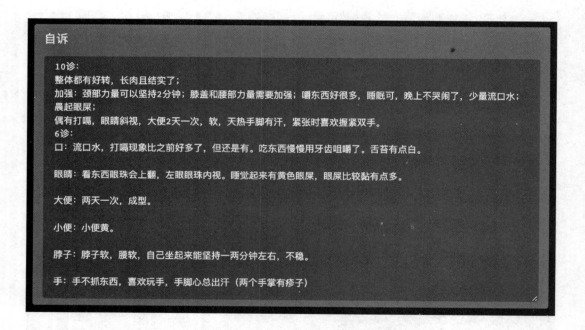

自诉

10诊：
整体都有好转，长肉且结实了；
加强：颈部力量可以坚持2分钟；膝盖和腰部力量需要加强；嚼东西好很多，睡眠可，晚上不哭闹了，少量流口水；晨起眼屎；
偶有打嗝，眼睛斜视，大便2天一次，软，天热手脚有汗，紧张时喜欢握紧双手。
6诊：
口：流口水，打嗝现象比之前好多了，但还是有。吃东西慢慢用牙齿咀嚼了。舌苔有点白。

眼睛：看东西眼珠会上翻，左眼眼珠内视。睡觉起来有黄色眼屎，眼屎比较黏有点多。

大便：两天一次，成型。

小便：小便黄。

脖子：脖子软，腰软，自己坐起来能坚持一两分钟左右，不稳。

手：手不抓东西，喜欢玩手，手脚心总出汗（两个手掌有疹子）

患者父亲感慨道：孩子妈妈快撑不下去了，但还是要继续努力！

这完全可以理解，从孩子一出生就由父母带着四处寻医，孩子现年 2 岁，且还需要长期服药，这日子不知何时是尽头，但庆幸孩子的病情日渐好转，举目虽漫长，但有光便要继续努力。

我说："这么小的孩子坚持喝药，连肉桂粉都能喝下去，可见孩子都在努力自救，作为父母或是医生，又怎能放弃？"

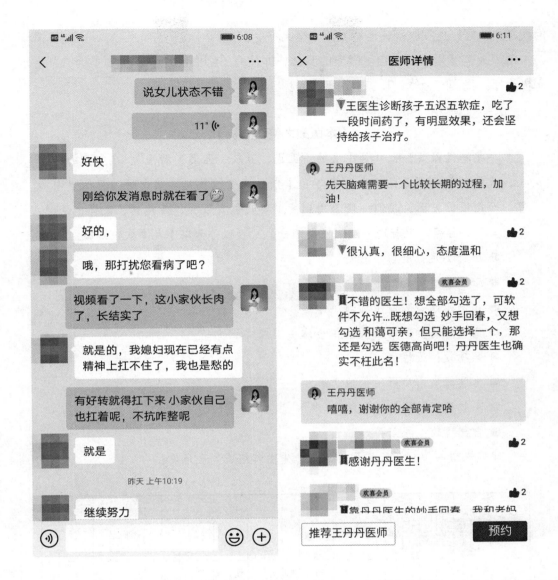

这么小的孩子能坚持吃这么久的药，并且喝得下肉桂粉，我着实感到吃惊。因为自己喝过一段时间带肉桂粉的中药，对我而言实在是难以入口，那甜辣感的刺激总让我"有甜说不出"。

治疗告一段落后，父亲还为我送上一面小锦旗，其实，我何尝不是得感谢他的选择以及对我们问止中医的肯定呢？

经过此次治疗，我也时常感叹，一个生命能健康出生成长，自己能基本健康长大，实在是幸运。

医生也是平凡人，做着忙碌且压力大的工作，自然会生病、不适，也需吃药护体。

但我却从未好好连续服药，连两岁孩子都比不上。

希望大家能爱惜现在自己健康的身体，即使有不舒服的地方，也要多担待并寻求积极治疗。我们的身体，其实也很不容易！

【本医案之整体分析】

小儿脑性瘫痪，也就是中医的"五迟、五软、胎弱、胎怯"。在中医的治疗上，我们往往会用到的方剂有参苓白术散、六味地黄丸、续命汤、黄芪建中汤等。而在用针方面，我们一般会用到的重要穴位有百会、四神聪、夹脊、悬钟、足三里、合谷等。但若进一步依证型来分，又可以分为以下几个穴位加减：

● 肝肾不足：肝俞＋肾俞。

● 心脾两虚：心俞＋脾俞。

● 痰滞阻络：膈俞＋血海＋丰隆。

● 语言障碍：通里＋廉泉＋金津＋玉液。

● 颈项软：天柱。

● 上肢瘫痪：肩髃＋曲池。

● 下肢瘫痪：环跳＋阳陵泉。

● 腰部瘫软：腰阳关。

我们来进一步分析所用到的方剂，先由其组成列表来看：

参苓白术散	白扁豆	人参	白术	茯苓	炙甘草	山药	莲子	薏苡仁	桔梗	砂仁	大枣								
六味地黄丸				茯苓		山药						熟地黄	山茱萸	泽泻	牡丹皮				
续命汤		人参			炙甘草							麻黄	桂枝	杏仁	当归	川芎	干姜	石膏	
黄芪建中汤					炙甘草		大枣						桂枝			芍药	生姜	饴糖	黄芪

参苓白术散是一个补气剂，其功能是益气健脾、渗湿止泻，主要用于脾胃气虚夹湿证。

六味地黄丸是一个补阴剂，其功能是滋阴补肾，主要用于肝肾阴虚之证。

续命汤是一个疏散外风剂，其功能是祛风、养血、和中，专治中风麻痹，身体不能自转动、意识混浊而不知痛处，或拘急不得转侧。

黄芪建中汤是一个温中祛寒剂，其功能是温中补气，和里缓急，主要用于治疗虚劳里急，诸损不足，以及阴阳气血俱虚证。

而这些可能的穴位组合、方剂的使用都在中医大脑的掌握之中，中医大脑经过分析所有症状之后再针对主症来计算组合最适合的方剂，自然能够起到很好的治疗作用。

・医案 33・

治小儿与青年癫痫各一例

案例一：治小儿癫痫

　　癫痫是由脑部某些神经元突然过度病态放电引起的脑功能短暂紊乱，以反复发作为特征，是由各种病因所致的一种慢性脑疾患。中医的"癫疾""痫证"即指本病。

　　痫证多由惊恐伤肾，先天禀赋不足，或跌仆撞击，瘀阻脑络；或食积伤脾，痰浊内生。一旦肝失条达，气机逆乱，阳升风动，触及宿痰，乘势上逆，蒙蔽清窍，即致癫痫发作。

　　故痫证与肾、脾、肝三脏关系最为密切，病机转化与风、痰、瘀有关，尤以痰邪作祟最为主要。

　　若痫证久发不愈，必致脏腑渐虚，痰浊越结越深，而成顽疾；痰浊不除，则痫证复作，乃成痼疾。

　　痫证的治疗用药总不离镇惊、息风、豁痰、顺气、化瘀等法。临证时须分清标本虚实、轻重缓急。频繁发作时，以治标为主，着重豁痰顺气、息风开窍定痫。平时以治本为重，宜健脾化痰、补益肝肾、养心安神。

初诊：病程三年，吃药无改善

2021 年 5 月下旬的一天，我收到一位妈妈的信息，说他儿子 H 在学校癫痫发作，发作时双手握拳，向内弯曲，口吐白沫，喉咙作响，持续几十秒，进而昏睡，强制唤醒就会记忆缺失。

这是我跟 H 妈妈的第一回通话：

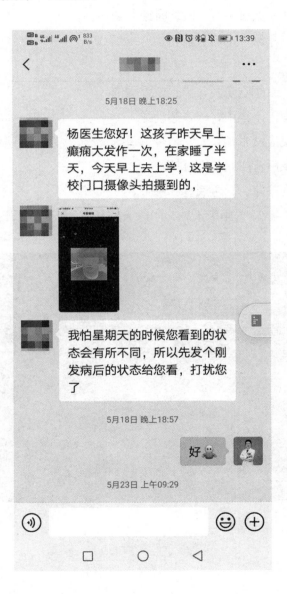

经了解，H同学患癫痫病三年整了，每月发作一到二次，去广州脑科医院开的是利必通，服用半年无改善。后加德巴金丙戊酸钠口服液，还是没用。期间也有在其他中医处吃过风引汤三个月，然而并无改善。

令妈妈担忧的是，H的癫痫发作有越发频繁的趋势，且发作后的状态也越来越差。后经人介绍，H妈妈来到问止中医看诊。

经过详细的问诊，H同学的现症如下：

1. 便秘，大便3～7日一行，时软时硬，黏马桶。

2. 上半身汗多，稍微一动就大汗出。

3. 眼睛有血丝。

4. 胃口太好，一直想吃东西，早上疲乏困倦。

5. 平时上课注意力不集中，一直想动弹。

6. 睡眠多梦，反应慢半拍。

7. 大腿外侧以及后背皮肤不定时痒。

8. 舌有齿痕，舌苔薄白，舌底静脉怒张。

我把H同学的症状输入中医大脑，中医大脑开方如下：

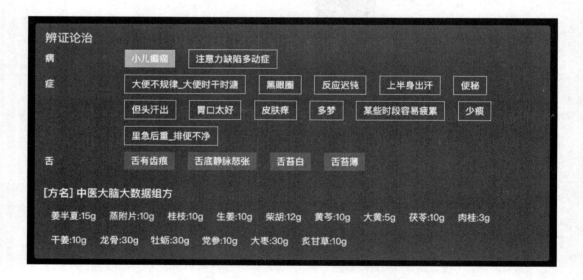

【本诊方剂整体药对结构分析】

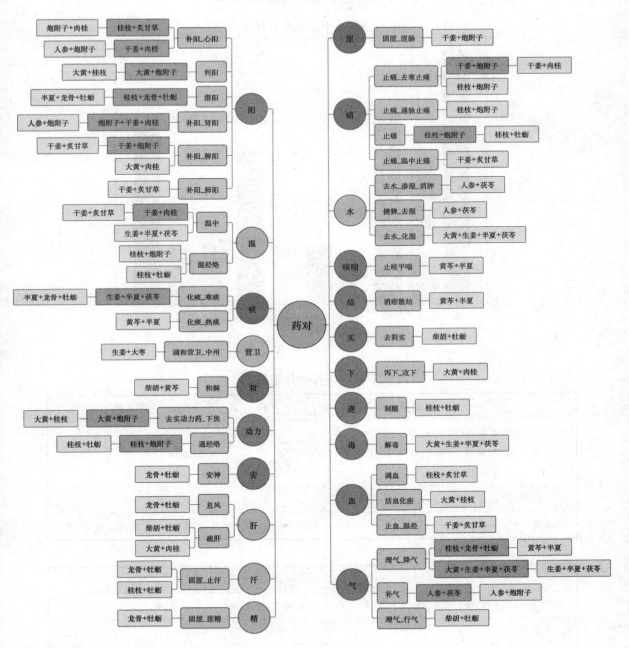

【方剂药性分析】

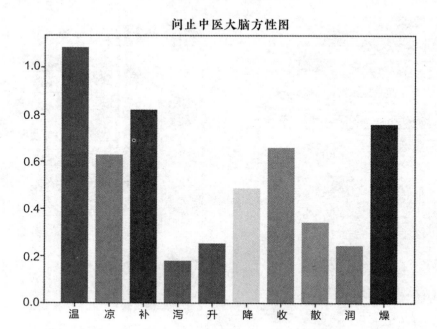

问止中医大脑方性图

【单味药药性分布图】

	温热药	平药	寒凉药
补药	干姜 ✳，肉桂 ✳，大枣 ☂，姜半夏 ✳，蒸附片 ✳，桂枝 ✳，生姜 ✳	党参 ☂，龙骨 ✳，炙甘草 ☂	牡蛎 ✳
平药			
泻药		茯苓 ✳	大黄 ✳，黄芩 ✳，柴胡 ✳

	升性药	平药	降性药
散性药	干姜 ✳，柴胡 ✳，生姜 ✳	肉桂 ✳，桂枝 ✳	姜半夏 ✳
平药			
收性药	蒸附片 ✳，党参 ☂	牡蛎 ✳，炙甘草 ☂	大枣 ☂，大黄 ✳，龙骨 ✳，茯苓 ✳，黄芩 ✳

（注：✳：燥性药，☂：湿性药）

【药性之说明】

从药性的分布来看，这是一个偏于温补和燥性比较强的方剂，主要是因为方中大量的温热药多以燥性为主，而偏燥的化痰药也多以温热为主。这反映了中医大脑判断此患者的体质偏向阳虚和痰湿。

【本诊方剂的组成方剂结构分析】

重要结构符合方剂

结构符合方剂	方剂组成	药数
柴胡加龙骨牡蛎汤	柴胡、半夏、茯苓、桂枝、人参、黄芩、大枣、生姜、龙骨、牡蛎、大黄	11
小柴胡汤	柴胡、黄芩、人参、炙甘草、半夏、生姜、大枣	7
茯苓四逆汤	茯苓、人参、炙甘草、干姜、附子	5
桂枝附子汤	桂枝、附子、生姜、炙甘草、大枣	5
桂枝去芍药加附子汤	桂枝、附子、炙甘草、生姜、大枣	5
茯苓甘草汤	茯苓、桂枝、生姜、炙甘草	4
茯苓桂枝甘草大枣汤	茯苓、桂枝、炙甘草、大枣	4
桂枝甘草龙骨牡蛎汤	桂枝、炙甘草、牡蛎、龙骨	4
桂枝去芍药汤	桂枝、大枣、生姜、炙甘草	4
回阳饮	附子、干姜、炙甘草、肉桂	4
四逆加人参汤	炙甘草、附子、干姜、人参	4
人参半夏干姜汤	人参、半夏、干姜、生姜	4

可作为方根的结构符合方剂

结构符合方剂	方剂组成	药数
通脉四逆汤	炙甘草、附子、干姜	3
小半夏加茯苓汤	半夏、生姜、茯苓	3
四逆汤	炙甘草、干姜、附子	3
半夏散及汤	半夏、桂枝、炙甘草	3
甘草干姜汤	炙甘草、干姜	2
桂枝甘草汤	桂枝、炙甘草	2
小半夏汤	半夏、生姜	2
半夏干姜散	半夏、干姜	2
干姜附子汤	干姜、附子	2

【重要结构符合方剂说明】

根据问止中医大脑"重要结构符合方剂"的分析，我们可以看得出来这个方剂是柴胡剂和附子剂的合方。

癫痫在现代医学来说，在临床上有 60% 的病例其病因是未知的。但是分析癫痫病患的症状表现可以发现，其多与中枢神经下丘脑中各种调节中枢的失调有关。在传统中医里，我们会利用柴胡剂来治疗下丘脑失调的问题。在中医方剂中，小柴胡汤是调节下丘脑的一个重要方剂。由于这个案例的来诊者伴有抑郁和噩梦的问题，而我们在使用柴胡剂时若遇到神志问题比较严重者，常会用到柴胡加龙骨牡蛎汤，因此在结构符合方剂中可以清楚看到此结构。"龙骨、牡蛎"是经方潜阳的重要药对，但在中医大脑的进一步分析中，"龙骨、牡蛎、桂枝"才是在临床上最精确的药对，而本方中就有桂枝的使用。

同时，中医大脑再加了回阳饮的结构，主要是因为患者有睡眠和容易流汗的问题，这是属于心阳虚之证，因此中医大脑会用到附子、干姜、肉桂等阳药。也只有把阳虚体质调整回来，才能治疗癫痫的"根本"问题。这是中医大脑根据癫痫有效案例在临床用药上计算的结果，而事实也证明这样的用药对这位患者的效果非常好。

一周后，我回访 H 妈妈，得知 H 同学的状态明显好转。

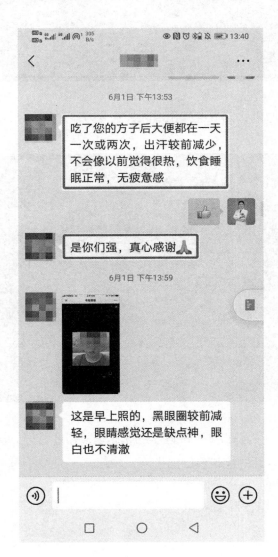

二诊：效果惊人

因为一诊效果好，H 同学继续第二次就诊。

问诊时，我了解到如下情况：汗少了很多（以前如果不开空调就大汗，现在好多了），不会感觉特别热了；大便通畅些，一天 1～2 次；黑眼圈似有好转；少痰，饮食睡眠可，精神可；这两天晚上做不同的梦并且说梦话。

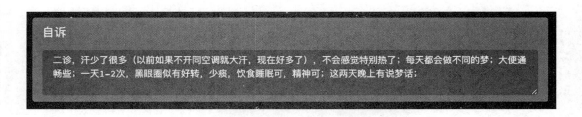

自诉

二诊，汗少了很多（以前如果不开同空调就大汗，现在好多了），不会感觉特别热了；每天都会做不同的梦；大便通畅些；一天1~2次，黑眼圈似有好转，少痰，饮食睡眠可，精神可；这两天晚上有说梦话；

根据效不更方的原则，二诊继续用中医大脑开方。

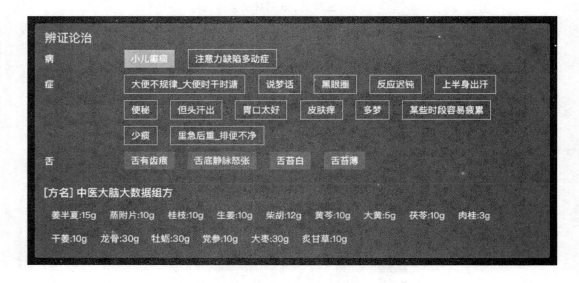

辨证论治

病　　小儿癫痫　注意力缺陷多动症

症　　大便不规律_大便时干时溏　说梦话　黑眼圈　反应迟钝　上半身出汗
便秘　但头汗出　胃口太好　皮肤痒　多梦　某些时段容易疲累
少痰　里急后重_排便不净

舌　　舌有齿痕　舌底静脉怒张　舌苔白　舌苔薄

[方名] 中医大脑大数据组方

姜半夏:15g　蒸附片:10g　桂枝:10g　生姜:10g　柴胡:12g　黄芩:10g　大黄:5g　茯苓:10g　肉桂:3g

干姜:10g　龙骨:30g　牡蛎:30g　党参:10g　大枣:30g　炙甘草:10g

一周后，我回访 H 妈妈得知，H 同学的状态恢复得非常好。皮肤痒、疲乏、汗证、便秘、痰、多梦、说梦话的症状俱已消失。

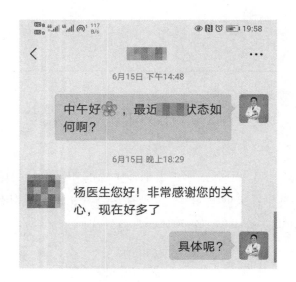

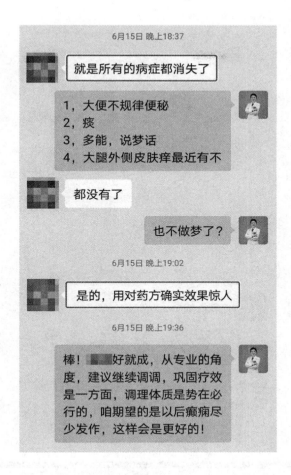

由于痫证往往是正气虚与痰瘀等病邪结聚互为因果，故而标本兼顾是治疗痫证的关键。因此，我建议 H 妈妈给娃继续调理体质，目前正在用丸剂调理中。

══ 回访：第一次这么久没犯病 ══

时隔一个半月，我再次对 H 妈妈进行了回访，H 妈妈表示 H 同学的状态稳定，并且头一回这么久没犯病。

我感到非常欣慰，H 同学的痫证治疗到此收工。

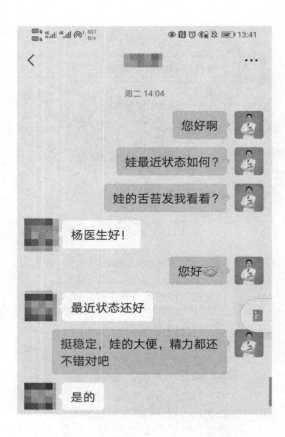

处方编码 ≑	顾客	医师	主症/疾病	顾客自诉	看诊方式	确认时间 ≑
20210728169133		杨佩		状态挺好，丸剂继续 二诊，汗少了很多（以前如果不开同空调就大…	在线咨询	2021-07-28 10:51
20210609145547		杨佩		便秘，多梦，黑眼圈	在线咨询	2021-06-09 13:03
20210602142292		杨佩	小儿癫痫	二诊，汗少了很多（以前如果不开同空调就大汗，现在好多了），不…	在线咨询	2021-06-02 12:37
20210526139102		杨佩			在线咨询	2021-05-26 12:49
20210523137598		杨佩	小儿癫痫	13岁，172,70kg，癫痫三年（每次发作都会大叫一声，早上发做…	在线咨询	2021-05-23 10:00

案例二：治青年癫痫

　　Z 先生是个 20 岁的小伙子，从 10 岁左右开始患癫痫，一直在用药控制，半月前开始复发，看诊前一天晚上又复发了。一诊是我的同事 L 医生接诊，因为 L 医生请假，二诊时转诊到我这里。

══ 一诊 ══

　　1. 癫痫病史十余年，2014 年后控制不发病，五年后西药逐渐减量，后停药。停药半年后复查脑电图正常。

　　2. 最近一个半月前开始发病，最近一次一天前，角弓反张，口吐白沫，后口中有怪叫，整个持续大概两分钟，发病后四肢凉，胸口是热的，乏力，黑眼圈极重。

　　3. 最近几个月睡眠不佳，入睡困难，睡着后大概凌晨四五点钟会醒，醒以后不好入睡，再睡着后易醒。容易生气。另外大便干，不好便。

　　4. 一直有痰，不好咳出来，鼻炎，鼻塞、痒，清鼻涕，口臭。

　　L 医师根据患者自述，把症状详细录入系统，中医大脑推荐处方如下：

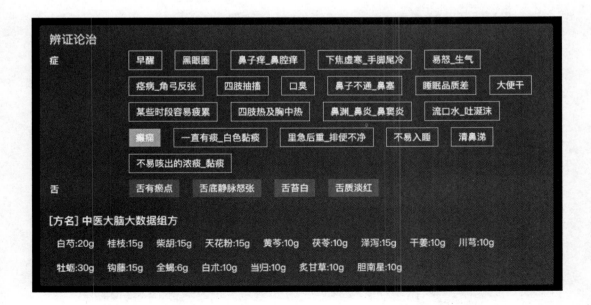

辨证论治

症　　早醒　黑眼圈　鼻子痒_鼻腔痒　下焦虚寒_手脚尾冷　易怒_生气

　　癫病_角弓反张　四肢抽搐　口臭　鼻子不通_鼻塞　睡眠品质差　大便干

　　某些时段容易疲累　四肢热及胸中热　鼻渊_鼻炎_鼻窦炎　流口水_吐涎沫

　　癫痫　一直有痰_白色黏痰　里急后重_排便不净　不易入睡　清鼻涕

　　不易咳出的浓痰_黏痰

舌　　舌有瘀点　舌底静脉怒张　舌苔白　舌质淡红

[方名] 中医大脑大数据组方

白芍:20g　桂枝:15g　柴胡:15g　天花粉:15g　黄芩:10g　茯苓:10g　泽泻:15g　干姜:10g　川芎:10g

牡蛎:30g　钩藤:15g　全蝎:6g　白术:10g　当归:10g　炙甘草:10g　胆南星:10g

【本诊方剂整体药对结构分析】

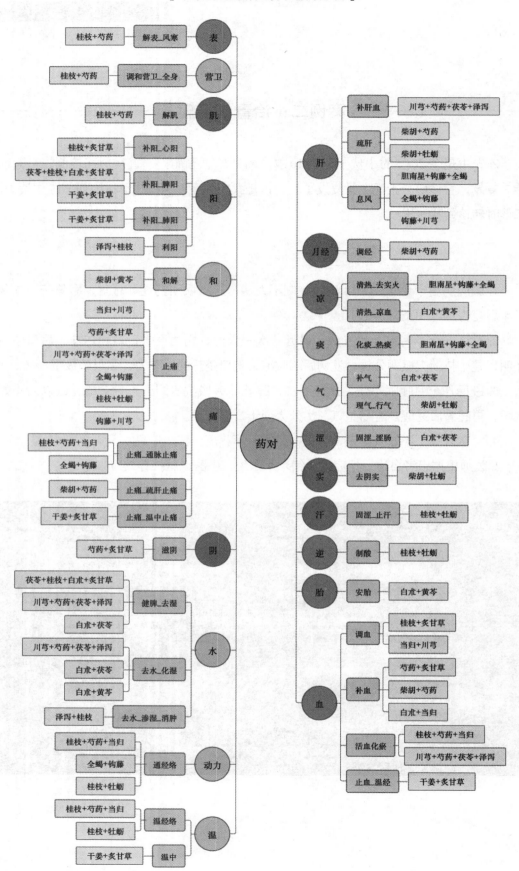

【方剂药性分析】

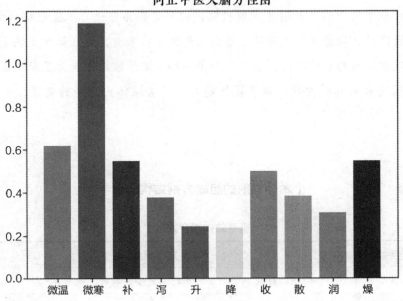

问止中医大脑方性图

【单味药药性分布图】

	温热药	平药	寒凉药
补药	干姜 ☀，川芎 ☂，白术 ☀，当归 ☂，桂枝 ☀	炙甘草 ☂	白芍 ☂，牡蛎 ☀
平药		全蝎	胆南星
泻药		茯苓 ☀	泽泻 ☀，黄芩 ☀，柴胡 ☀，天花粉 ☂，钩藤

	升性药	平药	降性药
散性药	干姜 ☀，川芎 ☂，当归 ☂，柴胡 ☀，全蝎	桂枝 ☀	泽泻 ☀
平药		胆南星	钩藤
收性药		白芍 ☂，白术 ☀，牡蛎 ☀，天花粉 ☂，炙甘草 ☂	茯苓 ☀，黄芩 ☀

（注：☀：燥性药，☂：湿性药）

【药性之说明】

　　这一诊中医大脑所开的方剂偏微寒，主要是因为帮助息风止痉的药如白芍、牡蛎、胆南星、钩藤等都偏寒性。然而从整体症状来看，此人属于上热下寒的体质，所以方中用药有补有泻，但偏于补多一些。偏于收性则是为了潜阳之用，避免阳亢而造成癫痫的发作。偏于燥性则是为了去除体内过多的痰湿，此为治病之本。

【本诊方剂的组成方剂结构分析】

重要结构符合方剂

结构符合方剂	方剂组成	药数
柴胡桂枝干姜汤	柴胡、桂枝、干姜、天花粉、黄芩、牡蛎、炙甘草	7
当归芍药散	当归、川芎、芍药、茯苓、白术、泽泻	6
当归散	当归、黄芩、芍药、川芎、白术	5
苓桂术甘汤	茯苓、桂枝、白术、炙甘草	4
甘草干姜茯苓白术汤	炙甘草、白术、干姜、茯苓	4

可作为方根的结构符合方剂

结构符合方剂	方剂组成	药数
芍药甘草汤	芍药、炙甘草	2
甘草干姜汤	炙甘草、干姜	2
泽泻汤	泽泻、白术	2
桂枝甘草汤	桂枝、炙甘草	2
栝蒌牡蛎散	天花粉、牡蛎	2
佛手散	川芎、当归	2
二仙汤	黄芩、芍药	2

　　另外再特别加上的单味药：胆南星、全蝎、钩藤。

【重要结构符合方剂说明】

从重要结构符合方剂分析，中医大脑在本诊所开出的方剂主要是由柴胡桂枝干姜汤结构和当归芍药散结构所组成。

柴胡桂枝干姜汤经常和当归芍药散合方治疗上热下寒兼有肝郁血虚的问题。因此可用来对治本诊患者的癫痫兼有下焦虚寒（手脚末端冷）、早醒、不易入睡、睡眠品质差、某些时段容易疲累、大便干等症状。

此外，医者根据中医大脑智能加减的推荐加入了胆南星、全蝎、钩藤，这是用来治疗癫痫的常用药对，可清热化痰、息风止痉，能有效减缓癫痫发作的频率和症状。

<h2 style="text-align:center">二、三诊转诊到我处，继续治疗</h2>

三诊服药期间，患者受情绪因素影响，发病 1 次，发作时间和之前差不多，这次发作时角弓反张的现象减轻，会出汗，出汗后恢复正常。

发作后，患者不像以前那么胆小，恢复正常的时间缩短。

患者姐姐是学中医的，家属也积极配合。

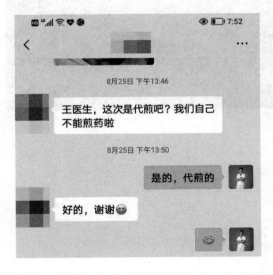

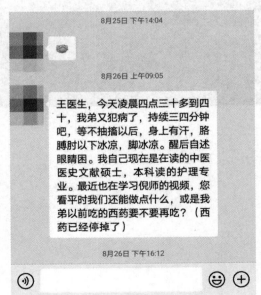

四诊开始，取得佳效

从四诊起，根据患者的症状变化，中医大脑计算新的处方。

四诊、五诊、六诊、七诊后，患者精神各方面比原来好，晚上睡觉也踏实了，但是年轻人总是控制不住自己，又开始抽烟了，玩手机到很晚。

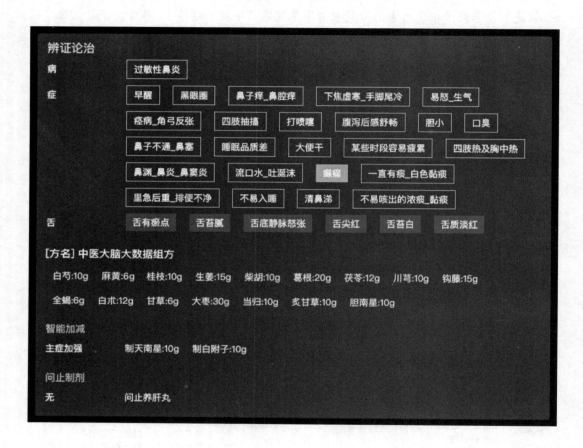

【本诊方剂整体药对结构分析】

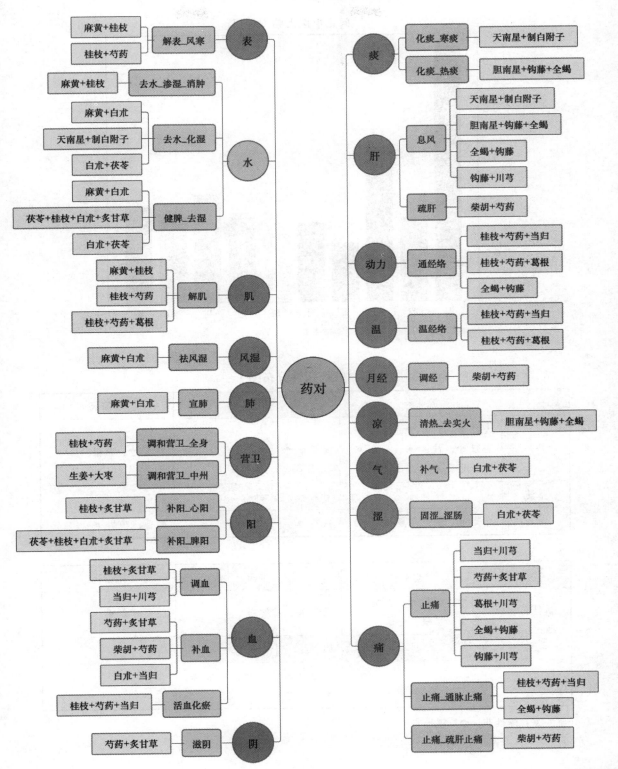

【方剂药性分析】

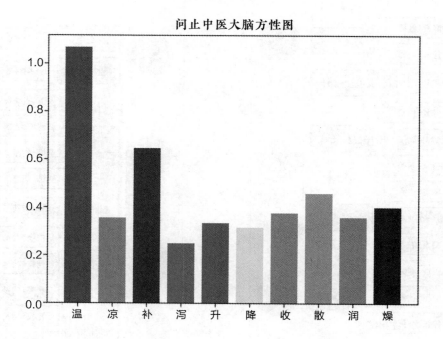

问止中医大脑方性图

【单味药药性分布图】

	温热药	平药	寒凉药
补药	大枣☂，川芎☂，白术☀，当归☂，桂枝☀，生姜☀，制白附子☀	炙甘草☂	白芍☂，葛根
平药		甘草☂，全蝎	胆南星
泻药	麻黄☀，制天南星☀	茯苓☀	钩藤、柴胡☀

	升性药	平药	降性药
散性药	川芎☂，当归☂，柴胡☀，生姜☀，葛根、全蝎	麻黄☀，桂枝☀	制天南星☀
平药		胆南星，制白附子☀	钩藤
收性药		白芍☂，甘草☂，白术☀，炙甘草☂	大枣☂，茯苓☀

（注：☀：燥性药，☂：湿性药）

> **【 药性之说明 】**
>
> 　　这一诊，由于患者多了较多虚寒的症状，如过敏性鼻炎、打喷嚏、腹泻等，因此中医大脑所设计的处方偏温补和升散，主要是为了能够发散风寒，治疗根本的病机。

【 本诊方剂的组成方剂结构分析 】

重要结构符合方剂

结构符合方剂	方剂组成	药数
葛根汤	葛根、麻黄、大枣、桂枝、芍药、炙甘草、生姜	7
抑肝散	白术、茯苓、当归、川芎、钩藤、柴胡、甘草	7
桂枝去桂加茯苓白术汤	芍药、炙甘草、生姜、大枣、茯苓、白术	6
桂枝加葛根汤	桂枝、芍药、生姜、炙甘草、大枣、葛根	6
桂枝汤	桂枝、芍药、炙甘草、生姜、大枣	5
桂枝加芍药汤	桂枝、芍药、炙甘草、大枣、生姜	5
桂枝加桂汤	桂枝、芍药、生姜、炙甘草、大枣	5
茯苓甘草汤	茯苓、桂枝、生姜、炙甘草	4
茯苓桂枝甘草大枣汤	茯苓、桂枝、炙甘草、大枣	4
苓桂术甘汤	茯苓、桂枝、白术、炙甘草	4
桂枝去芍药汤	桂枝、大枣、生姜、炙甘草	4

可作为方根的结构符合方剂

结构符合方剂	方剂组成	药数
芍药甘草汤	芍药、炙甘草	2
甘草麻黄汤	甘草、麻黄	2
桂枝甘草汤	桂枝、炙甘草	2
佛手散	川芎、当归	2

　　另外再特别加上的单味药：胆南星、全蝎、制天南星、制白附子。

【重要结构符合方剂说明】

中医大脑在这一诊中所设计的方剂，其组成结构经分析很明显地就是抑肝散结构、葛根汤结构。

抑肝散有镇痉镇静的作用，不分男女老幼，凡因肝气亢盛而出现神经症状，如易怒性躁、兴奋不眠，或有癫痫症发作者，均可适用之。本方主要用于治疗较"柴胡加龙骨牡蛎汤"更虚体质之神经症状，及神经系统疾患兼有左腹拘急紧张的腹症。

葛根汤在本诊主要是用来对治过敏性鼻炎、打喷嚏、鼻塞、清鼻涕等风寒之证。由于葛根汤可以放松全身的肌肉，因此能用来治疗痉病的问题，而对于癫痫发作所引起的角弓反张现象也能起到缓解的作用。

中医大脑智能加减中的胆南星、全蝎，搭配上抑肝散中的钩藤，是用来治疗癫痫的常用药对；制天南星和制白附子是燥湿化痰、祛风解痉的常用药对，因此可用来治疗风痰所导致的癫痫之症。

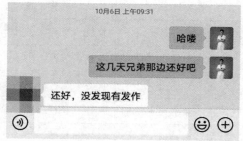

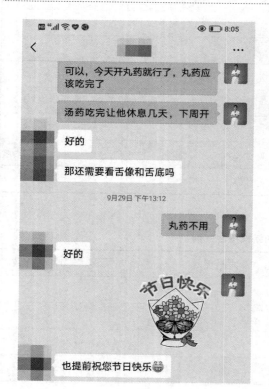

国庆期间，患者没有吃汤药，只吃丸药。

3 个多月未复发

截至目前，患者已经有 3 个多月没有复发了。近期随访，患者家属反馈情绪稳定，患者自己挺好的，感觉身体比以前好。

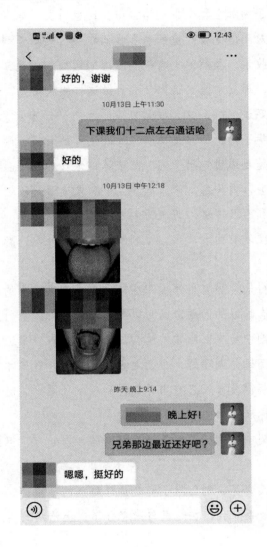

小结

虽然治疗取得不错的效果，但是年轻人要逐渐学会控制情绪，毕竟已经成年了。本病和情绪关系很大，现在身体感觉舒服了，就开始又抽烟、熬夜了，这样肯定是对身体不好的，一定要切记！

【癫痫医案之整体分析】

在第一个案例中，我们看到了柴胡加龙骨牡蛎汤的结构，这是很多医者在治疗癫痫这个病症时常用的方剂，所以会使用本方结构不足为奇，但是中医大脑在计算之后居然把附子剂加在整个方剂结构中，这也引发了笔者很大的注意。因为一般来说，只有针对阳虚比较严重的患者我们才会用到附子剂，但是仔细分析这个患者所有的症状收录，虽然他也有一些阳虚的倾向，但就常规而言并不是我们最需要解决的问题，那么中医大脑为什么会做这样的决定呢？

仔细分析《伤寒论》的条文，我们发现一旦有"汗出且身瞤动"的时候，会用到真武汤这样的附子剂；而当身体有"大汗出"的时候，则会用到桂枝加附子汤。主要的原因就是要通过炮附子强心阳来达到敛汗的作用。我们再分析以下条文：大汗出，热不去，内拘急，四肢疼，又下利厥逆而恶寒者，四逆汤主之。

大汗，若大下利而厥冷者，四逆汤主之。

既吐且利，小便复利而大汗出，下利清谷，内寒外热，脉微欲绝者，四逆汤主之。

由以上条文可得知，当有里寒（阳虚体质）兼有大汗出的问题，可以用到四逆汤；而如果又兼有睡眠的问题，则可以再加肉桂强心阳兼引火归原，就成了回阳饮。因此在本方剂中会有回阳饮的结构，治疗此患者容易流汗和睡眠多梦的问题。只有把睡眠的问题先调理好，命门之火得以制造，肾气才能充足，此患者黑眼圈的问题也才能获得改善。只有当肾气得到根本稳固，此时用柴胡加龙骨牡蛎汤才能改善癫痫的标病。

而在第二个案例中，抑肝散也是治疗癫痫的常用处方，但搭配上葛根汤去治疗癫痫发作时的角弓反张现象却是另一种不同的治病思路。当然，方中的全蝎、胆南星、钩藤、制天南星、制白附子都是治疗癫痫的常用药，搭配上主力方就更能起到标本兼治的效果。我们在这里与读者分享以上治病的思路。

【疑难症综述】

在日本《皇汉医学丛书》中，有一本书叫《腹证奇览》，其中有言："癫痫病睛中白眼自瞳仁向下生血筋者，病愈；向上生血筋者，不愈；白睛血筋满布者，难治。"也就是说，眼白的地方如果有红血丝，像鸡爪一样的，或上面或下面，那个就是有癫痫的问题，而从白睛鸡爪状血丝的方向则可判断癫痫病情的轻重。

一般来说，小孩子后天性的癫痫用柴胡加龙骨牡蛎汤就可以治得非常好，几乎不会再发作。但如果痰饮非常多，柴胡加龙骨牡蛎汤则不够力，这时候就需要用到控涎丹。控涎丹是十枣汤的变化，它是通过强力利尿跟拉肚子一起来，把痰涎给拉掉，甚至有可能痰涎会突然涌出口鼻，因此对于昏迷的患者一定要慎用控涎丹。控涎丹可治疗痰涎内伏在胸膈上下之证，症见胸背、手脚、颈项、腰胯突然痛不可忍，内连筋骨，牵引作痛，坐卧不宁，走易不定；或头痛不可举、昏倦多睡、食无味、痰唾稠黏、夜间喉中多有锯声；或手脚沉重、手足冷痹、手足麻痹或皮肤麻痹等气脉不通之症。

癫痫在眼诊中若有鸡爪状血丝且末尾有黑点、眼白有斑块，此为痰瘀互结，这时用柴胡加龙骨牡蛎汤时则一定要再加活血化瘀的药才能根治，如桂枝茯苓丸加丹参等。眼白有斑块代表有痰饮的问题，若上方无效可改用控涎丹。

倪海厦先生治疗癫痫最常用的处方是藜芦甘草汤，这是《金匮要略》的方子，可用来治疗癫痫重症，痰在血脉神经之处；或风痰在膈，手指臂部关节肿胀，且伴有震颤，全身肌肉牵动。藜芦长得很像葱，一般用藜芦10g，生甘草6g，三碗水煮成一碗，早上空腹喝，喝完之后就会开始吐。药力持续大概半小时之后，也即吐半个小时之后，就渐渐不会再吐。越吐痰饮会越少，癫痫的发作次数就会越来越少，到最后就不用再催吐了。

最后值得一提的是，癫痫的病人常常是在血糖偏低时发作，所以在处方时，我们会额外嘱咐患者吃龙眼干，或泡龙眼干茶来喝，这就比较不容易发作了。

·医案 34·

癫狂症老人，戒断西药，步入康复

> 癫狂为临床常见的精神失常类疾病。癫病以精神抑郁、表情淡漠、沉默痴呆、语无伦次、静而多喜为表现特征；狂病以精神亢奋、狂躁不安、喧扰不宁、骂人毁物、动而多怒为表现特征。二者在临床表现上不能截然分开，又能相互转化，故以癫狂并称。
>
> 《医家四要·病机约论·癫狂者审阴阳之邪并》："癫疾始发，志意不乐，甚则精神痴呆，言语无伦，而睡如平时，乃邪并于阴也……盖癫之为病，多因谋为不遂而得。"

今天分享的是一位患有癫狂症的 78 岁老人在问止中医治疗后戒断精神类西药的案例。由于老人的儿媳妇细心孝顺，且对老人的症状比较清楚，所以我们本次沟通由其儿媳妇代述病情。

初诊：老年痴呆、狂躁骂人

家属代诉：老人在 4 月 14 日看过精神科，被诊断为老年痴呆。老人脑部 CT 显示两侧基底节腔梗、脑萎缩、轻度脑白质变性，现服用奥氮平、盐酸多奈哌齐片、尼麦角林胶囊、盐酸度洛西汀溶片、甜梦胶囊，效果都不大，近几天出现狂躁、骂人的现象。

老人身体状况如下：

1. 要么睡，要么就狂躁，睡得好时昏睡几日，睡得不好时连续几天不睡，睡觉时腿会不自主抽动。

2. 频繁走动，无明显规律。

3. 记忆力下降，有时候还不认识自己家。

4. 容易口干，有汗，喜欢凉的东西。

5. 大便 1 ~ 2 天解一次。

6. 容易喘气，胸闷，感觉有气堵在胸口，喜欢叹气。

我将老人的症状录入中医大脑，中医大脑开方如下：

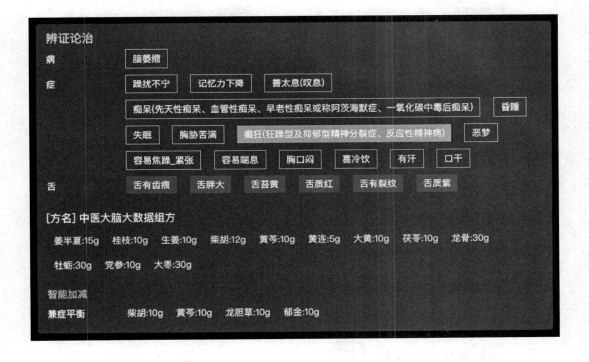

【本诊方剂整体药对结构分析】

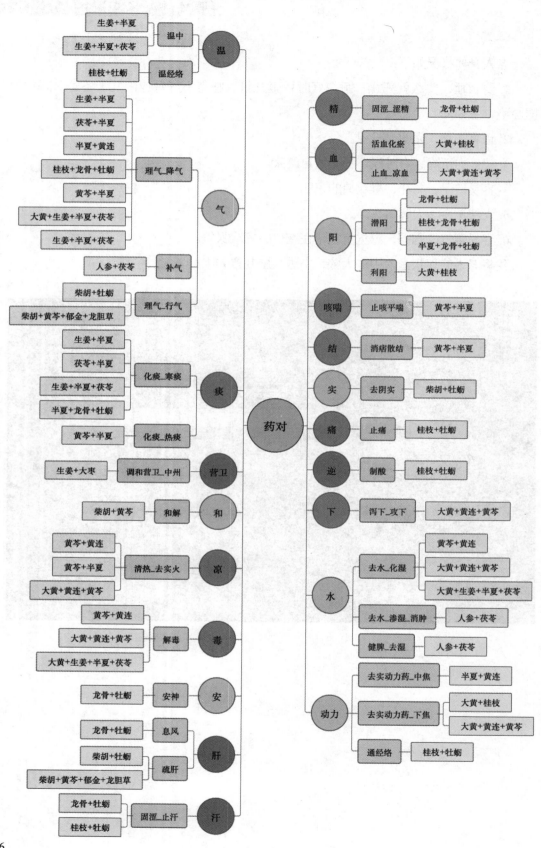

【方剂药性分析】

问止中医大脑方性图

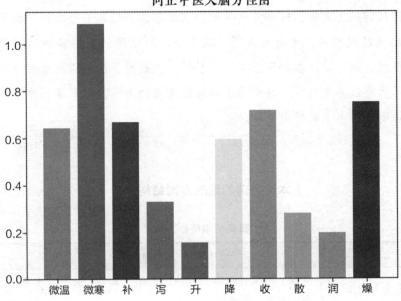

【单味药药性分布图】

	温热药	平药	寒凉药
补药	姜半夏☀，大枣☂，桂枝☀，生姜☀	龙骨☀，党参☂	牡蛎☀
平药			
泻药		茯苓☀	大黄☀，黄芩☀，柴胡☀，黄连☀，郁金，龙胆草☀

	升性药	平药	降性药
散性药	柴胡☀，生姜☀	桂枝☀，郁金	姜半夏☀
平药			
收性药	党参☂	牡蛎☀	大枣☂，大黄☀，龙骨☀，茯苓☀，黄芩☀，黄连☀，龙胆草☀

（注：☀：燥性药，☂：湿性药）

【药性之说明】

我们从药性上来看，这个方剂呈现出来的整体药性是偏寒凉的，由于老人实热证的症状表现较多，才会造成其烦躁不安，所以我们会用偏寒凉的药性来对治，但虽然是偏寒凉，在补泻上却偏于补性，就是为了能够滋阴潜阳。同时此方剂突出了收降这两个药性，就是希望能够把患者的阳气收潜下来，才不至于造成浮阳外越而在神志上表现出狂躁。

【本诊方剂的组成方剂结构分析】

重要结构符合方剂

结构符合方剂	方剂组成	药数
柴胡加龙骨牡蛎汤	柴胡、半夏、茯苓、桂枝、人参、黄芩、大枣、生姜、龙骨、牡蛎、大黄	11

可作为方根的结构符合方剂

结构符合方剂	方剂组成	药数
小半夏加茯苓汤	半夏、生姜、茯苓	3
三黄泻心汤	大黄、黄连、黄芩	3
小半夏汤	半夏、生姜	2
大黄黄连泻心汤	大黄、黄连	2

另外再特别加上的单味药：龙胆草、郁金。

【重要结构符合方剂说明】

在中医大脑所开出的这个方剂中，主要的方剂结构是柴胡加龙骨牡蛎汤，但是我们看到很多的单味药只出现在作为方根的结构符合方剂中，主要是三黄泻心汤的结构。

柴胡加龙骨牡蛎汤是柴胡剂中用来调和气血、安神镇惊的方剂，其适用证主要有胸满闷、脐部动悸、心烦、惊悸不安、睡眠障碍、小便不利、谵语、一身尽重难以转侧、舌苔黄腻、脉弦硬有力等。柴胡加龙骨牡蛎汤的应用范围很广，主要是用在神志病方面，如神经衰弱症、歇斯底里、妇人病、神经质、失眠症、神经性心悸亢进症、癫痫、精神分裂症等。

三黄泻心汤是泻火消痞的方剂，本方是由大黄、黄芩、黄连三味药物所构成，大黄不但有泻下之效，且能协同黄芩、黄连治疗炎症及充血的问题，又兼有镇静的功效；黄连与黄芩有健胃之功，并治心下痞满；而黄连还有止血的效能。这三者合用可令亢奋的神志平缓下来。

除此之外，我们要特别注意另外加上的单味药龙胆草和郁金，中医大脑在智能加减上主要是通过这两味药和前面结构中的柴胡、黄芩形成了治疗肝郁的重要药对，"柴、芩、郁、龙"这四味药在神志病的治疗中也扮演着重要的角色，因为从五脏的脏象来说，我们的情绪和肝有很大的关系，所以我们会加上这两味单味药来形成一个结构完美的药对。以下是这四味药的说明列表：

单味药	主治	应用
柴胡	疏散退热，疏肝解郁，升举阳气，清胆截疟	1.用于少阳证，外感发热。2.用于肝郁气滞，胸胁疼痛，月经不调。3.用于气虚下陷，久泻脱肛，胃、子宫下垂。4.用于疟疾
黄芩	清热燥湿，泻火解毒，止血，安胎	1.用于湿温暑湿，黄疸泻痢，热淋涩痛。2.用于肺热咳嗽。3.用于热病烦渴，寒热往来。4.用于咽喉肿痛，痈肿疮毒。5.用于血热出血证。6.用于胎动不安
龙胆草	清热燥湿，泻肝火	1.用于阴肿阴痒，带下，湿疹，黄疸。2.用于肝火头痛，肝热目赤，高热抽搐
郁金	活血止痛，行气解郁，凉血清心，利胆退黄	1.用于血瘀气滞之胸胁腹痛。2.用于热病神昏，癫痫等证。3.用于肝胆湿热证。4.用于肝郁化火，气火上逆，破血妄行之吐血、衄血及妇女倒经等

家属反馈：老人吃完一诊开的 7 剂药后，睡眠有改善，晚上失眠的时间少了，近期没骂人，下午还是会偏躁动些。

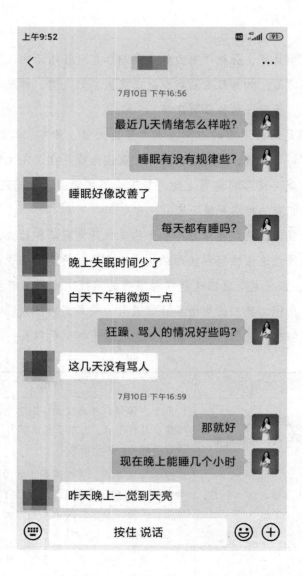

且老人的躁动由原本 2 ~ 3 天一次，延后为 5 天一次，持续时间也较之前少，骂人也较之前缓解，睡眠问题仍有波动，于是我继续开方 7 剂。

三诊：尝试戒断精神类药物

到了三诊，我尝试让老人减少服用西药的量，但恰逢老人手部骨折上着夹板，老人一躁动就找刀具拆夹板，无奈之下，只能继续吃西药。

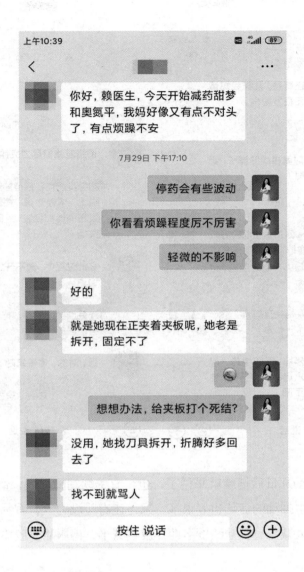

几天后，我再次尝试把甜梦胶囊、奥氮平减量，老人又开始烦躁，发脾气，不烦躁时就呈现极度虚弱的状态，脚踝开始出现水肿，家属很是担心。

我告诉他们精神类药物在服用期间副作用大、依赖性强，在减量、戒断的过程中患者会出现情绪的波动，待身体适应了就好，这个阶段对患者本人及家属都是个极大的挑战，家属表示理解，也愿意继续坚持。

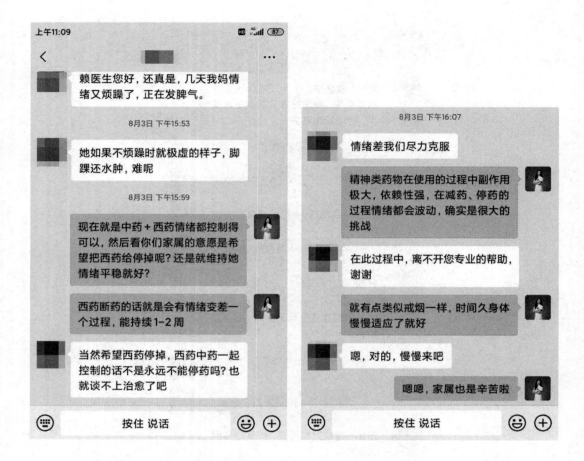

果然，老人躁动几日后情绪就平稳了，也没有继续闹和烦躁，情绪上会比较淡漠，睡眠平稳，腿不自主抽动的症状也好很多，只是还有些没力气，容易喘。

我继续叮嘱老人减药——盐酸度洛西汀胶囊减半，停服甜梦胶囊。

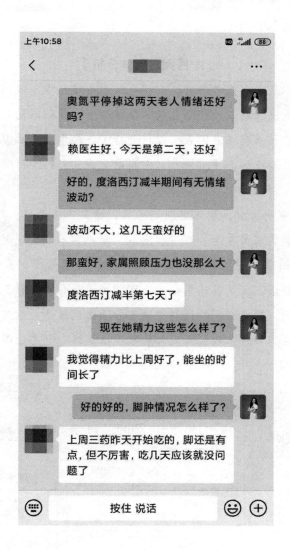

结语：戒断精神类药物成功，情绪平稳

　　截至昨日就诊，老人已经停服甜梦胶囊、奥氮平、盐酸度洛西汀胶囊，现在老人情绪平稳、睡眠正常。老人之前服用的盐酸多奈哌齐片、尼麦角林均为治疗老年痴呆、改善智力退化的药物，成功停用很不容易。老人还在持续治疗中，期待接下来老人的身体越来越健康。

【本医案之整体分析】

关于癫狂症，从现代医学来看，有些人认为是神经内分泌功能失调，主要是下丘脑—垂体—肾上腺皮质轴和下丘脑—垂体—甲状腺轴的功能失调。也有观点认为是遗传学因素及心理社会因素。癫狂包括了狂躁型及抑郁型精神分裂症、反应性精神病。但从治疗的方法上来看，中医对于癫狂症的治疗具有丰富的经验和很好的效果！

中医认为："重阴者癫，重阳者狂。多喜为癫，多怒为狂。气逆则痫。"而癫狂症的表现在不同的病患身上会有一些出入，有一些不同的证型表现，可能会用到的相关方剂有逍遥散、桃核承气汤、抵当汤、大承气汤、五苓散、三黄泻心汤、凉膈散、抑肝散、大黄黄连泻心汤、柴胡加龙骨牡蛎汤等，但我们在临床上面对这么多的方剂，要怎么辨别出其中的差异而选出最适合的方剂呢？利用中医学习大脑来分析这些方剂，我们可以大致整理出这样一个思维图：

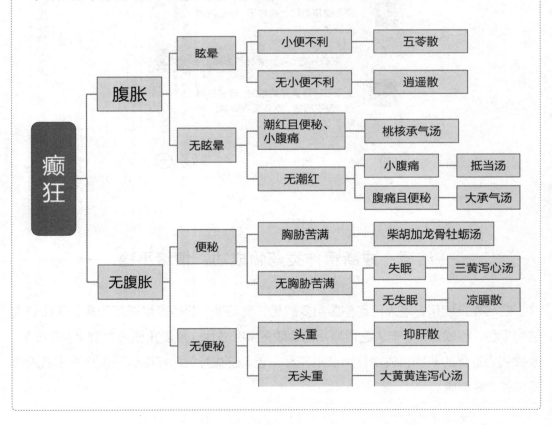

　　综观上图，中医对于癫狂的治疗其实也就是在几个关键的主症上抓准，然后再以其他症状一步步分辨出最适合的方剂。在上图中可以看到我们前面分析的重要方剂结构中的柴胡加龙骨牡蛎汤以及三黄泻心汤，所适用的都是无腹痛但是有便秘的情况（注意，患者两天才有一次大便，这就是略微便秘）。所以可见，中医大脑的选方有清晰的结构思维。如果中医大脑认为在所使用的方剂结构中还是欠缺针对性，就会通过智能加减再给医者推荐一些相关的药对。对于人类医师而言，这是非常烦琐而细腻的工作，要求强大的记忆能力和辨证敏锐度，但是通过人工智能的运算，其实可以快速而精确地实现！

·医案 35·

中风后遗症调治二则

案例一

本文分享的是一位 83 岁的老伯二度中风后，经中医大脑精准处方、主诊医生守方恰当加减，短期内使老人状态转危为安、肌力从 0 级平稳进步到 4 级的案例。

初诊：肌力 0 级

那天是 8 月份的第一个工作日，我接到了 T 姐为他 83 岁父亲 Z 伯预约的诊号。

Z 伯 8 年前得过"桥脑腔隙性梗死"，治疗后遗留左上下肢活动不利、麻痹的症状。Z 伯素有糖尿病，今年开始自行停降糖药。来诊前 8 天及 7 天各摔过一跤，次日早上就起不来床了。

通过线上视频诊察，我见 Z 伯双眼周及颧部有出血瘀斑，神识昏糊嗜睡，倦怠少气懒言，右手脚动弹不得，肌力 0 级；自汗，动则甚；便秘，大便数日一行，小便时失禁，色深而味重；健忘，反应迟钝，偶出现幻觉；近日尚有咳白痰，量少而稠。

社区医院诊断他的病情为急性脑梗，暂

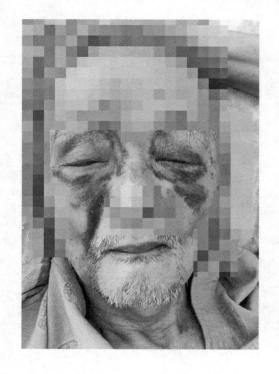

予"解郁丸"及"强力脑心康胶囊"居家服用。

　　T姐拟请我处方为其父亲调治。我见Z伯基础疾病多、身体状态极差、卒中系统检查未完善，出于负责任角度，我在答应了T姐的请求后，沟通询问其配合住院诊疗的意愿。T姐结合实际情况，考虑不将其年迈的父亲送去住院，拟全心接受问止纯中医治疗。

　　完善诊前程序后，我将Z伯的症状录入中医大脑予以处方，交代了详细的居家翻身拍背护理和按摩外治方法、饮食忌口医嘱等，并特别嘱咐T姐密切观察、反馈，如治疗过程中出现不可控的加重情况，务必办理住院，为后续中医药治疗创造更有利的条件。

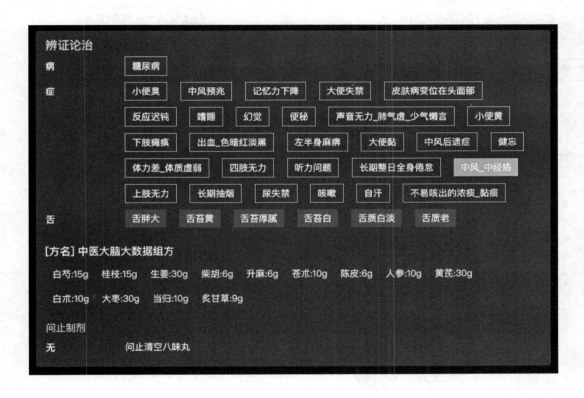

【本诊方剂整体药对结构分析】

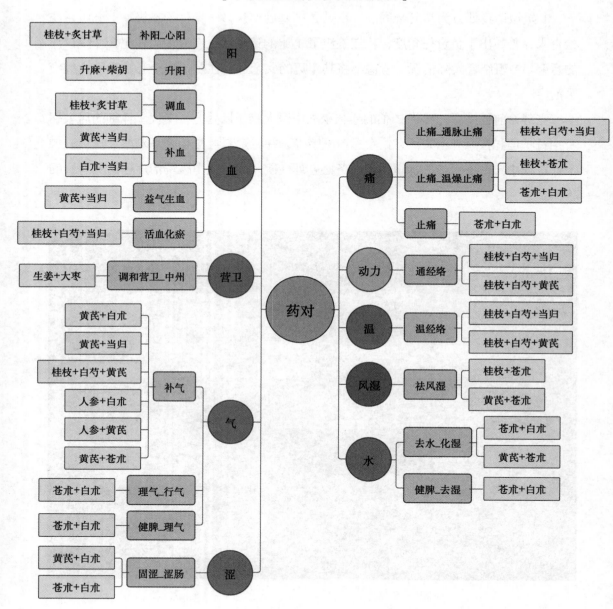

【方剂药性分析】

问止中医大脑方性图

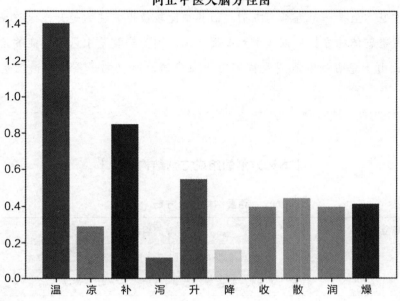

【单味药药性分布图】

	温热药	平药	寒凉药
补药	大枣☂，黄芪，当归☂，人参☂，桂枝☀，生姜☀，白术☀	炙甘草☂	白芍☂
平药	陈皮☀		
泻药	苍术☀		升麻，柴胡☀

	升性药	平药	降性药
散性药	当归☂，升麻，柴胡☀，生姜☀，苍术☀	陈皮☀，桂枝☀	
平药	黄芪		
收性药	人参☂	白芍☂，炙甘草☂，白术☀	大枣☂

（注：☀：燥性药，☂：湿性药）

【药性之说明】

　　本方基本上是一个温补的方剂，而其中比较值得关注的是升性比较高，主要是我们希望整体的方性可以作用到头面上来，因为毕竟是中风后遗症的治疗。另一方面，由于患者的双眼周及颧部有出血瘀斑，所以方子整体的散性也会偏高一些。

【本诊方剂的组成方剂结构分析】

重要结构符合方剂

结构符合方剂	方剂组成	药数
补中益气汤	黄芪、炙甘草、人参、当归、陈皮、升麻、柴胡、白术	8
归芪建中汤	桂枝、芍药、炙甘草、生姜、大枣、当归、黄芪	7
桂枝加黄芪汤	桂枝、芍药、大枣、生姜、炙甘草、黄芪	6
桂枝人参新加汤	桂枝、大枣、人参、芍药、生姜、炙甘草	6
黄芪桂枝五物汤	黄芪、芍药、桂枝、生姜、大枣	5
桂枝汤	桂枝、芍药、炙甘草、生姜、大枣	5
桂枝加芍药汤	桂枝、芍药、炙甘草、大枣、生姜	5
桂枝加桂汤	桂枝、芍药、生姜、炙甘草、大枣	5
桂枝去芍药汤	桂枝、大枣、生姜、炙甘草	4

可作为方根的结构符合方剂

结构符合方剂	方剂组成	药数
芍药甘草汤	芍药、炙甘草	2
橘皮汤	陈皮、生姜	2
桂枝甘草汤	桂枝、炙甘草	2

　　另外再特别加上的单味药：苍术。

【重要结构符合方剂说明】

在中医大脑所开出的这个方剂中，我们可以看到有桂枝汤类方结构和后世方派中的补中益气汤结构。而在桂枝汤类方中，能具体治疗中风的主力方剂是黄芪桂枝五物汤。

黄芪桂枝五物汤又称黄芪五物汤，是《金匮要略·血痹虚劳病脉证并治》中治疗血痹（局部肌肤麻木不仁）的方剂，也是《医宗金鉴·杂病心法要诀》中治疗中风（中经络）的主力方。中经络之证可见半身不遂、肢体运动无力、神志清醒、舌头痿软、语言困难等症状。由于此患者中风后遗留有左上下肢活动不利、麻痹的后遗症，符合血痹和中经络之证，因此用了黄芪桂枝五物汤这个主要结构。由于此方可以补气兼和血通痹，因此能对治中风后遗症造成的四肢无力或上肢无力，还能对治患者体力虚衰且有自汗的现象（黄芪补气且可敛汗）。

另一个补中益气汤结构具有补益虚证、治疗疲劳病的效果，是应用范围很广的体力增强剂。

以上的方剂结构可以提升患者的阳气，进而调整患者多痰有自汗的虚弱体质。

诊后随访，肌力 2 级

用完药后，Z 伯病情逐步稳定，面上瘀斑逐日消散。持续用药至首诊 3 周后，Z 伯面上瘀斑已全部消失，精神好转，右上下肢能助力抬动，肌力约 2 级，吞咽稍差。

近日 Z 伯咳嗽咳痰频繁，严重影响夜间睡眠，我考虑先治疗咳嗽，以防坠积性肺炎的发生。

我将诸症录入中医大脑，推高"一直有痰－白色黏痰"为主症，开出新的处方，并嘱 T 姐加强翻身、拍背护理。

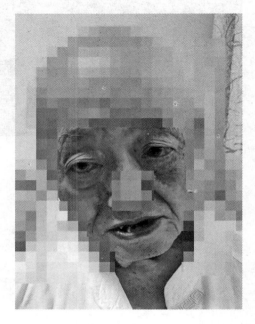

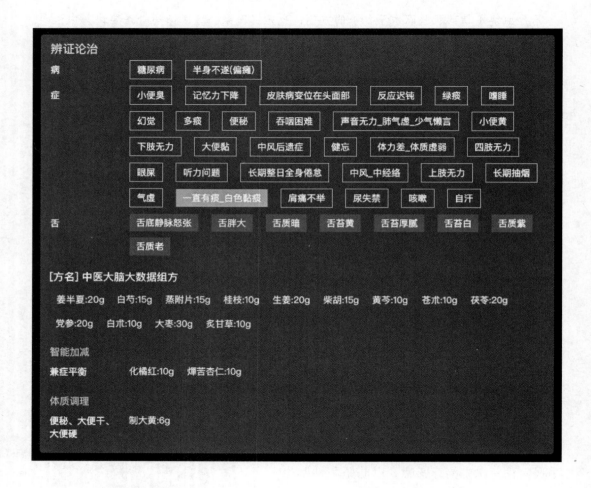

辨证论治

病　糖尿病　半身不遂(偏瘫)

症　小便臭　记忆力下降　皮肤病变位在头面部　反应迟钝　绿痰　嗜睡
　　幻觉　多痰　便秘　吞咽困难　声音无力_肺气虚_少气懒言　小便黄
　　下肢无力　大便黏　中风后遗症　健忘　体力差_体质虚弱　四肢无力
　　眼屎　听力问题　长期整日全身倦怠　中风_中经络　上肢无力　长期抽烟
　　气虚　一直有痰_白色黏痰　肩痛不举　尿失禁　咳嗽　自汗

舌　舌底静脉怒张　舌胖大　舌质暗　舌苔黄　舌苔厚腻　舌苔白　舌质紫
　　舌质老

[方名] 中医大脑大数据组方

姜半夏:20g　白芍:15g　蒸附片:15g　桂枝:10g　生姜:20g　柴胡:15g　黄芩:10g　苍术:10g　茯苓:20g

党参:20g　白术:10g　大枣:30g　炙甘草:10g

智能加减

兼症平衡　　化橘红:10g　燀苦杏仁:10g

体质调理

便秘、大便干、　制大黄:6g
大便硬

【本诊方剂整体药对结构分析】

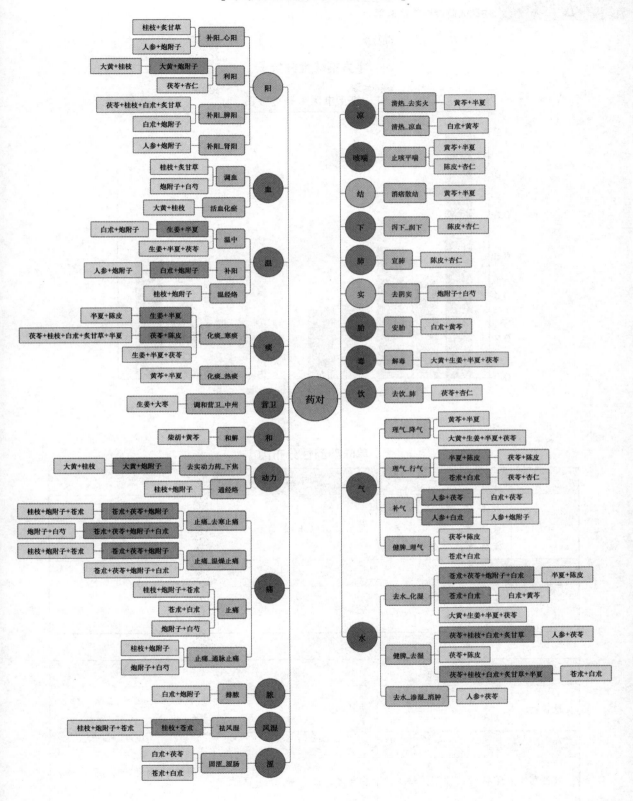

【方剂药性分析】

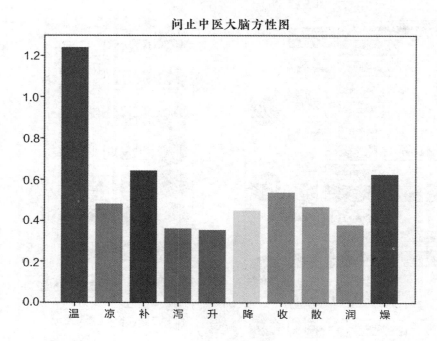

问止中医大脑方性图

【单味药药性分布图】

	温热药	平药	寒凉药
补药	大枣☂，姜半夏☀，白术☀，蒸附片☀，桂枝☀，生姜☀	党参☂，炙甘草☂	白芍☂
平药			
泻药	苍术☀，化橘红☀，焯苦杏仁☂	茯苓☀	黄芩☀，柴胡☀，制大黄☀

	升性药	平药	降性药
散性药	柴胡☀，生姜☀，苍术☀	桂枝☀	姜半夏☀，化橘红☀，焯苦杏仁☂
平药			
收性药	党参☂，蒸附片☀	白芍☂，白术☀，炙甘草☂	大枣☂，茯苓☀，黄芩☀，制大黄☀

（注：☀：燥性药，☂：湿性药）

【药性之说明】

在这一诊中，医者把重点放在了痰饮的对治上，因而在方性上有了比较大的改变。我们可以看到整体方性还是以温补为主，但是在动力学上不再是往上提升，反而是收降的倾向，这是以祛痰为主的思维改变，当然这也是因为能够达到这个功能的单味药的药性偏于收降的关系。

【本诊方剂的组成方剂结构分析】

重要结构符合方剂

结构符合方剂	方剂组成	药数
柴胡桂枝汤	柴胡、半夏、桂枝、黄芩、人参、芍药、生姜、大枣、炙甘草	9
六君子汤	人参、白术、茯苓、半夏、大枣、陈皮、炙甘草、生姜	8
小柴胡汤	柴胡、黄芩、人参、炙甘草、半夏、生姜、大枣	7
黄芩加半夏生姜汤	黄芩、芍药、炙甘草、大枣、半夏、生姜	6
桂枝去桂加茯苓白术汤	芍药、炙甘草、生姜、大枣、茯苓、白术	6
桂枝加附子汤	桂枝、芍药、大枣、生姜、炙甘草、附子	6
桂枝人参新加汤	桂枝、大枣、人参、芍药、生姜、炙甘草	6
桂枝加大黄汤	桂枝、大黄、芍药、生姜、炙甘草、大枣	6
四君子汤	人参、白术、茯苓、炙甘草、生姜、大枣	6
附子汤	附子、茯苓、人参、白术、芍药	5
真武汤	茯苓、芍药、白术、生姜、附子	5
白术附子汤	白术、炙甘草、附子、生姜、大枣	5
桂枝附子汤	桂枝、附子、生姜、炙甘草、大枣	5
桂枝汤	桂枝、芍药、炙甘草、生姜、大枣	5
桂枝去芍药加附子汤	桂枝、附子、炙甘草、生姜、大枣	5
桂枝加芍药汤	桂枝、芍药、炙甘草、大枣、生姜	5
桂枝加桂汤	桂枝、芍药、生姜、炙甘草、大枣	5
黄芩汤	黄芩、芍药、炙甘草、大枣	4
茯苓甘草汤	茯苓、桂枝、生姜、炙甘草	4

结构符合方剂	方剂组成	药数
茯苓桂枝甘草大枣汤	茯苓、桂枝、炙甘草、大枣	4
苓桂术甘汤	茯苓、桂枝、白术、炙甘草	4
甘草附子汤	炙甘草、苍术、附子、桂枝	4
桂枝去芍药汤	桂枝、大枣、生姜、炙甘草	4
二陈汤	半夏、陈皮、茯苓、炙甘草	4

可作为方根的结构符合方剂

结构符合方剂	方剂组成	药数
茯苓杏仁甘草汤	茯苓、杏仁、炙甘草	3
芍药甘草附子汤	芍药、炙甘草、附子	3
小半夏加茯苓汤	半夏、生姜、茯苓	3
半夏散及汤	半夏、桂枝、炙甘草	3
芍药甘草汤	芍药、炙甘草	2
橘皮汤	陈皮、生姜	2
桂枝甘草汤	桂枝、炙甘草	2
小半夏汤	半夏、生姜	2
二仙汤	黄芩、芍药	2

【重要结构符合方剂说明】

本诊中，医者把重点放在去痰饮方面，所以中医大脑在原本的桂枝汤类方结构上再加上柴胡剂类方和附子剂的结构。有桂枝汤类方和柴胡剂类方的出现，可以说是一个具体的柴胡桂枝汤结构；另外在附子剂结构方面主要还是落在真武汤的使用上。

柴胡桂枝汤是治疗小柴胡汤证而兼有表证的方剂。真武汤有少阴病的葛根汤之称，主治下焦寒湿且小便不利，是为阳虚证而由于新陈代谢的沉衰所引起的疾病所常用的方剂。柴胡桂枝汤和真武汤的合方，常用来治疗阳虚咳嗽（不管是初咳还是久咳都可以）的问题，再加上化橘红（陈皮）就有了二陈汤这个祛痰的基本方结构，更能对治此患者多痰、白痰的症状。

　　服药一周后，Z 伯咳嗽、咳痰的症状大为好转，唯中风诸症大致同前。我再次将主症切换回"半身不遂（偏瘫）"，并加大了黄芪用量至 60g。

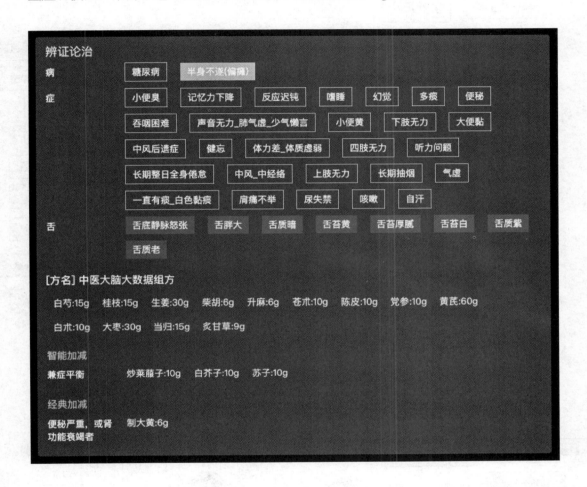

【本诊方剂整体药对结构分析】

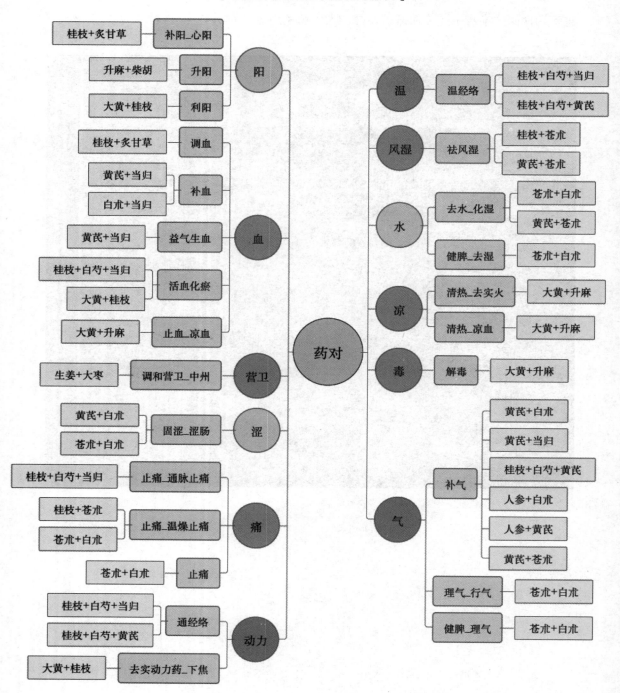

【方剂药性分析】

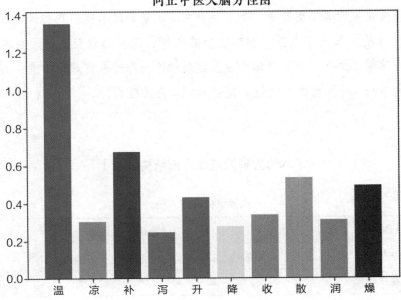

问止中医大脑方性图

【单味药药性分布图】

	温热药	平药	寒凉药
补药	大枣🔆，黄芪，当归🔆，桂枝☀，生姜☀，白术☀	党参🔆，炙甘草🔆	白芍🔆
平药	陈皮☀，白芥子☀		
泻药	苍术☀，苏子☀	炒莱菔子	升麻，柴胡☀，制大黄☀

	升性药	平药	降性药
散性药	当归🔆，升麻，柴胡☀，生姜☀，苍术☀	陈皮☀，桂枝☀	炒莱菔子，白芥子☀，苏子☀
平药	黄芪		
收性药	党参🔆	白芍🔆，炙甘草🔆，白术☀	大枣🔆，制大黄☀

（注：☀：燥性药，🔆：湿性药）

【药性之说明】

患者咳痰的问题得到改善，所以医者在本次就诊时再度回到初诊的方案，但在原本的结构上加上了中医大脑智能加减所建议提供的炒莱菔子、白芥子、苏子、制大黄等单味药。于是整体的方性回到初诊的那种分布趋势，唯一的不同是新加入的单味药令方性中的散性和燥性的倾向更为强烈。

【本诊方剂的组成方剂结构分析】

重要结构符合方剂

结构符合方剂	方剂组成	药数
补中益气汤	黄芪、炙甘草、人参、当归、陈皮、升麻、柴胡、白术	8
归芪建中汤	桂枝、芍药、炙甘草、生姜、大枣、当归、黄芪	7
桂枝加黄芪汤	桂枝、芍药、大枣、生姜、炙甘草、黄芪	6
桂枝人参新加汤	桂枝、大枣、人参、芍药、生姜、炙甘草	6
桂枝加大黄汤	桂枝、大黄、芍药、生姜、炙甘草、大枣	6
黄芪桂枝五物汤	黄芪、芍药、桂枝、生姜、大枣	5
桂枝汤	桂枝、芍药、炙甘草、生姜、大枣	5
桂枝加芍药汤	桂枝、芍药、炙甘草、大枣、生姜	5
桂枝加桂汤	桂枝、芍药、生姜、炙甘草、大枣	5
桂枝去芍药汤	桂枝、大枣、生姜、炙甘草	4

可作为方根的结构符合方剂

结构符合方剂	方剂组成	药数
三子养亲汤	苏子、白芥子、炒莱菔子	3
芍药甘草汤	芍药、炙甘草	2
橘皮汤	陈皮、生姜	2
桂枝甘草汤	桂枝、炙甘草	2

另外再特别加上的单味药：苍术。

【重要结构符合方剂说明】

在中医大脑所开出的这个方剂中，整体的组成和初诊基本相同，但是在相同中还有一些差异，这是来自中医大脑智能加减所建议提供的炒莱菔子、白芥子、苏子、制大黄等单味药，我们在这里就这些单味药来讨论并了解他们在本诊中的作用。

其中的莱菔子、白芥子、苏子这三个单味药，事实上就是后世方剂中的一个小方剂"三子养亲汤"。此方来自《韩氏医通》，原为高年咳嗽、气逆痰痞者而设，但凡要温肺化痰，降气消食之时都可用本方。而在本诊的加减中就用了这三个单味药，主要用来对治患者咳嗽及多痰的问题，表示医者在对治中风的基础上，还是要兼顾二诊的祛痰，以维持祛痰的效力。

而大黄的加入令本方降性更强，对于便秘症状有很好的对治作用。同时大黄也是活血化瘀药，酒制过后能引至至高之分，对于中风脑梗的恢复会更有帮助。

下面是这几个单味药的整理列表：

单味药	主治	应用
苏子	降气化痰，止咳平喘，润肠通便	1.用于痰壅气逆咳喘。2.用于肠燥便秘
白芥子	温肺化痰，利气散结，通络止痛	1.用于寒痰壅肺，悬饮。2.用于痰湿阻滞经络之肢体关节肿痛，阴疽流注
莱菔子	消食除胀，降气化痰	1.用于食积气滞证。2.用于痰盛气喘证
大黄	泻下攻积，清热泻火，止血，解毒，活血祛瘀，清泻湿热	1.胃肠积滞，大便秘结。2.血热妄行之出血证。3.热毒疮疡、丹毒及烧烫伤。4.瘀血诸证。5.黄疸，淋证

加重黄芪，肌力 4 级

在对 Z 伯后续的随访和复诊中，我基本以上方为主进行药量加减，黄芪用量也从 60 克逐步增至 80 克，期间 Z 伯精神状态及饮食、二便、睡眠、吞咽功能、肢体肌力持续稳定向 3 级好转。

在离首诊近 2 个月时，T 姐发来了 Z 伯最新的视频，视频中他精神状态良好，沟通自然，右侧上下肢已能自如活动，灵活配合穿衣洗漱，唯握力稍差，已然达到 4 级肌力。

见此情况，我感到非常高兴，继续效不更方。

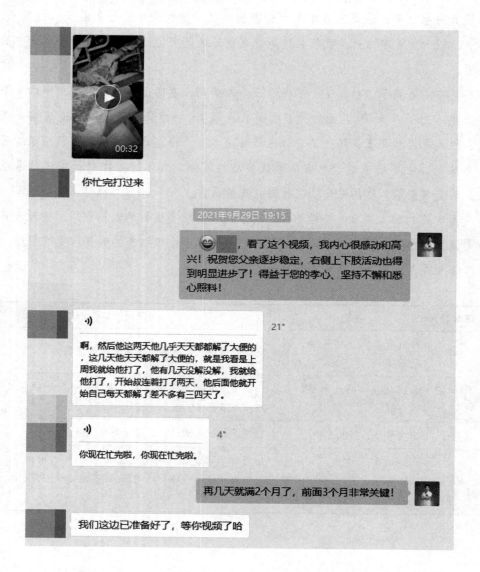

至最近一次看诊，距发病刚好 3 个月，处方中黄芪也已从初始的 30 克渐增至 120 克用量，Z 伯精神状态也近乎常人，整体状态良好，能坐起尝试走路，肌力和精细动作也在持续恢复当中。

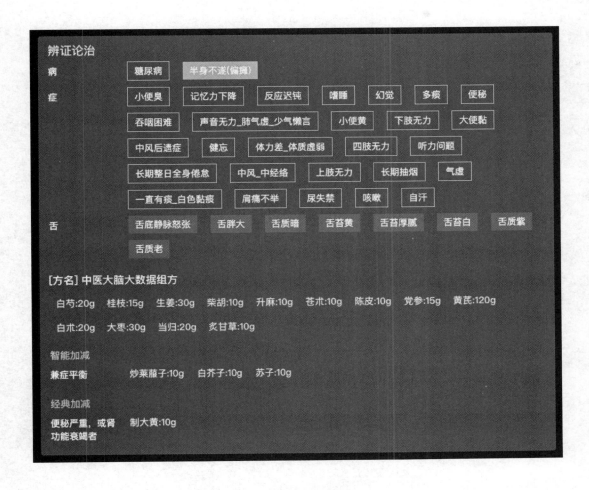

辨证论治

病　　糖尿病　半身不遂(偏瘫)

症　　小便臭　记忆力下降　反应迟钝　嗜睡　幻觉　多痰　便秘

吞咽困难　声音无力_肺气虚_少气懒言　小便黄　下肢无力　大便黏

中风后遗症　健忘　体力差_体质虚弱　四肢无力　听力问题

长期整日全身倦怠　中风_中经络　上肢无力　长期抽烟　气虚

一直有痰_白色黏痰　肩痛不举　尿失禁　咳嗽　自汗

舌　　舌底静脉怒张　舌胖大　舌质暗　舌苔黄　舌苔厚腻　舌苔白　舌质紫

舌质老

[方名] 中医大脑大数据组方

白芍:20g　桂枝:15g　生姜:30g　柴胡:10g　升麻:10g　苍术:10g　陈皮:10g　党参:15g　黄芪:120g

白术:20g　大枣:30g　当归:20g　炙甘草:10g

智能加减

兼症平衡　　　炒莱菔子:10g　白芥子:10g　苏子:10g

经典加减

便秘严重，或肾　制大黄:10g
功能衰竭者

按语

王清任在《医林改错·下卷·瘫痿论》中论治中风（中经络）以大补脾胃元气、促进气血通行、祛瘀通络的重剂黄芪为主药。

现代临床中，多提倡在认准方证后，黄芪从小剂量逐步递增至重剂，甚为平稳有效。

本案在中医大脑精准处方之下，依据古法及当今临床经验，渐增主药剂量以达到较满意疗效。前提在于处方的精准，读者切勿盲目模仿。

如张锡纯在《医学衷中参西录》中警示："若其脉象实而有力，其人脑中多患充血，而复用黄芪之温而升补者，以助其血愈上行，必至凶危立见，此固不可不慎也。"

案例二

脑出血，在中医叫中风，严重脑出血属于"中脏腑"，其中阳闭型的治疗办法以辛凉开窍、清肝息风为主；阴闭型的治疗办法以辛温开窍、除痰息风为主；如果是脱证，治宜扶正固脱、益气回阳；如果是后遗症期，如半身不遂等，治宜益气活血、祛风化痰；语言不利则治宜祛风除痰、宣窍通络。

风中于人，曰卒中，曰暴仆，曰暴喑，曰蒙昧，曰口眼喎僻，曰手足瘫痪，曰不省人事，曰言语謇涩，曰痰涎壅盛。（《古今医鉴》）

偏枯，身偏不用而痛，言不变，志不乱，病在分腠之间。巨针取之，益其不足，损其有余，乃可复也。（《灵枢》）

中风，自《黄帝内经》开始，历代医家皆有记载。今天我们这则案例是脑出血里更为棘手的一种——脑干出血及脑干出血后遗症。

══════ 一诊：脑干出血两年，最后试一试 ══════

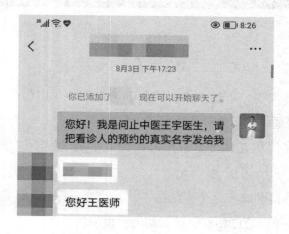

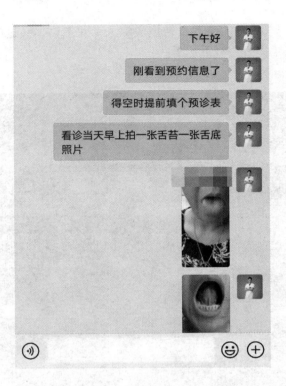

　　患者脑干出血已经 2 年了，当时在医院抢救过来，在医院进行西医治疗 6 个月，2 年来在医院进行中西医康复治疗，也各处看中医。家属说，看过的医生都说走不了路了，让患者放弃。

　　来问止中医看诊之前，患者在当地吃了 60 多天中药，没有感觉到效果。机缘巧合下看了我的简历，愿意就诊试一试。

　　患者自述情况如下：

　　1.2019 年脑干出血，2 年来瘫痪在床，下肢不能行走，左侧肢体偏瘫，左上肢可以抬到胸口这么高，左侧肢体麻痹；说话不清楚，口歪斜，颜面神经痉挛；右眼睛发红。

　　2. 长期以来精神疲倦，少气懒言；怕风、怕冷。

　　3. 大便 4 ～ 5 天 1 次，要用开塞露，大便开始部分呈小颗粒，发硬，后面软；小便黄，味道比较重。

　　4. 患者生病久了，看不到希望，所以脾气大。同时，患者长期被家属照顾，身处紧张的气氛中，因此情绪也不太稳定。

　　5. 食欲可以，进食后感觉消化不良；用嘴呼吸；咽喉有痰，黏痰。

　　6. 几年来一直有血压高，忘记最高是多少了，一年多来吃降压药控制还可以。

　　7. 有胆结石，最近没有发作。

　　看诊后我详细记录患者的自述，转换成中医专业术语，经过中医大脑计算推荐处
方如下：

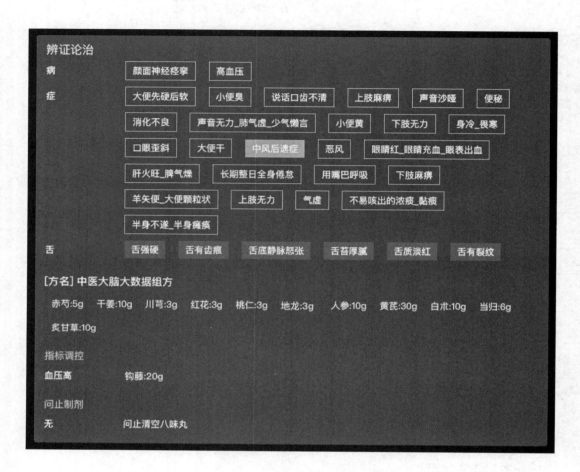

【本诊方剂整体药对结构分析】

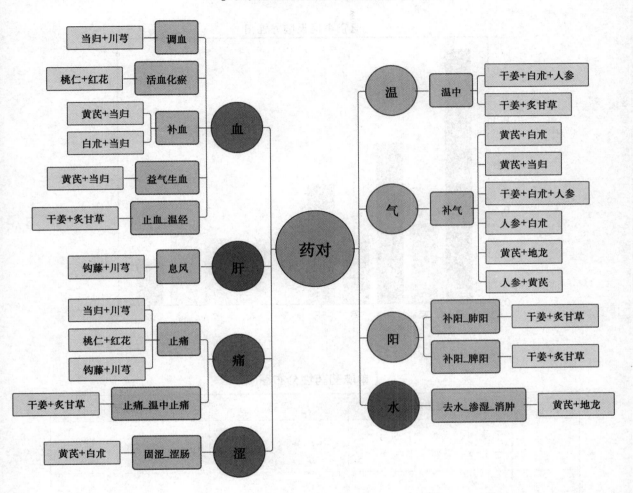

【方剂药性分析】

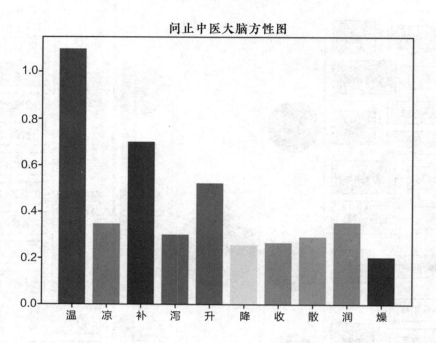

问止中医大脑方性图

【单味药药性分布图】

	温热药	平药	寒凉药
补药	干姜☀,人参☂,川芎☂,白术☀,黄芪,当归☂	炙甘草☂	
平药			
泻药	红花☂	桃仁☂	地龙☀,赤芍☂,钩藤

	升性药	平药	降性药
散性药	干姜☀,川芎☂,当归☂	赤芍☂	桃仁☂,红花☂,地龙☀
平药	黄芪		钩藤
收性药	人参☂	白术☀,炙甘草☂	

（注：☀：燥性药，☂：湿性药）

【药性之说明】

中医大脑所设计的这个方剂，基本上是偏温热药性，而其中具有升性的黄芪，其剂量较大。

【本诊方剂的组成方剂结构分析】

重要结构符合方剂

结构符合方剂	方剂组成	药数
补阳还五汤	黄芪，当归、赤芍、地龙、川芎、红花、桃仁	7
理中汤	人参、干姜、炙甘草、白术	4

可作为方根的结构符合方剂

结构符合方剂	方剂组成	药数
甘草干姜汤	炙甘草、干姜	2
佛手散	川芎、当归	2

另外再特别加上的单味药：钩藤。

【重要结构符合方剂说明】

显而易见的，在这一诊中，中医大脑所设计出的方剂是补阳还五汤结构和理中汤结构的合方。

补阳还五汤出自王清任的《医林改错》一书，是补气药与活血化瘀药组合的方剂。功用是补气、活血、通络，适用于气虚血滞、脉络瘀阻的证候。方中重用黄芪大补元气为主力药，配合当归、赤芍、川芎、桃仁、红花、地龙等药活血通行血络，主要用于中风后遗症，偏气虚血瘀的证候，症见半身不遂、口眼歪斜、言语謇涩、口角流涎、下肢痿弱、小便频数或遗尿不禁。

理中汤在《伤寒杂病论》中被称为"人参汤"，可治疗太阴病（胃肠机能衰弱），里（胃肠）虚寒而有水湿的方剂。其功能是温中祛寒、补气健脾，可用于治疗胃肠虚弱、胃痛、下利、呕吐、容易疲劳、胸痛等症状。

在以上方剂结构之外，中医大脑智能加减功能也提示了单味药钩藤。钩藤是茜草科植物，是清热平肝、息风止痉之要药，一般常用来降血压、脑压。在本诊中可用来对治高血压、颜面神经痉挛、口眼歪斜的问题。

一诊即中病起效

家属反馈，患者服药后，右眼睛不红了，服药第二天开始排大便，颜面神经痉挛抖动的情况好转了。

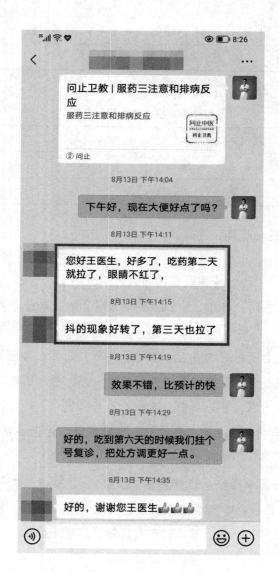

二诊：大便已通，兼调情志

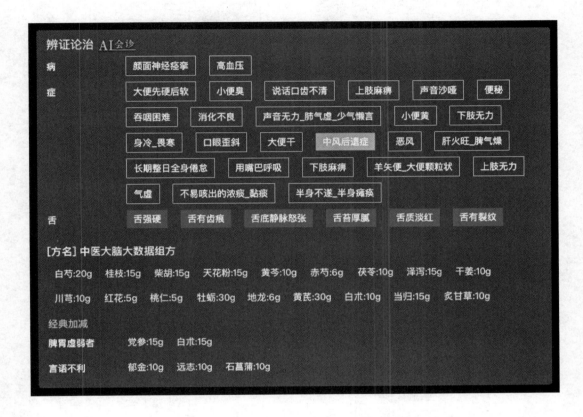

辨证论治 AI 会诊

病　颜面神经痉挛　　高血压

症　大便先硬后软　　小便臭　　说话口齿不清　　上肢麻痹　　声音沙哑　　便秘

　　吞咽困难　　消化不良　　声音无力_肺气虚_少气懒言　　小便黄　　下肢无力

　　身冷_畏寒　　口眼歪斜　　大便干　　中风后遗症　　恶风　　肝火旺_脾气爆

　　长期整日全身倦怠　　用嘴巴呼吸　　下肢麻痹　　羊矢便_大便颗粒状　　上肢无力

　　气虚　　不易咳出的浓痰_黏痰　　半身不遂_半身瘫痪

舌　舌强硬　　舌有齿痕　　舌底静脉怒张　　舌苔厚腻　　舌质淡红　　舌有裂纹

[方名] 中医大脑大数据组方

白芍:20g　桂枝:15g　柴胡:15g　天花粉:15g　黄芩:10g　赤芍:6g　茯苓:10g　泽泻:15g　干姜:10g

川芎:10g　红花:5g　桃仁:5g　牡蛎:30g　地龙:6g　黄芪:30g　白术:10g　当归:15g　炙甘草:10g

经典加减

脾胃虚弱者　　　　党参:15g　白术:15g

言语不利　　　　　郁金:10g　远志:10g　石菖蒲:10g

【本诊方剂整体药对结构分析】

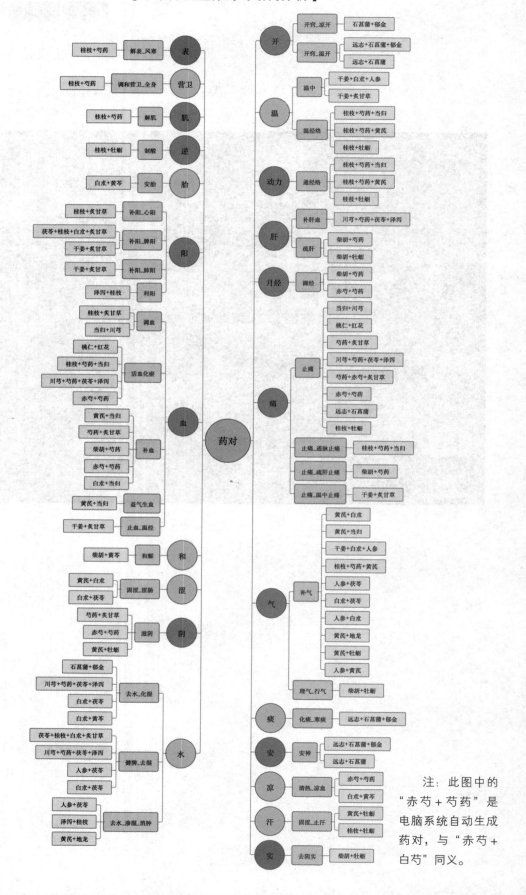

【方剂药性分析】

问止中医大脑方性图

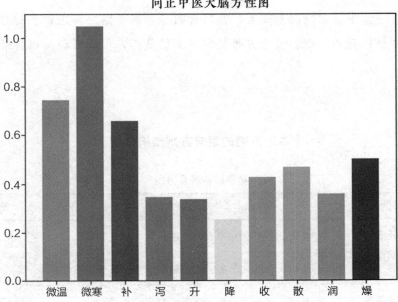

【单味药药性分布图】

	温热药	平药	寒凉药
补药	干姜☀，川芎☂，白术☀，黄芪，当归☂，桂枝☀，远志☀，石菖蒲☀	炙甘草☂，党参☂	白芍☂，牡蛎☀
平药			
泻药	红花☂	桃仁☂，茯苓☀	地龙☀，赤芍☂，泽泻☀，黄芩☀，柴胡☀，天花粉☂，郁金

	升性药	平药	降性药
散性药	干姜☀，川芎☂，当归☂，柴胡☀	赤芍☂，桂枝☀，郁金	地龙☀，桃仁☂，红花☂，泽泻☀，远志☀，石菖蒲☀
平药	黄芪		
收性药	党参☂	白芍☂，白术☀，牡蛎☀，天花粉☂，炙甘草☂	茯苓☀，黄芩☀

（注：☀：燥性药，☂：湿性药）

【药性之说明】

在这一诊中，方性改变较大，我们看到了本来是温热药比较多的方剂改为有较多寒性的药物，所以整个方性呈现微寒的状态，但同时还是维持着较大的补性。

【本诊方剂的组成方剂结构分析】

重要结构符合方剂

结构符合方剂	方剂组成	药数
补阳还五汤	黄芪、当归、赤芍、地龙、川芎、红花、桃仁	7
柴胡桂枝干姜汤	柴胡、桂枝、干姜、天花粉、黄芩、牡蛎、炙甘草	7
当归芍药散	当归、川芎、芍药、茯苓、白术、泽泻	6
当归散	当归、黄芩、芍药、川芎、白术	5
桂枝人参汤	桂枝、炙甘草、白术、人参、干姜	5
苓桂术甘汤	茯苓、桂枝、白术、炙甘草	4
甘草干姜茯苓白术汤	炙甘草、白术、干姜、茯苓	4
理中汤	人参、干姜、炙甘草、白术	4

可作为方根的结构符合方剂

结构符合方剂	方剂组成	药数
芍药甘草汤	芍药、炙甘草	2
甘草干姜汤	炙甘草、干姜	2
泽泻汤	泽泻、白术	2
桂枝甘草汤	桂枝、炙甘草	2

续表

结构符合方剂	方剂组成	药数
栝蒌牡蛎散	天花粉、牡蛎	2
佛手散	川芎、当归	2
二仙汤	黄芩、芍药	2

另外再特别加上的单味药：远志、石菖蒲、郁金。

【重要结构符合方剂说明】

在中医大脑所开出来的方剂中，我们看到依然有补阳还五汤结构和理中汤结构，但同时还有当归散、桂枝人参汤、甘草干姜茯苓白术汤、柴胡桂枝干姜汤、当归芍药散、苓桂术甘汤等方剂结构。虽说结构变得更为复杂，但是所增加的药味并不是那么多，主要是这些方剂结构中的很多单味药是互通的。

除了原有的补阳还五汤和理中汤结构外，本诊新增使用的柴胡桂枝干姜汤和当归芍药散的合方结构也可以加强治疗患者如大便干、下肢麻痹、高血压等症状。柴胡桂枝干姜汤加当归芍药散是经方大师胡希恕很喜欢用的合方，临床常用于治疗乳房硬块疼痛、腰酸腰痛、下肢麻痹疼痛、肩关节痛、消渴病、肝硬化、视物模糊等病症，也常用于肝病兼有上热下寒的问题。

除了上述结构之外，中医大脑另外加上了远志、石菖蒲、郁金这个药对，主要用于加强治疗患者言语不利的问题。

二诊时，我运用中医大脑 AI 会诊功能继续开方用药。针对患者脾气急躁的问题，我配合使用问止中医疏肝养肝的丸药。

=== 三诊：坚定信念，愿意坚持治疗三个月 ===

经过一二诊后，我们没有辜负患者的期待，患者的病情开始好转——上半身晃动感减轻。

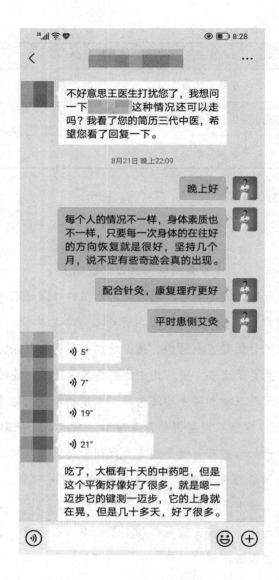

因为治病是一个漫长的过程，为了帮助患者省钱，我建议患者加入问止欢喜会员。

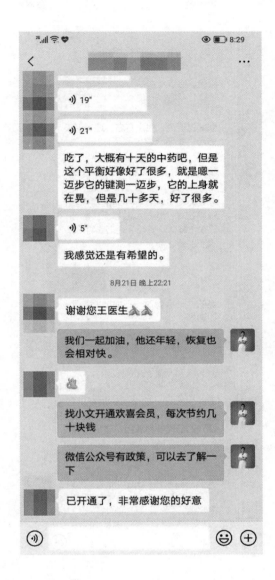

=====　**持续好转中，配合针灸治疗**　=====

　　为了治疗效果更好，我建议患者配合针灸治疗。但因患者来深圳太远了不方便，一开始就在当地医院扎针。针灸很考验医生的水平，但不幸的是患者没遇到好的针灸师，扎针效果不明显，越扎患者精神越不好。几天后，患者从内蒙古去了北京做针灸。

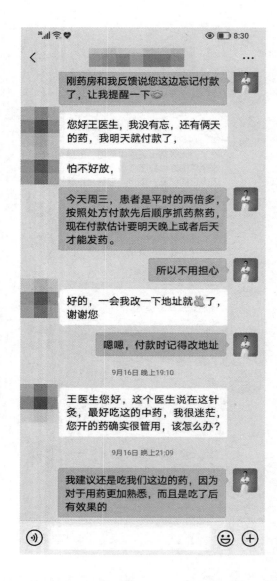

　　北京那边的医生建议患者吃他们医馆的中药，但由于我们这边的疗效还不错，患者家属很是为难。

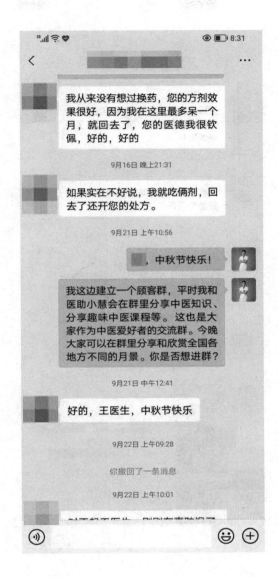

因为不好推辞，患者在北京吃了一周中药，但发现没有问止中医的治疗效果明显。于是患者就在北京单纯扎针，吃着我们问止中医开具的中药。

服药期间，患者的便秘问题已在慢慢恢复。至于正常行走方面，患者已经可以迈出去一步，能平稳站住。

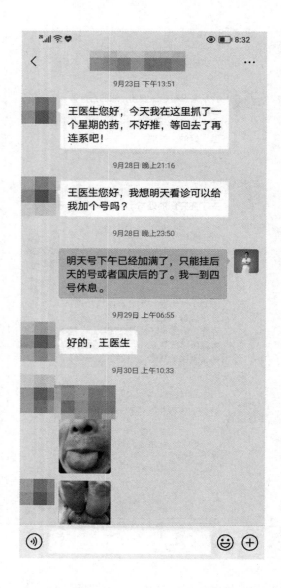

自诉

　　六诊：之前在医院康复了3个月没有明显效果，现在能用拐杖迈出一步，而且稳当能站住。最近一周每天的有一次大便，配合针灸后脸痉挛的症状好多了，眼睛能闭合了。

治到十一诊：身体晃动好转

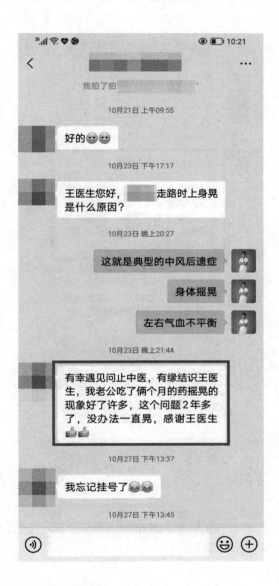

患者及家属看到了希望，很是感动。

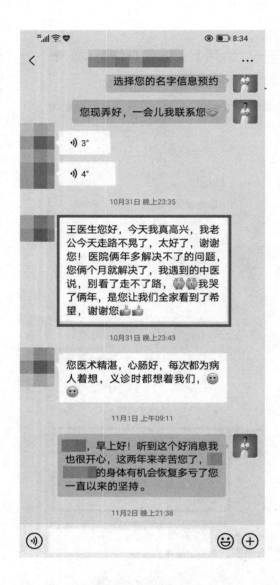

因为感受到了疗效，患者的大姨子患顽固性皮炎多年，患者也介绍她来问止中医看诊。

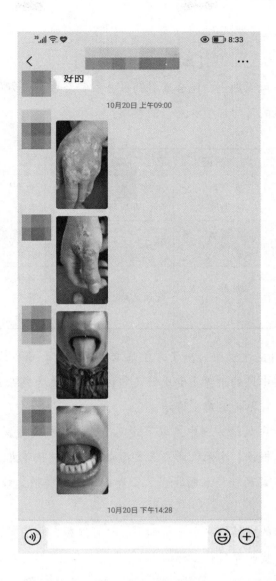

皇天不负有心人，治疗了 2 个多月后，患者的病情取得质的变化，走路基本上不晃动了，面部痉挛也好了百分之九十了，目前可以迈出 2 步了。家属很是满意，也很感激，看到了希望。

家属哭了 2 年，这次终于没有哭了，甚至还因为患者的疗效好，也挂了我的号，调理了一个月的身体。

截至本医案撰写时，该患者已经治疗至第十四诊，身体还在持续好转中。患者太太服药一个月后身体也已经恢复得不错。

【本医案之整体分析】

中医在处理中风问题上，配合着针药并施往往会取得很好的效果。以下这个表是中医对于中风的可能证型和对治的整理：

证型		辨证	治则	用穴
中脏腑	实证（闭证）	热、痰、肝阳化风	清热，化痰，平肝潜阳，开窍醒脑	涌泉、丰隆、太冲、水沟、百会、中冲
	虚证（脱证）	气血虚、阳脱	补益气血，回阳固脱	重灸任脉：神阙、气海、关元
中经络		络脉空虚，风邪入中	疏经通络，调和气血	肩髃、曲池、外关、合谷、环跳、阳陵泉、足三里、冲阳、昆仑

我们可以看到在这里面列出了穴位选取的原则，之所以没有列出方剂的使用，是因为方剂在中风的治疗上会比针灸穴位的使用更为复杂，往往要根据临床症状的组合来做比较精确的辨证论治。

而在中医治疗中风的方剂中，以下这几个方剂结构是中医大脑常常使用的，包括：真武汤、葛根汤、小承气汤、三黄泻心汤、桂枝茯苓丸、柴胡加龙骨牡蛎汤、补阳还五汤、黄芪桂枝五物汤、三子养亲汤、钩藤散、续命汤、羚羊角散、桂枝加葛根汤等。

我们根据它们的方性做一个分析如下，这可以帮助我们知道在什么时机和当面对什么属性的症状时要用什么样的方剂：

【方剂寒热补泻分布表】

	温热药	平药	寒凉药
补药	真武汤，葛根汤，柴胡加龙骨牡蛎汤，补阳还五汤，黄芪桂枝五物汤，续命汤，羚羊角散，桂枝加葛根汤		
平药			
泻药	三子养亲汤		小承气汤，三黄泻心汤，桂枝茯苓丸，钩藤散

【方剂升降收散动力分布表】

	升性药	平药	降性药
散性药	葛根汤，补阳还五汤，续命汤		小承气汤，桂枝茯苓丸，三子养亲汤，钩藤散，羚羊角散
平药	黄芪桂枝五物汤		
收性药	真武汤，桂枝加葛根汤		三黄泻心汤，柴胡加龙骨牡蛎汤

【方剂燥湿分布表】

湿性药	中性药	燥性药
葛根汤，补阳还五汤，续命汤，桂枝加葛根汤	桂枝茯苓丸，黄芪桂枝五物汤	真武汤，小承气汤，三黄泻心汤，柴胡加龙骨牡蛎汤，三子养亲汤，钩藤散，羚羊角散

　　中医大脑非常强调单味药的药性和以单味药药性及比重所计算出来的方剂的方性，因为这和患者的体质表现、症状和证型、疾病的种类都会息息相关。我们在第一则医案中看到了黄芪桂枝五物汤、真武汤、三子养亲汤的使用，其实也就是中医大脑根据所有的入参并经过精确的反复计算之后所选定的结果。

　　需补充说明的是，所谓"闭证"是指疾病在急剧变化过程中，由于正气不支、邪气内陷而出现脏腑功能闭塞的一种病理反应，多因邪热、痰浊等病邪闭阻于内，多见于中风及温热病热入营血阶段，均属中枢神经系统病变。其表现为突然昏仆、不省人事、牙关紧闭、口噤不开、两手握固、大小便闭、肢体痉挛等。闭证根据热象的有无分为"阳闭"和"阴闭"两种。而由于"闭证"是以邪实内闭为主，属于实证，治疗上急宜祛邪为主。

　　中风之"阳闭"是由风火痰热之邪内闭经络、肝阳暴张、阳升风动、气血上逆、挟痰挟火、蒙蔽清窍而形成上盛下虚阴阳不能维系的危急证候，其症状除"闭证"的表现外，还有面赤身热、气粗口臭、躁扰不宁、苔黄腻、脉弦滑而数。治以清肝息风、辛凉开窍之法，常用方多以局方至宝丹或安宫牛黄丸辛凉通窍，并用羚羊角汤清肝息风、育阴潜阳。

　　中风之"阴闭"则是痰湿偏盛、风挟痰湿、上蒙清窍、内闭经络、阳气阻滞的湿痰内盛之象。其症状除"闭证"的表现外，还有面白唇暗、静卧不烦、四肢不温、痰涎壅盛、苔白腻、脉沉滑缓。治以豁痰息风、辛温开窍之法，多以苏合香丸并用涤痰汤温开通窍、燥湿豁痰。

所谓"脱证"，是指疾病过程中阴阳气血大量耗损至生命垂危的综合表现。"脱证"包括的疾病很多，临床上一般把中风、大汗、大泻、大失血或精液大泄等精气急骤耗损导致阴阳离决者称为"暴脱"，如休克基本可以包括在此范围内。若因久病元气虚弱、精气逐渐消亡所引起，则称为"虚脱"，心肺肝肾等的功能衰竭基本上可包括在此范围内。由于症状均以精气向外而泄为特点，故又称"外脱"。

而中风之"脱证"以阳浮于上、阴竭于下、正气虚脱为主。其症状表现：突然昏仆、不省人事、目合口张、鼻鼾息微、手撒肢冷、汗多、大小便自遗、肢体软瘫、舌痿、脉细弱或脉微欲绝等五脏衰败、阴精欲绝、阳气暴脱之证候。治以益气回阳，救阴固脱之法，常用方以大剂量参附汤和生脉饮救之。

总之，"闭""脱"二证均属危急重症，但因证候性质不同，所以临证之时应予区分。两者既可同时并见又可相互转化。"闭证"若因失治、误治或者正不胜邪，可转为"脱证"；"脱证"经过治疗，正气渐复，也可有好转之机。故在"闭证"转化的过程中，往往出现"闭""脱"二证互见的证候，因而在治疗时，要特别注意病情的发展与转归，随时掌握标本缓急和扶正祛邪的原则。一般情况下，闭证以开闭祛邪为主；脱证以固脱扶正为主；对于闭脱互见者要权衡主次，标本兼顾。若闭证出现脱证症状，是疾病转重的趋势，在祛邪的同时，必须注意扶正。

临床上根据病情将中风分为中经络和中脏腑。中经络者大多是络脉空虚、风邪入中，或由于肝肾阴虚、风阳上扰，病位较浅、病情较轻，一般无神志改变，仅表现为口眼歪斜、语言不利、半身不遂；中脏腑者，病位较深、病情较重，主要表现为神志不清、歪僻不遂，并且常有先兆及后遗症出现。无论是中经络或是中脏腑，大都包括了现代医学中的脑血栓、脑栓塞、脑内出血、蛛网膜下腔出血、脑血管痉挛、病毒性脑炎以及颜面神经麻痹等病。临床需根据病情的轻重、缓急、深浅、虚实制定出相应的治疗方法，一般需针灸和汤药并施，才能使本病转危为安。

通过这二则医案，我们看到中医大脑在中风后遗症方面的治证实力。希望通过人工智能辅助诊治的运用，我们能为中风病患者提供更好的帮助！

·医案 36·

紧急施治，抢治二度心梗

在中医学里，"真心痛""胸痹""心悸""怔仲"等名称属于现代医学中的心脏病范畴。

《一得集·卷下医案》中记载："何某年三十余，忽患心痛，甚则昏厥，急召余诊。唇面俱青，以手紧按胸膛，痛剧不能言，脉之左关尺紧，寸口如循刀刃，右手不克诊，以紧按胸膛故也。余曰，此真心痛病，旦发夕死，夕发旦死，虽卢扁复生，不能救也，超时果卒。"

《金匮要略·胸痹心痛短气病脉证治》原文云："胸痹之病，喘息咳唾，胸背痛，短气，寸口脉沉而迟，关上小紧数，栝楼薤白白酒汤主之。"

中医治疗心脏病，从整体入手，不独治心而已。用方用法或活血化瘀，或温阳通络，或滋补心阴，或提振心阳，遵循"辨证论治""因人施治"的治疗原则。本文所述案例是 A 女士突发心梗，坚持用中药治疗而后治愈的故事。

说来就来的心梗

患者 A 女士患有全身多发肿瘤转移，几年前做过直肠恶性肿瘤切除术和肾摘除术，身体体质相对较差。

其侄女是个非常有孝心的女孩，了解问止中医后替患者本人挂了号，正式开始了治疗。

患者一开始是以治疗肿瘤为主，当时患者舌质暗、舌胖大，舌苔一开始有点令人咂舌。

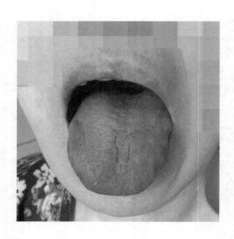
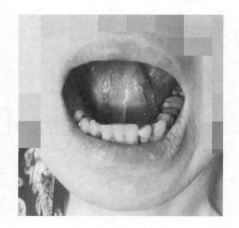

　　患者对中医比较信任，对问止中医也有信心。几次治疗后，身体各种情况都在好转，舌肿胖大明显减小，说明体内的寒湿之邪已排出一大部分了。

　　阿姨说身体好了来深圳看望我，我真心期望阿姨可以尽早好起来。

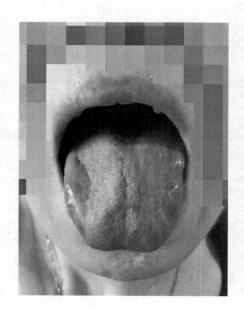

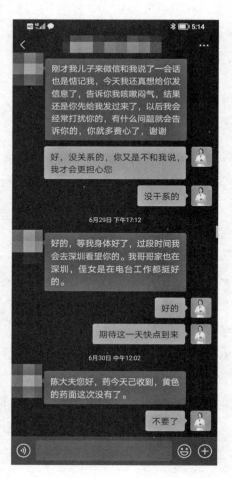

然而，人生时常峰回路转，有时往好处转，有时却有意外发生。

A女士曾有心梗病史。就在我们治疗肿瘤期间，A女士心梗再次发作，经过医院两次抢救暂时保住了生命，但A女士的身体状况明显下滑了不少。

在此期间，我通过微信给患者加油打气，患者在医院又害怕又绝望，即使服药不方便，也希望用中药治疗。

当患者求助于我时，我已下班，我赶紧给患者安排加号救治。心梗不能等待，和死神的对抗是争分夺秒的。

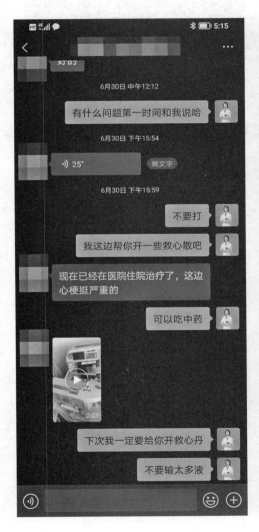
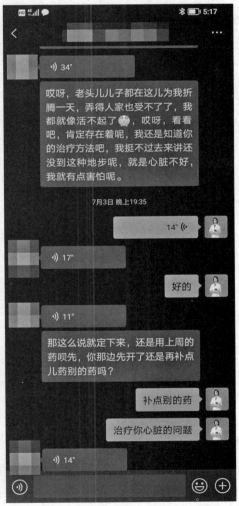

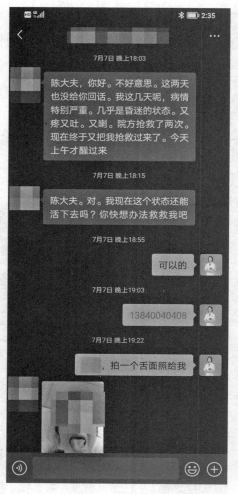
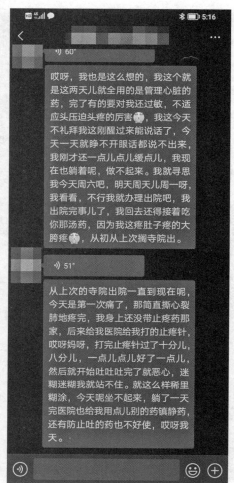

"一方见血"治疗心脏病

于是，我开始了与"疾病魔鬼"的时间斗争。通过各方面努力，我了解到 A 女士经过西医的抢救之后还有以下症状：

1. 心脏痛、胸痛彻背、心悸，心脏早衰。

2. 小便不利，尿频、尿急、量不多。

3. 有便意但排不出，大便细。

4. 肚子大（有腹水），有硬块；腹胀、腹痛；呕吐，纳差，术后不想吃饭。

5. 呼吸困难，说话无力；脚冷，全身出汗多（头部更多）；眩晕；口干，口渴。

　　A 女士积极配合中医治疗，主动拍舌图给我。这次的舌头舌质暗、舌底静脉怒张，如下图：

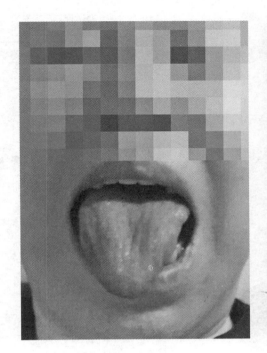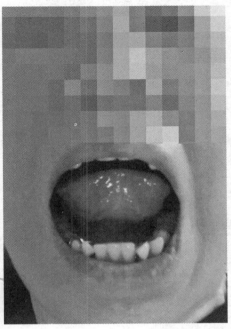

　　我将患者症状录入中医大脑后，推选"胸痛彻背、背痛彻心"为主症，中医大脑开出汤剂和问止制剂速效救心散。汤散合用，力道加大，救急救重。

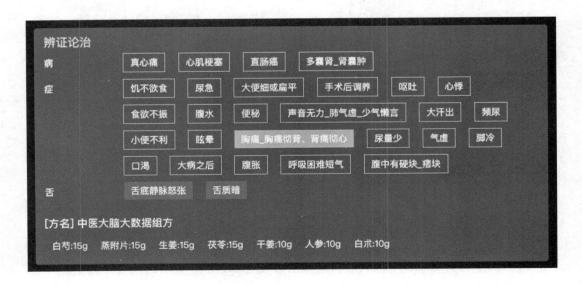

【本诊方剂整体药对结构分析】

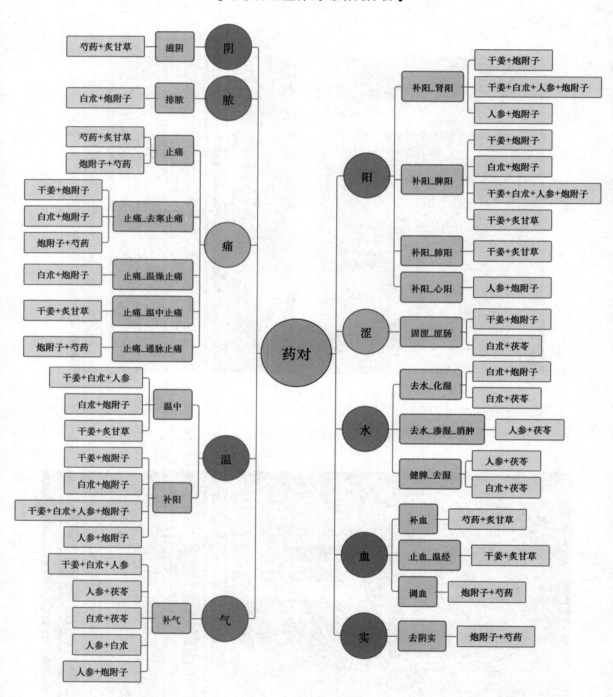

注：因患者有腹水，中医大脑自动减去了炙甘草，但在药对结构及下面的药物方剂分析中仍保留炙甘草，以帮助大家记忆核心药对和关键方剂。

【方剂药性分析】

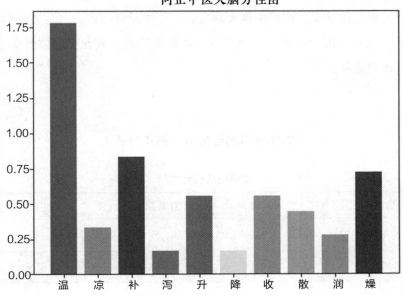

问止中医大脑方性图

【单味药药性分布图】

	温热药	平药	寒凉药
补药	干姜☀，人参☂，白术☀，蒸附片☀，生姜☀	炙甘草☂	白芍☂
平药			
泻药		茯苓☀	

	升性药	平药	降性药
散性药	干姜☀，生姜☀		
平药			
收性药	人参☂，蒸附片☀	白芍☂，白术☀，炙甘草☂	茯苓☀

（注：☀：燥性药，☂：湿性药）

【药性之说明】

患者有阳虚的表现，所以中医大脑在这一诊中所开出的方剂的方性偏温偏补是合理的。此外，因为患者有小便不利、腹水等现象，故此整体方性偏于燥性，有助于水湿的排除。

【本诊方剂的组成方剂结构分析】

重要结构符合方剂

结构符合方剂	方剂组成	药数
附子理中汤	附子、干姜、白术、炙甘草、人参	5
附子汤	附子、茯苓、人参、白术、芍药	5
茯苓四逆汤	茯苓、人参、炙甘草、干姜、附子	5
真武汤	茯苓、芍药、白术、生姜、附子	5
甘草干姜茯苓白术汤	炙甘草、白术、干姜、茯苓	4
理中汤	人参、干姜、炙甘草、白术	4
四逆加人参汤	炙甘草、附子、干姜、人参	4

可作为方根的结构符合方剂

结构符合方剂	方剂组成	药数
四逆汤	炙甘草、附子、干姜	3
芍药甘草附子汤	芍药、炙甘草、附子	3
芍药甘草汤	芍药、炙甘草	2
甘草干姜汤	炙甘草、干姜	2
干姜附子汤	干姜、附子	2

【重要结构符合方剂说明】

中医大脑所开出的方剂，从结构上来看可以说是附子剂结构和理中汤结构的合方，这其中比较重要的是真武汤结构和附子理中汤结构。而因为患者有腹水的问题，中医大脑自动减去了炙甘草，避免蓄水。

我们把患者的病症分类如下：

【疾病及现代诊断】真心痛、心肌梗塞、直肠癌、多囊肾 – 肾囊肿。

【疾病状态】手术后调养、大病之后。

【气】气虚、声音无力 – 肺气虚 – 少气懒言。

【寒】脚冷。

【口 – 渴饮】口渴。

【饮食】食欲不振、饥不欲食。

【小便】小便不利、尿量少、频尿、尿急。

【大便】便秘、大便细或扁平。

【汗】大汗出。

【心 – 心血管系统】心悸。

【肝 – 胆 – 少阳 – 厥阴】腹水。

【腹】腹胀。

【吐】呕吐。

【呼吸】呼吸困难短气。

【胸腹】胸痛 – 胸痛彻背背痛彻心、腹中有硬块 – 痞块。

【全身性问题】眩晕。

中医大脑所开具的方剂中含有真武汤结构。真武汤是一个温阳利水的方子，主治下焦寒湿且小便不利，可用于阴证而由于新陈代谢的沉衰所引起的疾病。而此方对治本诊患者的脚冷、小便不利、心悸及眩晕等问题。

中医大脑所开具的方剂中含有理中汤结构。理中汤在《伤寒杂病论》中被称为"人参汤"，是治疗太阴病（胃肠机能衰弱），里（胃肠）虚寒而有水湿的方剂。而在这个理中汤结构上加上附子（即附子理中汤），则其温阳的力量更强。附子理中汤对治本诊患者的心痛、胸痛、呼吸困难、腹胀、呕吐等症状。

我开完方后，赶紧嘱咐阿姨的侄女立刻在当地药店抓药，抓完立刻煎药，煎药完立刻喂药。

紧张等待服药后的情况

开完药后，我担心了一晚上阿姨的情况。心衰、心梗是很危险的情况，也不知道阿姨情况如何。

结果第二天阿姨就传来好消息，喝药后感觉舒服多了，坚持喝药几天，就出院回家了。

阿姨回家后坚持喝药一段时间后说："就仿佛从来没得过心梗一样。"

整个治疗过程中，我们不断回访、跟进患者情况，虽然很累，但真的很开心。医生最开心的事莫过于患者身体健康。

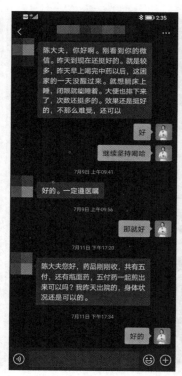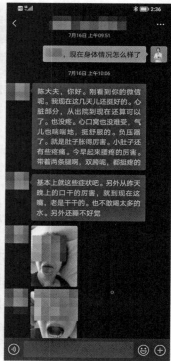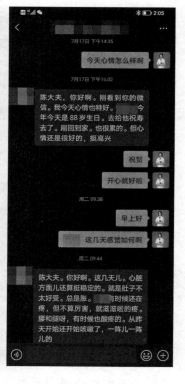

阿姨一周后复诊，已经没有心绞痛、心窝不舒服等症状，转而治疗消化功能上的问题了。医患关系最舒服的状态莫过于互相信任，共赴健康。

【本医案之整体分析】

心梗是心脏本身器质性的病变，用中医的观念来说是一种心阴实的现象，在古代又叫"真心痛"，一般的感受是以心绞痛为主。一旦发病，主要症状为心前区发作性绞痛，常兼有心胸憋闷感，甚则出现大汗、肢冷、紫绀、胸痛彻背、背痛彻心等现象。

另外，较易与真心痛混淆的问题就是心包痛，这是心包积液造成心脏不适的病症，一般以闷痛、钝痛为多，而不会有痛感延伸至背部的表现。

还有一个在中医学上可能会造成混乱的名称是"心下痛"，这是和心脏本身更无关系的"胃脘痛"，这在古书中出现时常用"心痛""心下痛"称呼，但主要是指胃部问题造成的心窝部位疼痛。

厘清了真心痛、心包痛、心下痛三者的关系之后，我们就来探讨一下在本医案里中医大脑设计的方剂中，为什么中医大脑使用附子理中汤结构但又必须加入其他方药来治疗。

在《金匮要略·胸痹心痛短气病脉证治第九》提道："胸痹，心中痞，留气结在胸，胸满，胁下逆抢心，枳实薤白桂枝汤主之，人参汤亦主之。"这里面讲到的人参汤就是理中汤。所以在本案的理中汤并不全然是治疗消化道问题（理中）的方剂，而是用来治疗胸痹、心痛、短气等症状的。而附子理中汤是来自《三因极一病证方论》，在理中汤里加上附子之后，主要是祛里寒的力量增大，而由于附子的归经包含了心，因此对于强化心阳、去心阴实也有一定的帮助，所以对于真心痛，附子理中汤是一个可以使用的方剂结构。但是在真武汤结构的组成里，有什么单味药可以再进一步加强附子理中汤治疗真心痛的功能呢？我们先来看一下这两个方剂的组成列表：

附子理中汤	附子	干姜	白术	炙甘草	人参			
真武汤	附子		白术			茯苓	芍药	生姜

从这里面我们可以看出，真武汤中有一个附子理中汤没有的单味药"茯苓"，而茯苓正是治疗心动悸的重要单味药。正因为心脏的问题里最多见的症状就是心悸，而加上了能够治悸的茯苓之后，附子理中汤结构就变得更完整，也就是说附子理中汤加茯苓才是中医大脑在这一诊中的方剂核心。当然因为也考虑到其他相关症状的关系，就把含有茯苓的真武汤结构放了进来，扩大了整体治疗的效果。

·医案 37·

治肝硬化腹水二则

肝硬化是腹水的最常见病因，占腹水致病原因超过百分之八十。此外，腹水是肝硬化最常见的并发症。大约 58% 的患者在诊断为代偿期肝硬化后，10 年内会出现腹水。面对这样的问题，中医大脑的治疗成效甚好。在以下这两个案例中，因为主治的症状比较相近，中医大脑所开出的方剂结构非常相似，但毕竟患者还是有不同的表现，中医大脑也根据智能加减作出个性化调整，谨以其思路供各位读者参考。

案例一

肝硬化腹水属中医的"鼓胀"或"单腹胀"范畴。早在《黄帝内经》中即有鼓胀表现及治疗的记载。《灵枢·水胀》曰："鼓胀何如？岐伯曰：腹胀，身皆大，大与肤胀等也。色苍黄，腹筋起，此其候也。"更因其成因不一、缠绵反复、变化多端、虚实错杂，是常见且难治之病。

本次医案的主诊医师根据患者的病情，抓住主要的治疗方向给予辨证施治，从而使患者获得良好的治疗效果。

腹水严重，小病不断

那日我休息，一位在我这治疗了两个月的患者康女士突然发来喜讯：

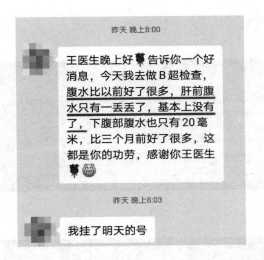

得知患者腹水好转，我比患者本人还喜出望外。这位患者腹水好转的速度很快，在刚开始治疗的两三周，该患者时常有些不舒服的小问题，得益于良好的医患信任与配合，我们磨合调整并迎来了如今的治疗效果。

来看一下患者的初诊情况，患者自己整理得很仔细：

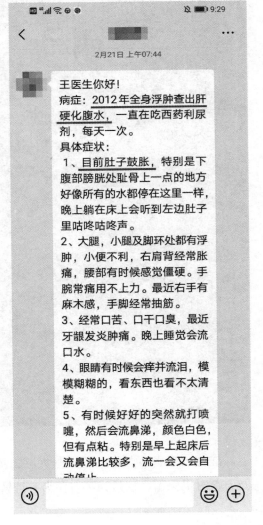

我把康女士的情况整理并录入中医大脑，处方如下：

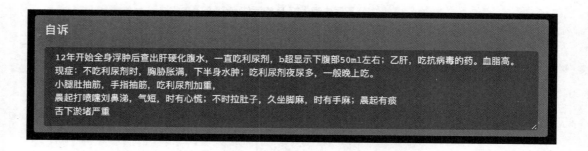

自诉

12年开始全身浮肿后查出肝硬化腹水，一直吃利尿剂，b超显示下腹部50m1左右；乙肝，吃抗病毒的药。血脂高。
现症：不吃利尿剂时，胸胁胀满，下半身水肿；吃利尿剂夜尿多，一般晚上吃。
小腿肚抽筋，手指抽筋，吃利尿剂加重，
晨起打喷嚏刘鼻涕，气短，时有心慌；不时拉肚子，久坐脚麻，时有手麻；晨起有痰
舌下淤堵严重

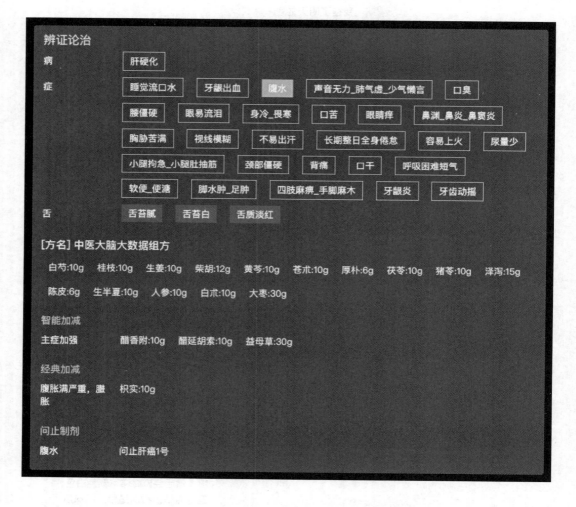

辨证论治

病　　肝硬化

症　　睡觉流口水　牙龈出血　腹水　声音无力_肺气虚_少气懒言　口臭

　　　腰僵硬　眼易流泪　身冷_畏寒　口苦　眼睛痒　鼻渊_鼻炎_鼻窦炎

　　　胸胁苦满　视线模糊　不易出汗　长期整日全身倦怠　容易上火　尿量少

　　　小腿拘急_小腿肚抽筋　颈部僵硬　背痛　口干　呼吸困难短气

　　　软便_便溏　脚水肿_足肿　四肢麻痹_手脚麻木　牙龈炎　牙齿动摇

舌　　舌苔腻　舌苔白　舌质淡红

[方名]中医大脑大数据组方

白芍:10g　桂枝:10g　生姜:10g　柴胡:12g　黄芩:10g　苍术:10g　厚朴:6g　茯苓:10g　猪苓:10g　泽泻:15g

陈皮:6g　生半夏:10g　人参:10g　白术:10g　大枣:30g

智能加减

主症加强　　醋香附:10g　醋延胡索:10g　益母草:30g

经典加减

腹胀满严重，脘　枳实:10g
胀

问止制剂

腹水　　　问止肝癌1号

注：因患者有腹水，故中医大脑去掉了有蓄水作用的炙甘草，但在具体分析药物及方剂时仍保留，这是为了方便大家理解记忆核心药对和关键方剂。

【本诊方剂整体药对结构分析】

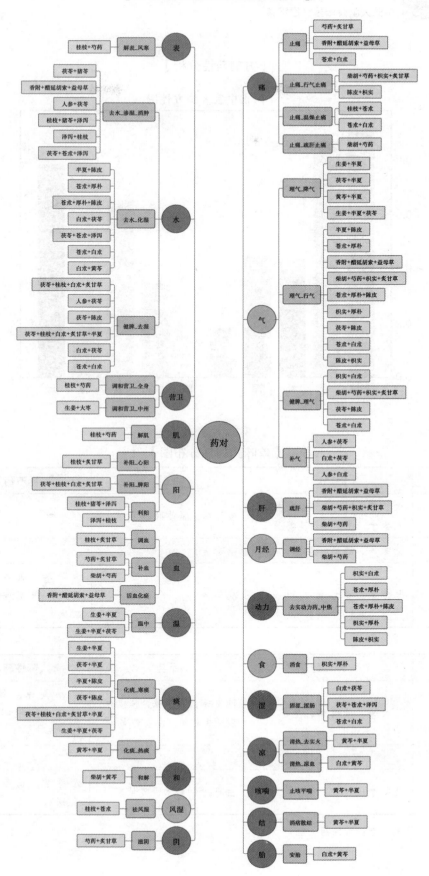

【方剂药性分析】

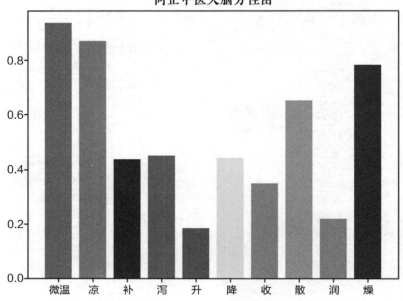

问止中医大脑方性图

【单味药药性分布图】

	温热药	平药	寒凉药
补药	大枣☂，生半夏☀，白术☀，人参☂，桂枝☀，生姜☀	炙甘草，醋香附☀	白芍☂
平药	陈皮☀，醋延胡索☀	猪苓☀	
泻药	厚朴☀，苍术☀	茯苓☀	泽泻☀，黄芩☀，柴胡☀，枳实☀，益母草☀

	升性药	平药	降性药
散性药	苍术☀，柴胡☀，生姜☀	陈皮☀，猪苓☀，桂枝☀，醋延胡索☀，益母草☀	生半夏☀，厚朴☀，泽泻☀，枳实☀，醋香附☀
平药			
收性药	人参☂	白芍☂，白术，炙甘草	大枣☂，茯苓☀，黄芩☀

（注：☀：燥性药，☂：湿性药）

【药性之说明】

本方剂在寒热补泻上并没有比较特殊的趋向，但是在升、降、收、散、润、燥上有比较大的偏性。在其中，我们可以看得出来本方偏降、散、燥，这是为了对应腹水、脚水肿等身体水液代谢失常的问题所设计的方性趋势。

【本诊方剂的组成方剂结构分析】

重要结构符合方剂

结构符合方剂	方剂组成	药数
柴苓汤	柴胡、黄芩、生姜、半夏、人参、大枣、炙甘草、猪苓、茯苓、白术、泽泻、桂枝	12
胃苓汤	炙甘草、茯苓、苍术、陈皮、白术、桂枝、泽泻、猪苓、厚朴、大枣、生姜	11
柴胡桂枝汤	柴胡、半夏、桂枝、黄芩、人参、芍药、生姜、大枣、炙甘草	9
六君子汤	人参、白术、茯苓、半夏、大枣、陈皮、炙甘草、生姜	8
小柴胡汤	柴胡、黄芩、人参、炙甘草、半夏、生姜、大枣	7
黄芩加半夏生姜汤	黄芩、芍药、炙甘草、大枣、半夏、生姜	6
茯苓饮	茯苓、人参、白术、枳实、陈皮、生姜	6
桂枝去桂加茯苓白术汤	芍药、炙甘草、生姜、大枣、茯苓、白术	6
桂枝人参新加汤	桂枝、大枣、人参、芍药、生姜、炙甘草	6
平胃散	苍术、厚朴、陈皮、炙甘草、生姜、大枣	6
四君子汤	人参、白术、茯苓、炙甘草、生姜、大枣	6
桂枝汤	桂枝、芍药、炙甘草、生姜、大枣	5
桂枝加芍药汤	桂枝、芍药、炙甘草、大枣、生姜	5
桂枝加桂汤	桂枝、芍药、生姜、炙甘草、大枣	5
厚朴生姜半夏甘草人参汤	厚朴、生姜、半夏、炙甘草、人参	5
五苓散	猪苓、泽泻、白术、茯苓、桂枝	5

续表

结构符合方剂	方剂组成	药数
黄芩汤	黄芩、芍药、炙甘草、大枣	4
茯苓甘草汤	茯苓、桂枝、生姜、炙甘草	4
茯苓桂枝甘草大枣汤	茯苓、桂枝、炙甘草、大枣	4
苓桂术甘汤	茯苓、桂枝、白术、炙甘草	4
桂枝去芍药汤	桂枝、大枣、生姜、炙甘草	4
四逆散	炙甘草、枳实、柴胡、芍药	4
二陈汤	半夏、陈皮、茯苓、炙甘草	4

可作为方根的结构符合方剂

结构符合方剂	方剂组成	药数
猪苓散	猪苓、茯苓、白术	3
橘枳姜汤	陈皮、枳实、生姜	3
桂枝生姜枳实汤	桂枝、生姜、枳实	3
小半夏加茯苓汤	半夏、生姜、茯苓	3
半夏散及汤	半夏、桂枝、炙甘草	3
芍药甘草汤	芍药、炙甘草	2
泽泻汤	泽泻、白术	2
橘皮汤	陈皮、生姜	2
桂枝甘草汤	桂枝、炙甘草	2
枳术汤	枳实、白术	2
枳实芍药散	枳实、芍药	2
小半夏汤	半夏、生姜	2
二仙汤	黄芩、芍药	2

另外再特别加上的单味药：香附、益母草、醋延胡索。

【重要结构符合方剂说明】

中医大脑设计的这一个方剂，乍看其整体思路比较难以理解。即使经过中医学习大脑分析了其方剂结构之后，总令人觉得似乎还是过于复杂，但是本方剂药味并没有很多。另，医者根据中医大脑智能加减再加上香附、益母草、醋延胡索这三个单味药，我们整理其功用如下：

单味药	主治	应用
香附	疏肝理气，调经止痛	1. 肝郁气滞诸痛证。2. 月经不调诸证
益母草	活血祛瘀，利水消肿，清热解毒	1. 用于妇人经产诸证。2. 用于水肿，小便不利。3. 用于疮痈肿毒，皮肤瘙痒
醋延胡索	活血，行气，止痛	用于血瘀气滞诸痛

值得一提的是，中医大脑利用智能加减把方中的炙甘草这个单味药完全去掉，也就是说虽然方剂列出炙甘草这一味药，但是其剂量为零，这就非常耐人寻味了。

这是因为中医大脑学习到了一条用药规则：当腹水严重的时候，我们就不用炙甘草这类会有蓄水效果的药。所以，虽然中医大脑在方剂结构上呈现了炙甘草，但是把它的剂量减为零，这是中医大脑智能加减在用药精细化方面的体现。我们常常说方剂要做加减，但通常都是加上一些单味药或药对来做辅助，然而中医大脑不仅会加，也会减，中医大脑会考虑去掉与症状相抵触的单味药，且去掉之后方剂效果会更好。

像肝硬化腹水这类疑难重症的治疗，往往需要较长的时间，而且在治疗期间可能会出现不同症状的"反复"，这是退病过程中的常见现象。这个时期非常考验医患之间的信任与配合。坚持度过看似反复的时期，就会迎来质变。

康女士服药期间，一些病症有明显的改善，但一些病症较为棘手，难以消除甚至有点加重。不过令我甚感安慰的是，患者对问止中医充满信任，总是按时复诊。

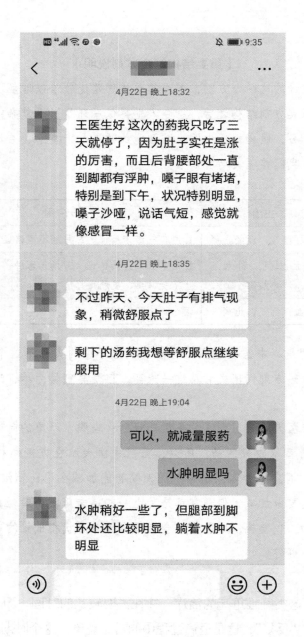

坚持服药，腹水消退

患者从今年 2 月开始吃药，治疗期间因为家里有事，在 4 月到 5 月停药，然后又在 5 月中下旬复诊继续服药。总治疗时间大约 2 个月左右。

不久康女士便向我传来好消息：B 超检查腹水消退明显。从原先的平卧位，肝前 21mm 液性暗区到现在已不明显，下腹部原先见 62mm 的液性暗区减到只剩 20mm。

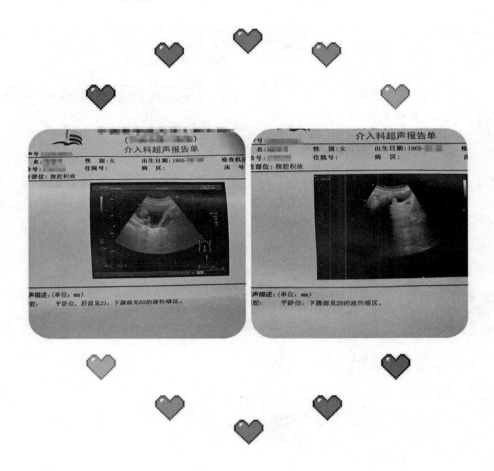

康女士的病情虽然已经得到大大的改善，但是还是需要继续加强治疗。后续，我们将会针对肝硬化问题、体质问题分不同的疗程进行治疗。

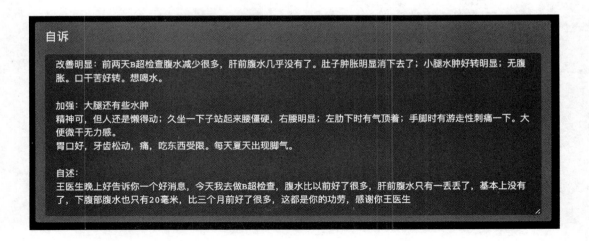

自诉

改善明显：前两天B超检查腹水减少很多，肝前腹水几乎没有了。肚子肿胀明显消下去了；小腿水肿好转明显；无腹胀。口干苦好转。想喝水。

加强：大腿还有些水肿
精神可，但人还是懒得动；久坐一下子站起来腰僵硬，右腰明显；左肋下时有气顶着；手脚时有游走性刺痛一下。大便微干无力感。
胃口好，牙齿松动，痛，吃东西受限。每天夏天出现脚气。

自述：
王医生晚上好告诉你一个好消息，今天我去做B超检查，腹水比以前好了很多，肝前腹水只有一丢丢了，基本上没有了，下腹部腹水也只有20毫米，比三个月前好了很多，这都是你的功劳，感谢你王医生

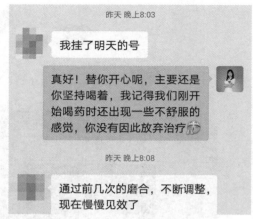

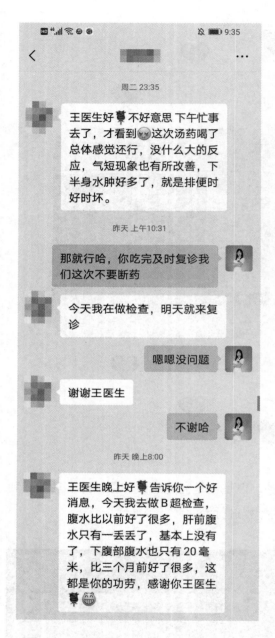

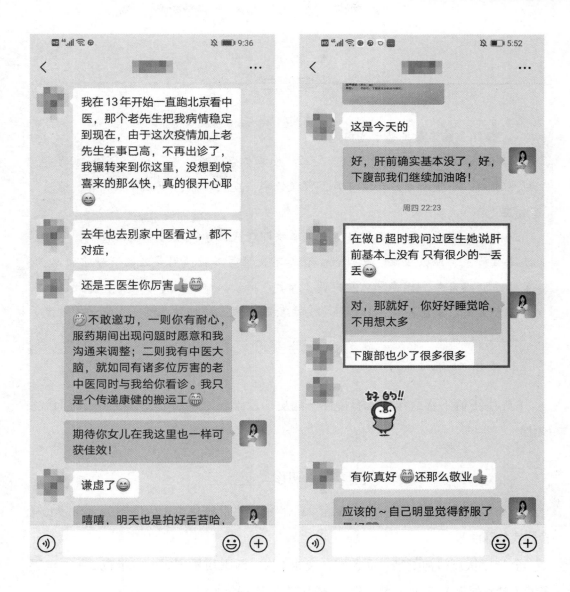

| 案例二 |

"鼓胀"病名最早见于《内经》。

《诸病源候论·水蛊候》认为，本病发病与感受"水毒"有关，将"水毒气结聚于内，令腹渐大，动摇有声，常欲饮水，皮肤粗黑，如似肿胀"者，称为"水蛊"。

根据本病的临床表现可以看出，本病即现代医学所指的肝硬化腹水，包括病毒性肝炎、血吸虫病、胆汁性、营养不良性等多种原因导致的肝硬化腹水。鼓胀系肝病日久，肝脾肾功能失调，加之气滞、血瘀、水停于腹中，导致以腹部胀大如鼓、皮色苍黄、脉络显露为主要临床表现的一种病症。本病治疗难度较大。

F先生正值不惑之年，素有慢性肝病史，近年来因嗜酒过度、生活失调而致肝硬化。

═══ 初诊 ═══

2021年5月24日初诊，患者病症如下：酒精性肝硬化（失代偿期）、脾肿大、食管胃底静脉曲张。

全身症状：精神萎靡，面色黯；夜尿1次，睡眠质量不好，常半夜2～3点醒，多梦（梦到死人），时伴心慌；每天晨起口苦；盗汗年余。

消化道症状：泛胃酸，食欲不振，胃胀气（饭后加重），放屁多；大便软，有时里急后重；胃出血史。

出血倾向：几乎每天刷牙都有牙龈出血。

舌诊：舌苔水滑、舌有齿痕、舌有裂纹、舌苔白。

我跟F先生解释了症状来源：肝气不通，夜间丑时为肝经当令，肝气不通则多梦易醒；胆气不降则晨起口苦；肾阴亏虚，引起夜间盗汗；肝气不通，肝木乘脾土则胃酸胃胀，脾虚湿盛则纳呆、便软、里急后重；肝气不通，气滞血瘀，易出现出血症状，胃出血、牙龈出血都属于肝气犯胃，脾不统血所致；舌苔水滑，舌有齿痕，是湿气困脾的舌象，舌有裂痕是阴血亏虚之征象。

我继续讲解了我们的治疗思路，F 先生最终决定试一试中医治疗。

我遂将各表现一一录入中医大脑，处方如下：

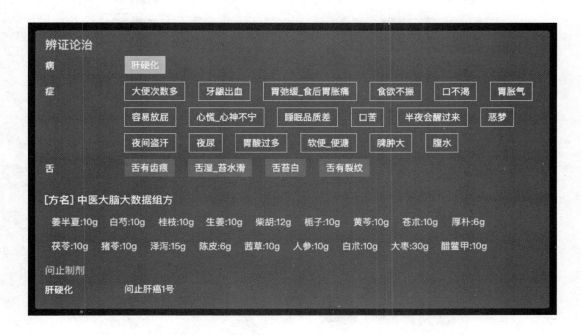

注：因患者有腹水，故中医大脑去掉了有蓄水作用的炙甘草，但在具体分析药物及方剂时仍保留，这是为了方便大家理解记忆核心药对和关键方剂。

【本诊方剂整体药对结构分析】

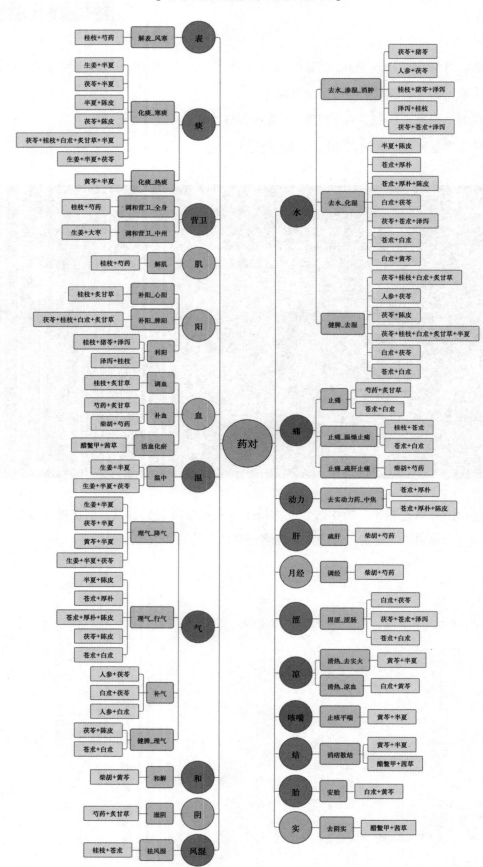

【方剂药性分析】

问止中医大脑方性图

【单味药药性分布图】

	温热药	平药	寒凉药
补药	大枣☂，白术☀，姜半夏☀，人参☂，桂枝☀，生姜☀	炙甘草☂	白芍☂，醋鳖甲☀
平药	陈皮☀	猪苓☀	茜草☀
泻药	厚朴☀，苍术☀	茯苓☀	泽泻☀，黄芩☀，柴胡☀，栀子☂

	升性药	平药	降性药
散性药	苍术☀，柴胡☀，生姜☀	陈皮☀，猪苓☀，桂枝☀，茜草☀	厚朴☀，姜半夏☀，泽泻☀
平药			醋鳖甲☀
收性药	人参☂	白芍☂，白术☀，炙甘草☂	大枣☂，茯苓☀，黄芩☀，栀子☂

（注：☀：燥性药，☂：湿性药）

【药性之说明】

中医大脑所设计的这个方剂的方性，在寒热性上基本是平衡的，而在补泻性上来说是稍微偏补一些。其他值得注意的是降性和燥性较高，当然这和患者有腹水的状况有很强烈的关系。

【本诊方剂的组成方剂结构分析】

重要结构符合方剂

结构符合方剂	方剂组成	药数
柴苓汤	柴胡、黄芩、生姜、半夏、人参、大枣、炙甘草、猪苓、茯苓、白术、泽泻、桂枝	12
胃苓汤	炙甘草、茯苓、苍术、陈皮、白术、桂枝、泽泻、猪苓、厚朴、大枣、生姜	11
柴胡桂枝汤	柴胡、半夏、桂枝、黄芩、人参、芍药、生姜、大枣、炙甘草	9
六君子汤	人参、白术、茯苓、半夏、大枣、陈皮、炙甘草、生姜	8
小柴胡汤	柴胡、黄芩、人参、炙甘草、半夏、生姜、大枣	7
黄芩加半夏生姜汤	黄芩、芍药、炙甘草、大枣、半夏、生姜	6
桂枝去桂加茯苓白术汤	芍药、炙甘草、生姜、大枣、茯苓、白术	6
桂枝人参新加汤	桂枝、大枣、人参、芍药、生姜、炙甘草	6
平胃散	苍术、厚朴、陈皮、炙甘草、生姜、大枣	6
四君子汤	人参、白术、茯苓、炙甘草、生姜、大枣	6
桂枝汤	桂枝、芍药、炙甘草、生姜、大枣	5
桂枝加芍药汤	桂枝、芍药、炙甘草、大枣、生姜	5
桂枝加桂汤	桂枝、芍药、生姜、炙甘草、大枣	5
厚朴生姜半夏甘草人参汤	厚朴、生姜、半夏、炙甘草、人参	5
五苓散	猪苓、泽泻、白术、茯苓、桂枝	5
黄芩汤	黄芩、芍药、炙甘草、大枣	4
茯苓甘草汤	茯苓、桂枝、生姜、炙甘草	4
茯苓桂枝甘草大枣汤	茯苓、桂枝、炙甘草、大枣	4
苓桂术甘汤	茯苓、桂枝、白术、炙甘草	4

续表

结构符合方剂	方剂组成	药数
桂枝去芍药汤	桂枝、大枣、生姜、炙甘草	4
二陈汤	半夏、陈皮、茯苓、炙甘草	4

可作为方根的结构符合方剂

结构符合方剂	方剂组成	药数
猪苓散	猪苓、茯苓、白术	3
小半夏加茯苓汤	半夏、生姜、茯苓	3
半夏散及汤	半夏、桂枝、炙甘草	3
芍药甘草汤	芍药、炙甘草	2
泽泻汤	泽泻、白术	2
橘皮汤	陈皮、生姜	2
桂枝甘草汤	桂枝、炙甘草	2
小半夏汤	半夏、生姜	2
二仙汤	黄芩、芍药	2

另外再特别加上的单味药：茜草、醋鳖甲、栀子。

【重要结构符合方剂说明】

在这一诊中，中医大脑所开出的方剂和我们前一个案例中的方剂结构是一样的，所以请参考第一则医案中方剂结构的分析。而且本诊也因为腹水自动减去了炙甘草。

和前面的方剂不同的是本方另外加入了三个单味药：茜草、醋鳖甲、栀子。我们对这三个单味药也做列表分析如下：

单味药	主治	应用
茜草	凉血止血，活血通经	1.用于血热夹瘀之出血证。2.用于血瘀经闭，跌打损伤，风湿痹痛
醋鳖甲	滋阴潜阳，软坚散结	1.用于阴虚发热，阴虚阳亢，阴虚风动等证。2.用于癥瘕积聚，疟母等
栀子	泻火除烦，清热利湿，凉血解毒	1.用于热病烦闷。2.用于湿热黄疸。3.用于血热出血。4.用于热毒疮疡

开具汤药的同时，我也配合开具健胃宽中、行水去滞的"问止肝癌一号"制剂，为 F 先生提供第一周的诊疗。

二诊

2021 年 6 月 2 日，我对患者进行二诊，患者反馈如下：

全身症状：精神可，噩梦没了，变成普通的梦了；放屁次数减少。

消化道症状：饭后胃胀减少，但食量减轻，不怎么想吃或者吃一点就饱了，并且早上吃丸药后会有点想吐的感觉（我叮嘱患者：泡生姜水送服丸药或者姜水泡丸剂至化开再服用，患者遵照医嘱后腹胀好转）。

出血倾向：牙龈出血量跟频率均有好转。

排病反应：后背肛周皮肤痒；上午水样便，拉完轻松。

因药丸对患者胃肠有少许影响，我建议改变服用方法，以减少不适症状。因排病反应提示当湿毒、水肿、血瘀外排的过程中会对肝脏和胃带来压力，故调整治疗方案，加强健脾力度（原方基础上加鸡内金宽中健脾），并且在中医大脑的提示下加了茵陈、丹参来利湿退黄，保肝降酶，从而调节肝脏指标。

本次就诊我为患者开具处方 7 剂。

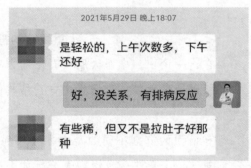

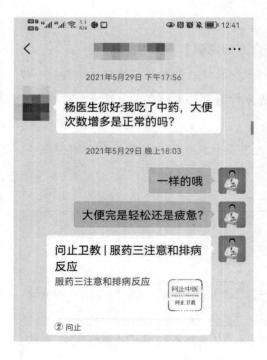

$$三诊$$

2021 年 6 月 16 日，患者三诊反馈如下：

全身症状：睡眠精神尚可，梦进一步好转（普通的梦时有时无）；放屁次数减少；心慌没了。

消化道症状：早起口苦减少，恶心感没了；饭后胃胀没了，胃口比之前稍有好转（我叮嘱患者饮食宜选择好消化的食物，以免门静脉压力过高致出血）。

出血倾向：牙龈出血量及出血频率进一步好转。

排病反应：皮肤痒，不喝药就不痒，喝药就痒；大便一天 3～4 次左右（量有减少）。

患者肝气不通的症状进一步好转，胃气畅通，体内湿毒、水肿已排除大部分，排病反应减轻，方已得效。

本诊我继续守方 7 剂。

如此，经过 3 诊的治疗，2021 年 7 月 13 日有一个好消息传来：F 先生取得了阶段性的胜利——腹水没了。

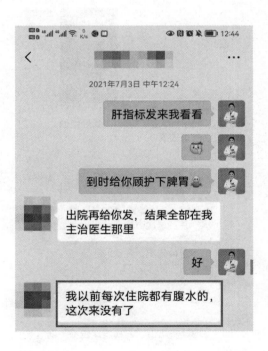

此后，我心里一直记挂着 F 先生，时不时会发信息问其身体状态，但因 F 先生没有计划下一步的调理，所以一直没得到回复。

直到时隔 5 个月后，2021 年 12 月 15 日，F 先生终于回复我了，我在聊天中得知他因为血小板过低又住院补充血小板了（这次用的是女儿的血）。在 F 先生的话语中，我感受到了很多的无奈跟心疼。我劝其通过中医调治自身的脾胃功能（脾统血，血液病多从脾论治），自身能量有来源了，就不必心疼妻女不断地抽血给他了。奈何 F 先生经济紧张，是当地建档户，调理总是一拖再拖。

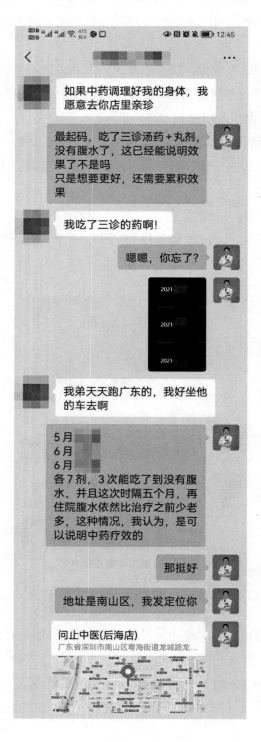

写这个医案时，我非常犹豫，毕竟 F 先生至今没能继续诊疗，但犹豫再三，还是决定写出来。

我的父亲当年因为这个病没能得到很有效的治疗，年纪轻轻就去了。写出来，是为了更多在这样困境下的人，能找到生存的希望。

床号　　　　　病室　　　　　住院病历

入院日期：2021-0

出院日期：2021-

住院天数：8天

入院诊断：1.呕血查因：门脉高压性胃病并出血？食管胃底静脉曲张破裂出血？贲门粘膜撕裂综合征？消化性溃疡并出血？急性胃粘膜病变？；2.酒精性肝硬化（失代偿期）门脉高压症 门脉高压性胃病 食管静脉曲张套扎术后及胃底静脉曲张组织胶注射术后 腹水 脾亢；3.布加综合征。

住院经过：患者因反复腹胀6年余，间断呕血、黑便2年余，再发呕血3小时余入院，曾于我科住院诊治，诊断为酒精性肝硬化（失代偿期）门脉高压症 门脉高压性胃病 食管静脉曲张套扎术后及胃底静脉曲张组织胶注射术后 腹水 脾亢、布加综合征。入院后查：2021-5-14 南院超声影像学意见：肝脏声像改变：符合肝硬化声像；肝内多个结节形成；脾大；病理胆囊、胆囊壁增厚；前列腺稍大并钙化。凝血常规示：纤维蛋白原1.23 g/L，凝血酶时间 19.4 s，国际标准化比率1.93，凝血酶原时间 22.90 s,活化部分凝血活酶时间 48.6 s，轻度异常，血常规示：血红蛋白137g/L，红细胞数目4.98*10^12/L，血小板数目18*10^9/L，无明显贫血并有脾功能亢进，ABO血型正定型结果 A，电解质示：血清碳酸氢盐HCO3- 17.7 mmol/L，肾功能无明显异常，生化示：间接胆红素 89.60 umol/L，球蛋白 25.7 g/L，白球比 1.59 ，谷丙/谷草0.48，葡萄糖5.97mmol/L，总胆红素 108.40 umol/L，直接胆红素 18.80 umol/L，白蛋白 40.9 g/L，总蛋白66.6 g/L，谷草转氨酶 101 U/L，谷丙转氨酶48U/L，总胆汁酸 27.3 umol/L，碱性磷酸酶 95 U/L，γ-谷氨酰转肽酶 78 U/L，α-L-岩藻糖苷酶40U/L，单氨氧化酶35.2U/L，甘油三脂1.36mmol/L，总胆固醇 1.76 mmol/L，高密度脂蛋白0.82 mmol/L，低密度脂蛋白 0.47 mmol/L，甲胎蛋白＜1.3 ng/mL，癌胚抗原0.51ng/mL。新型冠状病毒核酸检测 阴性(-)，输血前检查无异常。尿常规示：白细胞 1+，亚硝酸盐 1+，尿胆原 3+，镜检白细胞 0-2个/HP，胆红素-，复查血常规示：白细胞数目2.20*10^9/L，中性粒细胞数目 1.21*10^9/L，血红蛋白127g/L，血小板数目13*10^9/L，复查凝血常规示：凝血酶时间19.6s，纤维蛋白原1.02g/L，活化部分凝血活酶时间47.0s，国际标准化比值1.61，凝血酶原时间17.9s，复查肝功能示：总胆红素40.90umol/L，直接胆红素15.70umol/L，腺苷脱氨酶19.8U/L，总蛋白58.4g/L，白蛋白32.6g/L，谷丙转氨酶26U/L，谷草转氨酶25U/L，总胆汁酸34.0umol/L，γ-谷氨酰转肽酶62U/L，碱性磷酸酶63U/L，α-L-岩藻糖苷酶22U/L，单氨氧化酶3.1U/L，球蛋白25.8g/L，白球比 1.26，谷丙/谷草 1.04，间接胆红素25.20umol/L。复查凝血常规示：凝血酶时间16.3s，国际标准化比值1.50，凝血酶原时间16.7s，纤维蛋白原1.79g/L，复查血常规示：红细胞压积35.3%，血红蛋白117g/L，红细胞数目4.10*10^12/L，血小板数目18 10^9/L，白细胞数目2.71*10^9/L。患者患者入院后给予抑酸护胃、降门脉压治疗，目前病情稳定，无出血表现，要求出院，给予办理。

第 1 页

永州市中心医院 门诊病历（初诊）
The Central Hospital of Yong Zhou
南华大学永州临床学院

姓名：█ 性别：█ 年龄：█ 就诊科别：零陵院区急诊内科 门诊号：█

就诊日期：2021-█

主诉：呕血3小时余。量约200ml，无发热，无胸闷、气促、咯血、夜间呼吸困难，无腹痛、腹泻。家属及患者未外出接触疫区史。患者于双牌县人民医院住院治疗，诊断为：1.食管胃底静脉曲张破裂出血，2.酒精性肝病 肝硬化 失代偿期，3.失血性贫血，4.代谢性酸中毒。

患者曾在我院住院治疗，诊断为：1.酒精性肝硬化（失代偿期）1）门脉高压症 2）门脉高压性胃病 3）食管曲张静脉套扎术+胃底曲张静脉组织胶注入术后 4）脾六 5）腹水，2.布加综合征，3.肝内多发增生结节？，4.前列腺增生并钙化。

既往史：否认药物过敏史。

体格检查：T36.7℃，P85次/分，R20次/分，BP129/81mmHg，SPO2 99%；神志清楚，体查合作，全身皮肤及巩膜无黄染，浅表淋巴结未扪及肿大，口唇无发绀，双肺呼吸音粗，双肺未闻及明显干湿啰音，心率85次/分，律齐，无杂音，腹平软，全腹无压痛及反跳痛，肝脾肋下未扪及，双下肢无水肿。

辅助检查结果：缺。

初步诊断：消化道出血

处理与建议：（1）急性内科护理常规，禁食，一级护理，告病重；
（2）收住院；

医师签名

第 1 页，共 1 页

永州市中心医院 出 院 诊 断 书
The Central Hospital of Yong Zhou
南华大学永州临床学院

住院号：█

姓名：█ 科室：零陵院区消化内科
床号：█ 病室：零陵院区

出院诊断：1.上消化道出血：食管胃底静脉曲张破裂出血可能性大；2.失血性贫血（轻度）；3.酒精性肝硬化（失代偿期）门脉高压症 门脉高压性胃病 食管静脉曲张套扎术后及胃底静脉曲张组织胶注射术后 脾功能亢进；4.布加综合征。

出院医嘱：1.注意休息，软食，戒酒；2.继续服用抑酸药物及护肝药物，定期复查肝功能、腹部彩超及胃镜；3.不适随诊。

医师签名：█

说明：1、本证明仅作疾病诊断用，不能作为各种鉴定用书。
2、未盖章、涂改无效。

【二则医案之整体分析】

在这两个医案中，因为患者主治的症状比较相近，中医大脑所开出的方剂结构也非常相似，但毕竟患者还是有不同的表现，因此中医大脑也根据智能加减做了个性化的调整。下面我们就来看一看这两个医案的症状差别和中医大脑在智能加减上的不同：

根据中医学习大脑的整理，这两个医案的相同症状如下：

【疾病及现代诊断：肝－胆－少阳－厥阴】肝硬化。

【肝－胆－少阳－厥阴】腹水。

【大便】软便－便溏。

【口】口苦。

【牙】牙龈出血。

【舌苔】舌苔白。

而在第一则医案中，患者的独有症状如下：

【整体体质】长期整日全身倦怠、容易上火。

【气】声音无力－肺气虚－少气懒言。

【寒】身冷－畏寒。

【口－渴饮】口干、睡觉流口水。

【小便】尿量少。

【汗】不易出汗。

【肿】脚水肿－足肿。

【呼吸】呼吸困难短气。

【下肢】小腿拘急－小腿肚抽筋。

【颈】颈部僵硬。

【胸腹】胸胁苦满。

【背腰】背痛、腰僵硬。

【全身】四肢麻痹－手脚麻木。

【口】口臭。

【牙】牙龈炎、牙齿动摇。

【眼】眼睛痒、眼易流泪、视线模糊。

【鼻】鼻渊 - 鼻炎 - 鼻窦炎。

【舌体】舌质淡红。

【舌苔】舌苔腻。

在第二则医案中，患者的独有症状如下：

【口 - 渴饮】口不渴。

【饮食】食欲不振。

【小便】夜尿。

【大便】大便次数多。

【汗】夜间盗汗。

【胃及消化】胃酸过多、胃弛缓 - 食后胃胀痛、胃胀气。

【腹】脾肿大。

【屁】容易放屁。

【睡眠】睡眠品质差、半夜会醒过来。

【梦】恶梦。

【情绪】心慌 - 心神不宁。

【舌体】舌有齿痕、舌有裂纹。

【舌苔】舌湿 - 苔水滑。

从这样的整理我们可以看得出来，两个患者都是肝郁脾虚、湿盛兼有上热。但第一个患者肝郁较重，因此中医大脑加了香附和醋延胡索以疏肝解郁、行气止痛；加了益母草并重用至30g加强化瘀利水消肿，可以更快消除脚水肿和腹水的问题。

第二个患者肝气犯脾胃的证候较多，加了茜草和醋鳖甲可以活血化瘀、软坚散结，对治肝硬化兼有脾肿大的问题；加了栀子可以清肝火，就能对治牙龈出血、胃酸过多等问题。

这两则医案体现了中医大脑针对有相似症状的不同患者，呈现出来的方剂结构在大方向上也许非常相似，但是通过智能加减功能的调整，就能设计出符合不同患者个性化需求的方剂。通过这两则医案，我们可以学习这样的用药思维。

·医案 38·

从"脾气"治好严重高危的血小板低

血小板减少症是外周血液中血小板数量异常减少（采用血小板直接计数法时低于 $10^{10}/L$）的现象。

通常情况下，血小板 $< 50 \times 10^9/L$ 时，即存在皮肤、黏膜出血的危险性。

血小板 $< 20 \times 10^9/L$ 时，人体有自发性出血的高度危险性。

血小板 $< 10 \times 10^9/L$ 时，则有极高度危险性。

今日分享的案例，患者来诊时的血小板计数为 $3 \times 10^9/L$，即——极高度危险。

江苏大学附属医院

出院记录

姓名：█████ 科别：血液科　病区：血液科　　　床号：███ 住院号：███

姓名	███	性别	███	年龄	███	婚姻	███	职业	███	

【入院诊断】 1.继发性血小板减少 2.结缔组织病 3. **【入院日期】** 2021-██
重度贫血 4.发热

【手术名称】 骨髓穿刺术 **【手术日期】** 2021-██

【出院诊断】 1.继发性血小板减少 2.结缔组织病 3. **【出院日期】** 2021-██
缺铁性贫血 4.发热

【入院时情况】（简要病史、阳性体征、有关实验室及器械检查结果）：

患者因"发现血小板减少10年，阴道出血3天"入院，有血小板输注史；有"喜炎平、地塞米松"过敏史。患者10年前发现血小板减少，最低3*10^9/L，当地医院诊断为"继发性血小板减少性紫癜"，予激素治疗（具体不详），后血小板升至正常。2011-08孕期血小板下降，继续口服激素维持，同时予丙球冲击治疗，妊娠结束后血小板回升至正常。2018-05月患者二次妊娠初期即出现血小板减少，30-40*10^9/L，当时口服甲强龙8mg/d，06-09、07-16患者血小板再次下降，予静脉丙球20g*5天冲击治疗后血小板升至正常，出院后患者时有月经量多，无其他出血表现。10天前患者自觉皮肤黏膜、牙龈出血，未重视，3天前患者月经来潮，量多，有血块，自服甲强龙12mg/天，月经量仍多，改甲强龙24mg/天后月经量逐渐减少，查血常规（2021/9/16）：白细胞计数：13.9 10^9/L、红细胞计数：2.10 10^12/L、血红蛋白：43 g/L、中性粒细胞绝对值：10.8 10^9/L、血小板计数：0 10^9/L，遂以"血小板减少"收住我科。入院查体：体温36.8℃，脉搏85次/分，呼吸20次/分，血压125/75mmHg，神志清，精神尚可，贫血貌，牙龈未见渗血。四肢散在瘀点、瘀斑，浅表淋巴结未触及。双肺听诊呼吸音清，未闻及干湿性罗音。心率85次/分，律齐，各瓣膜听诊区未闻及病理性杂音。腹平软，肝、脾肋下未及，双下肢无水肿。辅助检查：血细胞分析（五分类）（2021/9/16，我院）：白细胞计数：13.9 10^9/L、红细胞计数：2.10 10^12/L、血红蛋白：43 g/L、中性粒细胞绝对值：10.8 10^9/L、血小板计数：0 10^9/L。胸部CT（2021/9/16，我院）：左肺下叶微小结节。新冠病毒核酸检测（2021/9/16，我院）：阴性。

【住院经过】

入院后完善相关检查，09-17血细胞分析+HS-CRP+网织红细胞：超敏C反应蛋白：<0.5 mg/L、白细胞计数：8.0 10^9/L、平均血红蛋白含量：20.4 pg、平均血红蛋白浓度：282 g/L、平均红细胞容积：72.4 fL、红细胞计数：1.81 10^12/L、血红蛋白：37 g/L、血小板计数：3 10^9/L、网织红细胞百分比：3.98 %、网织红细胞血红蛋白含量：11.9 pg。入院生化检查：白蛋白：36.5 g/L、肌酸激酶：13 U/L、载脂蛋白B：0.58 g/L、乳酸脱氢酶：267 U/L、余正常。贫血三项：维生素B12：170 pg/ml、余正常。风湿四项：C反应蛋白：25.8 mg/L，余正常。血沉：75 mm/h。自身抗体全套：抗核抗体：有反应(+)、抗核抗体滴度：1:320、抗SS-A抗体：有反应(+)、抗RO-52抗体：有反应(+)、抗线粒体抗体-M2：有弱反应(±)、余正常。补体免疫球蛋白轻链全套：补体3：0.73 g/L、补体4：0.14 g/L、免疫球蛋白G：15.90 g/L、余正常。血片检查：原始细胞：1.0 %成熟单核细胞：1.0 %、成熟淋巴细胞：7.0 %、中性分叶核粒细胞：85.0 %、中性晚幼粒细胞：2.0 %。输血八项：抗乙型肝炎病毒表面抗体：239.730 mIU/mL、抗乙型肝炎病毒e抗体：0.164 PEIU/mL、抗乙型肝炎病毒核心抗体：4.72 PEIU/mL，余正常。淋巴细胞亚群检测：B细胞百分比（占总淋巴细胞的）：21 %、CD4-CD8-T细胞百分比（占总淋巴细胞的）：

第　页

初诊

患者自十年前开始有血小板低的现象，现在每天挂甲泼尼龙，挂了十天，口服环孢素四天，血小板只有 3×10^9/L，好像对激素没有反应，医生诊断是免疫系统疾病，做了骨穿化验等。

患者既往血小板低，月经量大，贫血。住院后输血，血红蛋白就上来了，但是输血小板无效，目前用西药激素治疗，用了十天没有效果，血小板只有 3×10^9/L，吃了环孢素。

身体状况：

1. 睡眠：住院前入睡可、睡眠浅，半夜醒后能继续入睡。目前住院，睡眠不是很好，可能是激素作用，精神比较好，不想睡。

2. 大小便：小便正常；平时大便黏，吃生冷食物会腹泻。最近1周多大便偏稀，绿色。

3. 手足：手足温热。

4. 口渴：有时候感觉口渴，喜欢喝温水；头发油。

5. 住院18天，不让剧烈活动，身体力量偏弱；时有口苦。

6. 牙龈出血、舌头目前基本没有血泡；手臂和腿部仍有紫色瘀斑，且量血压会导致新增皮下出现密集血点；抽血会导致皮下大量出血，成大片瘀斑。

7. 血压低，每天上午测量高压 80mmHg ~ 90mmHg，低压略高于 50mmHg，下午正常。

8. 舌头很白，半夜起来去上厕所照镜子感觉脸色有点发红，白天不是，而且偶尔嗓子有点干咳。

目前激素减半，还有一周就会来月经。6月份服某中药后出现月经量多、血压低的症状。

根据患者情况，中医大脑开具处方如下：

辨证论治

病　血小板减少性紫癜　低血压

症　头发油　大便绿色　体格壮实　喜热饮　食冷则腹泻　大便黏
睡眠品质差　口苦　半夜会醒过来　月经过多　胸口闷　软便_便溏
不易入睡　月经有血块

舌　舌有瘀点　舌有齿痕　舌胖大　舌苔白　舌苔薄　舌质白淡

[方名] 中医大脑大数据组方

白芍:10g　桂枝:10g　生姜:10g　细辛:10g　茯苓:9g　通草:6g　木香:6g　远志:6g　人参:10g

黄芪:30g　白术:6g　大枣:30g　当归:10g　龙眼肉:12g　炙甘草:6g　炒酸枣仁:12g

智能加减

主症加强　　三七:3g　制何首乌:10g　黄明胶:10g

经典加减

月经崩漏或淋漓　蒸附片:15g　三七:3g　炮姜:15g
不止，或出血严
重，舌质白淡胖
大有齿痕苔水
滑，脉沉紧无力
或两尺弱

问止制剂

血小板减少性紫　问止暖中丸
癜

【本诊方剂整体药对结构分析】

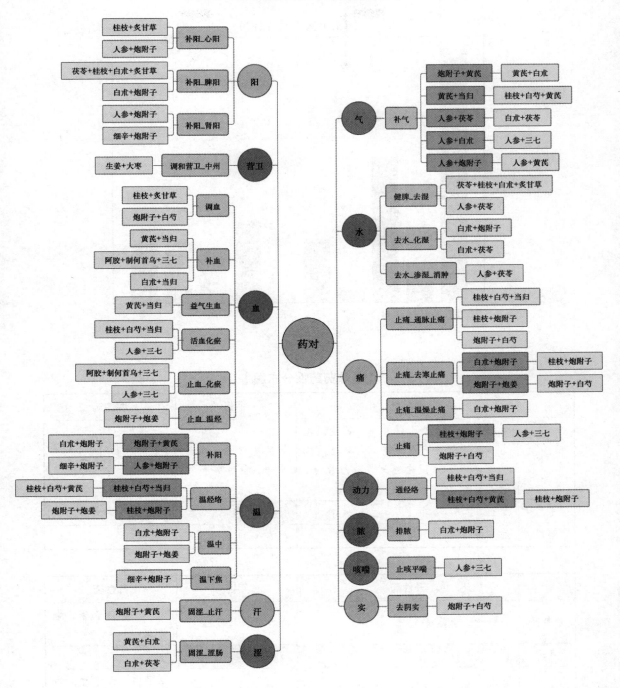

【方剂药性分析】

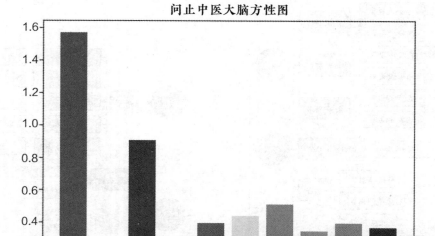

问止中医大脑方性图

【单味药药性分布图】

	温热药	平药	寒凉药
补药	龙眼肉，大枣☂，白术☀，黄芪，远志☀，当归☂，木香☀，人参☂，桂枝☀，生姜☀，炮姜☀，蒸附片☀，制何首乌	炒酸枣仁☂，炙甘草☂，黄明胶☂	白芍☂，通草☂
平药	三七		
泻药	细辛☀	茯苓☀	

	升性药	平药	降性药
散性药	当归☂，生姜☀	木香☀，桂枝☀	远志☀，细辛☀，炮姜☀
平药	黄芪，三七		
收性药	蒸附片☀，通草☂，人参☂，制何首乌	白芍☂，白术☀，炙甘草☂	龙眼肉，大枣☂，炒酸枣仁☂，茯苓☀，黄明胶☂

（注：☀：燥性药，☂：湿性药）

【药性之说明】

本方剂偏温补，且收性较强，这可能是因为此方有归脾汤这一类方剂的结构。一般来说，收性偏强的方剂就可以治疗如出血、崩漏、久泻等问题。这位患者虽然说手足温热，但从舌象和其他症状来看，还是偏于阳虚，这就符合温补方剂的对治范围。

【本诊方剂的组成方剂结构分析】

重要结构符合方剂

结构符合方剂	方剂组成	药数
归脾汤	白术、当归、茯苓、黄芪、远志、龙眼肉、炒酸枣仁、人参、木香、炙甘草、生姜、大枣	12
当归四逆汤	当归、桂枝、芍药、细辛、炙甘草、通草、大枣	7
归芪建中汤	桂枝、芍药、炙甘草、生姜、大枣、当归、黄芪	7
桂枝去桂加茯苓白术汤	芍药、炙甘草、生姜、大枣、茯苓、白术	6
桂枝加黄芪汤	桂枝、芍药、大枣、生姜、炙甘草、黄芪	6
桂枝加附子汤	桂枝、芍药、大枣、生姜、炙甘草、附子	6
桂枝加芍药生姜各一两人参三两新加汤	桂枝、大枣、人参、芍药、生姜、炙甘草	6
四君子汤	人参、白术、茯苓、炙甘草、生姜、大枣	6
黄芪桂枝五物汤	黄芪、芍药、桂枝、生姜、大枣	5
附子汤	附子、茯苓、人参、白术、芍药	5
真武汤	茯苓、芍药、白术、生姜、附子	5
白术附子汤	白术、炙甘草、附子、生姜、大枣	5
桂枝附子汤	桂枝、附子、生姜、炙甘草、大枣	5
桂枝汤	桂枝、芍药、炙甘草、生姜、大枣	5
桂枝去芍药加附子汤	桂枝、附子、炙甘草、生姜、大枣	5
桂枝加芍药汤	桂枝、芍药、炙甘草、大枣、生姜	5
桂枝加桂汤	桂枝、芍药、生姜、炙甘草、大枣	5
茯苓甘草汤	茯苓、桂枝、生姜、甘草	4

续表

结构符合方剂	方剂组成	药数
茯苓桂枝甘草大枣汤	茯苓、桂枝、炙甘草、大枣	4
苓桂术甘汤	茯苓、桂枝、白术、炙甘草	4
桂枝去芍药汤	桂枝、大枣、生姜、炙甘草	4

可作为方根的结构符合方剂

结构符合方剂	方剂组成	药数
芍药甘草附子汤	芍药、炙甘草、附子	3
芍药甘草汤	芍药、炙甘草	2
桂枝甘草汤	桂枝、炙甘草	2

另外再特别加上的单味药：炮姜、三七、制何首乌、黄明胶。

【重要结构符合方剂说明】

在中医大脑所开出的这个方剂中，我们可以看到由桂枝汤的结构而衍生出的桂枝汤类方，另外就是归脾汤的整个结构都在这里面。

综观中医大脑的整理，有以下几点值得注意：

（1）我们看到了有归芪建中汤的整个结构，这是在桂枝汤类方中补气补血的类方发展。

（2）其中有当归四逆汤结构的加入，更体现出桂枝汤类方中温里助阳的特色。当归四逆汤是经方中具有调整血液状态功能的重要方剂，一般用于改善四肢末梢小循环不佳。从患者舌有瘀点、月经有血块、血小板减少性紫癜、低血压等几个方面来看，在治疗上确实是需要加强局部小循环。

（3）方中同时有补气的四君子汤结构。但在补血方面，只用桂枝汤类方的结构是不足的，所以中医大脑用了后世方剂的归脾汤结构，更是在血的补养上做了进一步的发挥。

而在中医大脑的智能加减中有几味单味药不在已知的方剂结构中，其中的炮姜可以温经止血，用于治疗阳虚的出血证；三七、制何首乌、黄明胶（《伤寒论》诞生时期的"阿胶"其实就是黄明胶）可以补血兼止血。以上是针对因为血小板减少所导致的出血问题做出更完整的对治考虑。

| 二诊 |

近日患者查血：血小板 42×10^9/L。比起治疗前，可谓是"突飞猛进"。

患者从昨日月经开始，今天量少色暗红（前几次量多色鲜红）；大便也好转一些，无腹泻；舌头瘀点消失；晨起血压仍偏低，下午正常；口苦减轻，还有一点：8 月份和 9 月份的月经约 2 周才干净；余症同前。

治疗效果好，守方一周。

检验项目	结果	单位	参考值
血红蛋白	101	g/L	115-150
红细胞计数	4.00	10^12/L	3.8-5.1
红细胞压积	32.9	%	35-45
红细胞平均体积	82.3	fl	82-100
平均血红蛋白含量	25.2	pg	27-34
白细胞计数	25.5	10^9/L	3.5-9.5
中性粒细胞百分率	80.3	%	40-75
淋巴细胞百分率	15.9	%	20-50
单核细胞百分率	3.6	%	3-10
嗜酸性粒细胞比率	0.2	%	0.4-8
嗜碱性粒细胞比率	0.0	%	0-1
平均血红蛋白浓度	307	g/L	316-354
红细胞体积分布宽度	22.7	%	0-14
中性粒细胞计数	20.5	10^9/L	1.8-6.3
淋巴细胞计数	4.1	10^9/L	1.1-3.2
单核细胞计数	0.9	10^9/L	0.1-0.6
嗜酸性粒细胞计数	0.05	10^9/L	0.02-0.52
嗜碱性粒细胞计数	0.00	10^9/L	0-0.06
血小板计数	42	10^9/L	125-350
网织红细胞计数	6.75	%	0.5-1.5

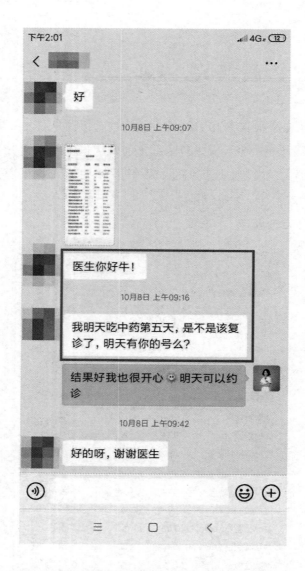

服药后，患者各症状随之减轻，血小板稳步提升到 63×10^9/L。
几天后她发消息告诉我，她已经回去上班了。

7:54 📷 ·· 　　　　　　HD 4G 📶 59

南京▨▨▨▨　　　　　·· ◉

< 　　　　急诊血常

检验项目	结果	单位	参考值
血红蛋白	95	g/L	115–150
红细胞计数	3.80	10^12/L	3.8-5.1
红细胞压积	32.2	%	35-45
红细胞平均体积	84.7	fl	82-100
平均血红蛋白含量	25.0	pg	27-34
白细胞计数	17.8	10^9/L	3.5–9.5
中性粒细胞百分率	80.4	%	40--75
淋巴细胞百分率	14.8	%	20-50
单核细胞百分率	4.5	%	3-10
嗜酸性粒细胞比率	0.1	%	0.4-8
嗜碱性粒细胞比率	0.2	%	0-1
平均血红蛋白浓度	295	g/L	316-354
红细胞体积分布宽度	21.7	%	0-14
中性粒细胞计数	14.3	10^9/L	1.8-6.3
淋巴细胞计数	2.6	10^9/L	1.1-3.2
单核细胞计数	0.8	10^9/L	0.1-0.6
嗜酸性粒细胞计数	0.02	10^9/L	0.02-0.52
嗜碱性粒细胞计数	0.04	10^9/L	0-0.06
血小板计数	63	10^9/L	125-350

检验医生 ▨▨▨

≡ 　□ 　<

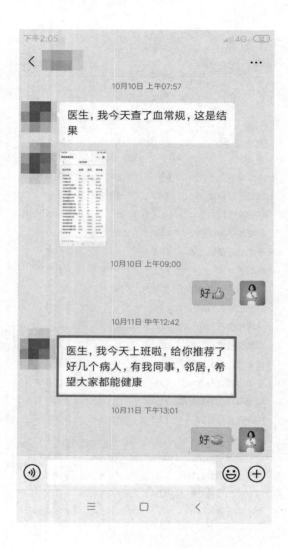

三诊

近日复查：血小板 $123 \times 10^9/L$。目前服用甲泼尼龙片 4 片，每五天减一片，环孢素早上四粒晚上四粒。

继续配合中医治疗。

目前：血小板恢复正常

患者最近一次复查，血小板恢复正常，月经过多及经期延长亦好转。

序 缩写	项目名称	结果	参考区间	单位	序 缩写	项目名称	结果	参考区间	单位
WBC	白细胞计数	16.6↑	3.5—9.5	10^9/L	18 RDW-CV	红细胞分布宽度	17.8	11.5—17.8	
NEUT%	中性粒细胞百分数	69.5	40—75	%	19 PLT	血小板计数	177	125—350	10^9/L
LYMPH%	淋巴细胞百分数	22.9	20—50	%	20 PCT-M	血小板压积	0.170	0.12—0.42%	
MONO%-M	单核细胞百分数	7.0	3—10	%	21 MPV-M	平均血小板体积	9.7	7.4—12.5	fL
EO%	嗜酸性粒细胞百分数	0.3↓	0.4—8	%	22 PDW	血小板分布宽度	10.8	9—17	%
BASO%	嗜碱性粒细胞百分数	0.3	0—1	%					
NEUT#	中性粒细胞绝对值	11.5↑	1.8—6.3	10^9/L					
LYMPH#	淋巴细胞绝对值	3.8↑	1.1—3.2	10^9/L					
MONO#	单核细胞绝对值	1.2↑	0.1—0.6	10^9/L					
10 EO#	嗜酸性粒细胞绝对值	0.05	0.02—0.52	10^9/L					
11 BASO#	嗜碱性粒细胞绝对值	0.05	0—0.06	10^9/L					
12 RBC	红细胞计数	4.38	3.8—5.1	10^12/L					
13 HGB	血红蛋白	107↓	115—150	g/L					
14 HCT	红细胞比容	35.2	35—50	%					
15 MCV	平均红细胞容积	80.4↓	82—100	fL					
16 MCH	平均血红蛋白含量	24.4↓	27—34	pg					
17 MCHC	平均血红蛋白浓度	304↓	316—354	g/L					

思考"脾统血"

"脾统血"是指脾气具有统摄血液在脉道中正常循行而不溢出脉外的生理功能。明代薛己在《薛氏医案》中明确提出："心主血，肝藏血，脾能统摄于血。"清代沈明宗在《金匮要略编注》中也提出："五脏六腑之血，全赖脾气统摄。"与"脾主统血"相对应的病理状态称之为"脾不统血"，临床除表现有脾气虚的症状之外，还伴随有慢性出血。本案的患者经西医激素等治疗无效，一度非常危险，经问止中医健脾益气摄血、温阳通络治疗后，临床症状得到明显改善，血小板恢复正常，说明中医从脾论治免疫性血小板减少症具有显著的疗效和明显的优势。

【本医案之整体分析】

中医经常遇到现代医学诊断出来但无法治疗的疾病。很多医者在面对这样的疾病时，往往不知所指。治疗这类问题就牵涉中医在治病上的哲学：中医帮助患者身体恢复它原来的能力，而不是用药物取代身体的功能。这个时候，只要把身体的阴阳、虚实、寒热的偏失都调整回正常状态，帮助身体固护阴液、抒发阳气，往往就会有令人惊喜的结果。虽然说专病专方的治疗很有效率，但辨证论治的治疗往往才能解决最根本的问题。

中医大脑中也收录了很多现代医学的病名，比如"血象低－红细胞或白细胞或血小板低下、高血压、高血压－舒张压高、低血压、高血糖、低血糖、高血脂、贫血、再生障碍性贫血、血管炎、动脉硬化、败血症、血小板减少性紫癜、过敏性紫癜、血栓－高黏滞血症、静脉血栓形成、血栓闭塞性脉管炎、雷诺氏病（末端血液循环差）"，等等。

但中医大脑的机理并不是针对这些现代医学的疾病进行"专病专方专治"，而是在医者录入患者的疾病之后，中医大脑提醒医者注意询问本病的特异性相关症状，这可以辅助医者的辨证论治更为精确，进而在众多复杂的方剂结构、药对、单味药中能够快速计算出最精确的组合。这样的动作，是"辨病"与"辨证"的结合，是中医现代化发展的必然。随着中医大脑大数据库的壮大、累积医案的增多，相信很多现代医学束手无策的疾病，在中医学面前，会有机会得到妥善的解决。

·医案 39·

重症崩漏的艰难治疗史

小云今年 18 岁，从 13 岁初潮开始，尝遍血崩之苦。连续 5 年的崩漏让她长得苍白瘦小，看着像个初中生。

她姐姐在预诊表里这样写道："小云初潮时刚上初一，当时在参加军训，因失血过多晕厥，被紧急送往医院输血，之后配合医院做了一系列检查，检查结果都正常（激素水平正常、基因正常）。"

当时没有查出病因，只能采取中西医结合疗法，可行经时还会经常出现崩漏（大出血）的情况。

过去几年里，小云多地求医，西医采用激素疗法止血 + 调月经周期，激素止血效果很好，但其他方面没有效果，用药后人浮肿。用激素把血止住后再进行中药调理，但疗效不佳。

2019 年，孙逸仙纪念医院确诊小文为青春期发育不全导致卵巢早衰，建议冻卵。

2020 年 3 月份时，小云出血过多，时间过长，面色惨白。考虑到她的情况，家人决定送她往医院治疗，到医院后医生立马安排住院和输血，输了 2 袋血，服用优思悦［屈螺酮炔雌醇片（Ⅱ）］间隔 12 小时服用一次。

除了预诊单，她姐姐在看诊前的微信聊天记录里也流露出了无奈和深深的担忧：

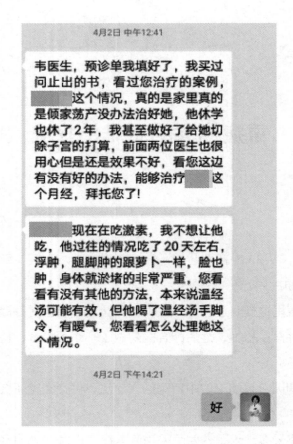

第一阶段：历时三月，艰辛止崩漏

初诊：2021 年 4 月 2 日。

患者情况记录如下：月经量大，贫血，在当地住院用激素止血、输血救急，服用激素止血后，现在少量出血，色深红，大量血块；从 1 日开始出现严重嗳气，没有食欲；脸色惨白，没有力气，走路头晕；行经时腰腿不适，腰酸，少气懒言；轻微口渴；大便溏，1～2 次 / 日；小便可；眠可。

舌诊：唇暗，舌淡红、柔嫩，舌有齿印，苔薄黄。

我将患者所有症状输入中医大脑后，中医大脑开方如下：

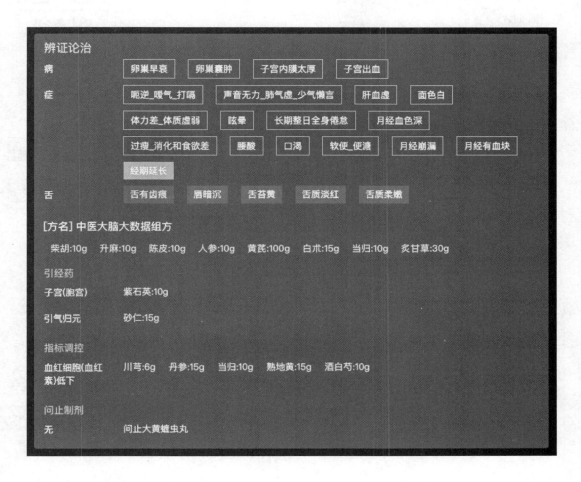

辨证论治

病　　卵巢早衰　卵巢囊肿　子宫内膜太厚　子宫出血

症　　呃逆_嗳气_打嗝　声音无力_肺气虚_少气懒言　肝血虚　面色白

　　　体力差_体质虚弱　眩晕　长期整日全身倦怠　月经血色深

　　　过瘦_消化和食欲差　腰酸　口渴　软便_便溏　月经崩漏　月经有血块

　　　经期延长

舌　　舌有齿痕　唇暗沉　舌苔黄　舌质淡红　舌质柔嫩

[方名] 中医大脑大数据组方

　柴胡:10g　升麻:10g　陈皮:10g　人参:10g　黄芪:100g　白术:15g　当归:10g　炙甘草:30g

引经药

子宫(胞宫)　紫石英:10g

引气归元　砂仁:15g

指标调控

血红细胞(血红　川芎:6g　丹参:15g　当归:10g　熟地黄:15g　酒白芍:10g
素)低下

问止制剂

无　　问止大黄䗪虫丸

【本诊方剂整体药对结构分析】

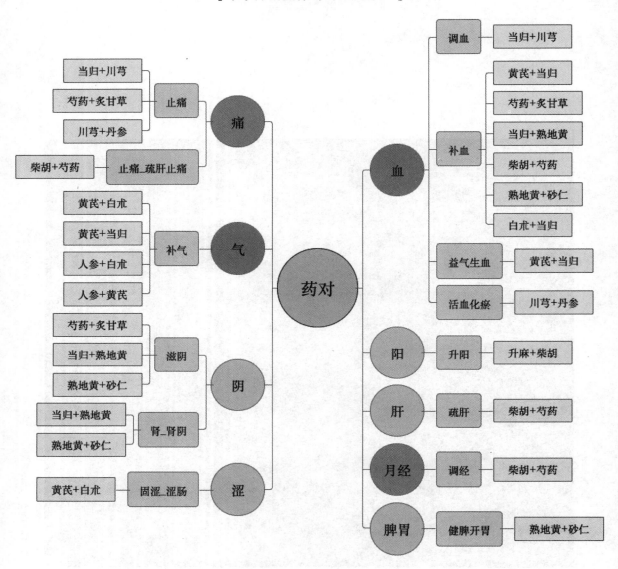

【方剂药性分析】

问止中医大脑方性图

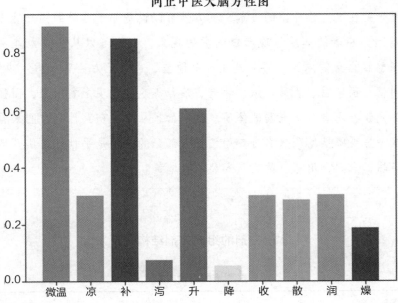

【单味药药性分布图】

	温热药	平药	寒凉药
补药	人参☂，白术☀，黄芪，当归☂，砂仁☀，川芎☂，熟地黄☂	炙甘草☂	酒白芍☂，丹参
平药	陈皮☀，紫石英		
泻药			升麻，柴胡☀

	升性药	平药	降性药
散性药	升麻，柴胡☀，当归☂，川芎☂	陈皮☀，砂仁☀	丹参
平药	黄芪	紫石英	
收性药	人参☂，熟地黄☂	白术☀，炙甘草☂，酒白芍☂	

（注：☀：燥性药，☂：湿性药）

【药性之说明】

中医大脑在这一诊开出的方剂，其方性可以说是偏于温补的强升性方剂。偏于温补是因为患者的体质呈现严重气虚的现象，我们可以从"体力差－体质虚弱、长期整日全身倦怠、过瘦－消化和食欲差、声音无力－肺气虚－少气懒言、软便－便溏、面色白、舌质柔嫩、舌有齿痕"等这些表现上看出来，而强调升性是因为要先改善患者容易崩漏的体质。我们如果从单味药药性分布图来看就相当清楚，唯一呈现降性的药只有丹参而已，大部分的药不是平性就是偏升性，包括升麻、柴胡、当归、川芎、黄芪、人参、熟地黄。

【本诊方剂的组成方剂结构分析】

重要结构符合方剂

结构符合方剂	方剂组成	药数
补中益气汤	黄芪、炙甘草、人参、当归、陈皮、升麻、柴胡、白术	8
四物汤	当归、川芎、芍药、熟地黄	4

可作为方根的结构符合方剂

结构符合方剂	方剂组成	药数
芍药甘草汤	芍药、炙甘草	2
佛手散	川芎、当归	2

另外再特别加上的单味药：砂仁、紫石英、丹参。

【重要结构符合方剂说明】

中医大脑在这一诊中所设计的方剂，其组成结构是补中益气汤结构、四物汤结构。

补中益气汤是治疗本诊气虚之证的主方。加重黄芪到 100g 则是提高升性，治疗严重崩漏之症，并可改善因为激素所造成的全身浮肿。

　　四物汤被誉为妇人病的圣药，是治疗血虚证的基本方，其功能是补血调血，并能通顺血行，可应用于贫血、月经不顺、不孕症、皮肤病、失眠等问题。但不限于妇女，男人只要有血虚、皮肤干痒的问题也可使用。在本诊中此方是搭配丹参治疗贫血的问题，才能补而不滞。

　　中医大脑智能加减的部分，砂仁在本诊中可以用来治疗严重嗳气、没有食欲、便溏等问题；紫石英可引药入胞宫，治疗子宫虚寒之证；丹参除了可搭配四物汤治疗贫血之外，还能活血化瘀治疗卵巢囊肿的问题。

　　以下是这些单味药的说明列表，供读者参考：

单味药	主治	应用
砂仁	化湿开胃，温脾止泻，理气安胎	1.用于湿阻中焦、脾胃气滞证。2.用于脾胃虚寒吐泻。3.用于妊娠气滞恶阻及胎动不安
紫石英	镇心定惊，温肺，暖宫	用于心悸怔忡、惊痫瘛疭等症；肺虚寒咳，以及子宫虚冷不孕等症。
丹参	活血调经，凉血消痈，清心安神	1.用于血瘀经闭、痛经、月经不调、产后瘀滞腹痛等症。2.用于血瘀之心腹疼痛、癥瘕积聚等症。3.用于疮疡痈肿。4.用于温热病热入营血、烦躁不安及心悸失眠等症

　　二诊：2021年4月6日。

　　初诊后治疗效果很好：患者喝药第一天脸色就变好了；嗳气缓解了很多；唇暗也有改善；没有明显头晕；胃口慢慢恢复了；腰腿不适感好了。

　　二诊守方10剂。

　　因担心久服激素身体变差，眼见身体恢复挺好，小云停服激素，可停激素第2天又开始出血，量骤增。

　　4月13日、14日各用了5张和7张夜用的卫生巾，黏稠的大血块很多。因为再次出血，小云体力又变差了，不想走路不想说话，腰和小腹酸胀，腰背很累，于是重新吃激素药（2片）。

　　三诊：2021年4月15日。

　　前两诊虽已起效，但患者久病虚极，非血肉有情之品不能深入奇经八脉固元。三诊时，我开始使用鹿茸、阿胶等血肉有情之品峻补真元，同时建议小云缓慢减掉激素药。

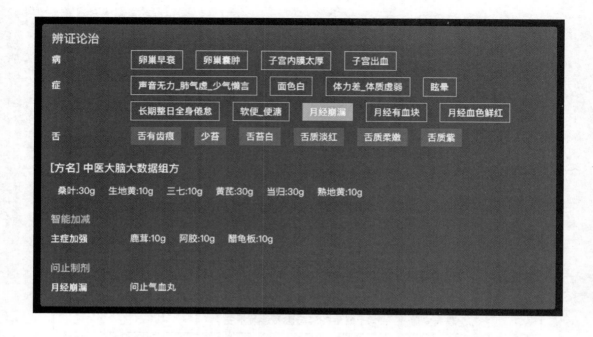

【本诊方剂整体药对结构分析】

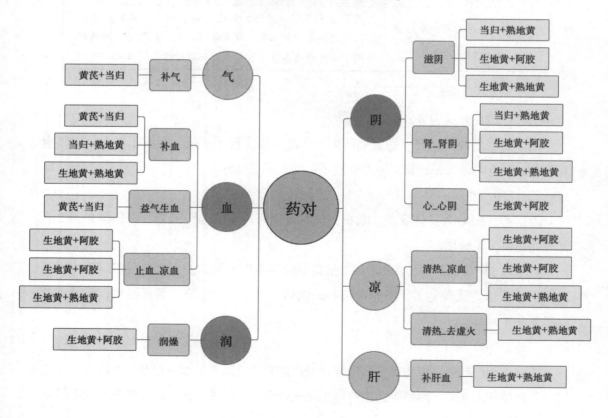

【方剂药性分析】

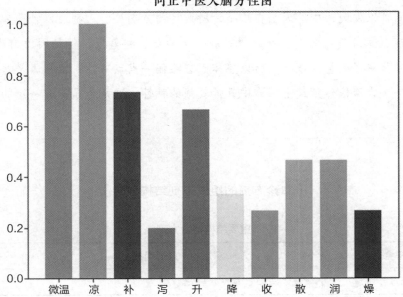

问止中医大脑方性图

【单味药药性分布图】

	温热药	平药	寒凉药
补药	黄芪，熟地黄🌂，当归🌂，鹿茸☀	阿胶🌂	生地黄🌂，醋龟板🌂
平药	三七		
泻药			桑叶☀

	升性药	平药	降性药
散性药	当归🌂，鹿茸☀		桑叶☀
平药	三七，黄芪		
收性药	生地黄🌂，熟地黄🌂		阿胶🌂，醋龟板🌂

（注：☀：燥性药，🌂：湿性药）

【药性之说明】

我们可以发现，中医大脑在这一诊所设计的方剂里，大都是以补药为主，包括了黄芪、熟地黄、当归、鹿茸、阿胶、生地黄、醋龟板，但是因为有生地黄、醋龟板以及用了大量的桑叶，所以整体而言略偏一点点凉性，但还算是寒热平衡的。此外，本诊依然延续上一诊中升性较强的特性，这是为了能有一定的治疗连贯性。

【本诊方剂的组成方剂结构分析】

重要结构符合方剂

结构符合方剂	方剂组成	药数
加减当归补血汤	黄芪、当归、桑叶、三七	4

可作为方根的结构符合方剂

结构符合方剂	方剂组成	药数
当归补血汤	黄芪、当归	2

另外再特别加上的单味药：生地黄、熟地黄、鹿茸、阿胶、醋龟板。

【重要结构符合方剂说明】

中医大脑在这一诊中所设计的主要方剂结构来自张锡纯《医学衷中参西录》固冲汤方后所列的一首附方：

"《傅青主女科》有治老妇血崩方，试之甚效。其方用生黄芪一两，当归一两（酒洗），桑叶十四片，三七末三钱（药汁送下），水煎服，二剂血止，四剂不再发。若觉热者，用此方宜加生地两许。"

此方在《傅青主女科》中又称加减当归补血汤。临床上用此方，无论有无热象，常加生地黄30g，可使全方药性归于平和；但若易便溏者可改生地黄、熟地黄同时使用。对于崩漏重症，只要不是气滞血瘀者，用此方均可迅速取效。而此方主要用于虚性的崩漏重症，症见出血时间长，出血量很多，或夹有大血块，但腹不痛，或仅微痛而已。可止血迅速而不留瘀，还能补益气血。用此方的重点在于剂量，必须重用黄芪、当归、桑叶到30g才可取效。

此外，对于子宫肌瘤引起的大出血，此方也可有迅速止血之效，但容易复发。本方无法治疗子宫肌瘤的问题，但却可以暂止其崩，争取治疗肌瘤的时间。临床治疗此类疾病可掌握"经期治崩，经后治瘤"的大原则。

中医大脑智能加减部分，鹿茸、阿胶、醋龟板这三味药构成一组药对，可补阳滋阴、补血生精，通调督、任二脉。用于虚劳诸不足，症见疲乏无力、失眠多梦、心悸气短、遗精盗汗等。在本诊中也是用于崩漏失血过度所造成的虚劳证。

我将三诊之后的治疗过程概要如下，能看出小云身体的变化：

● 4月13日～5月13日，出血共31天，激素1片／日。

● 5月13日～5月23日，出血共11天，激素半片／日。

● 4月14日小腹胀，排出一大块黑色血块后胀痛消失，人舒服很多。下半身酸的感觉减轻，午后发热的感觉不明显了，头晕没有了。

● 4月15日后没有明显出血。

● 随着服用激素减量，仍一直有少量黑血排出。

● 5月23日停服激素，6月1日月经完全干净。后再行经，月经也能自己排干净。

恭喜小云，度过了非常艰难的第一阶段治疗。

第二阶段：调体质治抑郁，回归学校

因为生病，小云已经休学2年，基本上没有社交，加上久病血虚，整个人很压抑，也很狂躁，会突然哭泣或狂笑大闹，情绪变化很大，有时甚至不能正常看诊，睡眠也很差。

崩漏问题得到解决后，我将重点放在调节小云的情绪上，入手点还是问止中医一再强调的体质调理的思路，纠正体质偏失，巩固疗效。

辨证论治

症

| 经前烦躁 | 月经后期 | 往来寒热 | 声音无力_肺气虚_少气懒言 | 肝血虚 |

| 面色白 | 某些时段容易疲累 | 体力差_体质虚弱 | 月经血色深 | 容易上火 |

| 过瘦_消化和食欲差 | 脚冷 | 牙痛 | 口渴 | 月经过少 | 软便_便溏 |

| 水泡 | 皮肤粗糙 | 月经血色暗黑 |

舌

| 舌苔黄 | 舌质淡红 | 舌苔薄 | 舌质柔嫩 |

[方名] 中医大脑大数据组方

白芍:10g 桂枝:10g 生姜:10g 细辛:10g 茯苓:9g 通草:6g 木香:6g 远志:6g 人参:6g 黄芪:12g

白术:6g 大枣:30g 当归:10g 龙眼肉:12g 炙甘草:6g 炒酸枣仁:12g

智能加减

兼症平衡 龙骨:15g 牡蛎:15g 乌梅:10g

【本诊方剂整体药对结构分析】

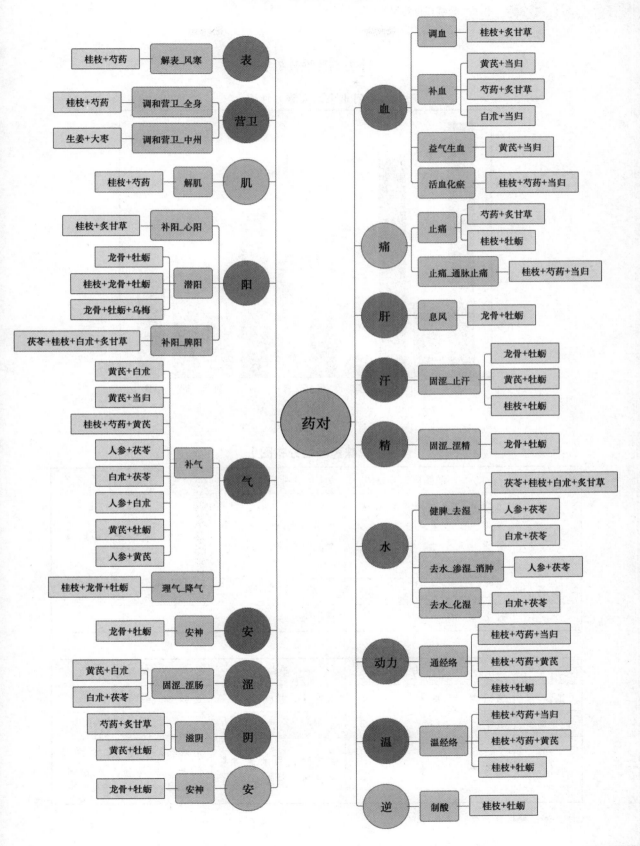

【方剂药性分析】

问止中医大脑方性图

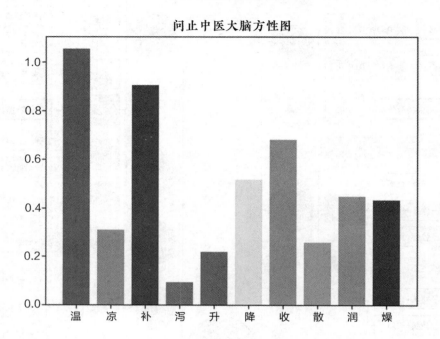

【单味药药性分布图】

	温热药	平药	寒凉药
补药	龙眼肉，大枣☂，白术☀，黄芪，远志☀，当归☂，木香☀，人参☂，桂枝☀，生姜☀	炒酸枣仁☂，炙甘草☂，龙骨☀，乌梅☂	白芍☂，通草☂，牡蛎☀
平药			
泻药	细辛☀	茯苓☀	

	升性药	平药	降性药
散性药	当归☂，生姜☀	木香☀，桂枝☀	远志☀，细辛☀
平药	黄芪		
收性药	通草☂，人参☂	白芍☂，白术☀，炙甘草☂，牡蛎☀	龙眼肉，大枣☂，炒酸枣仁☂，茯苓☀，龙骨☀，乌梅☂

（注：☀：燥性药，☂：湿性药）

【药性之说明】

　　本诊医者把治疗的重点改成调整体质为主，因其中补养药占了大部分，所以方性再次回到了偏温补的趋向。此外，中药动力学中的升、降、收、散性也和之前不同，这个调养的方剂是偏收降性的。

【本诊方剂的组成方剂结构分析】

重要结构符合方剂

结构符合方剂	方剂组成	药数
归脾汤	白术、当归、茯苓、黄芪、远志、龙眼肉、炒酸枣仁、人参、木香、炙甘草、生姜、大枣	12
当归四逆汤	当归、桂枝、芍药、细辛、炙甘草、通草、大枣	7
归芪建中汤	桂枝、芍药、炙甘草、生姜、大枣、当归、黄芪	7
桂枝加龙骨牡蛎汤	桂枝、龙骨、牡蛎、芍药、炙甘草、生姜、大枣	7
桂枝去桂加茯苓白术汤	芍药、炙甘草、生姜、大枣、茯苓、白术	6
桂枝加黄芪汤	桂枝、芍药、大枣、生姜、炙甘草、黄芪	6
桂枝人参新加汤	桂枝、大枣、人参、芍药、生姜、炙甘草	6
四君子汤	人参、白术、茯苓、炙甘草、生姜、大枣	6
黄芪桂枝五物汤	黄芪、芍药、桂枝、生姜、大枣	5
桂枝汤	桂枝、芍药、炙甘草、生姜、大枣	5
桂枝加芍药汤	桂枝、芍药、炙甘草、大枣、生姜	5
桂枝加桂汤	桂枝、芍药、生姜、炙甘草、大枣	5
茯苓甘草汤	茯苓、桂枝、生姜、炙甘草	4
茯苓桂枝甘草大枣汤	茯苓、桂枝、炙甘草、大枣	4
苓桂术甘汤	茯苓、桂枝、白术、炙甘草	4
桂枝甘草龙骨牡蛎汤	桂枝、炙甘草、牡蛎、龙骨	4
桂枝去芍药汤	桂枝、大枣、生姜、炙甘草	4

可作为方根的结构符合方剂

结构符合方剂	方剂组成	药数
芍药甘草汤	芍药、炙甘草	2
桂枝甘草汤	桂枝、炙甘草	2

另外再特别加上的单味药：乌梅。

【重要结构符合方剂说明】

中医大脑在这一诊中所设计的方剂结构由很多不同方剂组成，我们要探讨中医大脑这样开方的思路，最容易的方法还是用中医大脑的方剂与组成列出功能，我们可以通过下面这个表来仔细分析，能够完全覆盖组合本方剂的结构有归脾汤结构、当归四逆汤结构、桂枝加龙骨牡蛎汤结构。

方剂	当归	桂枝	芍药	细辛	炙甘草	通草	大枣	生姜	黄芪	龙骨	牡蛎	茯苓	白术	人参
当归四逆汤	当归	桂枝	芍药	细辛	炙甘草	通草	大枣							
归芪建中汤	当归	桂枝	芍药		炙甘草		大枣	生姜	黄芪					
桂枝加龙骨牡蛎汤		桂枝	芍药		炙甘草		大枣	生姜		龙骨	牡蛎			
桂枝去桂加茯苓白术汤			芍药		炙甘草		大枣	生姜				茯苓	白术	
桂枝加黄芪汤		桂枝	芍药		炙甘草		大枣	生姜	黄芪					
桂枝人参新加汤		桂枝	芍药		炙甘草		大枣	生姜						人参
四君子汤					炙甘草		大枣	生姜				茯苓	白术	人参

续表

方名														
黄芪桂枝五物汤	桂枝	芍药		大枣	生姜	黄芪								
桂枝汤	桂枝	芍药	炙甘草	大枣	生姜									
桂枝加芍药汤	桂枝	芍药	炙甘草	大枣	生姜									
桂枝加桂汤	桂枝	芍药	炙甘草	大枣	生姜									
茯苓甘草汤	桂枝		炙甘草		生姜		茯苓							
茯苓桂枝甘草大枣汤	桂枝		炙甘草	大枣			茯苓							
苓桂术甘汤	桂枝		炙甘草				茯苓	白术						
桂枝甘草龙骨牡蛎汤	桂枝		炙甘草			龙骨	牡蛎							
桂枝去芍药汤	桂枝		炙甘草	大枣	生姜									
归脾汤	当归		炙甘草	大枣	生姜	黄芪	茯苓	白术	人参	远志	龙眼肉	炒酸枣仁	木香	

归脾汤是一个补血剂，其功能是健脾养心、益气补血。主治心脾两虚证，症见贫血、心悸亢进、健忘、失眠、各种出血等。临床所见患者的脸色苍白，脉状与腹部都甚软弱，元气衰退，常感疲劳，带有或多或少的神经症状，即可使用本方。

> 当归四逆汤可温经散寒、养血通脉，和归脾汤的合方可用于治疗手足厥冷兼有严重血虚的问题。在本诊中可用于治疗患者脚冷、肝血虚、月经过少、月经后期、体力差－体质虚弱、某些时段容易疲累、过瘦－消化和食欲差、软便－便溏、面色白、舌质淡红、舌质柔嫩、舌苔薄等表现。
>
> 桂枝加龙骨牡蛎汤是由桂枝汤加上龙骨、牡蛎所组成，有强壮、安神、镇静的功效。其中的龙骨、牡蛎有强壮的效能，所以可用于虚弱的患者而容易兴奋及疲劳者，脉呈现为芤脉或大而无力。本方可应用于神经症、掉发、阳痿、早泄、梦遗、抽搐病、遗尿症等。在本诊中此结构可用于镇定患者不稳的情绪并可补虚。
>
> 此外，医者根据中医大脑智能加减的建议另外加入了乌梅。乌梅和龙骨、牡蛎的搭配构成一组潜阳的药对，可治疗本诊患者容易上火、牙痛、眠差等问题。

小云服药后，精气神好转很多，心情也很好，可以骑自行车了；饭量比以前大一些；睡醒腰累的感觉消失；不会放臭屁了。

我守方到 2021 年 7 月 26 日时，新情况又出现了：小云爬山后晚上 20:30 ～ 21:00 上半身郁热，脱了衣服吹风都不能缓解。我临时加了一诊专门治疗郁热。药后，小云的郁热感消失，胃口还可以，嗳气减少，脚暖，睡眠也可以。

这 5 年，为了给小云治病，家里已经山穷水尽。随着身体好转，小云可以帮爸爸妈妈做饭了，小云爸爸陪小云复诊时喜极而泣。

我鼓励她继续上学，听到能上学，小云也很开心。由于高中学习压力太大，她选择上职校。一去学校，就很受老师同学欢迎，正常参加军训，还担任了班级和社团几个不同的职务。

第三阶段：治子宫内膜过厚和卵巢囊肿

小云体质尚弱，参加军训和社团活动再次耗伤她虚弱的气血，她的病情又开始反复。2021 年 10 月 26 日，小云又崩漏了。我们只能再次开药治疗。

这几年，小云发病时都有一个典型症状：崩漏时 B 超检查可见子宫内膜过厚，一般在 12 ～ 15mm，双侧卵巢囊肿，或左或右；止血后会再排出一个超大血块，随后卵巢囊肿会在几天内消失，子宫内膜恢复到正常。

惠阳区妇幼保健院
彩色多普勒超声检查报告单

姓名:	性别:	年龄:	检查号:
申请科室:	住院/门诊号:	床号:	病人来源: 门诊
仪器型号: GE 730 Pro		检查项目: 妇科彩色多普勒超声常规检查	

检查图像:

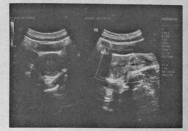 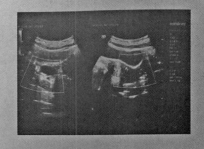

超声所见:

　　子宫平位,大小:55×53×43mm,形态规则,包膜光滑,肌层回声均匀,子宫内膜居中,厚约15mm,内回声不均匀。

　　右侧卵巢内可见一囊性暗区,大小约28×17mm,边界清晰,内透声尚可。左侧附件区未见明显包块。

　　盆腔内未见明显游离无回声区。

　　CDFI:未见明显异常血流信号。

超声提示:

子宫内膜增厚,回声不均。

右侧卵巢囊性暗区。

检查医生:	会诊医生:
检查时间:　2021·	打印时间:　2021·

广东省惠州市中心人民医院

彩色多普勒超声诊断报告单 检查设备：

| 姓名： | 性别： | 年龄： | 门诊号： |

| 超声号： | 住院号： | 床号： | 科室：急诊内科门诊 |

计量单位：长度为厘米;面积为平方厘米;体积为立方厘米;速度为厘米/秒;流量为毫升/分

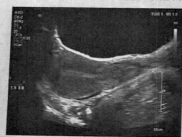
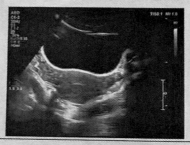

超声所见：

经腹检查：

　　子宫平后位，大小：5.2×4.0×4.4cm，形态规则，包膜光滑，肌层回声均匀，内膜居中，厚：0.6cm，子宫腔内未见明显异常回声。CDFI未见异常血流信号。

　　双侧附件区未见明显异常回声团。

　　子宫直肠窝未见明显游离无回声暗区。

超声提示：

　　子宫、双附件区未见明显占位声像。

这一阶段治疗，我直接对准"子宫内膜过厚"的问题，开出新处方：

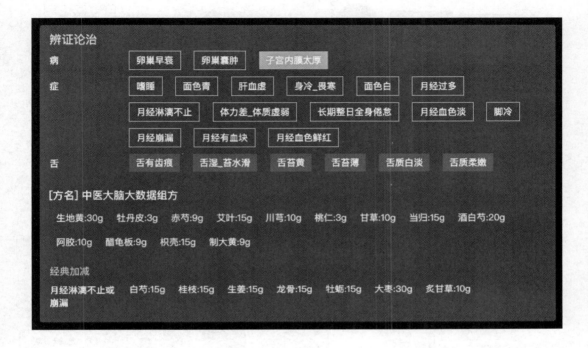

辨证论治

病　　卵巢早衰　　卵巢囊肿　　子宫内膜太厚

症　　嗜睡　　面色青　　肝血虚　　身冷_畏寒　　面色白　　月经过多

　　月经淋漓不止　　体力差_体质虚弱　　长期整日全身倦怠　　月经血色淡　　脚冷

　　月经崩漏　　月经有血块　　月经血色鲜红

舌　　舌有齿痕　　舌湿_苔水滑　　舌苔黄　　舌苔薄　　舌质白淡　　舌质柔嫩

[方名] 中医大脑大数据组方

生地黄:30g　牡丹皮:3g　赤芍:9g　艾叶:15g　川芎:10g　桃仁:3g　甘草:10g　当归:15g　酒白芍:20g

阿胶:10g　醋龟板:9g　枳壳:15g　制大黄:9g

经典加减

月经淋漓不止或　白芍:15g　桂枝:15g　生姜:15g　龙骨:15g　牡蛎:15g　大枣:30g　炙甘草:10g
崩漏

【本诊方剂整体药对结构分析】

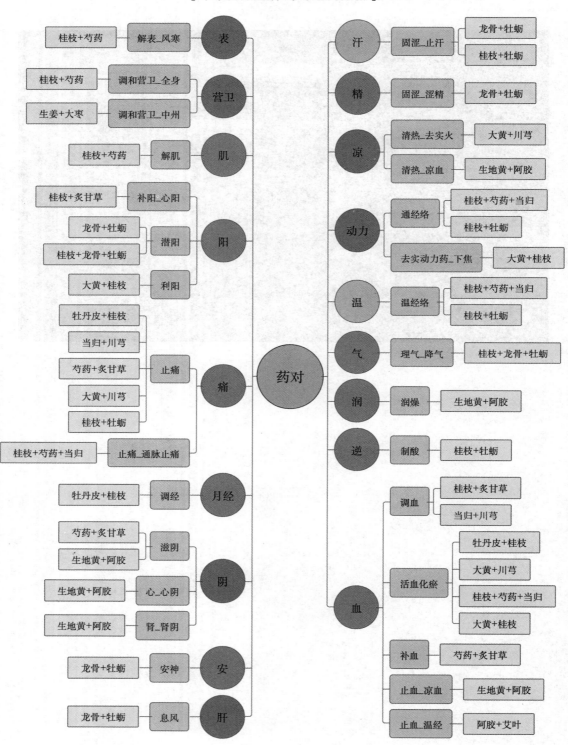

【方剂药性分析】

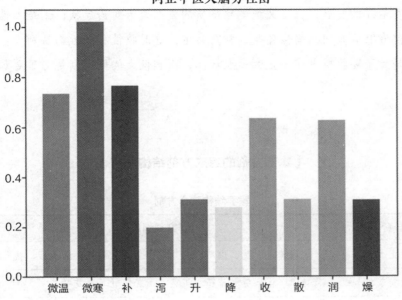

问止中医大脑方性图

【单味药药性分布图】

	温热药	平药	寒凉药
补药	川芎☂，当归☂，桂枝☀，生姜☀，大枣☂	阿胶☂，龙骨☀，炙甘草☂	生地黄☂，酒白芍☂，醋龟板☂，牡蛎☀，白芍☂
平药		甘草☂	
泻药	艾叶☀	桃仁☂	牡丹皮，枳壳，赤芍☂，大黄☀

	升性药	平药	降性药
散性药	川芎☂，当归☂，枳壳，生姜☀	牡丹皮，赤芍☂，桂枝☀	桃仁☂
平药		艾叶☀	
收性药	生地黄☂	甘草☂，酒白芍☂，牡蛎☀，白芍☂，炙甘草☂	大黄☀，阿胶☂，醋龟板☂，龙骨☀，大枣☂

（注：☀：燥性药，☂：湿性药）

【药性之说明】

随着治疗的发展，医者又把调整体质的方剂改为对治症状，于是方性的改变回到之前微寒的倾向，当然还是以补药为主，这时收性和润性都特别大，收性大的原因是为了要收摄淋漓不止的出血状况，而润性大的原因则是为了要加强补血的力道。

【本诊方剂的组成方剂结构分析】

重要结构符合方剂

结构符合方剂	方剂组成	药数
逐瘀止血汤	生地黄、大黄、赤芍、牡丹皮、当归、枳壳、醋龟板、桃仁	8
芎归胶艾汤	当归、生地黄、芍药、川芎、阿胶、甘草、艾叶	7
桂枝加龙骨牡蛎汤	桂枝、龙骨、牡蛎、芍药、炙甘草、生姜、大枣	7
桂枝加大黄汤	桂枝、大黄、芍药、生姜、炙甘草、大枣	6
桂枝汤	桂枝、芍药、炙甘草、生姜、大枣	5
桂枝加芍药汤	桂枝、芍药、炙甘草、大枣、生姜	5
桂枝加桂汤	桂枝、芍药、生姜、炙甘草、大枣	5
桂枝甘草龙骨牡蛎汤	桂枝、炙甘草、牡蛎、龙骨	4
桂枝去芍药汤	桂枝、大枣、生姜、炙甘草	4

可作为方根的结构符合方剂

结构符合方剂	方剂组成	药数
芍药甘草汤	芍药、炙甘草	2
桂枝甘草汤	桂枝、炙甘草	2
大黄甘草汤	大黄、甘草	2
佛手散	川芎、当归	2

【重要结构符合方剂说明】

中医大脑在这一诊中所设计的方剂结构由很多不同方剂组成，我们要探讨中医大脑这样开方的思路，最容易的方法还是用中医学习大脑的方剂与组成列出功能，我们可以通过下面这个表来仔细分析，能够完全覆盖组合本方剂的结构有逐瘀止血汤结构、芎归胶艾汤结构、桂枝加龙骨牡蛎汤结构。

逐瘀止血汤	生地黄	大黄	赤芍	牡丹皮	当归	枳壳	醋龟板	桃仁											
芎归胶艾汤	生地黄				当归				芍药	川芎	阿胶	甘草	艾叶						
桂枝加龙骨牡蛎汤									芍药					桂枝	龙骨	牡蛎	炙甘草	生姜	大枣
桂枝加大黄汤		大黄							芍药					桂枝			炙甘草	生姜	大枣
桂枝汤									芍药					桂枝			炙甘草	生姜	大枣
桂枝加芍药汤									芍药					桂枝			炙甘草	生姜	大枣
桂枝加桂汤									芍药					桂枝			炙甘草	生姜	大枣
桂枝甘草龙骨牡蛎汤														桂枝	龙骨	牡蛎	炙甘草		
桂枝去芍药汤														桂枝			炙甘草	生姜	大枣

逐瘀止血汤是出自《傅青主女科》中的行血祛瘀药，适用证是妇人从高处坠落，或闪挫受伤，以致恶血下流，有如血崩之状者，可用于治疗因为瘀血所造成的崩漏或月经淋漓不止的问题。

芎归胶艾汤是一个止血剂，其功能是补血调经、安胎止漏。以八纲辨证来看是用于里虚寒证。本方是治各种出血的方剂，尤为善止下半身的出血。以有瘀血和出血不止，且患者有贫血倾向者为适用目标。方中的阿胶、艾叶同为止血安胎之要药；当归、芍药、川芎、地黄四药为四物汤的完整结构，可补血治疗贫血的问题。临床上此方可用于治疗子宫出血、痔疮出血、肾及膀胱出血造成的血尿、肠出血等；而对于有流产倾向者，此方也可用于预防流产。

桂枝加龙骨牡蛎汤有固摄之功，常用于治疗遗精、夜尿等病症，因而在本诊和芎归胶艾汤的合方可加强治疗月经崩漏、月经淋漓不止的问题。

服药后，小云出血量逐渐减少，身体也明显改善。

排出肌瘤样大血块

2021年11月25日晚上21:00开始，小云小腹胀，凌晨5:00痛得虚脱，急服布洛芬一粒，后叫120上医院留观；早上8:30，小云排出一个肌瘤样大血块（里面有血和肉，以前是只有血），B超复查提示卵巢囊肿消失，子宫内膜恢复正常，子宫不均匀回声消失。排出大血块后小云体力、精神、胃口大好。

这一次，看来是除掉病根了。

小结

这半年来，小云的身体比以往好很多，最近这次发病没有使用大剂量激素止血，也没有输血就顺利康复，她和家人对月经的恐惧也减少了。对于先天性崩漏的治疗，我们还在继续探索，小云的治疗也还在继续。在先天性疾病的治疗面前，我永远保持敬畏心。希望通过不断调理改善患者体质，能减少和预防发病，减轻发病程度。

　　反思小云的治疗过程，我问自己：如果一开始就对病治疗，会不会起到更好的效果？其实不然，因为初诊时的用药已经有大黄䗪虫丸，与最后攻瘀血所用的逐瘀止血汤作用方向一致，但区别在于，如果患者基础体质太差，身体元气不足，是缺乏能量排邪外出的。经过前期几个月的"调体质、打基础"，我们在最后才迎来了攻瘀血之胜利。

　　治病如用兵，排兵布阵，步步为营。

【本医案之整体分析】

　　血瘀体质的调养在女科中可以说是一个重要的大课题，当我们身体容易出现瘀血的时候，有很多伴随的症状和病痛就会同时产生，包括"出血、病症夜间加重、腹中有硬块－痞块、全身痛证、大便黑、肌肤甲错、肌衄－紫斑－肌肤出现青紫斑点、面色暗、月经不调、产后瘀血经闭、癫狂（狂躁型及抑郁型精神分裂症、反应性精神病）、肋痛、癥瘕、小便不利、月经过少、斜视、皮肤黑斑、白疕－干癣、神经性皮炎（慢性单纯性苔癣、顽癣、牛皮癣、摄领疮）、银屑病、肩膀酸痛、肩痛不举、胎衣不下、闭经、腹痛、心下痛－胃痛、血小板减少性紫癜、产后出血、产后身痛、月经过多、脱发－掉发、偏头痛、月经先期、潮热、经痛、少腹压痛、产后恶露未尽或恶露不下、经前头痛、产后宫缩痛、产褥热－产后发热、慢性肾炎、噎膈、月经有血块、月经淋漓不止、干呕吞酸、呃逆－嗳气－打嗝、严重精神病变、癫痫、痴呆（先天性痴呆、血管性痴呆、早老性痴呆或称阿尔茨海默病、一氧化碳中毒后痴呆）、健忘、失忆症、中风、中风后遗症、说话口齿不清"等病症。有这么多的病症都和瘀血有关，所以调整血瘀的体质，是我们在临床上面临很多疑难杂症的时候必须优先考虑的因素。

我们在问止中医旗下大医小课的《方律》课程中整理了血瘀体质的辨证重点如下：

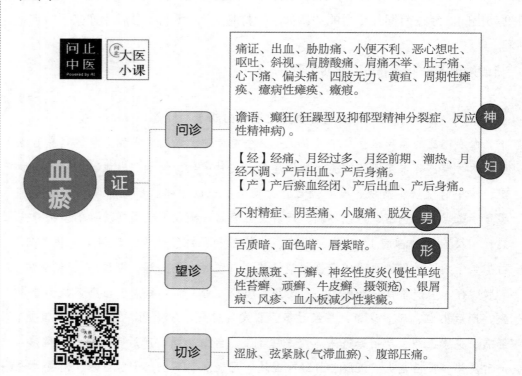

而在方剂的使用上，也有如下的说明：

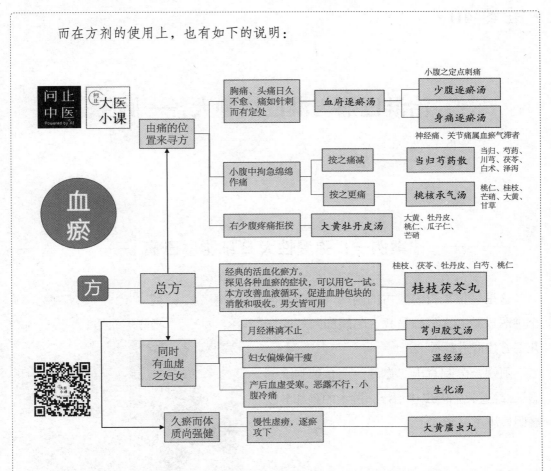

以上所列举的都是我们在调整血瘀体质时的重点大方向，当然在中医大脑人工智能的运算下，会有比这样的整理更精确且深入的计算。

•医案 40•

治淋巴瘤与淋巴结肿大各一例

案例一：弥漫性大 B 细胞淋巴瘤

这是一位来自内蒙古的阿姨，目前来问止中医就诊 3 次，都是我、阿姨和阿姨的女儿三方建群进行看诊。

阿姨被医院查出"弥漫性大 B 细胞淋巴瘤"，经过我们的二诊治疗，肿大的颈部淋巴瘤明显小了一半。

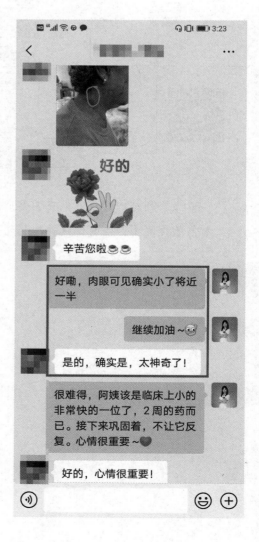

═══ 初诊 ═══

自诉

1诊：女-74-内蒙古
弥漫性大B细胞淋巴瘤，颈部淋巴硬块，不痛，活动性可；
自汗，夜间偶有盗汗；鼻子发干，打喷嚏；排气多，臭；大便正常，一天1-2次，小便正常，胃口可，身体冷热可；
咽干；走快会气短，晕车；
两个月前出现一次前胸痛到后背；既往出现过一次；血压正常；
面瘫史，右眼易流泪；右膝盖疼-摔伤史；胆结石；

　　阿姨在医院被检查出"弥漫性大 B 细胞淋巴瘤"，耳后颈部明显可见有一淋巴硬块突出。

　　此外，阿姨伴有自汗、盗汗，鼻干、打喷嚏，咽干，眼睛易流泪等兼症问题。

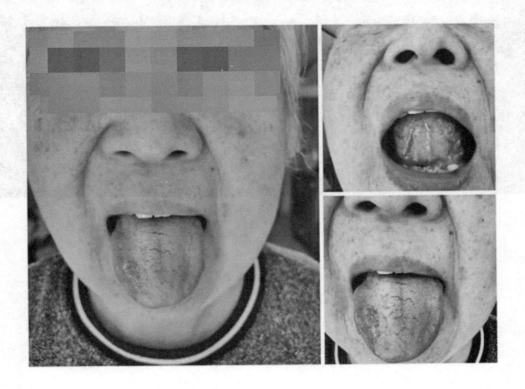

　　通过阿姨的舌象，我们可以看出（两个图片有色差问题）：舌偏暗，有些地方颜色分布不均；裂纹舌，苔白腻；舌底静脉瘀堵严重。加上阿姨的症状表现，可以判断其气滞血瘀、阴虚伴有痰饮内阻。

辨证论治

病　　恶性淋巴瘤_淋巴癌　　淋巴结肿大

症　　呼气困难　　鼻子内部干燥　　晕车　　打喷嚏　　咽干　　容易放屁

眼易流泪　　恶热　　夜间盗汗　　自汗

舌　　舌苔腻　　舌质暗　　舌苔白　　舌有裂纹　　舌底静脉怒张

[方名] 中医大脑大数据组方

白芍:20g　　桂枝:15g　　柴胡:15g　　天花粉:15g　　黄芩:10g　　茯苓:10g　　泽泻:15g　　干姜:10g　　川芎:10g

牡蛎:30g　　白术:10g　　当归:10g　　炙甘草:10g

智能加减

主症加强　　　　防己:15g　　茯苓:15g　　瓦楞子:15g　　牡蛎:30g

问止制剂

恶性淋巴瘤_淋　　问止攻癌1号
巴癌

【本诊方剂整体药对结构分析】

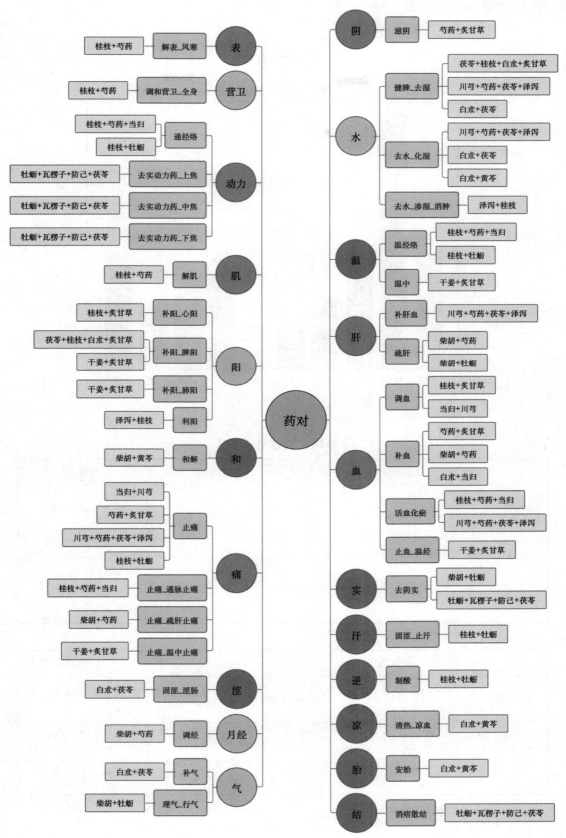

【方剂药性分析】

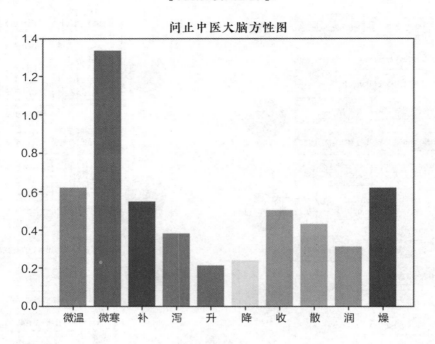

问止中医大脑方性图

【单味药药性分布图】

	温热药	平药	寒凉药
补药	干姜 ☀，川芎 ☂，白术 ☀，当归 ☂，桂枝 ☀	炙甘草 ☂	白芍 ☂，牡蛎 ☀
平药		瓦楞子	
泻药		茯苓 ☀	泽泻 ☀，黄芩 ☀，柴胡 ☀，天花粉 ☂，防己 ☀

	升性药	平药	降性药
散性药	干姜 ☀，川芎 ☂，当归 ☂，柴胡 ☀	桂枝 ☀	泽泻 ☀，瓦楞子，防己 ☀
平药			
收性药		白芍 ☂，白术 ☀，牡蛎 ☀，天花粉 ☂，炙甘草 ☂	茯苓 ☀，黄芩 ☀

（注：☀：燥性药，☂：湿性药）

【药性之说明】

从患者恶热、夜间盗汗、鼻子内部干燥、咽干、舌有裂纹等现象来看，她是偏阴虚的体质，所以方子在寒热性上呈现微寒的倾向。但是为什么方性在润燥上面会偏燥性呢？主要是因为患者身体的水液分布不正常，比如会有晕车的现象就代表着可能在中焦会比较偏湿。其实方剂中有润性的药也有燥性的药，会各司其职地把无水处补水、水泛处祛湿，这是中医方剂双向调节的特点。

【本诊方剂的组成方剂结构分析】

重要结构符合方剂

结构符合方剂	方剂组成	药数
柴胡桂枝干姜汤	柴胡、桂枝、干姜、天花粉、黄芩、牡蛎、炙甘草	7
当归芍药散	当归、川芎、芍药、茯苓、白术、泽泻	6
当归散	当归、黄芩、芍药、川芎、白术	5
苓桂术甘汤	茯苓、桂枝、白术、炙甘草	4
甘草干姜茯苓白术汤	炙甘草、白术、干姜、茯苓	4

可作为方根的结构符合方剂

结构符合方剂	方剂组成	药数
芍药甘草汤	芍药、炙甘草	2
甘草干姜汤	炙甘草、干姜	2
泽泻汤	泽泻、白术	2
桂枝甘草汤	桂枝、炙甘草	2
栝蒌牡蛎散	天花粉、牡蛎	2
佛手散	川芎、当归	2
二仙汤	黄芩、芍药	2

另外再特别加上的单味药：防己、瓦楞子。

【重要结构符合方剂说明】

中医大脑所开出的方剂可以说是柴胡桂枝干姜汤结构、苓桂术甘汤和当归芍药散结构的合方。这样的合方在我们其他的案例中也曾经出现过，但为什么会在这个案例中出现这样的组合，我们就必须先来谈谈本方主要的结构，也就是柴胡桂枝干姜汤结构和苓桂术甘汤结构。

柴胡桂枝干姜汤是治疗上热下寒的方剂，主要用于内外的阳气虚，且残留病邪而引起津液不足，兼有气上冲者。此外，呈现胸胁苦满、微结、尿不利、口渴、头汗出、往来寒热、心烦、冲逆等症者，亦可适用本方。本方常用于治疗感冒、肺结核、肺炎、肝炎、心悸亢进、更年期障碍等病症。由于有牡蛎这味药，本方可以潜阳补阴、软坚散结，因此可以治疗淋巴结肿大、淋巴癌等问题；又加上天花粉这味药可以泻火滋阴、生津止渴，因此可以治疗本诊患者咽干、盗汗等问题。

苓桂术甘汤是一个祛寒化痰剂，其功能是健脾燥湿、温化痰饮，以因虚证和水毒所引起的各种病证为目标。主要适应证为眩晕、起立性眩晕、呼吸促迫、心悸亢进、气上冲、头痛、尿量减少、足冷、腹部软弱、胃内有停水或膨胀、脉沉紧。因此本方可用于治疗本诊患者晕车、呼气困难、眼易流泪等问题。

另外，医者根据中医大脑智能加减功能增加使用了单味药防己、瓦楞子。防己可以祛风湿、止痛、利水消肿；瓦楞子则是用来消痰软坚、化瘀散结、制酸止痛。此两味药再搭配上本方中的牡蛎和茯苓就可以加强软坚散结、通利三焦的作用，治疗淋巴结肿大、淋巴癌等问题。

在对阿姨的治疗上，我按中医大脑的推荐组方，同时加了智能加减的推荐药来加强软坚散结，并配合上制剂以加强疗效。

此外，阿姨的女儿很是孝顺，询问我是否可以给母亲按摩或是艾灸，我稍微指导了一下。心疼她说："你这么瘦小，做按摩推拿可能会很累。"

阿姨的女儿说："不累，只要妈妈能好就好！"

瘦小的身子骨里往往都能迸发出惊人的能量，而这种力量最能增强人的内心，这也是阿姨恢复较快的一大原因吧！在阿姨一诊时，我能听得出她故作轻松的声音背后隐藏着担忧的情绪问题，而这种情绪在二诊时已经消失不见。

═══ 二诊 ═══

二诊时，阿姨的兼症明显好转，于是我效不更方，守方 10 天。

后续我在随访中得知：阿姨的睡眠有好转；自汗盗汗好转明显；鼻子不干，不打喷嚏；大便 2 次，软；排气少了，不臭；痰减少，时有时无，咽喉舒服。

自诉

2诊：改善明显
睡眠好转，自汗盗汗好转明显，鼻子不干，不打喷嚏，大便2次，软；排气少了，不臭；痰减少，时有时无，咽喉舒服；右眼流泪少了；
咽干，偶有咳嗽；

═══ 三诊 ═══

三诊时，阿姨的淋巴瘤明显变小，舌下瘀堵情况也明显减轻。

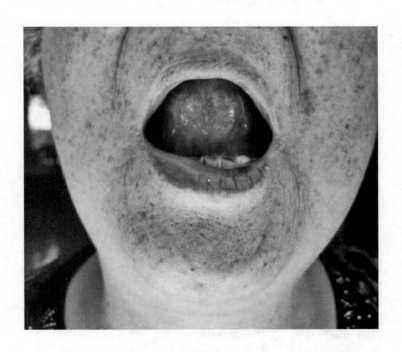

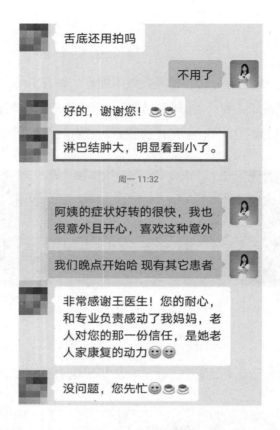

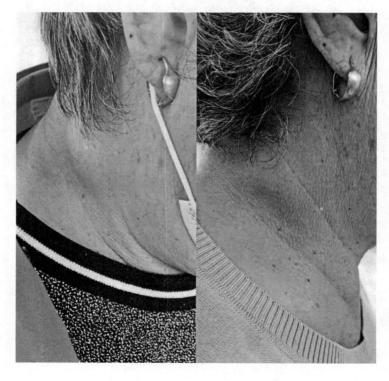

起初，阿姨对治疗的信心其实是不足的，但看到二诊后肿块明显变小，她很是开心，信心也大增。

中秋节的前一天，阿姨的女儿在遥远的地方给我传来了一张欢乐的照片，原来是阿姨和女儿正给叔叔过生日，一家三口提前发来了中秋的祝福，我隔着手机收获到了比过中秋还欢乐的心情。

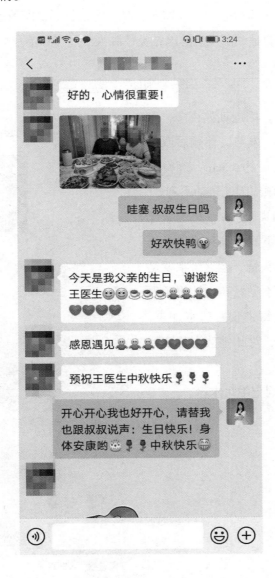

案例二：颈淋巴结肿大疼痛

在多数人印象里，"急性炎症"所导致的肿痛诸症，似乎只有抗生素能胜任，很少有人会首先想到用中医药治疗。殊不知方药对证的话，不仅取效迅捷，更能兼护体质，又快又稳。本文分享的是颈部多发淋巴结炎性肿大经过一诊治疗后全消的案例。

初诊

本案 J 女士 27 岁，因近期熬夜多，来诊 3 天前扁桃体发炎，发热，伴颈后双侧淋巴结节肿大，最大径约 3.5cm，疼得非常厉害，触之发热，颈部因此转动不利。

吃过退烧药和消炎药后，J 女士咽部已无疼痛，体温也有下降，唯到了傍晚仍会烧到 38℃多，伴随头晕、疲乏。主要是颈后结节、疼痛还是不见好转，转侧颈项时肿大淋巴结可见，每进食吞口水加重，睡觉时一触枕头就痛，对此她甚为苦恼和担忧。

经朋友介绍，来问止中医求诊。

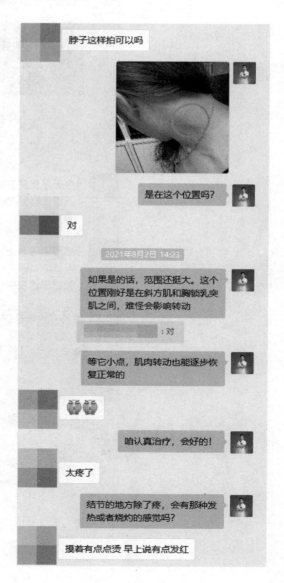

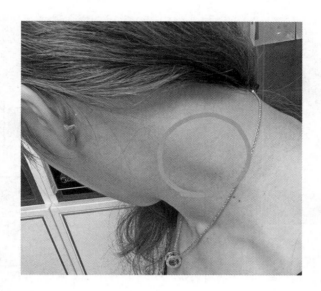

我鼓励 J 女士不必担忧，告知她中医药在这方面具有独特的诊疗优势，中医大脑对此也有成熟的诊疗方法及丰富的案例积累，只要安心配合好治疗，会好的。

通过系统地问诊，我得知 J 女士平素睡眠质量不佳，不易入睡，多梦；易怒，经前烦躁、乳房胀、腰酸，偶尔还容易恐惧、焦虑，有过产后抑郁史。舌红略有紫点，舌苔白腻。

根据这些自述，我将诸表现录入中医大脑，得到以"疏风散热清火，疏肝养血散结"为治法的组方，开出 5 天剂量。

为不耽误治疗，我嘱咐 J 女士先依药方当即在本地拿 2 天药，收到问止中医的代煎药后接续服用，且无须再服用西药。

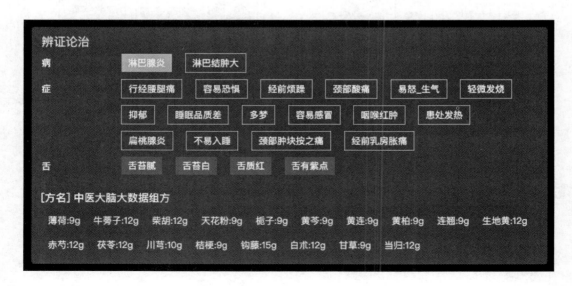

【本诊方剂整体药对结构分析】

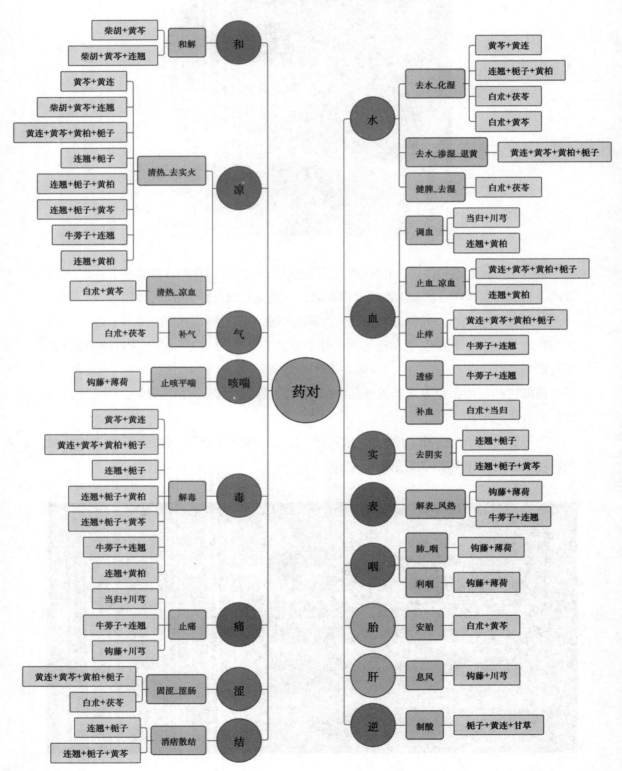

【方剂药性分析】

问止中医大脑方性图

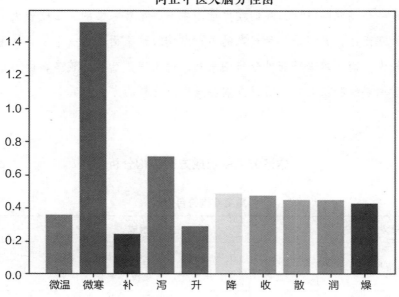

【单味药药性分布图】

	温热药	平药	寒凉药
补药	川芎☂，白术☀，当归☂		生地黄☂
平药		甘草☂	
泻药		桔梗，茯苓☀	钩藤，赤芍☂，栀子☂，黄芩☀，牛蒡子☂，柴胡☀，黄连☀，连翘☀，薄荷☀，黄柏☀，天花粉☂

	升性药	平药	降性药
散性药	川芎☂，桔梗，当归☂，柴胡☀	赤芍☂	牛蒡子☂，连翘☀，薄荷☀
平药			钩藤
收性药	生地黄☂	甘草☂，白术☀，天花粉☂	栀子☂，茯苓☀，黄芩☀，黄连☀，黄柏☀

（注：☀：燥性药，☂：湿性药）

【药性之说明】

这是一个偏寒的方剂，我们在方性图中看到虽然寒性的图形比较大，但基本上只是微寒而已，并不是那种极寒的方剂结构。这里面还有一个值得注意的是本方泻性较大，而从单味药药性分布图来看，确实凉泻药会比较多，因为从整体的症状来看患者偏肝郁有热，所以方剂会呈现出这样的方性。

【本诊方剂的组成方剂结构分析】

重要结构符合方剂

结构符合方剂	方剂组成	药数
柴胡清肝汤	柴胡、当归、赤芍、川芎、生地黄、黄连、黄芩、黄柏、栀子、连翘、桔梗、牛蒡子、天花粉、薄荷、甘草	15
抑肝散	白术、茯苓、当归、川芎、钩藤、柴胡、甘草	7
五淋散	茯苓、当归、甘草、赤芍、栀子	5
黄连解毒汤	黄连、黄芩、黄柏、栀子	4

可作为方根的结构符合方剂

结构符合方剂	方剂组成	药数
桔梗汤	桔梗、甘草	2
佛手散	川芎、当归	2

【重要结构符合方剂说明】

中医大脑所设计出来的这个方剂，可以被理解为是柴胡清肝汤结构和抑肝散结构的合方。

柴胡清肝汤出自《一贯堂方》，是治肝、胆、三焦经发生风热，即这三条经络所通的咽喉、颈部、耳前、耳后、耳中等发生炎症时，可适用本方。其机理是清肝宣郁，主要功能是改善腺病性体质，可用于治疗颈部淋巴腺肿、慢性扁桃体炎、咽喉炎、腺样肿、皮肤病、瘰疬、神经症等，故可用于治疗本诊患者颈后淋巴结肿大疼痛兼有发热的问题。

抑肝散出自《保婴撮要·急惊风门》，是用于小儿痉挛的方剂。对于肝气亢奋、神经过敏、容易发怒、性情暴躁、兴奋而失眠者，本方具有镇静其神经兴奋的作用。因此可用于治疗本诊患者睡眠质量不佳、不易入睡、易怒、抑郁等问题。

初诊后随访

服药次日，J女士尚反映夜间仍有点低热，虽比之前入暮中度发热有好转，但难免感受得出她的担忧。我解释这是病程中正常的阶段，已有好转，继续遵医嘱服药就行。

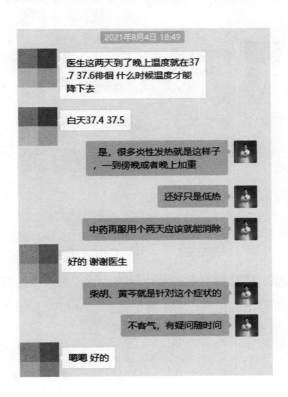

待初诊第六天后随访，我得之J女士药后持续好转，已不发热，颈后肿大淋巴结也已全消，能正常进食和睡好觉了，只剩颈前1颗小的淋巴结尚未完全消除，按之会痛。

我为此感到高兴，并邀约她复诊。

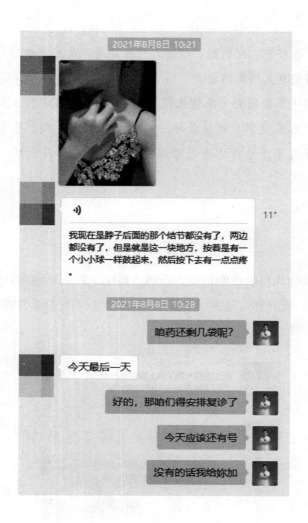

2021年8月8日 10:21

))）   11"

我现在是脖子后面的那个结节都没有了，两边都没有了，但是就是这一块地方，按着是有一个小小球一样鼓起来，然后按下去有一点点疼。

2021年8月8日 10:28

咱药还剩几袋呢？

今天最后一天

好的，那咱们得安排复诊了

今天应该还有号

没有的话我给妳加

二诊

　　出于加强散结化痰、防余热复燃的治疗目的，我在二诊中推高"颈部肿块按之痛"为主症，依中医大脑推荐出的组方，予 1 周剂量。

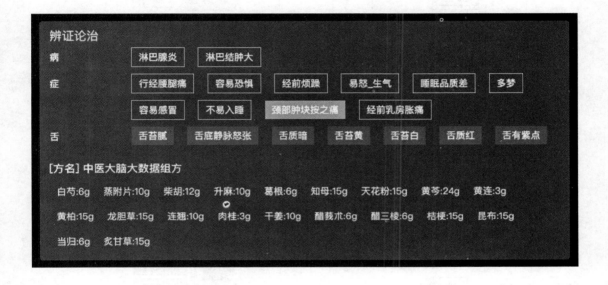

辨证论治

病　　淋巴腺炎　淋巴结肿大

症　　行经腰腿痛　容易恐惧　经前烦躁　易怒_生气　睡眠品质差　多梦
　　　　容易感冒　不易入睡　颈部肿块按之痛　经前乳房胀痛

舌　　舌苔腻　舌底静脉怒张　舌质暗　舌苔黄　舌苔白　舌质红　舌有紫点

[方名] 中医大脑大数据组方

白芍:6g　蒸附片:10g　柴胡:12g　升麻:10g　葛根:6g　知母:15g　天花粉:15g　黄芩:24g　黄连:3g

黄柏:15g　龙胆草:15g　连翘:10g　肉桂:3g　干姜:10g　醋莪朮:6g　醋三棱:6g　桔梗:15g　昆布:15g

当归:6g　炙甘草:15g

【本诊方剂整体药对结构分析】

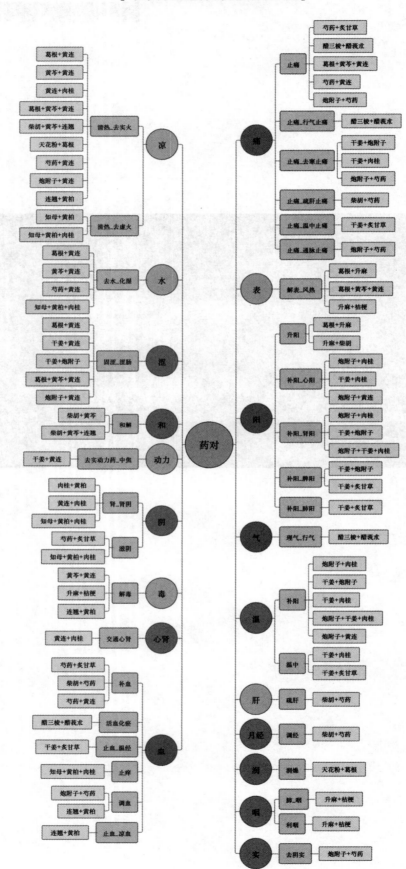

【方剂药性分析】

问止中医大脑方性图

（注：条形图横轴为：微温、微寒、补、泻、升、降、收、散、润、燥；纵轴从 0.00 到 1.75）

【单味药药性分布图】

	温热药	平药	寒凉药
补药	干姜☀，肉桂☀，当归↑，蒸附片☀	炙甘草↑	白芍↑，知母↑，葛根
平药	醋莪术		
泻药		醋三棱，桔梗	昆布☀，升麻，黄芩☀，柴胡☀，黄连☀，连翘☀，黄柏☀，天花粉↑，龙胆草☀

	升性药	平药	降性药
散性药	干姜☀，桔梗，当归↑，升麻，柴胡☀，葛根	醋三棱，肉桂☀，醋莪术	昆布☀，连翘☀，知母↑
平药			
收性药	蒸附片☀	白芍↑，天花粉↑，炙甘草↑	黄芩☀，黄连☀，黄柏☀，龙胆草☀

（注：☀：燥性药，↑：湿性药）

【药性之说明】

虽然医者在这一诊改变了主症的选择，但是因为患者体质并不会因为改变主症的选择而改变，所以虽然说方剂有很多单味药上的变化，但是整体呈现出来的方性和初诊的方性比较起来变化并不大，除了散性和燥性较强一些之外，基本上还是维持原来的方性不变。

【本诊方剂的组成方剂结构分析】

重要结构符合方剂

结构符合方剂	方剂组成	药数
散肿溃坚汤	当归、芍药、黄芩、柴胡、龙胆草、升麻、昆布、连翘、桔梗、黄连、知母、黄柏、醋三棱、醋莪术、葛根、天花粉、炙甘草	17
葛根黄芩黄连汤	葛根、炙甘草、黄芩、黄连	4
回阳饮	附子、干姜、炙甘草、肉桂	4
升麻葛根汤	升麻、葛根、芍药、炙甘草	4

可作为方根的结构符合方剂

结构符合方剂	方剂组成	药数
通关丸	黄柏、知母、肉桂	3
四逆汤	炙甘草、附子、干姜	3
芍药甘草附子汤	芍药、炙甘草、附子	3
芍药甘草汤	芍药、炙甘草	2
甘草干姜汤	炙甘草、干姜	2
二仙汤	黄芩、芍药	2
干姜附子汤	干姜、附子	2

【重要结构符合方剂说明】

医者在上一诊中选择了现代病名为主症，而在这一诊改为以患者具体症状为主症，但是中医大脑在入参上的基础变化不大，所以前后两诊都是柴胡剂和寒泻药的组合。但是在这一诊中我们也注意到了有像蒸附片（炮附子）这样比较热的单味药加入，只是因为剂量较少，并没有改变整体的方性。根据重要结构符合方剂的单味药组成比较，我们可以找出本方基本上就是散肿溃坚汤结构和回阳饮结构的合方。

散肿溃坚汤出自《兰室秘藏》，是一个痈疡剂，其功能是消坚散肿、清热解毒。可应用于两方面：

1. 热毒痰瘀、壅结手足少阳经脉、致生马刀疮，从耳下延及缺盆或抵肩上、或连胁下，结硬如石。

2. 热毒痰瘀，壅结足阳明经脉，致生瘰疬，遍布颈部，或至颊车，坚而不溃或溃破流脓水者。

回阳饮可视为四逆汤加上肉桂，这是一个用来温阳和引火归原的方剂。适用证是阳虚引起的严重失眠和心脏的问题，在本诊可用来调整患者体质和治疗其睡眠的问题。

═══ **已愈** ═══

一周后我进行随访，得知 J 女士收到二诊药后恰逢经期，眼见结节全消，症状也已消除，故服药变得被动，还未服用二诊药方。

我嘱咐 J 女士月经结束后一定把剩余的汤药服用完，告知并非症状消除就意味着病证彻底好转，唯有把平素"不易入睡、多梦，易怒、经前烦躁、乳房胀，容易恐惧、焦虑"等体质状态调整好，才能稳固、防止病情复发。

J 女士接受了建议，诉求后续转用简便易服的丸药制剂长调体质。

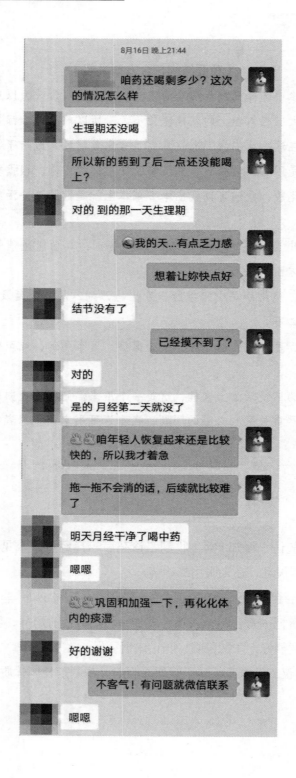

至 1 个月后随访，我得知 J 女士各方面均稳定，淋巴结肿大也未再出现。

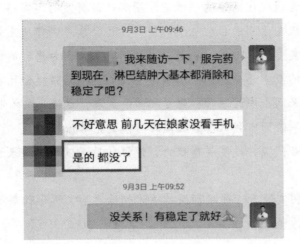

中医治淋巴结炎

淋巴结炎，是淋巴结的非细菌非肿瘤性炎症病变，常继发于其他疾病，临床表现高热、抗生素治疗效果差，如治疗不及时容易引起局部变性坏死，甚至发生败血病。临床也有相当多病例在急性期失治，转变成反复发作、缠绵难愈的慢性淋巴结炎。

中医药在这方面具有独特的诊疗优势，中医大脑对此也有成熟的诊疗方法及丰富的案例积累，只要证治准确，取效甚速。值得一提的是，生于颈项间的淋巴结肿块、结核、疮痈，多与长期肝郁气滞体质状态相关，如《素问·金匮真言论》说"病在肝，俞在颈项"；《圣济总录》说"瘰疬诸病，皆由风热毒气蕴积脏腑，搏于肝经所致"；《重订通俗伤寒论》说"郁怒为甚，不能发越，久而蓄积，颈项结核，胁痛善怒，此劳伤于肝"等。

故急性期病愈之后，针对气滞及兼夹的阴虚或血虚体质调理，从根本论治、防止复发，也是问止中医对此的一大特色及优势。

【二则医案之整体分析】

在此我们来谈一下阴实（像各种结节、囊肿、息肉、良性肿瘤，在中医都被称为阴实）的治疗。这些问题虽大多数不至于有立即的危险，但还是带给了患者种种不便和困扰。

很多人会认为用现代医学的手术消除阴实是最有效的，实则不然。中医治疗阴实的长处不仅仅在于消除目前见到的阴实，还会从患者体质上做调整，让阴实消除之后不会再复发。有时候，快速手术切除之后，因为患者的体质并没有任何改变，阴实复发的概率还是相当高。临床上，我们也经常接诊已经做完西医手术的患者，他们前来问止中医做术后康复和体质调理，这也不失为明智之举。

针对阴实，一般而言我们会分成两种可能的治疗流程：

●A 流程：若阴实并没发展得很大，经评估后可以用中医来治疗。这是第一种治疗流程。

●B 流程：阴实过大，先用西医的手术切除之后，再做体质的调整。这是另外一个可能的治疗流程。

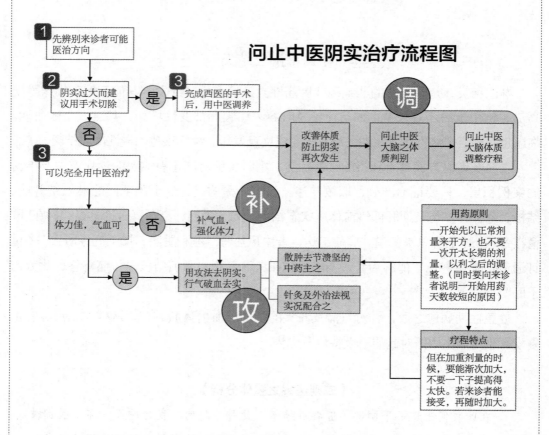

问止中医阴实治疗流程图

而在用药方面，我们的治疗原则如下：

●因为要破除阴实，必须以行气破血的药为主，所以我们会先评估患者体质是否比较强健、是否适合中医的攻法。

●如果在评估之后认为患者的体力较差，气血也不足，我们会在最短的时间内先提高患者的气血状况，再进行攻法。

●如果使用到峻药，攻守之间的配置全程由医师监控并和患者保持密切联系，医师会和患者一起掌握治疗的发展。

●合理而可接受的费用，不造成家庭经济过大负担。

这两则医案是我们治疗阴实证的实际案例，事实上我们有很多这样成功的例子。治疗阴实证的关键还是把握前述这些原则，再配合中医大脑人工智能的选方取药，当病患能够遵照医嘱，疗效自然就会好。

·医案 41·

治肾衰竭二例，治疗后停止透析

慢性肾功能衰竭在中医一般多属于"水肿""癃闭""关格""溺毒"等范畴。《灵枢·水胀》对其症状做了详细的描述："水始起也，目窠上微肿，如新卧起之状，其颈脉动，时咳，阴股间寒，足胫肿，腹乃大，其水已成矣。以手按其腹，随手而起，如裹水之状，此其候也。"

关于其发病原因，《素问·水热穴论》指出："故其本在肾，其末在肺。"《素问·至真要大论》又指出："诸湿肿满，皆属于脾。"可见在《黄帝内经》时期，古人对水肿病已有了较明确的认识。

《金匮要略》称本病为"水气"病，按病因、病证分为风水、皮水、正水、石水、黄汗五类。又根据五脏证候分为心水、肺水、肝水、脾水、肾水。

今天要讲的第一个案例是一位肾衰竭透析 3 个月的患者，通过中药治疗一个月后，水肿退，尿量和次数增多，情况好转出院，停止了透析。第二个案例是一位肾衰患者经过中医治疗后，成为原本治疗所在西医院第一个透析后还能解除透析的病人。

| 案例一 |

2021 年 6 月 10 日，M 先生的家属加了我的微信，并询问我能否通过中药把患者的身体调理好。原来，M 先生出车祸后，被检查出患有心衰、肾衰等，已经在医院透析了 3 个月，身体非常虚弱，家属也很是着急，想要通过中药来治疗，但是 M 先生也很倔强地表示不同意。

家属经过多家中医诊所对比以及网上查询，最后决定到我们问止中医就诊，好不容易才说服了 M 先生服用中药治疗。

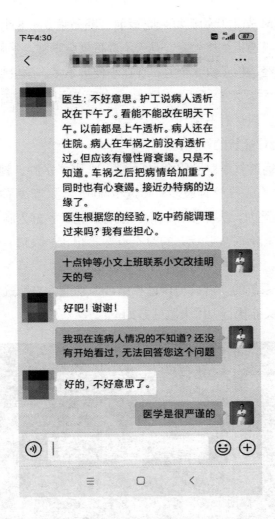

M先生的家属添加了我的微信后，立马把患者的情况向我汇报，并询问中药能否调理病人的身体。我本着医学严谨的态度，表示需要给患者看诊后才能评估。

══ 一诊：肾衰透析 ══

据了解，M先生十几年前被诊断患有糖尿病，刚开始会坚持服药，可吃了一段时间降血糖的药后，由于当时还比较年轻，自觉身体没有什么大碍，干脆不再服用糖尿病的药丸。直到3个月前，M先生被车撞了，到医院一检查，诊断书上写的是：

1. 桥脑出血。

2. 心衰竭。

3. 慢性肾衰竭。

4. 糖尿病。

从 3 月份住院，M 先生开始在每天吃饭前打胰岛素 6 ～ 8 个单位，目前是肾衰竭和心衰竭比较严重，靠透析维持生命，几天不透析就会脚肿、手肿甚至全身肿。

患者截至目前已经透析了快 3 个月，现在小便量不多、尿量少且小便不是很好解。

M 先生出车祸之后，发生了桥脑出血，止血后，眼睛仍有出血。内分泌科医生表示：他心脏也有出血，只是看不见。

根据 M 先生对身体症状的补充：

目前手脚水肿（有时候手脚肿胀会自行消除）、眼袋水肿、脚踝也肿；自己排尿比较少，每天 300mL 左右，导管时最多有将近 1000mL，尿管拔了之后，尿液反而少了且尿路有感染；精神乏力，头汗多，口干；没有晨勃，不好入睡，睡眠质量差，半夜醒来后可以继续睡着；有时皮肤痒，有时有点恶心想吐，眼睛有时会痒。目前还在医院住院，以透析为主，经透析后肌酐有四百多 μmol/L。

我使用中医大脑系统的"辨病与辨证相结合"功能，当即选择"慢性肾衰竭"为主症，再录入患者相关症状，中医大脑处方如下：

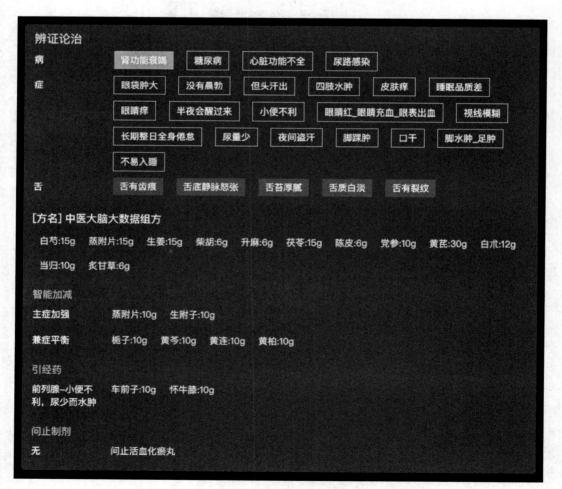

【本诊方剂整体药对结构分析】

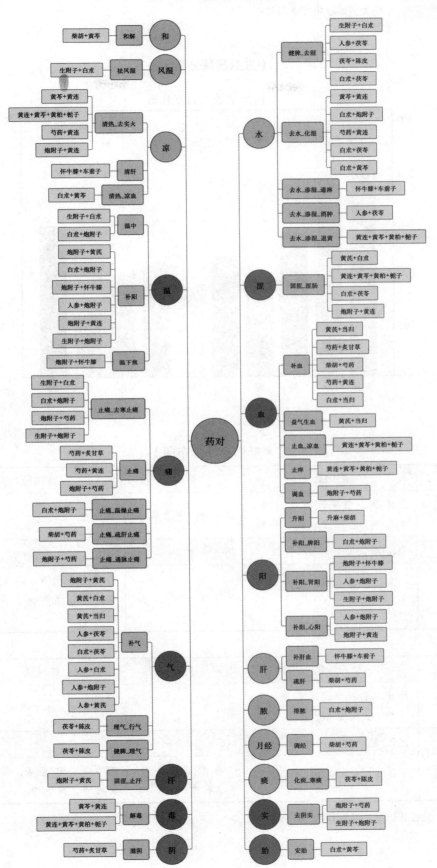

【方剂药性分析】

问止中医大脑方性图

【单味药药性分布图】

	温热药	平药	寒凉药
补药	白术☀，黄芪，蒸附片☀，生姜☀，当归☂，生附子☀	党参☂，炙甘草☂	白芍☂
平药	陈皮☀	怀牛膝☀	
泻药		茯苓☀	升麻，柴胡☀，车前子☀，黄连☀，黄芩☀，黄柏☀，栀子☂

	升性药	平药	降性药
散性药	升麻，柴胡☀，生姜☀，当归☂，生附子☀	陈皮☀	车前子☀，怀牛膝☀
平药	黄芪		
收性药	党参☂，蒸附片☀	白芍☂，白术☀，炙甘草☂	茯苓☀，黄连☀，黄芩☀，黄柏☀，栀子☂

（注：☀：燥性药，☂：湿性药）

【药性之说明】

中医大脑所设计的这个方剂，在药性上大致呈现比较平均的分布，虽然偏于温补，但是最重要的药性趋向是燥性，当然这是根据目前患者身体水液代谢的情况非常不好而呈现出来的药性表现，也许会令读者觉得奇怪的是患者明明有口干现象，为什么还要用燥性的药？这是因为他身上的水肿相当严重，表示不应该有水液潴留的地方甚多，反而无法令水液上达头面而造成口干。

【本诊方剂的组成方剂结构分析】

重要结构符合方剂

结构符合方剂	方剂组成	药数
补中益气汤	黄芪、炙甘草、人参、当归、陈皮、升麻、柴胡、白术	8
附子汤	附子、茯苓、人参、白术、芍药	5
真武汤	茯苓、芍药、白术、生姜、附子	5
黄连解毒汤	黄连、黄芩、黄柏、栀子	4

可作为方根的结构符合方剂

结构符合方剂	方剂组成	药数
芍药甘草附子汤	芍药、炙甘草、附子	3
栀子柏皮汤	栀子、炙甘草、黄柏	3
芍药甘草汤	芍药、炙甘草	2
橘皮汤	陈皮、生姜	2
二仙汤	黄芩、芍药	2

另外再特别加上的单味药：生附子、车前子、怀牛膝。

【重要结构符合方剂说明】

我们可以看到，中医大脑计算出来的这个方剂主要是补中益气汤和附子剂的结构，但同时也加入了黄连解毒汤的结构，这是一个比较复杂的组成，要了解中医大脑的思路，我们必须把输入的症状、表现和这些方剂结构分别对应整理出来，这样大家就可以很快地了解到中医大脑制方的思路。

在中医大脑的帮助之下，我们先列出所有输入的症状并分门别类。先看看医者输入的病症：

【疾病及现代诊断】肾功能衰竭、尿路感染、心脏功能不全、糖尿病。

【整体体质】长期整日全身倦怠。

【口－渴饮】口干。

【小便】小便不利、尿量少。

【汗】夜间盗汗、但头汗出。

【肿】四肢水肿、脚水肿－足肿、脚踝肿。

【男科】没有晨勃。

【睡眠】不易入睡、睡眠品质差、半夜会醒过来。

【皮肤病】皮肤痒。

【眼】眼睛痒、眼睛红－眼睛充血－眼表出血、视线模糊、眼袋肿大。

【舌体】舌质白淡、舌有齿痕、舌有裂纹。

【舌苔】舌苔厚腻。

【舌底】舌底静脉怒张。

而其中和补中益气汤有关的病症有：

【疾病及现代诊断】肾功能衰竭、糖尿病。

【整体体质】长期整日全身倦怠。

【口－渴饮】口干。

【汗】夜间盗汗。

【肿】脚水肿－足肿。

【睡眠】睡眠品质差。

【皮肤病】皮肤痒。

【眼】眼袋肿大。

补中益气汤具有补益虚证、治疗疲劳病的效果。当患者出现小柴胡汤证，而胸胁苦满和寒热往来并不厉害，且整体而言有腹软、脉弱、容易疲劳、食欲不振时适用。

而符合真武汤的相关病症有：

【疾病及现代诊断】肾功能衰竭、心脏功能不全。

【整体体质】长期整日全身倦怠。

【小便】小便不利、尿量少。

【肿】脚水肿－足肿。

【睡眠】睡眠品质差。

【皮肤病】皮肤痒。

【眼】视线模糊。

真武汤有少阴病的葛根汤之称，主治下焦寒湿且小便不利，适合阳虚证，及由于新陈代谢衰弱所引起的疾病。在本诊中，补中益气汤和真武汤的搭配对于肾病水肿且心肾阳虚的问题有很好的疗效。

在本诊中和黄连解毒汤相关的病症有：

【疾病及现代诊断】糖尿病。

【小便】尿量少。

【睡眠】不易入睡、睡眠品质差。

【皮肤病】皮肤痒。

【眼】视线模糊。

黄连解毒汤是治实热的方剂，用于热性病呈现大热烦扰的急性期，亦可用于治疗实热症已变为慢性化的杂病。应用本方的辨证要点还有口燥咽干、舌红苔黄、脉数有力、疔疮红肿热痛。在本诊中，黄连解毒汤主要用于解肾衰的尿毒，同时处理皮肤痒、糖尿病等问题。

中医大脑智能加减里面值得注意的有：生附子和炮附子（蒸附片）同用可利水，治疗肾衰尿毒的问题；车前子和怀牛膝的搭配则可治疗小便不利、尿量少而水肿、视线模糊等问题。

在这样的分析之后，我们可以看得出来中医大脑对于所有输入症状、表现和方剂对治，其考虑相当精密。虽然方剂结构看起来相当复杂，但其实所用的药味并不多，少量药味组成的方剂结构协同可发挥更大的功效。

<hr />

一诊用药后的情况

一诊后，我定期随访了 M 先生，了解患者服药情况。

端午节过后两天，患者就带来了好消息：用药五天后小便量增加了。患者还把我推荐给他同为慢性肾衰竭的亲戚。

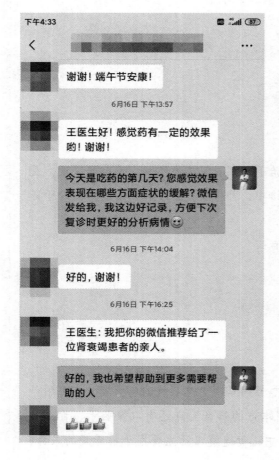

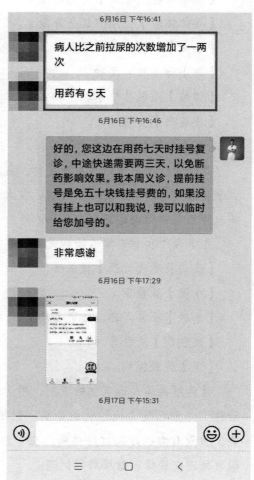

二诊：继续治肾衰

M 先生在服药的第三天就开始感觉有效果了。据 M 先生反馈：排尿次数每天增加了 1 ～ 2 次，尿量增加了一小点了，大便也好解；感觉精神状态好一些了，现在手指有光泽一点了。

于是二诊我效不更方。服药期间，医院看到 M 先生水肿消退，且精神好起来了，尿量和尿的次数也增加，觉得患者没有必要住院了。

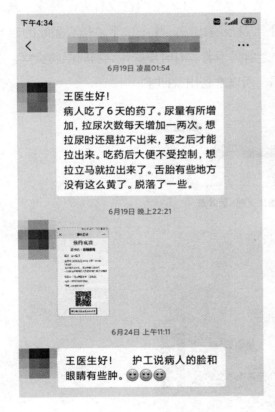

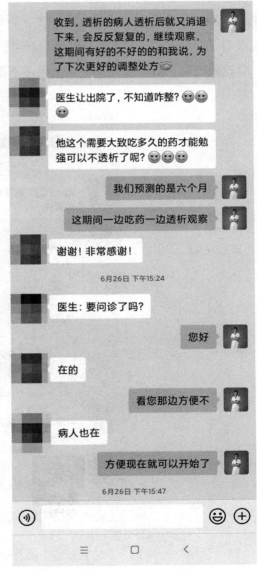

三诊：多方面好转，出院回家

三诊时，患者向我反馈：

每周透析3次，隔1天透析1次；现在不透析时每天小便有6～7次，总量在400mL左右（以前没有透析的那天，没有吃中药时每天排尿2～3次，总量100～200mL；而透析时每天小便有3～4次，总量200～300mL）。大便每天2～3次，有点偏稀，没有那种憋不住的感觉了。感觉脸也没有之前肿，双下肢、脚踝肿缓解点了，双手肿也缓解点，看得到静脉了，但眼袋仍水肿。开着空调也没有觉得很冷，只是没有出汗，吃饭时才出汗，头汗多，但下半身没有出汗。晚上口干、恶心想吐的感觉没有了。白天中午睡觉时睡眠质量好点，之前睡不着。有时皮肤痒，有时眼睛会痒。

这段时间，M先生吃中药的效果还不错，所以准备出院回家。

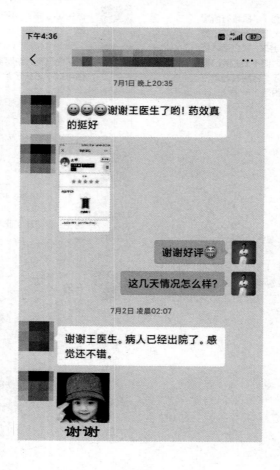

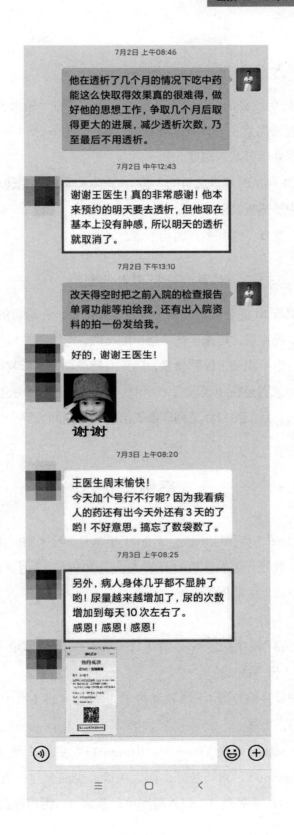

四诊

6 月 29 日，M 先生已经出院了，据他反馈：在医院时，每天打 4 ~ 6 个单位胰岛素；现在出院没有打胰岛素，也没有吃降糖药。现在小便一天 8 ~ 10 次，上肢已经没有水肿了，下肢脚踝处水肿基本消退。

本来预约了 2021 年 7 月 3 日透析的，但 M 先生和家属感觉现在没有明显的水肿，小便也顺畅，就取消了透析。

目前患者精神、饮食、睡眠多方面均不错。

对肾衰透析患者的嘱咐

在这里，我要提醒 M 先生和其家属不要马上停透析，在透析的同时积极配合中医治疗，等各方面症状稳定后，再逐步减少透析的次数。

血糖高的患者，也不能马上停胰岛素，以免血糖波动大，影响肾病治疗。

截至写案例时，患者还在积极配合治疗中。希望倔强的 M 先生能好好配合，不要像以前一样私自停药。我们的目标是彻底摆脱治疗，全面回归健康生活。

案例二

这是一位 44 岁的尿毒症男性患者，于 2021 年 7 月 7 日来到问止中医就诊。

自述病情如下：我是一名肾病综合征病人，于 2020 年 12 月 2 日住院 16 天，主因是肾衰，透析 3 个月后，主动停了透析。

目前主要用药：

1. 降压药三种：富马尔酸比绍洛尔片（日 1 次 1 片）、硝苯地平控释片（日 1 次 2 片）、盐酸哌唑嗪片（日 3 次 2 片）。

2. 补血药：多糖复合物胶囊（日 3 次 1 粒）、叶酸片（日 1 次 1 片）。

3. 另外服用中药，另述。

目前情况可控。血压早晚 148mmHg/105mmHg 左右，白天 120mmHg/90mmHg 左右；空腹血糖 6.4mmol/L，胃口还好，两大碗饭，少油少盐；大便不成形，小便日 6 ~ 8 次，或黄或清白；睡眠尚可，但入睡困难；苔薄白，舌后部白腻。

相关症状有很多，择重点记录：双手支沟穴以下怕冷，后脖子发际至大椎怕冷；腋窝滴汗；面黄，消化差，大便不成形；胆结石；视力有所下降，右眼眼中有小花纹；爱叹气；阴囊潮湿；爱生气；清鼻涕；脚胀；偶尔疲累，气虚懒言，自汗；口不渴，喜热饮。

初诊

我将患者的症状和舌脉录入中医大脑后，处方如下：

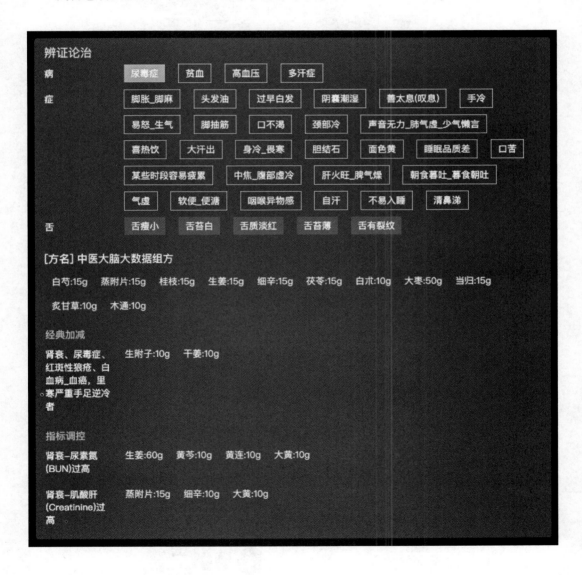

辨证论治

病　尿毒症　贫血　高血压　多汗症

症　脚胀_脚麻　头发油　过早白发　阴囊潮湿　善太息(叹息)　手冷
　　易怒_生气　脚抽筋　口不渴　颈部冷　声音无力_肺气虚_少气懒言
　　喜热饮　大汗出　身冷_畏寒　胆结石　面色黄　睡眠品质差　口苦
　　某些时段容易疲累　中焦_腹部虚冷　肝火旺_脾气燥　朝食暮吐_暮食朝吐
　　气虚　软便_便溏　咽喉异物感　自汗　不易入睡　清鼻涕

舌　舌瘦小　舌苔白　舌质淡红　舌苔薄　舌有裂纹

[方名]中医大脑大数据组方

白芍:15g　蒸附片:15g　桂枝:15g　生姜:15g　细辛:15g　茯苓:15g　白术:10g　大枣:50g　当归:15g

炙甘草:10g　木通:10g

经典加减

肾衰、尿毒症、红斑性狼疮、白血病_血癌，里寒严重手足逆冷者　　生附子:10g　干姜:10g

指标调控

肾衰–尿素氮(BUN)过高　　生姜:60g　黄芩:10g　黄连:10g　大黄:10g

肾衰–肌酸肝(Creatinine)过高　　蒸附片:15g　细辛:10g　大黄:10g

【本诊方剂整体药对结构分析】

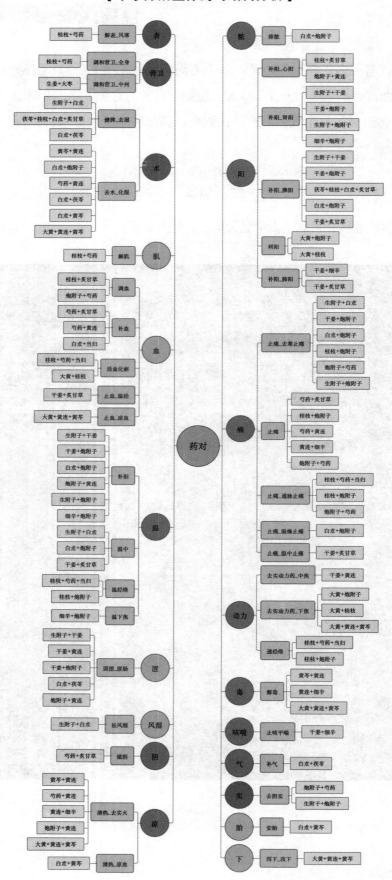

【 方剂药性分析 】

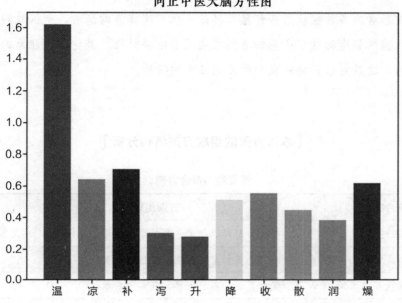

问止中医大脑方性图

【 单味药药性分布图 】

	温热药	平药	寒凉药
补药	大枣🌢，白术☀，蒸附片☀，桂枝☀，生姜☀，当归🌢，生附子☀，干姜☀	炙甘草🌢	白芍🌢
平药			
泻药	细辛☀	茯苓☀	木通☀，大黄☀，黄连☀，黄芩☀

	升性药	平药	降性药
散性药	生姜☀，当归🌢，生附子☀，干姜☀	桂枝☀	细辛☀，木通☀
平药			
收性药	蒸附片☀	白芍🌢，白术☀，炙甘草🌢	大枣🌢，茯苓☀，大黄☀，黄连☀，黄芩☀

（注：☀：燥性药，🌢：湿性药）

【药性之说明】

这位患者的各种症状组合都显示其是一位阳虚体质的患者，所以我们可以看到中医大脑所制定的这个方剂的方性呈现明显的温补性，其他值得注意的就是燥性比较高，这是对治肾功能衰竭的方剂常有的特性。

【本诊方剂的组成方剂结构分析】

重要结构符合方剂

结构符合方剂	方剂组成	药数
当归四逆汤	当归、桂枝、芍药、细辛、炙甘草、木通（取代通草）、大枣	7
桂枝加大黄汤	桂枝、芍药、炙甘草、生姜、大枣、大黄	6
桂枝去桂加茯苓白术汤	芍药、炙甘草、生姜、大枣、茯苓、白术	6
桂枝加附子汤	桂枝、芍药、大枣、生姜、炙甘草、附子	6
真武汤	茯苓、芍药、白术、生姜、附子	5
白术附子汤	白术、炙甘草、附子、生姜、大枣	5
桂枝附子汤	桂枝、附子、生姜、炙甘草、大枣	5
桂枝汤	桂枝、芍药、炙甘草、生姜、大枣	5
桂枝去芍药加附子汤	桂枝、附子、炙甘草、生姜、大枣	5
桂枝加芍药汤	桂枝、芍药、炙甘草、大枣、生姜	5
桂枝加桂汤	桂枝、芍药、生姜、炙甘草、大枣	5
黄芩汤	黄芩、芍药、炙甘草、大枣	4
茯苓甘草汤	茯苓、桂枝、生姜、炙甘草	4
茯苓桂枝甘草大枣汤	茯苓、桂枝、炙甘草、大枣	4
苓桂术甘汤	茯苓、桂枝、白术、炙甘草	4
甘草干姜茯苓白术汤	炙甘草、白术、干姜、茯苓	4
桂枝去芍药汤	桂枝、大枣、生姜、炙甘草	4

可作为方根的结构符合方剂

结构符合方剂	方剂组成	药数
四逆汤	附子、干姜、炙甘草	3
三黄泻心汤	大黄、黄连、黄芩	3
大黄附子汤	大黄、附子、细辛	3
芍药甘草附子汤	芍药、炙甘草、附子	3
芍药甘草汤	芍药、炙甘草	2
甘草干姜汤	炙甘草、干姜	2
桂枝甘草汤	桂枝、炙甘草	2
大黄黄连泻心汤	大黄、黄连	2
二仙汤	黄芩、芍药	2

【重要结构符合方剂说明】

　　根据中医大脑"重要结构符合方剂"的分析，我们可以看得出来这个方剂主要是以附子剂和桂枝类方的结构为主。我们要了解中医大脑的制方思路，还是要从症状和方剂结构的关系来思考。我们先列出所有输入中医大脑的症状及表现并分类如下：

　　【疾病及现代诊断】尿毒症、贫血、高血压、多汗症。

　　【整体体质】某些时段容易疲累。

　　【气】气虚、声音无力－肺气虚－少气懒言。

　　【寒】身冷－畏寒、中焦－腹部虚冷、颈部冷、手冷。

　　【口－渴饮】口不渴。

　　【饮食】喜热饮。

　　【大便】软便－便溏。

　　【汗】自汗、大汗出。

　　【肝－胆－少阳－厥阴】脚抽筋、胆结石、肝火旺－脾气躁。

　　【吐】朝食暮吐－完谷不化－食谷不化。

　　【呼吸】善太息（叹息）。

　　【涕】清鼻涕。

【男科】阴囊潮湿。

【睡眠】不易入睡、睡眠品质差。

【情绪】易怒 – 生气。

【下肢】脚胀 – 脚麻。

【发】头发油、过早白发。

【面】面色黄。

【口】口苦。

【咽喉】咽喉异物感。

【舌体】舌质淡红、舌瘦小、舌有裂纹。

【舌苔】舌苔白、舌苔薄。

附子剂结构里面，在本方中最为重要的是真武汤和桂枝加附子汤。我们先把真武汤和本诊相关的症状罗列出来：

【疾病及现代诊断】尿毒症、贫血、高血压。

【整体体质】某些时段容易疲累。

【寒】身冷 – 畏寒。

【口 – 渴饮】口不渴。

【饮食】喜热饮。

【大便】软便 – 便溏。

【汗】自汗。

【睡眠】睡眠品质差。

再来看桂枝加附子汤和本诊相关的症状：

【疾病及现代诊断】多汗症。

【寒】身冷 – 畏寒、手冷。

【口 – 渴饮】口不渴。

【饮食】喜热饮。

【大便】软便 – 便溏。

【汗】自汗、大汗出。

【肝 – 胆 – 少阳 – 厥阴】脚抽筋。

桂枝加附子汤是《伤寒论》中太阳病篇的处方，书中提道："太阳病，发汗，遂漏不止，其人恶风，小便难，四肢微急，难以屈伸者。"症状和本诊中患者的表现非常接近，不但有自汗和大汗出的现象，而且我们注意到了患者有脚抽筋的现象，再加上他有肾功能衰竭的表现，也符合原书中所说的"小便难"这样的叙述，可以说这是一个非常重要的方剂结构！而桂枝加附子汤也正是附子剂和桂枝剂的一个交集。

就桂枝类方而言，主要是以当归四逆汤为主，木通和通草都有利尿通淋的功效，但在这里把通草换成木通可以有通经疗痹、导心火下行的效果。当归四逆汤结构在本诊中可治疗手冷、脚胀、脚麻的问题；而其和真武汤的合方则构成本诊方剂的主要结构，治疗尿毒症偏阳虚兼有贫血的各种问题。

加减里面，生附子和炮附子（蒸附片）合用可治疗尿毒症，加强利尿的效果。三黄泻心汤的结构可治疗肾衰的尿毒，尤其是尿素氮（BUN）过高时适用。因为尿毒症对中医而言算是一种水毒，除了要用利尿的药之外，也需要用到清热"解毒"的黄连、黄芩以及泻下利尿"解毒"的大黄。加重生姜的剂量则是为了减少对肾脏的负担，用发汗的方式加速体内毒素的排出。大黄附子汤也是治疗肾衰的重要结构之一，可适用于肌酐（Creatinine）过高。

方剂学中的治疗八法在本诊就用了汗、下、温、清、补五法。中医大脑对于重症的考虑真是面面俱到啊！

在中医大脑的基础方上，我加用了其推荐的针对肌酐、尿素氮指标高以及问止中医治疗肾衰竭的特效药对，开方 7 剂。

━━━ 二三四诊 ━━━

患者于 2021 年 7 月 16 日进行二诊，自述：腋窝滴汗有好转；清鼻涕没了；睡眠无明显好转；面色好了一些；胃口好，大便无食物残渣，近两天没有夜尿。

初诊效佳，二诊我根据患者反馈决定守方继续治疗，以期进一步改善体质。

三诊、四诊进一步好转，细节在此不赘述。

回访对话如下：

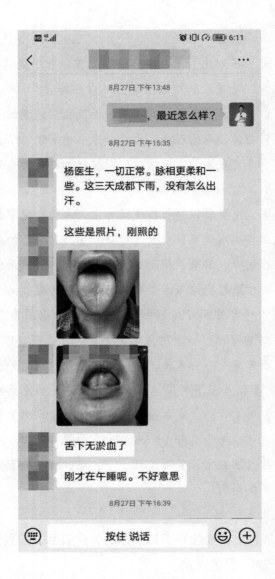

该患者因为长期患病，中西医治疗无数，效果不佳，所以自学中医多年以期自救，都可以给自己把脉，看舌了。

五诊

2021 年 8 月 30 日我对患者进行五诊，患者自述：四诊后脉不弦紧了，胃口好，但消化还是不行。

这次根据患者反馈的头晕重以及平素血压情况，在原方基础上加用另一方子，形成 AB 方交替服用：

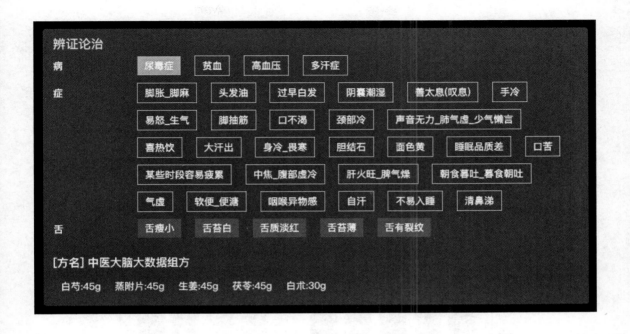

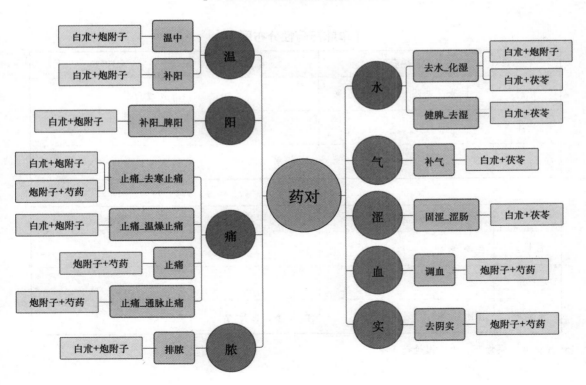

【本诊方剂整体药对结构分析】

【方剂药性分析】

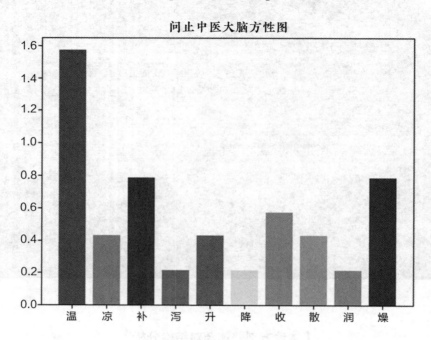

问止中医大脑方性图

【单味药药性分布图】

	温热药	平药	寒凉药
补药	白术 ☀，蒸附片 ☀，生姜 ☀		白芍 ☂
平药			
泻药		茯苓 ☀	

	升性药	平药	降性药
散性药	生姜 ☀		
平药			
收性药	蒸附片 ☀	白术 ☀，白芍 ☂	茯苓 ☀

（注：☀：燥性药，☂：湿性药）

【药性之说明】

这个 B 方的方性可以说就是真武汤本身的方性分析。真武汤是一个温热性很高的方剂，而其中燥性甚高也是其特点，这符合真武汤"主治下焦寒湿且小便不利，阳虚证，由于新陈代谢沉衰所引起的疾病的常用方剂"这样的特点。

【本诊方剂的组成方剂结构分析】

因为本诊中的 B 方是真武汤单方，我们就本方的相近方剂的加减比较做分析列表。

【符合等级 1】

符合方剂	另有单味药
真武汤	

【符合等级 2：且只有一味改变】

符合方剂	少了单味药	另有单味药
附子汤	生姜	人参

【符合等级 2】

符合方剂	少了单味药	另有单味药
八珍汤	炮附子	当归＋川芎＋熟地黄＋人参＋炙甘草＋大枣
十全大补汤	炮附子	当归＋川芎＋熟地黄＋人参＋炙甘草＋大枣＋黄芪＋肉桂
逍遥散	炮附子	柴胡＋当归＋薄荷＋炙甘草
加味逍遥散	炮附子	柴胡＋当归＋薄荷＋炙甘草＋牡丹皮＋栀子
人参养荣汤	炮附子	黄芪＋当归＋桂心＋炙甘草＋陈皮＋人参＋熟地黄＋五味子＋远志＋大枣
桂枝去桂加茯苓白术汤	炮附子	炙甘草＋大枣
实脾饮	白芍	厚朴＋木瓜＋木香＋草果＋槟榔＋干姜＋炙甘草＋大枣

【重要结构符合方剂说明】

从上面的真武汤结构类似方剂的整理来看，真武汤可以说是很多重要方剂的一个核心结构。当然，真武汤本身的运用相当广泛，它是少阴证的代表性方剂，适用证为阳虚证而新陈代谢机能沉衰，水气滞留于肠胃而小便不利，或发生腹痛、下利，或上逆而起目眩、心悸亢进等症状。腹诊时腹部软弱或膨满，脉沉微或浮弱，身体十分倦怠，手足发冷，且时常发生四肢沉重疼痛、麻痹、咳嗽、呕吐、浮肿等；舌为湿润或生微薄的白苔，或淡黑色，或如剥脱一层皮；尿色澄清，下利为水状，不会有里急后重的问题。

而在这一诊中，医者之所以选择真武汤作为 B 方，是因为我们在原来的 A 方中虽有真武汤结构，但因为患者还是有头晕和高血压的现象，于是为了加强治疗的功效，真武汤就被提出来作为 B 方，并加重为原本三倍的剂量。从最后的结果来看，医者的决定是正确的，而我们也看到了单方的运用往往效果集中而力量强大。

临床上，有时面对越重的病症，方子越简单效果会越好，就像少阴病的四逆汤虽只有三味药，但药简力专才能回阳救逆！

2021 年 9 月 3 日我对患者进行回访，对话如下：

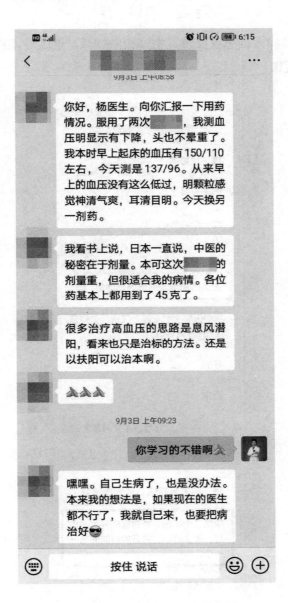

═══ 六诊 ═══

　　五诊效佳，六诊我根据患者反馈，主方稍做加减，继续守方治疗，下面是这次服药期间患者给我的反馈：

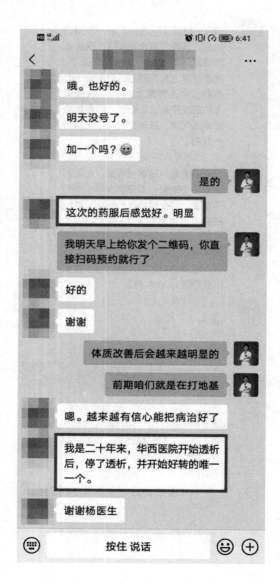

　　能帮助这些疑难重症患者恢复健康，是我们做医生最大的荣誉！

　　我一定会不忘初心，牢记使命，终生学习，勇攀医学高峰，帮助更多饱受疾病折磨的患者早日脱离苦海。

中医治肾病·白皮书

　　我国慢性肾脏病患者有 1.2 亿，相当于每 10 个中国人里就有 1 位肾病患者。面对肾功能异常、蛋白尿、血尿、肾囊肿、肾衰竭、尿毒症等疾病，先不要慌，更不要怕，因为我们有幸生活在有西医和中医两种医疗体系保障的国度里。祖国的中医在肾病领域积累了丰富的经验，成效显著。

　　问止中医发布的《中医大脑·肾病白皮书》，通过人工智能中医大脑积累的医疗大数据解读中医对治 9 大类肾病的理法方药，并提供详尽生活注意事项和日常保养方案。扫码可阅读详细介绍。

【两则医案之整体分析】

　　这两则医案所讨论的都是肾衰竭引起的尿毒症。案例中的两位患者，虽然在症状上有不少差异，但体质上都呈现出了阳虚的现象，所以我们可以看出中医大脑在治症上非常重视温补药的使用，因为肾衰竭正是肾阳虚的极端表现，所以治疗的时候我们必须把治疗肾阳虚当作核心原则。

　　肾衰竭是各种慢性肾脏疾病发展到后期引起的肾功能部分或者全部丧失的一种病理状态。肾衰竭可分为急性肾衰竭及慢性肾衰竭。急性肾衰竭的病情进展快速，通常是因为肾脏血流供应不足（如外伤或烧伤），或肾脏因某种因素阻塞造成功能受损，或是受到毒物的伤害，进而引起急性肾衰竭。而慢性肾衰竭主要是因为长期的肾脏病变，随着时间及疾病的进行，肾脏功能逐渐下降，造成肾衰竭的发生。

肾功能衰竭的患者通常有以下几点特征：

1. 普遍有夜尿多、小便泡泡多、疲倦乏力、口渴、面色黯、身冷畏寒、消瘦等症状。

2. 有一定比例的肾功能衰竭患者并发高血压和痛风。需要注意的是，很多痛风患者因耽误病情才由痛风逐步发展为肾功能衰竭。

3. 肾功能衰竭的患者普遍呈现肾阳虚体质。

很多患者认为，一旦西医宣判必须做肾脏透析，那么就完全没有方法可以逆转，其实不然。借由中医大脑在临床上的观察，我们必须说：如果患者已经长期透析，其肾脏功能基本上被机器所取代，要能够重新恢复肾阳（肾功能）则很难做到；但是，如果患者有血液透析的需求但尚未开始透析，或者是刚开始透析的前期（尤其是开始透析三个月内），通过中医的治疗，一般还是可以有很好的恢复效果！

从这两个医案中我们就可以看到这样的可能性：中医大脑虽然是基于中医药的历史成就和经验开发的，但是对于现代医疗检测指标的调控也有很好的效果，主要是通过分析患者身体的偏失再进行针灸或方药的治疗，往往就会有很好的效果。这是一个很有意义的课题，如果我们能够及早用中医药介入治疗，就可以免去之后旷日费时且令人身心俱疲的救治过程。希望这两个医案可以带给大家一些启发！

·医案42·

致渐冻症患者：不要灰心，中医能帮你

渐冻症在西医看来是一种不治之症，然而中医不那么认为。渐冻症属于中医的痿证，通过中医的治疗，相当一部分患者可以得到有效的改善。

痿证是指肢体筋脉迟缓、手足痿软无力、日久因不能随意运动而致肌肉萎缩的一种病证，以下肢不能随意运动及行走者较为多见。

而中医所论述的痿证，在临床上相当于现代医学所论述的肌肉疾病，包括重症肌无力、肌营养不良症、运动神经元疾病、多发性肌炎及皮肌炎、周期性麻痹、多发性神经炎、脊髓空洞症、代谢性疾病、甲亢性疾病、强直性疾病，等等。

中医对"痿证"早在2000年前即有较深刻的认识。《黄帝内经》设"痿论"专篇，对痿证的病因病机做出系统详细的描述，提出了"肺热叶焦"为主要病机的观点和"治痿独取阳明"的基本大法，并根据病因影响脏腑的不同，分为脉痿、筋痿、肉痿、骨痿等，并认为痿证与肺心肝脾（胃）肾皆有关。这些基本原则直到今天仍然对临床有着重要的指导意义。

今天要说的这个案例是一位渐冻症四年的患者，经朋友介绍来问止中医看诊，通过治疗，一周便开始起效；治疗至今，诸多方面改善明显，重获生活的希望。

渐冻症，中医治

2021 年孟夏的一个下午，一位 50 多岁的 W 阿姨挂了我的号，也没有提前填预诊表和体质测试，到看诊时间时，阿姨就直接和我语音通话。

通过手机，我听到电话另一端的 W 阿姨声音低落，有时心情愉快，有时说着说着就悲伤哭泣。整个看诊过程，阿姨断断续续哭了四十来分钟。

原来，2017 年 4 月 W 阿姨家里装修，因坐在沙子石头上，不小心被割伤了骶尾部，当时贴膏药后不痛了。过了几天之后阿姨发现自己右下肢下垂、乏力。到当地医院看诊后通过针灸、按摩后未见好转。后来腰部不适，下肢下垂症状加重。到 2019 年 8 月时再次到医院检查，考虑是坐骨神经和腓总神经的问题，做了坐骨神经和腓总神经解压手术，术后也没有好转，然后左腿也开始下垂萎缩，越来越没有力量。后到北大三医院做肌电图，怀疑是运动神经元损伤；后又到中国医科大学附属盛京医院确诊为：**运动神经元损伤（渐冻症）**。期间也用中医药治疗过，但效果不明显。

据患者所提供的病况：现在瘫痪在床，坐轮椅；四肢不痛不痒、冷热痛觉正常，能感觉肌肉跳，两个胳膊和左腿膝盖处肌肉跳；双胳膊抬不起来、僵硬，颈部僵硬，右胳膊严重；双手微微手指抖，下肢萎缩、双上肢萎缩；现在手拿筷子费劲，双上肢、双下肢无力；脚冰冷；大便 2 天一次，便软；会胸闷、心慌，吸氧气后胸闷、心慌缓解；睡觉后半夜不定时会醒过来，可以继续睡着；有时候一有事就哭；早上起来会口干、口苦。

舌象：唇暗沉；舌有齿痕，舌胖大、质暗，舌有裂纹；舌底静脉怒张。

自诉

现在：瘫痪在床，四肢不痛不痒、冷热痛觉正常，能感觉肌肉跳，两个胳膊和左腿膝盖跳，双胳膊抬不起来、僵硬，颈部僵硬，右胳膊严重。双手微微手指抖，下肢萎缩、双上肢萎缩，现在手拿筷子费劲，双上肢、双下肢无力。脚冰冷，大便2天一次，便软。会胸闷、心慌，吸氧气后缓解，半夜会醒，可以继续睡着。有时候一有事就哭，早上起来会口干、口苦。

我根据阿姨的叙述进行综合分析，并转换成症状及表现的专业术语录入中医大脑系统，开方 7 剂，并邀 W 阿姨一周后复诊。

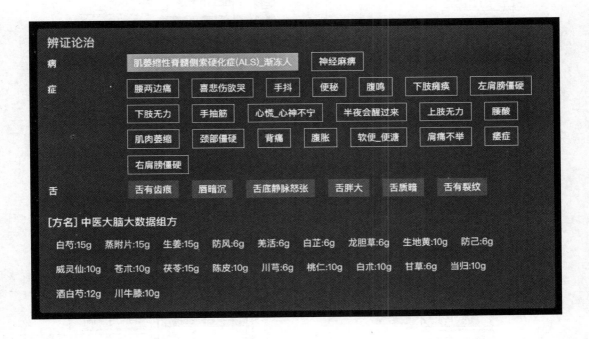

辨证论治

病 　肌萎缩性脊髓侧索硬化症(ALS)_渐冻人　神经麻痹

症 　腰两边痛　喜悲伤欲哭　手抖　便秘　腹鸣　下肢瘫痪　左肩膀僵硬
　下肢无力　手抽筋　心慌_心神不宁　半夜会醒过来　上肢无力　腰酸
　肌肉萎缩　颈部僵硬　背痛　腹胀　软便_便溏　肩痛不举　痿症
　右肩膀僵硬

舌 　舌有齿痕　唇暗沉　舌底静脉怒张　舌胖大　舌质暗　舌有裂纹

[方名] 中医大脑大数据组方

白芍:15g　蒸附片:15g　生姜:15g　防风:6g　羌活:6g　白芷:6g　龙胆草:6g　生地黄:10g　防己:6g

威灵仙:10g　苍术:10g　茯苓:15g　陈皮:10g　川芎:6g　桃仁:10g　白术:10g　甘草:6g　当归:10g

酒白芍:12g　川牛膝:10g

【本诊方剂整体药对结构分析】

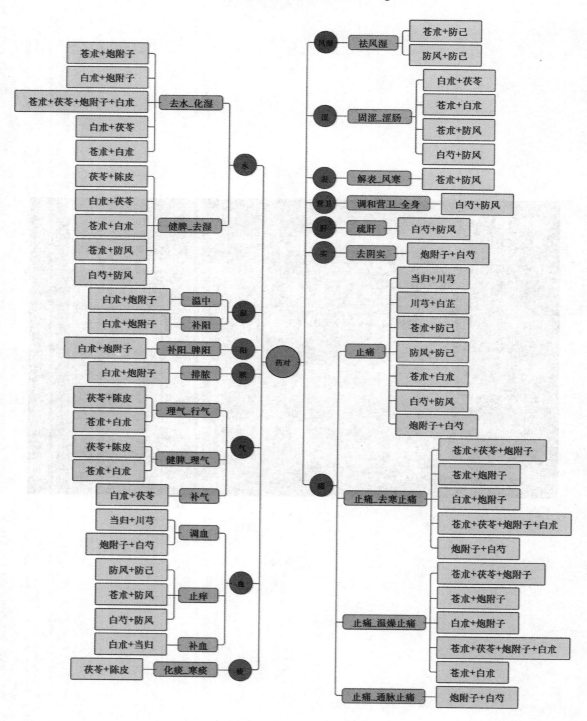

【方剂药性分析】

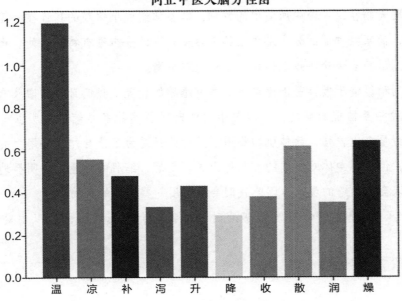

问止中医大脑方性图

【单味药药性分布图】

	温热药	平药	寒凉药
补药	川芎⛱，白术☀，当归⛱，蒸附片☀，生姜☀		白芍⛱，生地黄⛱，酒白芍⛱
平药	威灵仙☀，陈皮☀	甘草⛱，川牛膝☀	
泻药	苍术☀，防风☀，羌活⛱，白芷☀	桃仁⛱，茯苓☀	防己⛱，龙胆草☀

	升性药	平药	降性药
散性药	川芎⛱，当归⛱，苍术☀，防风☀，羌活☀，白芷⛱，生姜☀	陈皮☀	川牛膝☀，防己☀，威灵仙☀，桃仁⛱
平药			
收性药	蒸附片☀，生地黄⛱	白芍⛱，甘草⛱，白术☀，酒白芍⛱	茯苓☀，龙胆草☀

（注：☀：燥性药，⛱：湿性药）

【药性之说明】

中医大脑在这一诊中所使用的方剂，其整体组成单味药的药性在补泻方面比较平均，而寒热方面的分布基本上偏温热；升降的分布没有特殊之处。也就是说这个案例用药取舍除寒热之性外其他都比较平衡。

方剂稍微偏于散性是因为患者身体有蜷缩的状况。我们身体的四肢有伸肌和缩肌两种相互拮抗的肌肉，平时要用力的时候所用的多是缩肌，所以一般来说缩肌的力量会比较强，而伸肌的作用多数时候只是为了让身体在不用力的时候取得平衡，但一旦身体对肌肉的控制能力失调之后，缩肌的力量就会明显地强于伸肌，所以会有蜷缩的现象，因此我们会多选用一些偏散的药物。

此外，在患者身体有沉重感的时候，我们会考虑祛湿，所以用药的燥性稍强。

【本诊方剂的组成方剂结构分析】

重要结构符合方剂

结构符合方剂	方剂组成	药数
疏经活血汤	当归、生地黄、苍术、川芎、桃仁、茯苓、芍药、牛膝、威灵仙、防己、羌活、防风、龙胆草、生姜、陈皮、白芷、甘草	17
真武汤	茯苓、芍药、白术、生姜、附子	5
痛泻要方	白术、芍药、陈皮、防风	4

可作为方根的结构符合方剂

结构符合方剂	方剂组成	药数
橘皮汤	陈皮、生姜	2
佛手散	川芎、当归	2

【重要结构符合方剂说明】

经过中医大脑的分析之后，我们可以看得出来，本方剂主要的结构是附子剂和理血剂的组合。其中附子剂的代表是真武汤，这是补阳而祛下焦寒湿的方剂；而理血剂的代表则是疏经活血汤，而其中还隐含着四物汤的结构，因此不仅可活血还有补血的作用。这也提示了整个方剂的考虑方向就是要通过补血，补阳，以充盈患者的气血，提高患者的能量，进而改善日渐僵硬的四肢。

疏经活血汤出自《万病回春》，是通经活血、祛风除湿、舒筋止痛的方剂，在原书中可治疗遍身走痛如刺，左足痛尤甚，昼轻夜重，可应用在筋肉痛、风湿病、痛风、浆液性膝关节炎、腰痛、坐骨神经痛、高血压、下肢麻痹、脚气、浮肿、紫斑病、静脉曲张、半身不遂、脑卒中后遗症、产后血栓性疼痛等诸多疾病上。

本案中，中医大脑结合了经方与时方，这是妙笔。

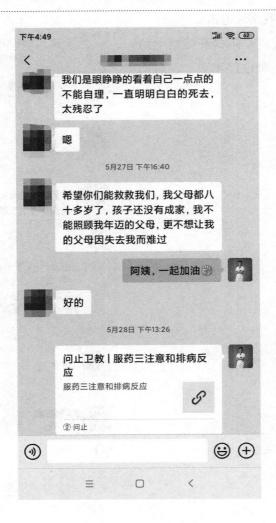

坚持就诊，情况改善

一诊汤药服用之后，W 阿姨反馈：脚冰冷的时间缩短了，早上起来口干和口苦的情况减轻，胸闷和心慌减轻。

> **自诉**
>
> 二诊：脚冰冷的时间缩短了，早上起来会口干、口苦减轻。会胸闷、心慌减轻。
> 瘫痪在床，四肢不痛不痒、冷热痛觉正常，能感觉肌肉跳、两个胳膊和左腿膝盖跳，双胳膊抬不起来、僵硬，颈部僵硬，右胳膊严重。双手微手指抖，下肢萎缩、双上肢萎缩，现在手拿筷子费劲，双上肢、双下肢无力。大便2天一次，便软。半夜会醒1次，可以继续睡着。有时候一有事就哭。

初诊起效，二诊我乘胜追击。

二诊后的第三天，W 阿姨在微信上给我带来好消息：她的脚已经不冷了，肌肉也没有怎么跳了。

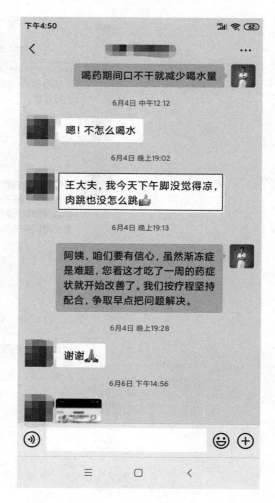

情况已经渐渐明朗，但我还是建议 W 阿姨继续前来诊治。这次是第三次，W 阿姨表示：脚已经不冰冷了，肌肉跳动感没有了；早上起来口干、口苦的现象没有了；胸闷、心慌也没有了；晚上睡觉会流口水。

> **自诉**
>
> 三诊：脚已经不冰冷了，肌肉跳动感没有了。早上起来会口干、口苦没有了。胸闷、心慌没有了。晚上睡觉会流口水。
> 瘫痪在床，四肢不痛不痒、冷热痛觉正常，双胳膊抬不起来、僵硬，颈部僵硬，右胳膊严重。双手微微手指抖，下肢萎缩、双上肢萎缩，现在手拿筷子费劲，双上肢、双下肢无力。大便2天一次，便软。半夜会醒1次，可以继续睡着。有时候一有事就哭减轻，这几天因为女儿生病，想得多，后背有点痛。

一次次的诊治，W 阿姨都为我带来了好消息。

第四次就诊，W 阿姨晚上睡觉流口水的情况已经没有了，但针对"肚子里咕噜咕噜的有气，过了好一会儿才放屁，以及这两天有腰酸痛、肩膀沉重、手臂沉"等这些问题，想要我诊治。

> **自诉**
>
> 四诊：肚子里咕噜咕噜的有气，过了好一会儿才打屁，这两天有腰酸痛，肩膀沉重，手臂沉。晚上睡觉没有流口水。
> 三诊：脚已经不冰冷了，肌肉跳动感没有了。早上起来会口干、口苦没有了。胸闷、心慌没有了。晚上睡觉会流口水。
> 瘫痪在床，四肢不痛不痒、冷热痛觉正常，双胳膊抬不起来、僵硬，颈部僵硬，右胳膊严重。双手微微手指抖，下肢

第五次诊治时，W 阿姨肚子里"咕噜咕噜的有气，过了好一会儿才放屁"的症状好多了；腰酸也有改善；右腿觉得好一点了，看起来比左腿粗一点；现在大便一天一次；感觉舌头伸不长了，没有生病之前长；这几天双侧胳膊肌肉有跳动感（因为女儿生病住院做手术，整天悲伤过度）。

> **自诉**
>
> 五诊：肚子里咕噜咕噜的有气，过了好一会儿才打屁的症状好多了，腰酸好点了。右腿觉得好一点了，看起来比左腿粗一点，现在大便一天一次。感觉舌头伸不长了，没有之前长。这几天双侧胳膊肌肉有跳动感（因为女儿生病住院做手术）。
> 四诊：肚子里咕噜咕噜的有气，过了好一会儿才打屁，这两天有腰酸痛，肩膀沉重，手臂沉。晚上睡觉没有流口水。

六诊时，W 阿姨很是开心地告诉我：现在说话有力气了，呼吸正常。她自我感觉还可以，护工也表示她的力气比之前大了一些；没有心慌症状了；肚子也舒服了，晚上睡觉没有流口水了。

现在虽还需坐轮椅，但效果着实让人惊讶。现在 W 阿姨的大便 1～2 天 1 次，且大便费劲，但是不硬。

我针对 W 阿姨的渐冻症还有便秘问题继续治疗。

自诉

六诊：说话有力气了，呼吸不舒服、心慌症状没有了，患者自我感觉还可以，护工也说力气比之前大。肚子里咕噜咕噜的有气，过了好一会儿才打屁的症状好多了，晚上睡觉没有流口水了。坐轮椅。大便 1-2 天 1 次，大便费劲，但是不硬。

五诊：肚子里咕噜咕噜的有气，过了好一会儿才打屁的症状好多了，腰酸好点了。看起来右腿觉得好一点了，看起来

七诊时正值周三，问止中医爱心义诊日，患者比较多，我没能第一时间与 W 阿姨联系，阿姨以为我把她忘记了，再一次提醒我。

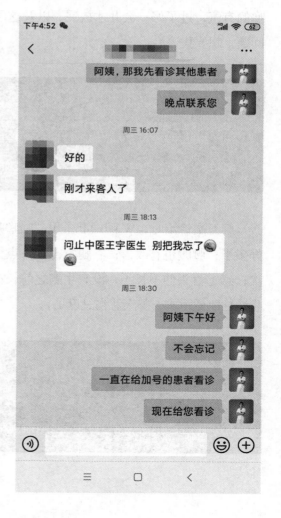

七诊时，W 阿姨的情况跟六诊时的情况差不多，她表示，自己说话有力气了；护工也说她力气又比之前大了；只是两侧肩膀会疼，手会抽筋。

自诉

七诊：说话有力气了，呼吸不舒服、心慌症状没有了，患者自我感觉还可以，护工也说力气比之前大了。肚子里咕噜咕噜的有气、过了好一会儿才打屁的症状好多了，晚上睡觉没有流口水了。两侧肩膀会疼，抽筋。患者长期坐轮椅。

六诊：说话有力气了，呼吸不舒服、心慌症状没有了，患者自我感觉还可以，护工也说力气比之前大了。肚子里咕噜咕噜的有气、过了好一会儿才打屁的症状好多了，晚上睡觉没有流口水了。坐轮椅。大便1～2天1次，大便费劲，但

W 阿姨能在这么短时间内取得疗效也得益于她对我们问止中医的信任，配合耐心服药。目前，W 阿姨仍在配合治疗中。本篇医案先做阶段性总结以飨读者。希望本医案能传播给更多等待救援的渐冻症患者，我们想说的是：不要灰心，不要放弃，中医能帮你！

【本医案之整体分析】

诚如前言，对于渐冻人的治疗，传统中医有关于痿证的丰富治疗经验，历代医者在这方面为我们提供了非常多的数据，而经方大家倪海厦先生在治疗渐冻人方面也有很直接而有效的案例，在问止中医出版的《佛州汉唐跟诊日志》里面，有以下这段关于倪师在治疗渐冻人方面的一些临床记录，我们转录如下：

【倪师用方学习重点】

倪师在治疗渐冻人时会用茯苓四逆汤为基础。我们知道如果重症的患者阳虚严重，我们会直接用干姜附子汤来处理；如果同时有阴虚，我们就会在干姜附子汤里加上具有滋阴作用的炙甘草，就成了四逆汤；而当阴阳两虚的情况非常严重的时候，我们会用四逆汤加上人参。当重症病人有烦躁现象时，代表水气往上冲，那是因为用人参补充水分，待身体津液补足之后，多余的水往上冒造成病人不适，这时候必须用茯苓把水往下消导，通过小便排掉多余的水。倪师治疗渐冻人，在这个基础上还会加上白术来帮助排除寒湿的工作，当然这个时候白术的量要比茯苓少一点，以确定水被消导去往下焦。

根据中医大脑分析整体输入数据而做出的治疗方案，我们可以看得出来，除了有附子剂加上补血活血的药之外，还有白术、苍术、茯苓、防己等祛湿药可以适度地把多余的水消导掉，这样的用方非常符合上述倪师的诊治思维。在经过多次诊治之后，我们看到了患者的正面回馈，这证明了中医药在很多被现代医学视为绝症的病症方面自然有其优越之处。希望这则医案可以给大家做临床上的参考，也期许中医大脑在更多这类疑难病症方面有所发挥。

【疑难症综述】

运动神经元疾病（Motor Neuron Disease，简称MND），俗称"渐冻症"，医学教科书中常以其病变位置为名，称之为"肌萎缩性脊髓侧索硬化症"（Amyotrophic Lateral Sclerosis，简称ALS），是世界卫生组织所公告的21世纪治疗困难的重要疾病之一。这种疾病最可怕之处在于患者中枢神经系统的运动神经细胞会快速进行性凋亡，患者在两三年内逐渐出现神经肌肉萎缩、四肢瘫痪、无法言语、无法吞咽、甚至呼吸衰竭，以致必须长期依赖呼吸器维生，外观看来就像植物人一样，然而他们的意识却非常清醒，感觉正常，但却无法与外界沟通，我们称之为"渐冻人"。本病好发于中壮年人，男性罹患概率约为女性的1.5倍。运动神经元疾病的早期症状以轻微的手脚无力或是反射增强为主，因此常被误认为是颈椎神经受压迫所致；另外有少部分患者早期症状以轻微吞咽困难为主，导致经常被误诊为食道问题。西医目前对于渐冻症的治疗药物是Rilutek，它是一种麸氨酸拮抗剂，可以延缓运动神经元疾病的恶化，但却无法根治疾病。

中医在治疗渐冻人这种疑难重症时，会以附子剂和麻黄剂为主，里寒严重时则必须用到生附子才行。用附子剂的关键是必须搭配祛湿药，如白术、茯苓、泽泻等，让体内的寒湿可以从小便排出。所用麻黄剂则以大续命汤（出自《古今录验》的续命汤）为主，而麻黄的剂量必须用到15g及以上，如患者有严重四肢瘫痪则还需搭配补阳还五汤，其黄芪必须重用至原方剂量120g或以上。用方准确且用到足够大的剂量才能治疗此等重症。

·医案 43·

中医大脑治肺癌肺积水

初诊：查出肺癌

　　某大叔曾被医院检查出肺癌，右侧胸腔积液。今年 5 月，大叔的女儿曾在我这为父亲挂号就诊，大叔服药一周后，决定去化疗。然而化疗效果欠佳，且出现一些化疗后的副作用，于是患者 7 月份再次来诊。

　　就诊时，患者主要的身体情况：全身游动性疼痛，右胸口撕拉痛；食欲差，易饭后胃胀，恶心想吐；关节痛，全身无力，下肢无力；黄痰；头晕。

　　大叔素日的情况：既往夜尿频，尿量少，白天小便次数少，尿量正常；全身无力；大便黏；入睡难，睡眠差，凌晨 3 ~ 5 点容易咳醒，时有胸背疼；胸闷，时有咳嗽胸痛背痛；抽烟史，一直有咳嗽，白色泡沫；手比头冷些。

　　腹诊：心下、小腹和少腹胀痛，有硬块。

自诉

右肺癌，右侧少量胸腔积液。上诊的药初服药有些头晕，减量好转。化疗4次效果欠佳，现又准备服中药。
最近一次化疗：6.26.
体力差，胃口可，深呼吸气短，胸腔不舒服，右胸口时有斯拉痛几十秒，牵扯到腋下；
右耳鸣，头晕，咽喉晨起会痛；体力较前差；
既往血压高，化疗后血压低，现正常。
大便一天一次，偶有痰，

上诊：
肺癌，现在化疗；
化疗后出现：全身游动性疼痛，撕拉痛；食欲差，易饭后胃胀，恶心想吐；关节痛，全身无力，下肢无力，黄痰；头晕

既往夜尿频，尿量少；白天小便次数少，尿量正常；无力；大便黏；
入睡难睡眠差，3~5点时有爱咳醒，时有胸背疼；胸闷，时有咳嗽胸痛背痛，
抽烟史，一直有咳嗽，白色泡沫
腹诊：心下、小腹少腹胀痛，硬块；
手比头冷些

辨证论治

病　胸腔积液_肺水肿_肺积水　肺癌　骨结核

症　心烦　胸痛_闷痛　耳鸣　半夜会醒过来　某些时段容易疲累
改变身体姿势时眩晕　少痰　四肢无力　眩晕　胸口闷　关节疼痛
脚热　夜尿

舌　舌胖大　舌苔厚腻　舌苔白　舌质白淡

腹　心下压痛　少腹压痛　小腹压痛

[方名] 中医大脑大数据组方

白芍:10g　桂枝:15g　生姜:25g　柴胡:15g　黄芩:15g　苍术:10g　猫眼草:50g　生半夏:30g　白前:25g

人参:15g　白术:10g　大枣:30g　炙甘草:15g　石见穿:25g

经典加减

心阳虚严重，舌　蒸附片:15g　茯苓:20g　干姜:15g
质白淡胖大有齿
痕，脉弦紧

问止制剂

无　　　问止舒活贴　问止控涎丹

【本诊方剂整体药对结构分析】

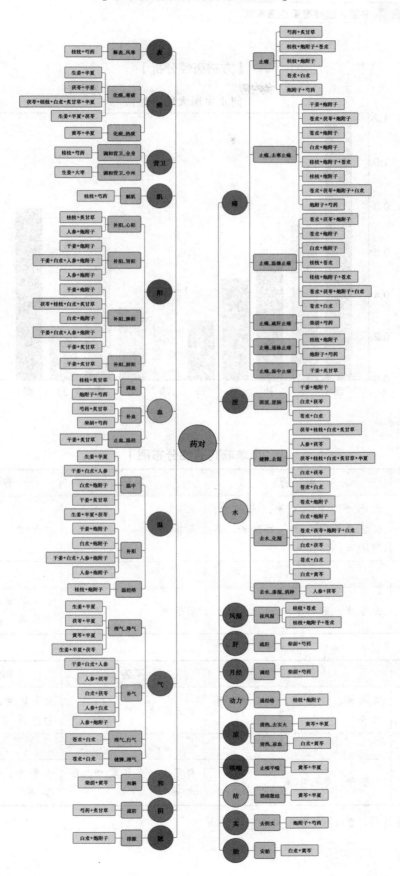

【方剂药性分析】

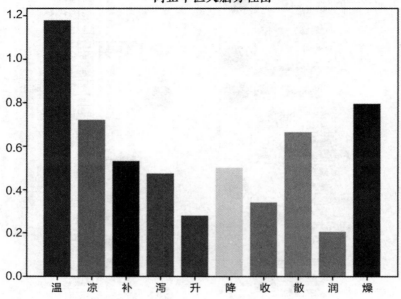

问止中医大脑方性图

【单味药药性分布图】

	温热药	平药	寒凉药
补药	大枣🌂，生半夏☀，人参🌂，桂枝☀，生姜☀，干姜☀，蒸附片☀，白术☀	炙甘草🌂	白芍🌂
平药			
泻药	白前☀，苍术☀	茯苓☀	石见穿☀，猫眼草☀，黄芩☀，柴胡☀

	升性药	平药	降性药
散性药	柴胡☀，生姜☀，干姜☀，苍术☀	石见穿☀，桂枝☀	生半夏☀，猫眼草☀，白前☀
平药			
收性药	人参🌂，蒸附片☀	白芍🌂，炙甘草🌂，白术☀	大枣🌂，黄芩☀，茯苓☀

（注：☀：燥性药，🌂：湿性药）

【药性之说明】

中医大脑开出来的这个方剂很明显地呈现出偏温补的方性，而其中降性、散性、燥性都特别强，这符合了本诊医者直接选取"肺癌"作为主症，以攻克"肺积水"为目标的用意。

【本诊方剂的组成方剂结构分析】

重要结构符合方剂

结构符合方剂	方剂组成	药数
泽漆汤	半夏、紫参、泽漆、生姜、白前、炙甘草、黄芩、人参、桂枝	9
柴胡桂枝汤	柴胡、半夏、桂枝、黄芩、人参、芍药、生姜、大枣、炙甘草	9
小柴胡汤	柴胡、黄芩、人参、炙甘草、半夏、生姜、大枣	7
黄芩加半夏生姜汤	黄芩、芍药、炙甘草、大枣、半夏、生姜	6
桂枝去桂加茯苓白术汤	芍药、炙甘草、生姜、大枣、茯苓、白术	6
桂枝加附子汤	桂枝、芍药、大枣、生姜、炙甘草、附子	6
桂枝人参新加汤	桂枝、大枣、人参、芍药、生姜、炙甘草	6
四君子汤	人参、白术、茯苓、炙甘草、生姜、大枣	6
附子理中汤	附子、干姜、白术、炙甘草、人参	5
附子汤	附子、茯苓、人参、白术、芍药	5
茯苓四逆汤	茯苓、人参、炙甘草、干姜、附子	5
真武汤	茯苓、芍药、白术、生姜、附子	5
白术附子汤	白术、炙甘草、附子、生姜、大枣	5
桂枝附子汤	桂枝、附子、生姜、炙甘草、大枣	5
桂枝汤	桂枝、芍药、炙甘草、生姜、大枣	5
桂枝去芍药加附子汤	桂枝、附子、炙甘草、生姜、大枣	5
桂枝加芍药汤	桂枝、芍药、炙甘草、大枣、生姜	5
桂枝加桂汤	桂枝、芍药、生姜、炙甘草、大枣	5

续表

结构符合方剂	方剂组成	药数
桂枝人参汤	桂枝、炙甘草、白术、人参、干姜	5
黄芩汤	黄芩、芍药、炙甘草、大枣	4
茯苓甘草汤	茯苓、桂枝、生姜、炙甘草	4
茯苓桂枝甘草大枣汤	茯苓、桂枝、炙甘草、大枣	4
苓桂术甘汤	茯苓、桂枝、白术、炙甘草	4
甘草附子汤	炙甘草、苍术、附子、桂枝	4
甘草干姜茯苓白术汤	炙甘草、白术、干姜、茯苓	4
理中汤	人参、干姜、炙甘草、白术	4
桂枝去芍药汤	桂枝、大枣、生姜、炙甘草	4
四逆加人参汤	炙甘草、附子、干姜、人参	4
人参半夏干姜汤	人参、半夏、干姜、生姜	4

可作为方根的结构符合方剂

结构符合方剂	方剂组成	药数
四逆汤	炙甘草、附子、干姜	3
芍药甘草附子汤	芍药、炙甘草、附子	3
小半夏加茯苓汤	半夏、生姜、茯苓	3
半夏散及汤	半夏、桂枝、炙甘草	3
芍药甘草汤	芍药、炙甘草	2
甘草干姜汤	炙甘草、干姜	2
桂枝甘草汤	桂枝、炙甘草	2
小半夏汤	半夏、生姜	2
半夏干姜散	半夏、干姜	2
二仙汤	黄芩、芍药	2
干姜附子汤	干姜、附子	2

【重要结构符合方剂说明】

中医大脑在这一诊中所设计的方剂结构由很多不同方剂组成，我们要探讨中医大脑为什么这样开方的思路，最容易的方法还是用中医大脑的方剂与组成列出功能，根据下面这个表，我们来仔细分析，能够完全覆盖本方剂的结构有泽漆汤结构、真武汤结构、柴胡桂枝汤结构、理中汤结构。

泽漆汤	半夏	紫参	泽漆	生姜	白前	炙甘草	黄芩	人参	桂枝						
柴胡桂枝汤	半夏			生姜		炙甘草	黄芩	人参	桂枝	柴胡	芍药	大枣			
小柴胡汤	半夏			生姜		炙甘草	黄芩	人参		柴胡		大枣			
黄芩加半夏生姜汤	半夏			生姜		炙甘草	黄芩				芍药	大枣			
桂枝去桂加茯苓白术汤				生姜		炙甘草					芍药	大枣	茯苓	白术	
桂枝加附子汤				生姜		炙甘草			桂枝		芍药	大枣			附子
桂枝人参新加汤				生姜		炙甘草		人参	桂枝		芍药	大枣			
四君子汤				生姜		炙甘草		人参				大枣	茯苓	白术	
附子理中汤						炙甘草		人参						白术	附子 干姜
附子汤								人参			芍药		茯苓	白术	附子
茯苓四逆汤						炙甘草		人参					茯苓		附子 干姜
真武汤				生姜							芍药		茯苓	白术	附子
白术附子汤				生姜		炙甘草						大枣		白术	附子
桂枝附子汤				生姜		炙甘草			桂枝			大枣			附子
桂枝汤				生姜		炙甘草			桂枝		芍药	大枣			
桂枝去芍药加附子汤				生姜		炙甘草			桂枝			大枣			附子
桂枝加芍药汤				生姜		炙甘草			桂枝		芍药	大枣			
桂枝加桂汤				生姜		炙甘草			桂枝		芍药	大枣			
桂枝人参汤						炙甘草		人参	桂枝					白术	干姜
黄芩汤						炙甘草	黄芩				芍药	大枣			
茯苓甘草汤				生姜		炙甘草			桂枝				茯苓		

续表

方剂	半夏	生姜	炙甘草	人参	桂枝	大枣	茯苓	白术	附子	干姜
茯苓桂枝甘草大枣汤			炙甘草		桂枝	大枣	茯苓			
苓桂术甘汤			炙甘草		桂枝		茯苓	白术		
甘草附子汤			炙甘草		桂枝			白术	附子	
甘草干姜茯苓白术汤			炙甘草				茯苓	白术		干姜
理中汤			炙甘草	人参				白术		干姜
桂枝去芍药汤		生姜	炙甘草		桂枝	大枣				
四逆加人参汤			炙甘草	人参					附子	干姜
人参半夏干姜汤	半夏	生姜		人参						干姜

我们先来谈谈这几个结构方剂在本诊中的应用：

泽漆汤出自《金匮要略》，是泻水逐饮、止咳平喘的方剂，主要用于水饮内停，咳而脉沉者。本方是治疗肺癌、肺积水的常用方，症可见咳嗽，躺则咳甚，甚而但坐不能卧，肺痛或有下利等。值得注意的是，这里的泽漆用的是猫眼草，开此药需要重剂量才能取效；而紫参则是用石见穿。方中有几味关键药，泽漆的作用是利水消肿、化痰止咳、散结；紫参用来活血止痛，治疗癌肿的问题；生半夏可以治水、燥湿化痰、消痞散结；生姜可去饮、温肺止咳；白前是用来降气、消痰、止咳；炙甘草是用来补脾和胃；黄芩可以清热燥湿、泻肺热；人参用来补脾益肺；桂枝的作用是温经通脉、通阳化气。

真武汤常和泽漆汤一起合方治疗肺积水的问题，而在本诊中真武汤还能用于对治患者眩晕、改变身体姿势时眩晕、夜尿、耳鸣、某些时段容易疲累等症状。

柴胡桂枝汤常和真武汤一起合方治疗严重眩晕、耳鸣的问题，而在本诊中柴胡桂枝汤还能用于对治患者心烦、胸口闷、关节疼痛、夜尿、某些时段容易疲累等症状。

理中汤和真武汤的合方，隐含着附子理中汤和肾着汤的结构，温阳祛湿的力道就会更强。而在本诊中理中汤主要是用在对治患者四肢无力、胸口闷、胸痛—闷痛等症状。

初诊我直接以"肺癌"为主症，中医大脑推荐治疗肺癌、胸腔积液的处方。

我用问止舒活贴来治疗大叔身体各方面的痛症，临床上患者反馈效果很好。

同时使用问止控涎丹，加强对胸腔积液的治疗。

———| 三诊后：多方面好转 |———

治疗到第三诊后，大叔的胃口和睡眠已开始好转，这是临床最重要的关键点。因为吃得香，身体气血生化有源；睡得好，身体休息充足，肾气才会充足。大叔体力好转、四肢有力气了；晨起咽痛不明显了；关节也不痛了；不再胸闷；夜尿减少。

而主要的问题——深呼吸会痛，这也是后期几次治疗的难点。

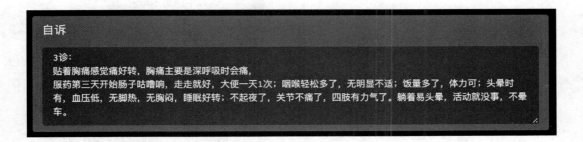

> **自诉**
>
> 3诊：
> 贴着胸痛感觉痛好转，胸痛主要是深呼吸时会痛，
> 服药第三天开始肠子咕噜响，走走就好，大便一天1次；咽喉轻松多了，无明显不适；饭量多了，体力可；头晕时有，血压低，无脚热，无胸闷，睡眠好转；不起夜了，关节不痛了，四肢有力气了。躺着易头晕，活动就没事，不晕车。

———| 八诊后：胸痛基本解决 |———

治疗到第八诊时，大叔的胸痛基本得到解决。期间，我也根据大叔身体情况加配"问止肺癌 1 号"等相关制剂。

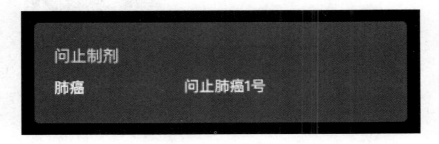

> **问止制剂**
>
> **肺癌**　　　　　　　问止肺癌1号

> **自诉**
>
> 8诊：
> 深呼吸不那么气短了，较上次复诊强，不胸痛了，痰少了，黄白偏稀；耳鸣少了；大便一天2-3次，体重保持130；
> 睡眠8.30-2-3am会醒一次，慢慢可睡着；

这段时间，大叔各种情况已趋于稳定，深呼吸胸痛的情况也得以解决！

同时，肺病问题容易出现气短的情况也不明显了；咳嗽和痰持续减少；耳鸣也因为体质的修复日益减少；体重保持稳定；纳寐都好。

大叔想停药，说："别人都说我看着一点也不像病人了！"

我笑着说："这难道不好吗？"

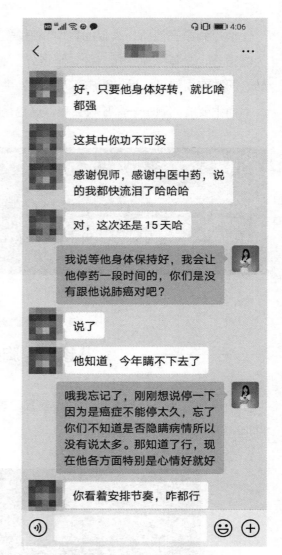

最近一次，大叔又跟我打趣药费问题了。他是这么说的："那个化疗啊，都降价啦，两三千一次。"

我打趣道："大叔你化疗后一堆不舒服的情况，还没学乖呢？中药把你所有的不舒服基本都扫干净了。有效果的，多少钱都不贵；没效果的，50 块也是浪费！你说是不是？"

大叔听完又笑嘻嘻，不再说什么。

药费和性命

关于药费，确实是医生无须干涉的内容，因为问止中医一向以疗效为主要使命。

中药的等级差别很大，低劣中药的污染、重金属残留等问题很严重。而一番疫情之后，中药在国外被哄抢一空，中医中药被推上热门，中药的市场价格也被抬高。

中药的质量决定着疗效。很多人还没看诊就爱问："药费多少？"

关心药费是理所当然的事，但相比于药费，患者更该关心的是疗效。药费一周 100 到 1000 元都有可能。

有位患者是这么反馈我们问止中医的中药的：

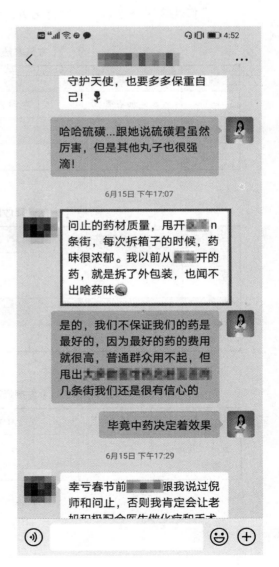

【本医案之整体分析】

在肺癌的治疗中，肺积水本来应该是现代医学很容易处理的问题，但是如果西医没有妥善解决好，患者还是可以通过中医来排除肺积水。在这个病案中，我们看到患者在化疗之后还遗留下很多令人困扰的症状，事实上运用中医对此往往有很好的疗效。

在治疗胸腔积水、肺积水、肺水肿这一类问题上，中医经常会用到这些方剂，如葶苈大枣泻肺汤、泽漆汤、小青龙加石膏汤、十枣汤等。当然还是要做辨证之后才能择取最适用的方剂。

我们就这四个方剂做个比较说明，给大家提供治疗肺积水的辨证参考。

【方剂寒热补泻分布表】

	温热药	平药	寒凉药
补药	小青龙加石膏汤	葶苈大枣泻肺汤	
平药			
泻药			泽漆汤，十枣汤

【方剂升降收散动力分布表】

	升性药	平药	降性药
散性药			泽漆汤，小青龙加石膏汤，十枣汤
平药			
收性药			葶苈大枣泻肺汤

【方剂燥湿分布表】

湿性药	中性药	燥性药
葶苈大枣泻肺汤，小青龙加石膏汤		泽漆汤，十枣汤

我们先来看这几个方剂的方性分布，基本上有偏温补而散的小青龙加石膏汤、有寒泻力较强的泽漆汤和十枣汤、有寒热性平均但同时具润性的葶苈大枣泻肺汤。我们从方剂寒热补泻分布表和方剂升降收散动力分布表中可以看出这些方剂的主要差别。

同时我们列出这些方剂的功能如下，从中可以看出这几个方剂具有很多相似性。

【胸腔积液－肺水肿－肺积水：方剂功能列表】

方剂	功能
葶苈大枣泻肺汤	泻肺行水，下气平喘
泽漆汤	泻水逐饮通阳，止咳平喘消痰
小青龙加石膏汤	解表蠲饮，兼清热除烦
十枣汤	攻逐水饮

从上表来看，这四个方剂功能相似，但具体应用场景不易辨别，在此我们可以大致以临床上应用的特性来做区分：

如果是躺下咳喘更严重的时候我们就要考虑到泽漆汤，同时患者还可能伴随下利腹泻的问题。如果咳喘痰多且有烦躁口渴的现象，我们会选择小青龙加石膏汤。如果胸口闷胀的现象比较严重同时又有四肢水肿，我们会用到葶苈大枣泻肺汤。而十枣汤除了对治胸口闷胀、四肢水肿的问题之外，还可对治呼吸困难、眩晕甚至呕吐的现象。

这些都是临床上医者应该仔细分辨和考虑的，当然如果用了中医大脑人工智能辅助诊治的话，中医大脑自然会仔细分辨和考虑所有的细节，可以令医者在临床上做出更精准而正确的决定。

· 医案 44 ·

以体质调理治肺癌淋巴和骨转移，生活恢复正常

有很多癌症患者，看诊一两次后没有再复诊；有些患者辗转别处看诊，希望获得更快更好的治疗方法；有些患者选择中西医配合治疗（免疫治疗＋靶向药＋手术＋中医）；有的患者在西医处被宣判无救后一心寄托在中医，但来得太晚，我们也回天乏术；有的患者坚持选择中医，能坚持治疗不放弃，最终取得了不错的效果。

本案患者 K 阿姨的治癌过程，是上面几种情况的组合。她先求诊西医，后来到问止中医进行治疗。经我们治疗后，缓解的症状如下：

1. 原来声音沙哑、几乎说不出话，现在已经好了。

问止中医徐老师: 在此鼓励那些不幸患病的朋友，不要放弃。跳出 ▮▮▮▮ 的认知圈，你需要的是找到真正懂中医的良医💪

▮▮:徐老师：韦医生 🐝 医术精湛，我肺癌声音沙哑半年，韦医生开诊4次已全好 👍🍷

2. 原来厌食，睡眠差，体力差；现在吃得好，睡得好，精神好。

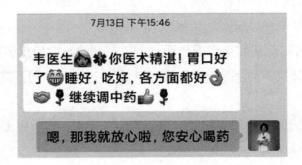

用 K 阿姨自己的话说，她现在能自己买菜做饭，也能经常见见朋友，生活基本恢复正常了，非常开心。

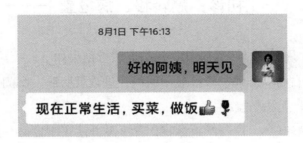

艰辛的求医史

其实，K 阿姨在癌症治疗的路上，也经历了很多坎坷，这一路走来并不容易。

2018 年因长期背痛开始入院检查，10 月诊断为右肺癌，伴有淋巴（锁骨、颈部、纵隔）骨转移和双肺多发转移。

后服用靶向药（先后用过易瑞沙、埃克替尼、阿法替尼、达可替尼等）和中药，期间配合采用针灸、刮痧、药浴等疗法。

2019 年偶有咳嗽、失眠现象，总体情况尚可。

2020 年 3 月 9 日又开始失眠，喝中药后好转。

2020 年 7 月出现脸部浮肿，经多次药浴治疗无效后，出现呼吸困难、无法平躺的情况，随即入院治疗。

K阿姨入院期间，青光眼复发，伴有白内障，后做了眼部手术。阿姨复查时显示肿瘤变大，伴有上腔静脉综合征，遂用化疗手段治疗。2020年7～12月份共化疗4次，化疗期间服用达可替尼和中药。

2020年12月因靶向药和化疗副作用严重（易瑞沙吃完后皮肤瘙痒难忍，埃克替尼有耐药性，达可替尼和阿法替尼导致腹泻严重），遂自行停用，只服用中药，放过几次血。

2021年1月初因不明原因失眠至3月份，伴有干咳、头疼胀（前头痛、偏头痛）、身体累、脸部强烈刺痛感、胸口闷、气短、无法平躺、胸部有明显的压迫感等症状。2月22日出现呕吐，3月2日入院，改用免疫疗法治疗肿瘤，后来免疫治疗2次。

初诊：癌转移、病危重

患者2021年3月11日前来问止中医就诊，看诊结果如下：

1. 右肺肿瘤：右胁肋胀痛，牵扯肚子胀气，进食就腹胀、胸闷加重；干咳、胸闷气短、呼吸不顺畅；无法平躺。

2. 声音沙哑：喉咙热，声音严重沙哑，几乎没办法正常发声，别人听不清她在说什么。

3. 严重体质偏失，中医六大健康标准都很差：怕冷、易劳累，天阴沉疲劳感加重；头胀，头部怕吹风，一头痛就出汗，晚上出虚汗，视线模糊；右脚发麻，容易心烦焦躁，眠差易醒，下半夜眩晕严重；口干、口苦，饮水多，吃饭少；大便细条，很臭，排便不畅；小便深黄，夜尿2次，膀胱灼热感。

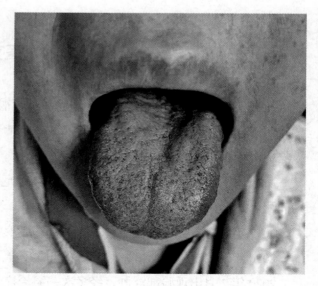

4. 舌象：舌暗红，苔黄厚腻。

　　K 阿姨此时的病情危重，病况复杂，我直接对治癌症，中医大脑开方如下：

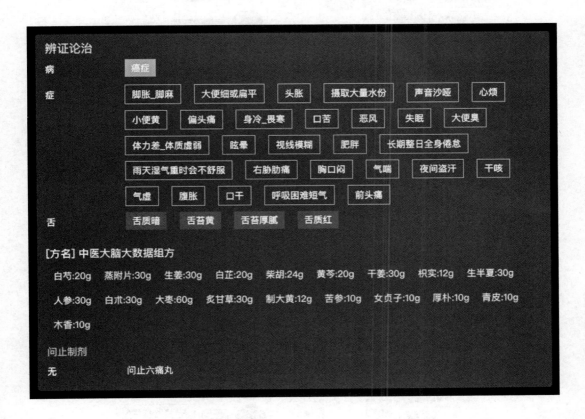

【本诊方剂整体药对结构分析】

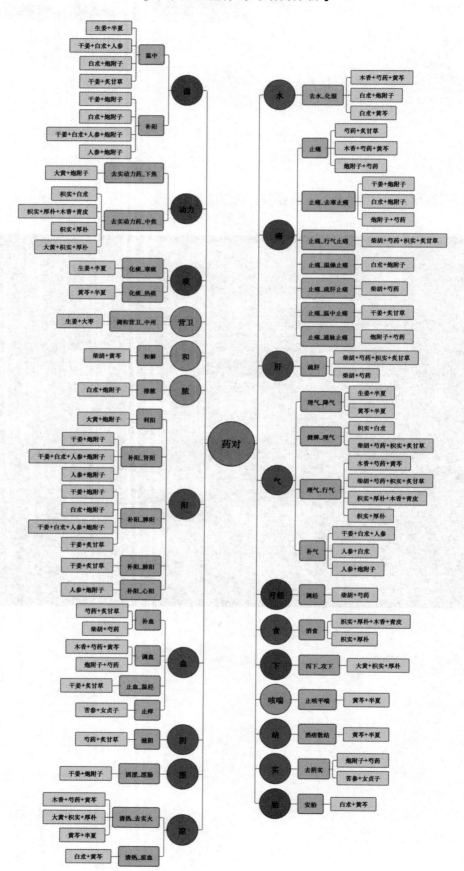

【方剂药性分析】

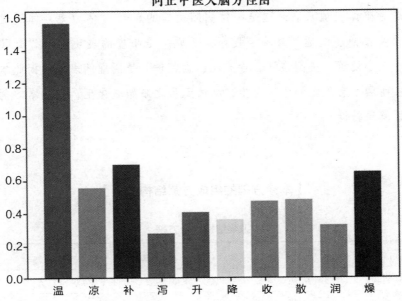

问止中医大脑方性图

【单味药药性分布图】

	温热药	平药	寒凉药
补药	干姜 ☀，大枣 ☂，生半夏 ☀，白术 ☀，人参 ☂，蒸附片 ☀，生姜 ☀，木香 ☀	炙甘草 ☂	白芍 ☂
平药			女贞子
泻药	厚朴 ☀，青皮 ☀，白芷 ☀		枳实 ☀，大黄 ☀，黄芩 ☀，柴胡 ☀，苦参 ☀

	升性药	平药	降性药
散性药	干姜 ☀，柴胡 ☀，生姜 ☀，白芷 ☀	木香 ☀	生半夏 ☀，枳实 ☀，厚朴 ☀，青皮 ☀
平药	苦参 ☀	女贞子	
收性药	人参 ☂，蒸附片 ☀	白芍 ☂，白术 ☀，炙甘草 ☂	大枣 ☂，大黄 ☀，黄芩 ☀

（注：☀：燥性药，☂：湿性药）

【药性之说明】

从患者整体表现来看，这是一位阴阳两虚的患者："体力差－体质虚弱、长期整日全身倦怠、气虚、身冷－畏寒、恶风"是阳虚的表现；而"摄取大量水分、口干、小便黄、夜间盗汗、舌质红、舌苔黄"是阴虚的表现。因此本方剂寒热并用。而由于有形之阴不能自生，必依无形之阳始能化生，因此本方剂以补阳为主，故偏温补性。

【本诊方剂的组成方剂结构分析】

重要结构符合方剂

结构符合方剂	方剂组成	药数
大柴胡汤	柴胡、黄芩、芍药、半夏、生姜、枳实、大枣、大黄	8
小柴胡汤	柴胡、黄芩、人参、炙甘草、半夏、生姜、大枣	7
黄芩加半夏生姜汤	黄芩、芍药、炙甘草、大枣、半夏、生姜	6
附子理中汤	附子、干姜、白术、炙甘草、人参	5
白术附子汤	白术、炙甘草、附子、生姜、大枣	5
厚朴生姜半夏甘草人参汤	厚朴、生姜、半夏、炙甘草、人参	5
黄芩汤	黄芩、芍药、炙甘草、大枣	4
理中汤	人参、干姜、炙甘草、白术	4
四逆散	炙甘草、枳实、柴胡、芍药	4
四逆加人参汤	炙甘草、附子、干姜、人参	4
人参半夏干姜汤	人参、半夏、干姜、生姜	4

可作为方根的结构符合方剂

结构符合方剂	方剂组成	药数
四逆汤	炙甘草、附子、干姜	3
芍药甘草附子汤	芍药、炙甘草、附子	3
小承气汤	大黄、枳实、厚朴	3
厚朴大黄汤	厚朴、大黄、枳实	3

续表

结构符合方剂	方剂组成	药数
厚朴三物汤	厚朴、大黄、枳实	3
芍药甘草汤	芍药、炙甘草	2
甘草干姜汤	炙甘草、干姜	2
枳术汤	枳实、白术	2
枳实芍药散	枳实、芍药	2
小半夏汤	半夏、生姜	2
半夏干姜散	半夏、干姜	2
二仙汤	黄芩、芍药	2
干姜附子汤	干姜、附子	2

另外再特别加上的单味药：白芷、苦参、女贞子、青皮、木香。

【重要结构符合方剂说明】

从"重要结构符合方剂"的分析可得知，中医大脑在这一诊中所设计的方剂结构主要是以大柴胡汤、附子理中汤、厚朴生姜半夏甘草人参汤为主。

大柴胡汤是一个解表攻里剂，其功能是和解少阳、内泄热结，是主治少阳与阳明合病的方剂，用于似小柴胡汤证而较其更为实证者，广泛用于治疗体力壮实而有胸胁苦满、便秘倾向的患者（患者不一定要有便秘，但要注意大便必须不偏软溏）。其组成就是小柴胡汤去掉人参、炙甘草而加上大黄、枳实、芍药，因而祛湿的力量增加，但不似小柴胡汤有润燥蓄水的作用。在本诊中，大柴胡汤主要作为攻实之用。

理中汤是太阴病的主要处方，加了附子之后变成附子理中汤。由于附子理中汤隐含着理中汤和四逆汤的结构，因此就成为了太阴与少阴合病的方剂。在本诊中主要作为对治阳虚表现的处方。

大柴胡汤合附子理中汤，再加上厚朴之后，就隐含着厚朴生姜半夏甘草人参汤的结构，可治疗虚实夹杂所致的腹胀满问题。

经中医大脑智能加减后：白芷可治疗前头痛的症状；苦参、女贞子这组药对可用于治疗癌症以及放疗、化疗过程中有骨髓抑制和免疫抑制毒副反应诸症；青皮、木香搭配方中的枳实、厚朴可加强治疗脘腹胀满的问题。

K阿姨服药后头晕、盗汗、胸闷有缓解，可是腹胀，睡眠的情况时好时坏，后来因继续做免疫治疗暂停服用中药。

3月15日 上午07:28

韦医生您好：我3月12日喝二包汤药。药丸。从下午两点睡5点。😀晚失眠。🦉12，13，14三晚上失眠，吃安眠药才睡。13，14号中午没法入睡

有 按时吃药

3月15日 上午07:55

下半夜不会流汗了，头晕好转，大便4至6次舒服，不累。

3月15日 下午15:13

不能平睡，侧右不能睡，侧左睡。胸闷，气短，失眠，严重胃胀，想吐，喉沙哑，几声干咳，吃不下，大便通畅。

胸闷气短比前几天好点，（就是失眠，胃胀严重）一吃想吐，但沒吐

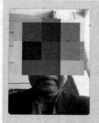

3月15日 下午16:13

我是连屁都放不出，整个肚子都不运作

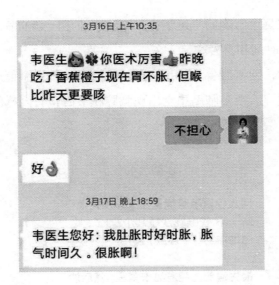

第二阶段：巩固体质，重建自身正气

2021 年 5 月 23 日患者进行二诊。与初诊间隔那么久，是因为中间 K 阿姨接受免疫治疗三次，与癌相关的各项指标下降到正常范围。

但 K 阿姨治疗后检查发现胸腔积液比之前严重了许多，余症同初诊。

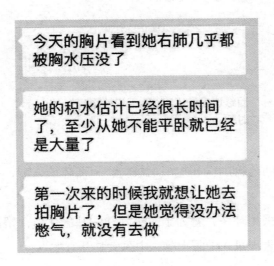

刚开始 K 阿姨不想做引流，想先用中医方法试一试，但阿姨体质太弱，积液问题又很严重，身体实在太难受，还是于 2021 年 5 月 31 日入院做了积液引流，引流后胁

肋肿胀好多了，腹胀好了，胸闷气短消失。这次引流后阿姨的危急情况暂时解除，为中医治疗赢得了更多时间和机会。

　　胸腔积液引流后，阿姨最着急的是声音沙哑问题，她在微信对我详细说明了声音沙哑的产生和治疗过程。很多肺癌患者出现胸腔积液后也有同样的问题，这是肾阴大亏所致，治疗困难。

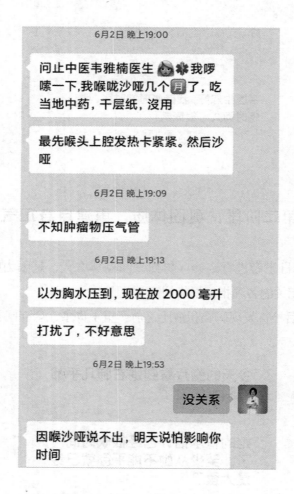

　　K阿姨在做了靶向药物治疗和积液引流后，目前体质太弱，身体倦怠乏力。这时候不宜再用攻法。

　　现阶段治疗，我采用补法，着力于改善阿姨的基础体质，帮助阿姨重建自身的正气。我将K阿姨的各表现录入中医大脑，中医大脑开方如下：

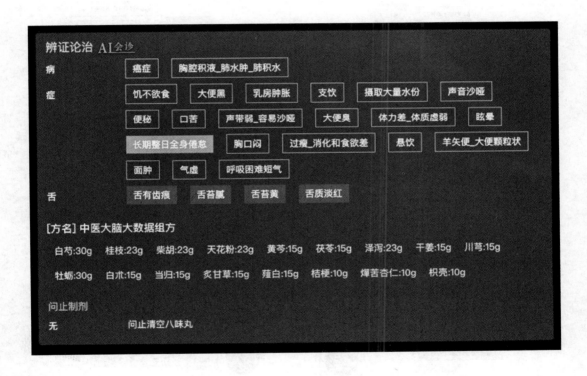

【本诊方剂整体药对结构分析】

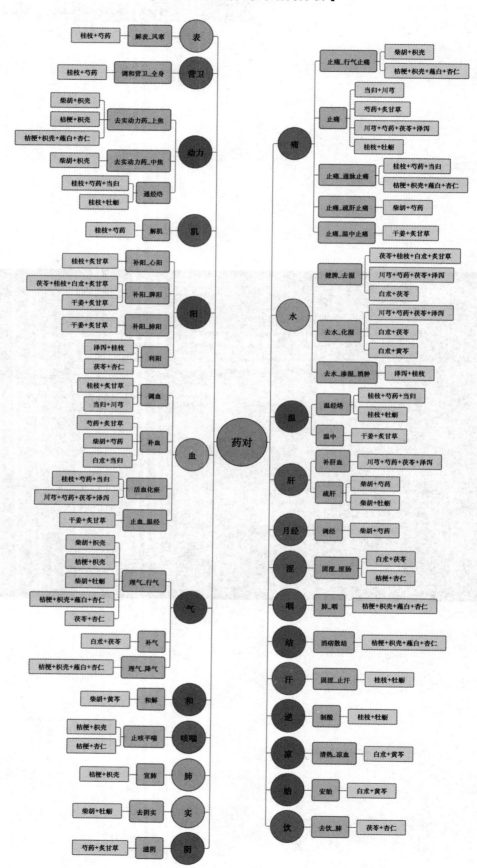

【方剂药性分析】

问止中医大脑方性图

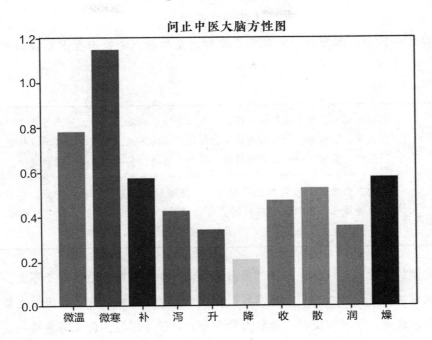

【单味药药性分布图】

	温热药	平药	寒凉药
补药	干姜 ☀，川芎 ⬆，白术 ☀，当归 ⬆，桂枝 ☀，薤白 ☀	炙甘草 ⬆	白芍 ⬆，牡蛎 ☀
平药			
泻药	燀苦杏仁 ⬆	茯苓 ☀，桔梗	泽泻 ☀，黄芩 ☀，柴胡 ☀，天花粉 ⬆，枳壳

	升性药	平药	降性药
散性药	干姜 ☀，川芎 ⬆，当归 ⬆，柴胡 ☀，桔梗，枳壳，薤白 ☀	桂枝 ☀	泽泻 ☀，燀苦杏仁 ⬆
平药			
收性药		白芍 ⬆，白术 ☀，牡蛎 ☀，天花粉 ⬆，炙甘草 ⬆	茯苓 ☀，黄芩 ☀

（注：☀：燥性药，⬆：湿性药）

【药性之说明】

在这一诊中，因为患者有很多表现和之前的输入数据有差别，我们先列表如下：

原有但不再收录的表现	视线模糊，前头痛，偏头痛，心烦，脚胀－脚麻，肥胖，雨天湿气重时会不舒服，舌质红，大便细或扁平，腹胀，舌苔厚腻，舌质暗，口干，气喘，小便黄，头胀，干咳，右胁肋痛，身冷－畏寒，失眠，恶风，夜间盗汗
另外又收录的新表现	舌有齿痕，舌质淡红，羊矢便－大便颗粒状，悬饮，乳房肿胀，声带弱－容易沙哑，面肿，过瘦－消化和食欲差，胸腔积液－肺水肿－肺积水，饥不欲食，大便黑，支饮，舌苔腻，便秘

此诊的方性和前一诊比起来，虽然药物动力学的升降收散性改变不大，润燥方面也维持原来的倾向，但是我们可以发现方性由温转成微寒，而泻性也跟着调高一些，这是为了因应便秘、摄取大量水分、口苦等问题，但又需维持一定的补性去调整虚弱的体质。

【本诊方剂的组成方剂结构分析】

重要结构符合方剂

结构符合方剂	方剂组成	药数
柴胡桂枝干姜汤	柴胡、桂枝、干姜、天花粉、黄芩、牡蛎、炙甘草	7
当归芍药散	当归、川芎、芍药、茯苓、白术、泽泻	6
当归散	当归、黄芩、芍药、川芎、白术	5
苓桂术甘汤	茯苓、桂枝、白术、炙甘草	4
甘草干姜茯苓白术汤	炙甘草、白术、干姜、茯苓	4

可作为方根的结构符合方剂

结构符合方剂	方剂组成	药数
茯苓杏仁甘草汤	茯苓、杏仁、炙甘草	3
芍药甘草汤	芍药、炙甘草	2
甘草干姜汤	炙甘草、干姜	2
泽泻汤	泽泻、白术	2
桂枝甘草汤	桂枝、炙甘草	2
栝蒌牡蛎散	天花粉、牡蛎	2
佛手散	川芎、当归	2
二仙汤	黄芩、芍药	2

另外再特别加上的单味药：薤白、桔梗、枳壳。

【重要结构符合方剂说明】

中医大脑在这一诊中所设计的方剂结构由很多不同方剂组成，我们要探讨中医大脑为什么这样开方的思路，最容易的方法还是用中医学习大脑的方剂与组成列出功能，我们通过下面这个表来仔细分析，能够完全覆盖组合本方剂的结构有柴胡桂枝干姜汤结构、当归芍药散结构。

柴胡桂枝干姜汤	柴胡	桂枝	干姜	天花粉	黄芩	牡蛎	炙甘草						
当归芍药散								当归	川芎	芍药	茯苓	白术	泽泻
当归散					黄芩			当归	川芎	芍药		白术	
苓桂术甘汤		桂枝					炙甘草				茯苓	白术	
甘草干姜茯苓白术汤			干姜				炙甘草				茯苓	白术	

柴胡桂枝干姜汤常和当归芍药散一起合方，用来治疗太阴与厥阴合病，以及少阳病兼有虚证（脉无力）和上热下寒的问题。在本诊中此合方可用于对治患者癌症、口苦、体力差－体质虚弱、便秘、眩晕等症状。

此外，医者根据中医大脑智能加减的建议加入了薤白、桔梗、枳壳，搭配上方根结构里茯苓杏仁甘草汤中的杏仁，就形成了一组药对。桔梗行上，枳壳下降，薤白行左，杏仁行右，四者相合，相得益彰。上、下、左、右，平调升降，燮理气机，开胸顺气、行气消胀、散结止痛。可用于治疗：①气机不调，胸膈胀闷，脘胀不适，甚则疼痛，食欲不振，大便不利等症；②急慢性气管炎，中焦胸膈满闷，痰气不畅者；③冠心病心绞痛，症见胸闷憋气者；④呃逆，证属气机不调者；⑤功能性失语；⑥梅核气诸症。

令人感到意外的是，阿姨服药后改善最明显的症状就是声音沙哑，再来诊治时阿姨基本能正常发声说话了（以前基本上都是靠家人费力解说才能勉强完成看诊）。这大概是源于人体正气恢复时调动了身体机能的自我修复吧！

K 阿姨现在睡眠也好了，人也有点精神了。我和阿姨都很开心，因此继续守方治疗。

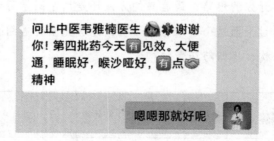

第三阶段：胃气复生，开心吃大餐

2021 年 6 月 28 日，K 阿姨出院时，还有胸腔积液，经常恶心想吐，想吃吃不下。看诊时，她说最大的心愿是吃大餐。

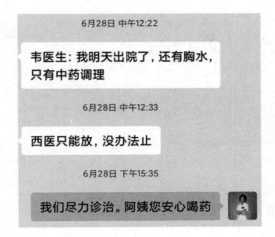

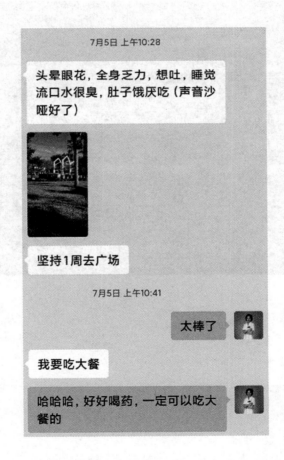

　　从 2021 年 7 月 5 日开始，我用药对治 K 阿姨经常出现的恶心、想吐问题。这是"保胃气"的治疗思路。对癌症病人而言，守护住胃气非常关键。中医讲"有胃气则生，无胃气则死"，守住了胃气就赢来了康复的机会。

中医大脑开方如下：

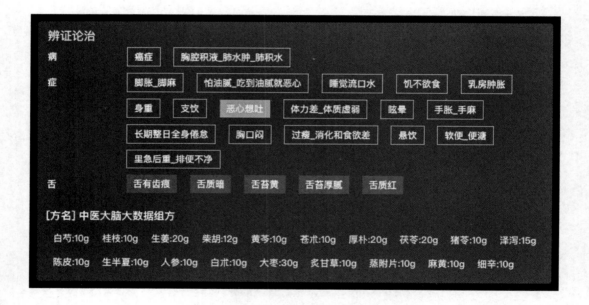

辨证论治

病　　癌症　　胸腔积液_肺水肿_肺积水

症　　脚胀_脚麻　　怕油腻_吃到油腻就恶心　　睡觉流口水　　饥不欲食　　乳房肿胀

　　　身重　　支饮　　恶心想吐　　体力差_体质虚弱　　眩晕　　手胀_手麻

　　　长期整日全身倦怠　　胸口闷　　过瘦_消化和食欲差　　悬饮　　软便_便溏

　　　里急后重_排便不净

舌　　舌有齿痕　　舌质暗　　舌苔黄　　舌苔厚腻　　舌质红

[方名]中医大脑大数据组方

白芍:10g　桂枝:10g　生姜:20g　柴胡:12g　黄芩:10g　苍术:10g　厚朴:20g　茯苓:20g　猪苓:10g　泽泻:15g

陈皮:10g　生半夏:10g　人参:10g　白术:10g　大枣:30g　炙甘草:10g　蒸附片:10g　麻黄:10g　细辛:10g

【本诊方剂整体药对结构分析】

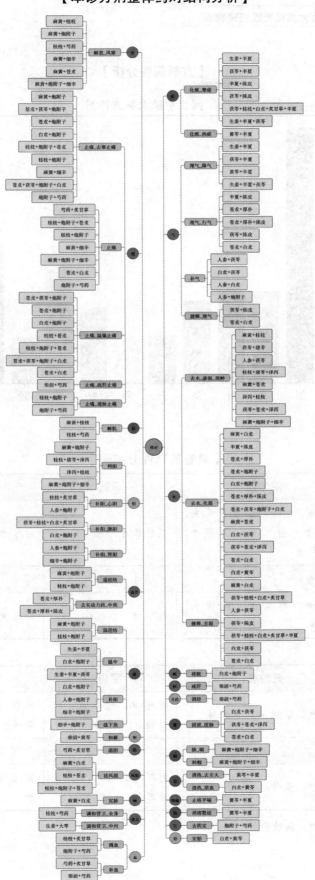

【方剂药性分析】

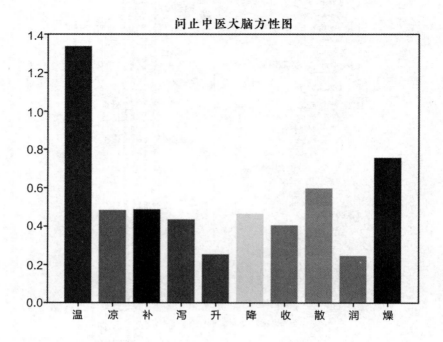

问止中医大脑方性图

【单味药药性分布图】

	温热药	平药	寒凉药
补药	桂枝 ☀，生姜 ☀，生半夏 ☀，人参 ⛱，白术 ☀，大枣 ⛱，蒸附片 ☀	炙甘草 ⛱	白芍 ⛱
平药	陈皮 ☀	猪苓 ☀	
泻药	苍术 ☀，厚朴 ☀，麻黄 ☀，细辛 ☀	茯苓 ☀	柴胡 ☀，黄芩 ☀，泽泻 ☀

	升性药	平药	降性药
散性药	生姜 ☀，柴胡 ☀，苍术 ☀	桂枝 ☀，猪苓 ☀，陈皮 ☀，麻黄 ☀	厚朴 ☀，泽泻 ☀，生半夏 ☀，细辛 ☀
平药			
收性药	人参 ⛱，蒸附片 ☀	白芍 ⛱，白术 ☀，炙甘草 ⛱	黄芩 ☀，茯苓 ☀，大枣 ⛱

（注：☀：燥性药，⛱：湿性药）

【药性之说明】

　　读者若比较本诊和上一诊的方性分析，可以看出我们在这一诊中又回到初诊时药性偏温的倾向，而且事实上温性的偏向甚大，主要是因为前一诊中用微寒的方是作为一个功能上的调整，但是并不适合长期的补养之用，所以最后还是会回到最初温性为主的做法。这一诊中延续上一诊较高的泻性（虽然还是补性偏高），而燥性、散性提高了更多，这都是为了去除水饮的考量。

【本诊方剂的组成方剂结构分析】

重要结构符合方剂

结构符合方剂	方剂组成	药数
柴苓汤	柴胡、黄芩、生姜、半夏、人参、大枣、炙甘草、猪苓、茯苓、白术、泽泻、桂枝	12
胃苓汤	炙甘草、茯苓、苍术、陈皮、白术、桂枝、泽泻、猪苓、厚朴、大枣、生姜	11
柴胡桂枝汤	柴胡、半夏、桂枝、黄芩、人参、芍药、生姜、大枣、炙甘草	9
六君子汤	人参、白术、茯苓、半夏、大枣、陈皮、炙甘草、生姜	8
桂姜草枣黄辛附子汤	桂枝、生姜、炙甘草、大枣、麻黄、细辛、附子	7
小柴胡汤	柴胡、黄芩、人参、炙甘草、半夏、生姜、大枣	7
黄芩加半夏生姜汤	黄芩、芍药、炙甘草、大枣、半夏、生姜	6
桂枝去桂加茯苓白术汤	芍药、炙甘草、生姜、大枣、茯苓、白术	6
桂枝加附子汤	桂枝、芍药、大枣、生姜、炙甘草、附子	6
桂枝人参新加汤	桂枝、大枣、人参、芍药、生姜、炙甘草	6
平胃散	苍术、厚朴、陈皮、炙甘草、生姜、大枣	6
四君子汤	人参、白术、茯苓、炙甘草、生姜、大枣	6
附子汤	附子、茯苓、人参、白术、芍药	5
真武汤	茯苓、芍药、白术、生姜、附子	5
白术附子汤	白术、炙甘草、附子、生姜、大枣	5
桂枝附子汤	桂枝、附子、生姜、炙甘草、大枣	5

结构符合方剂	方剂组成	药数
桂枝汤	桂枝、芍药、炙甘草、生姜、大枣	5
桂枝去芍药加附子汤	桂枝、附子、炙甘草、生姜、大枣	5
桂枝加芍药汤	桂枝、芍药、炙甘草、大枣、生姜	5
桂枝加桂汤	桂枝、芍药、生姜、炙甘草、大枣	5
五苓散	猪苓、泽泻、白术、茯苓、桂枝	5
黄芩汤	黄芩、芍药、炙甘草、大枣	4
茯苓甘草汤	茯苓、桂枝、生姜、炙甘草	4
茯苓桂枝甘草大枣汤	茯苓、桂枝、炙甘草、大枣	4
苓桂术甘汤	茯苓、桂枝、白术、炙甘草	4
甘草附子汤	炙甘草、白术、附子、桂枝	4
桂枝去芍药汤	桂枝、大枣、生姜、炙甘草	4
二陈汤	半夏、陈皮、茯苓、炙甘草	4

可作为方根的结构符合方剂

结构符合方剂	方剂组成	药数
麻黄附子细辛汤	麻黄、附子、细辛	3
麻黄附子甘草汤	麻黄、附子、炙甘草	3
麻黄附子汤	麻黄、炙甘草、附子	3
猪苓散	猪苓、茯苓、白术	3
芍药甘草附子汤	芍药、炙甘草、附子	3
小半夏加茯苓汤	半夏、生姜、茯苓	3
半夏散及汤	半夏、桂枝、炙甘草	3
芍药甘草汤	芍药、炙甘草	2
泽泻汤	泽泻、白术	2
橘皮汤	陈皮、生姜	2
桂枝甘草汤	桂枝、炙甘草	2
小半夏汤	半夏、生姜	2

续表

结构符合方剂	方剂组成	药数
半夏麻黄丸	半夏、麻黄	2
二仙汤	黄芩、芍药	2

【重要结构符合方剂说明】

中医大脑在这一诊中所设计的方剂由很多不同的方剂结构所组成，我们要破解这个复杂的结构组成，进而探讨中医大脑这样开方的思路，最容易的方法还是用中医大脑的方剂与组成列出功能，我们通过下面这个表来仔细分析，能够完全覆盖组合本方剂的结构有小柴胡汤结构、桂枝汤结构、平胃散结构、五苓散结构。

柴胡桂枝汤	柴胡	半夏	桂枝	黄芩	人参	芍药	生姜	大枣	炙甘草				
六君子汤		半夏			人参		生姜	大枣	炙甘草	白术	茯苓	陈皮	
桂姜草枣黄辛附子汤			桂枝				生姜	大枣	炙甘草			麻黄	细辛 附子
小柴胡汤	柴胡	半夏		黄芩	人参		生姜	大枣	炙甘草				
黄芩加半夏生姜汤		半夏		黄芩		芍药	生姜	大枣	炙甘草				
桂枝去桂加茯苓白术汤						芍药	生姜	大枣	炙甘草	白术	茯苓		
桂枝加附子汤			桂枝			芍药	生姜	大枣	炙甘草			附子	

续表

方名		桂枝	人参	芍药	生姜	大枣	炙甘草	白术	茯苓	陈皮		附子	苍术	厚朴	泽泻
桂枝人参新加汤		桂枝	人参	芍药	生姜	大枣	炙甘草								
平胃散					生姜	大枣	炙甘草			陈皮			苍术	厚朴	
四君子汤			人参		生姜	大枣	炙甘草	白术	茯苓						
附子汤			人参	芍药				白术	茯苓			附子			
真武汤				芍药	生姜			白术	茯苓			附子			
白术附子汤					生姜	大枣	炙甘草	白术				附子			
桂枝附子汤		桂枝			生姜	大枣	炙甘草					附子			
桂枝汤		桂枝		芍药	生姜	大枣	炙甘草								
桂枝去芍药加附子汤		桂枝			生姜	大枣	炙甘草					附子			
桂枝加芍药汤		桂枝		芍药	生姜	大枣	炙甘草								
桂枝加桂汤		桂枝		芍药	生姜	大枣	炙甘草								
五苓散		桂枝						白术	茯苓					猪苓	泽泻
黄芩汤			黄芩	芍药		大枣	炙甘草								

续表

名称	柴胡	半夏	桂枝	黄芩	人参	生姜	大枣	炙甘草	白术	茯苓	陈皮	附子	苍术	厚朴	猪苓	泽泻
茯苓甘草汤			桂枝			生姜		炙甘草		茯苓						
茯苓桂枝甘草大枣汤			桂枝				大枣	炙甘草		茯苓						
苓桂术甘汤			桂枝					炙甘草	白术	茯苓						
甘草附子汤			桂枝					炙甘草	白术			附子				
桂枝去芍药汤			桂枝			生姜	大枣	炙甘草								
二陈汤		半夏						炙甘草		茯苓	陈皮					
柴苓汤	柴胡	半夏	桂枝	黄芩	人参	生姜	大枣	炙甘草	白术	茯苓					猪苓	泽泻
胃苓汤			桂枝			生姜	大枣	炙甘草	白术	茯苓	陈皮		苍术	厚朴	猪苓	泽泻

　　小柴胡汤和桂枝汤常一起合方变成柴胡桂枝汤，用来治疗少阳病兼表证的问题。平胃散和五苓散常一起合方变成胃苓汤，可祛湿和胃，行气利水，用来治疗脾胃湿滞之证。柴胡桂枝汤和胃苓汤一起合方，就成为了薛振声"十年一剑全息汤"的基本结构，可治疗木克土肝郁兼有脾湿偏盛的问题，因此可用来对治本诊患者的恶心想吐、长期整日全身倦怠、身重、眩晕、胸口闷、软便-便溏、睡觉流口水、舌苔厚腻等表现。

　　中医大脑智能加减加入了麻黄附子细辛汤，这三味药都是中药里面的强力止痛药，同时也是利尿剂，因此可加强治疗本诊患者的水饮之证。麻黄附子细辛汤搭配本方结构中的桂枝剂可加强温通全身的经络，故可改善本诊患者手脚麻木的问题。

K阿姨服药后各方面改善佳，不流臭口水了，排便顺畅，走路气喘也好多了，身重、手脚麻木也好了，胃口好了，能正常吃饭，她想吃大餐的心愿顺利实现。

随着身体好转，K阿姨恢复了生病前的热心肠，经常和朋友说起我，最近一次看诊，她还让朋友"出镜"和我打招呼。她的朋友身体不适，也会问我是否可以帮她们看诊。

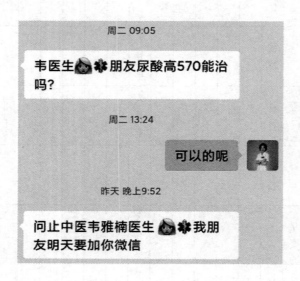

结语：中西医各有优势

癌症治疗不易，我一直相信中医和西医有各自的优势，我们从不排斥任何一门科学，遵从问止中医的"疗效第一使命"的原则，有效的就是最好的。

在本案的治疗中，西医对症治疗快速取效，中医巩固体质，重建人体正气。配合下来，最终获得了不错的效果。如果中西医能各自发挥其优势，共同帮助患者战胜病魔，何乐而不为呢？

【本医案之整体分析】

在治疗癌症的过程中，我们一再强调要令患者的身体经过调整后符合中医六大健康标准，但还有两个治疗成败的关键，一个就是患者要能够保持体质偏温且头冷脚热，另外一个就是要维持胃气的强大。

当然这也是在中医六大健康标准里的两个重要项目，我们要特别注意以这两个关键来判断我们的治疗是否往好的方向发展。如果患者在经过治疗后头越来越热而脚越来越冷，或是胃气丧失而变得没有胃口，那都说明我们的治疗方向产生了偏差。很多时候现代医学的治疗看似对癌细胞的消除有很强大的力量，但是以我们这两个关键标准来看的话，病情往往是朝比较不好的方向发展，最后患者可能会相当痛苦，癌症能否消除还没有定论，但身体却往往进一步地衰败而导致死亡。

在这里也要说明一下身体寒热在中医里的定义。很多人会认为体温高就是热性体质，体温低就是寒性体质，其实这样的定义有很大的问题。比方说当人体抵抗外邪会产生发热的现象，但那并不能说明体质是热性的。中医真正能够定义寒热的标准：当身体抵抗环境的温度变化时能够做出快速正确的反应，这就是偏热性的体质；但是如果身体随着环境温度变化很难做出足够抵抗，这就是偏寒性的体质。所以，当外部环境温度偏高时身体要能够及时加大散热，当外部环境变寒时身体要能够及时减少热量流失，只有具备足够的调节能力，才能随时保证身体的核心区温度恒定，这是恒温动物的特性。这种能够随时因应环境寒热变化做出正确调整的能力大小，才是衡量体质寒热的正确标准。

在这个案例中我们看到了医者很努力地通过中医大脑的辅助尽力保持患者的胃气，也只有把患者身体的基础打好，才有可能对治癌症造成的各种症状及其发展。这是本医案中我们要学习的重点。

•医案 45•

中医治乳腺癌，肿瘤缩小，指标复常

───┤ 背景：患者决定放弃化疗 ├───

这是一位来自上海的阿姨，她在看诊时由女儿全程协助交谈。患者第一次看诊时还未化疗，但做了化疗的安排，所以我开了缓解阿姨化疗期间各种副作用的中药。

送检日期：2021.05.14
图像记录方式：软件
记录媒体号：

复旦大学附属肿瘤医院
超声多普勒检查报告

超声号：

姓名：　　　　性别：女　年龄：69　科室：乳腺癌综合　门诊号：

检查项目：锁骨上乳腺腋下肝脏　　　仪器：彩色超声仪器3.5-10MHz　临床诊断：

超声描述：（透声条件及图像质量：【乙】）

锁骨上：双侧锁骨上未探及明显占位回声，彩色超声未见明显异常血流信号。

乳腺：双侧乳腺组织回声不均匀，结构较紊乱，呈结节状团块状改变，左乳上方偏内侧探及低回声，大小28*15*36mm，边界不清，边缘不光整，局部成角，形态不光整，内部回声不均匀，可见多发颗粒状强回声，并可见稀疏点条状血流信号，左乳内探及导管扩张，内径约1-2mm。

腋下：左侧腋下探及低回声，大小20*6mm，边界尚清，形态欠规则，内淋巴门结构偏移，皮质增厚。右侧腋下未见明显异常肿大淋巴结回声，彩色超声未见明显异常血流信号。

肝脏：肝脏回声稍粗，分布尚均匀，血管纹理尚清，彩色超声未见明显异常血流信号。

超声提示：

1. 左乳不均质占位伴钙化（BI-RADS：6）
2. 双乳腺退化不全伴左乳导管扩张(BI-RADS:2)　　3. 左侧腋下实质结节（淋巴结M可能）
4. 两侧锁骨上，右侧腋下，肝脏未见明显占位

检查日期：2021.05.14　09:45　医师：

☆注：本超声报告内容仅供临床医生参考　　　　　　　　　　　第1页，共1页

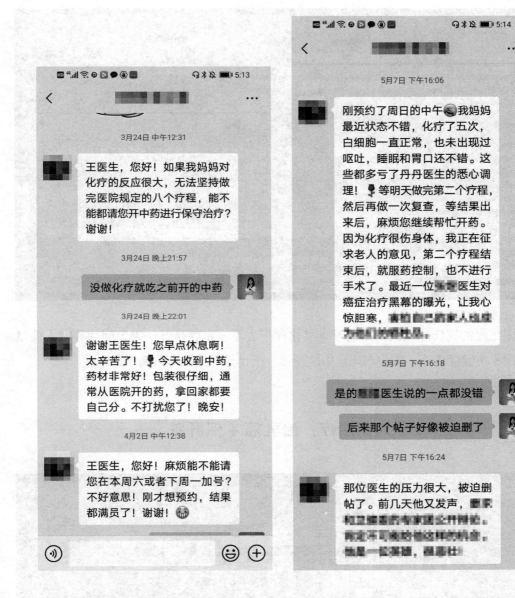

　　阿姨来看诊时，已经确诊了"左乳癌"。经过一次化疗后，身体受不了副作用，胃口精神都不好，白细胞下降快，红细胞缓慢下跌。

　　看诊后，她配合服用问止中医开的汤药，第二次化疗后副作用没之前严重了，白细胞值正常，只是肝功能有些异常。

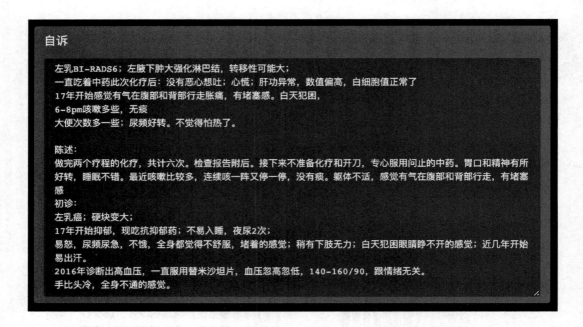

自诉

左乳BI-RADS6；左腋下肿大强化淋巴结，转移性可能大；

一直吃着中药此次化疗后：没有恶心想吐；心慌；肝功异常，数值偏高，白细胞值正常了

17年开始感觉有气在腹部和背部行走胀痛，有堵塞感。白天犯困，

6~8pm咳嗽多些，无痰

大便次数多一些；尿频好转。不觉得怕热了。

陈述：

做完两个疗程的化疗，共计六次。检查报告附后。接下来不准备化疗和开刀，专心服用问止的中药。胃口和精神有所好转，睡眠不错。最近咳嗽比较多，连续咳一阵又停一停，没有痰。躯体不适，感觉有气在腹部和背部行走，有堵塞感

初诊：

左乳癌；硬块变大；

17年开始抑郁，现吃抗抑郁药；不易入睡，夜尿2次；

易怒，尿频尿急，不饿，全身都觉得不舒服，堵着的感觉；稍有下肢无力；白天犯困眼睛睁不开的感觉；近几年开始易出汗。

2016年诊断出高血压，一直服用替米沙坦片，血压忽高忽低，140~160/90，跟情绪无关。

手比头冷，全身不通的感觉。

因化疗的副作用太大，眼看着继续化疗下去不一定就是好结果，阿姨和家人商量后决定不再继续化疗，安心在问止中医就诊。于是她开启了中医治疗之路。

入手治疗：治乳癌 + 保肝脏

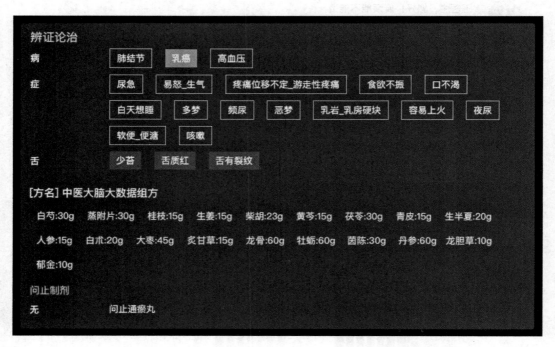

辨证论治

病　　肺结节　乳癌　高血压

症　　尿急　易怒_生气　疼痛位移不定_游走性疼痛　食欲不振　口不渴

　　　白天想睡　多梦　频尿　恶梦　乳岩_乳房硬块　容易上火　夜尿

　　　软便_便溏　咳嗽

舌　　少苔　舌质红　舌有裂纹

[方名] 中医大脑大数据组方

白芍:30g　蒸附片:30g　桂枝:15g　生姜:15g　柴胡:23g　黄芩:15g　茯苓:30g　青皮:15g　生半夏:20g

人参:15g　白术:20g　大枣:45g　炙甘草:15g　龙骨:60g　牡蛎:60g　茵陈:30g　丹参:60g　龙胆草:10g

郁金:10g

问止制剂

无　　　　问止通瘀丸

【本诊方剂整体药对结构分析】

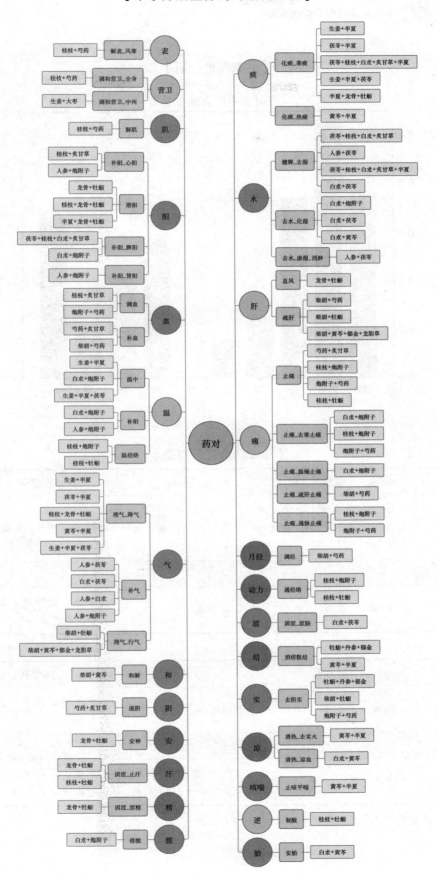

【方剂药性分析】

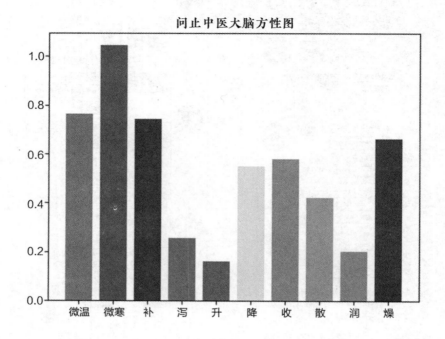

问止中医大脑方性图

【单味药药性分布图】

	温热药	平药	寒凉药
补药	大枣☂，白术☀，生半夏☀，人参☂，蒸附片☀，桂枝☀，生姜☀	炙甘草☂，龙骨☀	白芍☂，丹参，牡蛎☀
平药			
泻药	青皮☀	茯苓☀	黄芩☀，柴胡☀，茵陈☀，郁金，龙胆草☀

	升性药	平药	降性药
散性药	柴胡☀，生姜☀	桂枝☀，郁金	生半夏☀，丹参，茵陈☀，青皮☀
平药			
收性药	人参☂，蒸附片☀	白芍☂，白术☀，炙甘草☂，牡蛎☀	大枣☂，茯苓☀，黄芩☀，龙胆草☀，龙骨☀

（注：☀：燥性药，☂：湿性药）

【药性之说明】

由于患者舌红、少苔加上有裂纹，呈现偏阴虚的体质，又是久病偏虚证，因此这个方剂的整体方性呈现偏凉补的趋势。其中值得注意的是本方降性和收性偏强，这是针对患者高血压、容易上火、频尿、夜尿等问题。

【本诊方剂的组成方剂结构分析】

重要结构符合方剂

结构符合方剂	方剂组成	药数
柴胡桂枝汤	柴胡、半夏、桂枝、黄芩、人参、芍药、生姜、大枣、炙甘草	9
桂枝加龙骨牡蛎汤	桂枝、龙骨、牡蛎、芍药、炙甘草、生姜、大枣	7
小柴胡汤	柴胡、黄芩、人参、炙甘草、半夏、生姜、大枣	7
黄芩加半夏生姜汤	黄芩、芍药、炙甘草、大枣、半夏、生姜	6
桂枝去桂加茯苓白术汤	芍药、炙甘草、生姜、大枣、茯苓、白术	6
桂枝加附子汤	桂枝、芍药、大枣、生姜、炙甘草、附子	6
桂枝人参新加汤	桂枝、大枣、人参、芍药、生姜、炙甘草	6
四君子汤	人参、白术、茯苓、炙甘草、生姜、大枣	6
附子汤	附子、茯苓、人参、白术、芍药	5
真武汤	茯苓、芍药、白术、生姜、附子	5
白术附子汤	白术、炙甘草、附子、生姜、大枣	5
桂枝附子汤	桂枝、附子、生姜、炙甘草、大枣	5
桂枝汤	桂枝、芍药、炙甘草、生姜、大枣	5
桂枝去芍药加附子汤	桂枝、附子、炙甘草、生姜、大枣	5
桂枝加芍药汤	桂枝、芍药、炙甘草、大枣、生姜	5

续表

结构符合方剂	方剂组成	药数
桂枝加桂汤	桂枝、芍药、生姜、炙甘草、大枣	5
黄芩汤	黄芩、芍药、炙甘草、大枣	4
茯苓甘草汤	茯苓、桂枝、生姜、炙甘草	4
茯苓桂枝甘草大枣汤	茯苓、桂枝、炙甘草、大枣	4
苓桂术甘汤	茯苓、桂枝、白术、炙甘草	4
桂枝甘草龙骨牡蛎汤	桂枝、炙甘草、牡蛎、龙骨	4
桂枝去芍药汤	桂枝、大枣、生姜、炙甘草	4

可作为方根的结构符合方剂

结构符合方剂	方剂组成	药数
芍药甘草附子汤	芍药、炙甘草，附子	3
小半夏加茯苓汤	半夏、生姜、茯苓	3
半夏散及汤	半夏、桂枝、炙甘草	3
芍药甘草汤	芍药、炙甘草	2
桂枝甘草汤	桂枝、炙甘草	2
小半夏汤	半夏、生姜	2
二仙汤	黄芩、芍药	2

另外再特别加上的单味药：丹参、茵陈、郁金、龙胆草、青皮。

【重要结构符合方剂说明】

　　从中医大脑的重要结构符合方剂分析，我们可以看得出来这个方剂由柴胡剂结构、桂枝剂结构、附子剂结构等不同的类方组合而成，一时之间虽然很难抓到中医大脑的开方思路，但是我们把这些方剂的组成做成列表来看，就会发现主要能够覆盖整体组成的应该是柴胡桂枝汤结构、真武汤结构、桂枝加龙骨牡蛎汤结构。

柴胡桂枝汤	柴胡	半夏	桂枝	黄芩	人参	芍药	生姜	大枣	炙甘草			
桂枝加龙骨牡蛎汤			桂枝			芍药	生姜	大枣	炙甘草	龙骨	牡蛎	
小柴胡汤	柴胡	半夏		黄芩	人参		生姜	大枣	炙甘草			
黄芩加半夏生姜汤		半夏		黄芩		芍药	生姜	大枣	炙甘草			
桂枝去桂加茯苓白术汤						芍药	生姜	大枣	炙甘草		茯苓	白术
桂枝加附子汤			桂枝			芍药	生姜	大枣	炙甘草			附子
桂枝人参新加汤			桂枝		人参	芍药	生姜	大枣	炙甘草			
四君子汤					人参		生姜	大枣	炙甘草		茯苓	白术
附子汤					人参	芍药					茯苓	白术	附子
真武汤						芍药	生姜				茯苓	白术	附子
白术附子汤							生姜	大枣	炙甘草			白术	附子
桂枝附子汤			桂枝				生姜	大枣	炙甘草			附子
桂枝汤			桂枝			芍药	生姜	大枣	炙甘草			
桂枝去芍药加附子汤			桂枝				生姜	大枣	炙甘草			附子
桂枝加芍药汤			桂枝			芍药	生姜	大枣	炙甘草			
桂枝加桂汤			桂枝			芍药	生姜	大枣	炙甘草			
黄芩汤				黄芩		芍药		大枣	炙甘草			

续表

			桂枝			生姜		炙甘草			茯苓	
茯苓甘草汤			桂枝			生姜		炙甘草			茯苓	
茯苓桂枝甘草大枣汤			桂枝				大枣	炙甘草			茯苓	
苓桂术甘汤			桂枝					炙甘草			茯苓	白术
桂枝甘草龙骨牡蛎汤			桂枝					炙甘草	龙骨	牡蛎		
桂枝去芍药汤			桂枝			生姜	大枣	炙甘草				

柴胡桂枝汤是小柴胡汤与桂枝汤的合方,以小柴胡汤证而表证仍在者为适用目标,可治小柴胡汤证而兼有恶风、恶寒、身痛等症者。若用于一般杂病时,则以有胸胁苦满而兼腹直肌挛急或腹痛者为适用目标。从整个方剂看,本方要比小柴胡汤更适用于偏虚证者,因此常用于虚人的感冒。由于方中含有芍药,故本方对治疗疼痛的效果较小柴胡汤更好。

真武汤是治水的方剂,主要用于阳虚水泛证。由于真武汤可治疗阳虚体质的外感病,柴胡桂枝汤可治疗虚人的感冒,故柴胡桂枝汤和真武汤的合方对于阳虚兼有少阳病或表证,如发烧反复不退、咳喘或久咳(痰白稀或无痰)、眩晕等的效果会更好。

桂枝加龙骨牡蛎汤是由桂枝汤加龙骨、牡蛎所构成,其中的龙骨、牡蛎有潜阳、强壮的效能,桂枝汤可调和阴阳,故可用于虚劳病、阴阳两虚之证,脉多为大而无力,脐部呈现动悸亢进,患者容易兴奋或容易疲劳。本方多应用于神经官能症、阳痿、早泄、梦遗、抽搐症、遗尿症、脱发、小儿夜啼等。

此外,中医大脑在智能加减方面加了丹参、茵陈、郁金、龙胆草、青皮五味药。其中重用丹参和茵陈可处理肝功能不正常的问题;郁金、龙胆草搭配柴胡、黄芩就成为了"治肝四宝",可治疗肝病的问题;青皮可疏肝破气,搭配柴胡、郁金可用于肝郁气滞证,治疗乳房胀痛、乳房硬块等问题。

第一阶段，在治疗乳癌的同时，中医大脑推荐了保肝护肝的药对，我同时用上，为的是提前阻断乳癌的转移。

这里顺带说明一下，不知道从什么时候流行起来的谣言，说吃中药伤肝伤肾，信这个的那些人即使明知西药有一定副作用，但吃西药就吃得很开心，很有安全感。今天有位患者复诊时才跟我反馈，既往肝功能异常，吃一段时间的中药，复查时恢复正常了。所以我总想问问某些人："治病非中即西，你担心中药伤肝肾，又知道西药的副作用，那么你是治还是让病继续发展？"

因阿姨曾服用抗抑郁药导致现在全身游走性疼痛，有自觉瘀堵感，所以我使用内部制剂"问止通瘀丸"以辅助治疗，每次开药 15 天。

复查：肿瘤缩小、肝功和血常规恢复正常

阿姨服药一个月后，复查结果显示：肿瘤和腋下淋巴缩小，肝功和血常规指标皆正常了。

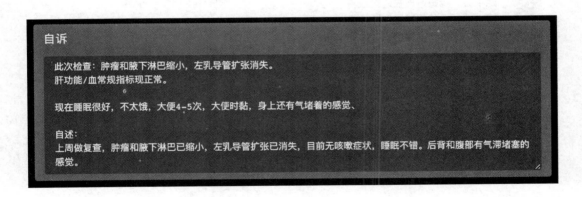

阿姨以前睡眠一直不好，容易做噩梦，多处求治也不见效果，服药一段时间后睡眠一直很好，胃口也逐渐恢复，这些都是令阿姨和其女儿非常感叹的地方。

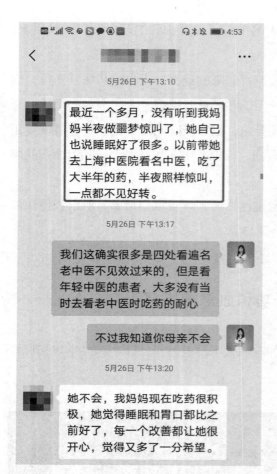

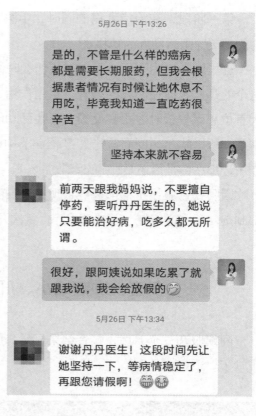

3 个月后复查，肿瘤和淋巴继续变小

阿姨在 2021 年 3 月 21 日第一次开药。经过 3 个月的中医治疗后，阿姨到医院复查，显示肿瘤和淋巴都明显变小。

看到这个结果，阿姨激动地在门诊大厅欢呼起来。我可以想象当时的场景，因为每次复诊时，阿姨都欢乐得像个大小孩，中气很足，也很开心。

每次诊疗结束时，阿姨都要跟我说好多次"谢谢"，而这句话也是我想跟阿姨说的，谢谢她能在治疗过程中那么信任中医。

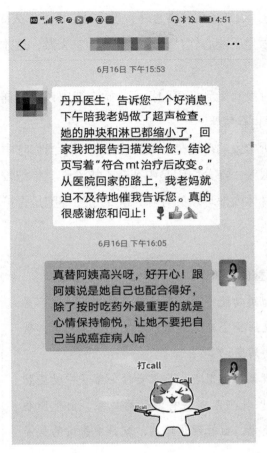

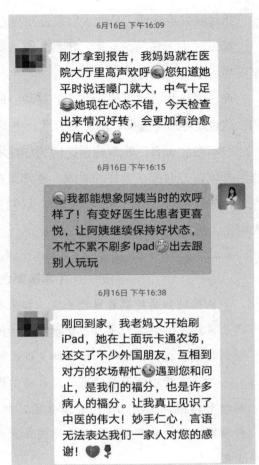

回忆往昔：遗憾自省另一则案例

曾经有另外一位得乳癌的阿姨，年事也高，她初次就诊时身体也是很虚弱，动则气喘，汗如雨下，容易反胃和食欲不振，也易出现小中风。服药一段时间后，阿姨状态很好，于是想停药一段时间去海边度个假，我也没有用力劝阻。

在外出旅游约一个月后，阿姨的状态就不好了。她说一开始没感觉出什么，但体重又开始逐渐下降。于是阿姨赶紧回来开药吃，但后期情况发展得有些快，阿姨很快出现恶心、反胃，面部再一次出现中风的情况，后期治疗起来恢复得很慢。后来因为疫情，在很长一段时间内我们私立医疗机构不能营业，无法看诊发药，就在那段日子里，阿姨去世了。

当时我并不知情，是他人后来告知我的，我知道后非常意外，也难过自责了许久。

都说医生应该菩萨心肠。但我发现，医生不能心软，该怎么做就得怎么做，这才是对患者最负责的行为。

唯一能让我感到宽慰的是，阿姨离开时没有受到癌痛的折磨，她走得应该挺安详的，这也是她最想要的：活得有尊严，走得也有尊严。

很多癌症患者，非常痛苦，因为癌症所导致的疼痛是非常厉害的，所以当你吃中药后身体各方面都在变好的时候，要知道很大一部分原因是中药在支撑着你。年纪较大的、体质相对差的，千万别忘记，我们身体内部环境的好坏，决定了癌细胞是否扩大增生，所以绝对不能松懈啊！

【本医案之整体分析】

女性的卵巢控制着淋巴系统，如果卵巢功能不足，淋巴就会肿大，也就容易产生乳癌。女性的卵巢可以把淋巴的功能压抑下来，如果淋巴功能异常亢进，就会制造很多抗体，进而产生自体免疫性的病变。

如果女性中性脂肪偏高，患乳癌的概率就会很大。如果女性一辈子中性脂肪都没有偏高，她就几乎不会患乳癌，所以乳癌跟脂肪有密切的关系。由于脂肪会堵塞乳房的血管跟淋巴管，造成血管硬化。血管硬化堵塞，就是中医讲的气滞血瘀。

从中医的角度来看，妇女乳癌最根本的原因就是气滞血瘀。在中医来说，氧气不够叫气虚，而二氧化碳太多就是气滞，一旦有了气滞，则血液的流通会受到影响而造成血瘀，这就是为什么在中医里面常常把气滞血瘀合称的原因。

乳癌的形成，从现代医学的角度来分析，和乳房中的脂肪组织有关。脂肪组织是造成乳房硬块的原因，当它形成硬块时会堵住淋巴管而造成淋巴肿大，淋巴功能就会异常亢进，制造很多的抗体，进而产生一些自体免疫性的病变，如红斑性狼疮。在现代医学的统计中，几乎每100位乳癌病人中就有90位脂肪过高、黄体素增高，因此只要把黄体素降下来或把脂肪去除，罹患乳癌的可能性就显著下降了。

而乳房中的腺体组织并不会造成乳癌，它造成的是乳癖。怀孕时腺体才会有乳汁通过，而没有怀孕就没有乳汁。

　　此外，乳癌的形成和女性个体的忧郁也有相当大的关系，当女性出现闷闷不乐等情况时就容易造成气郁，气郁日久就会造成气滞，进而渐渐形成血瘀，而当血瘀发生在乳房中的脂肪组织时，供氧就会不足，进而造成细胞的病变而产生肿瘤，于是乳癌就产生了。

　　本案中的患者因为接受中医的治疗而肿瘤缩小、指标复常，其心情也会得到很大的纾解，而欢喜安详的心是乳癌治疗成功的另一个重要因素！

· 医案 46 ·

卵巢癌压迫导致肠梗阻，西医无策，中医有方

---| 初诊 |---

这是一位 72 岁的女性患者，于 2021 年 9 月 6 日进行初诊。当时患者正在医院住院治疗，因此看诊期间由患者女儿代述病情：

卵巢肿瘤压迫肠道导致完全性肠梗阻（可以理解为肠道完全被压迫导致堵死了，气都出不来）；最近五六天没有排大便，刚从医院出院又去住院，目前住院只能依靠灌肠，因为吃进去的食物不能排泄，所以只能不吃不喝，依靠营养液维持治疗。

患者求诊于问止中医，问中医有没有什么办法帮忙解决肠梗阻的问题，当时的微信对话如下：

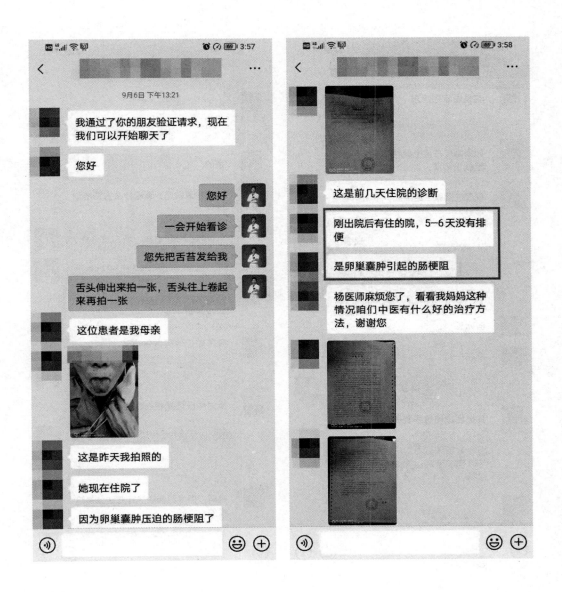

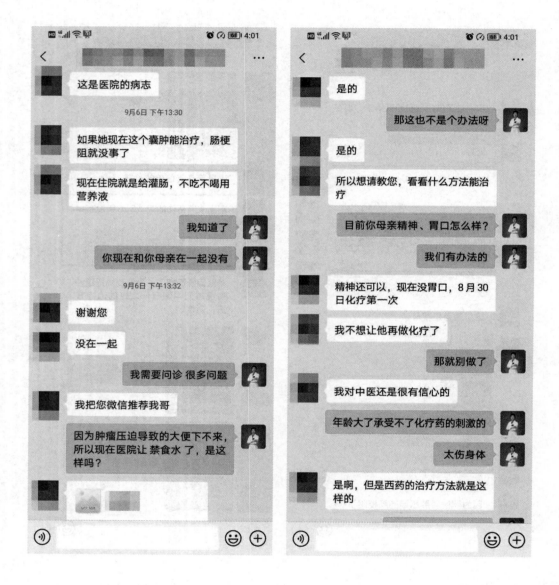

姓名：

病案号：

中国医科大学附属第一医院

诊断证明书

性别：   年龄：

初步诊断：盆腔高级别浆液性癌（卵巢、网膜、盆腔、腹膜、腹腔后淋巴结转移不除外），肝囊肿，肾囊肿

处理意见：2021 年 2 月入院，2021-8-31出院，余请见出院小结。

2021 年   科室：妇科   医师：主治医师

中国东科大学附属第　医院

出院小结

姓名：　　　　性别：　　　　年龄：　　　　职业：

入院日期：2021年　　　　　　　出院日期：2021年

入院诊断：盆腔肿物（考虑卵巢恶性肿瘤可能性大），肝囊肿，肾囊肿

最终诊断：盆腔高级别浆液性癌（卵巢、输卵、盆腔、腹膜、腹膜后淋巴结转移不除外），肝囊肿，肾囊肿

入院情况：患者以"腹胀3个月，经使停著半个月"为主诉入院。体格检查：T 36.4℃，P 90次/分，R 12次/分，BP 132/84mmHg，神志清楚，检查合作，痰软，腹部未见异常，专科查体：外阴、阴道与常，宫颈基本光滑，子宫后壁外凸结节膨隆大，表面光滑，盆腔内触及约8个月大囊性包块，生质韧性，活动度差，三合诊：子宫直肠窝空虚，辅助检查：全腹增强

CT（2021-8-13，外院）：盆腔内见不规则囊实混合至肿块影，形态极不规则，囊性成分为主，增强扫描囊性部分无强化，实性部分强化明显。病灶最大截面积约14.8×13.5cm，病灶与子宫分界不清。右侧盆腔内见多发结节样强密影。肝内见两个圆形低密度无强化灶，大者直径约1.5cm。左肾实质内见一直径约0.4cm的无强化灶化灶。腹膜后、腹盆腔未见明显肿大淋巴结。膀胱充盈欠佳，膀胱膀胱系膜膜腔间隙模糊。

化验诊前情况：入院后完善相关化验检查，血清肿瘤标志物-人附睾分泌蛋白白质4测定（HE4）测定（CA12-5）3909.000 u/ml，CA15-3 91.400 u/ml，HE4 428.6pmol/L，ROMA绝 94.99，ROMA后 98.63。妇科超声（2021-8-23，本院）：子宫右上方可见囊实混合性回声，大小约：9.68×6.97cm，回声杂乱，未见明显血流，与之相连子宫右上方可见粘混合性回声，大小约：13.82×8.57cm，边界欠清晰，实性区可见点状、条状血流，囊性区可见条带分隔。双肾血未显示，腹腔可见无回声区，深度约：4.03cm。子宫后方可见无回声，深度约：1.26cm。全身断层显像（PET-CT）（2021-8-24，本院）：1.盆腔内不规则囊实性肿块影，代谢异常增高，参考虑为恶性肿瘤；2.肝周、脾周、右膈部、腹膜及盆腔内多发结节影，代谢异常增高，不考虑为恶性病变转移；3.右肺胸膜下微小结节影，无代谢增高，建议定期复查；右上肺结节影，代谢略增高，建议定期复查；左肺钙化灶，双侧胸膜局部钙化增厚钙化，左侧乳腺钙化灶；5.结肠代谢弥漫性增高，建议定期复查；肝结节钙化灶；6.脊柱、骨盆骨高密度疏影，无代谢增高，建议定期复查；7.甲状腺代谢增高，结结合临床，结合临床及辅助检查。患者盆腔的广泛转移，Suidan评分≥3分，向患者及家属交代化病情，目前一期手术达到满意减灭，建议先行新辅助化疗，患者及家属理解病情，同意治疗方案，遂于

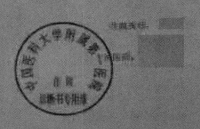

身体形态改变，中医有办法吗

以上是患者来诊时的基本情况。患者目前最迫切想解决的问题是肿瘤压迫导致肠梗阻，不能排气，不能大便，进一步导致不能吃，同时伴随有腹水。

以上问题乍一看无证可辨，因为涉及很多人讲的"形态学"改变，其实潜台词就是中医治不了这种形态学改变的疾病，只能通过西医手术。

不管别人怎么认为，我们的思路依然是中医的核心理念：辨证论治，抓主要矛盾！

我把患者的症状和舌象录入中医大脑，中医大脑经计算后出具处方如下：

辨证论治

病　卵巢癌　癌症　返流性胃炎_胃酸反逆

症　食欲不振　腹水　呃逆_嗳气_打嗝　便秘　膨胀_鼓胀　眼睛干涩

　　口苦　某些时段容易疲累　慢性病_久病不愈　体力差_体质虚弱

　　体重近来减轻　夜间盗汗　口渴　腹胀　口干　病症严重

舌　舌质红　无苔　舌质老

腹　小腹压痛

[方名] 中医大脑大数据组方

柴胡:6g　升麻:6g　石膏:30g　淡竹叶:15g　栀子:10g　陈皮:6g　生半夏:10g　人参:6g　西洋参:10g

黄芪:18g　白术:9g　粳米:30g　当归:10g　麦冬:30g

智能加减

主症加强　　大腹皮:10g　槟榔:10g

经典加减

便秘严重，或肾　制大黄:6g
功能衰竭者

引经药

卵巢　　伸筋草:10g　鸡血藤:15g

问止制剂

腹水　　问止肝癌1号

无　　问止清空八味丸　问止开胃丸

【本诊方剂整体药对结构分析】

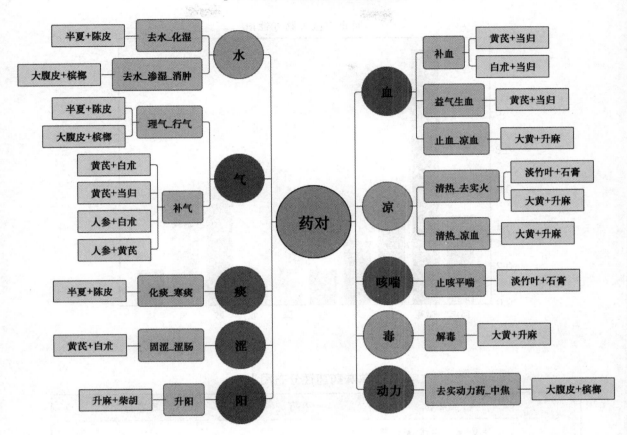

【方剂药性分析】

问止中医大脑方性图

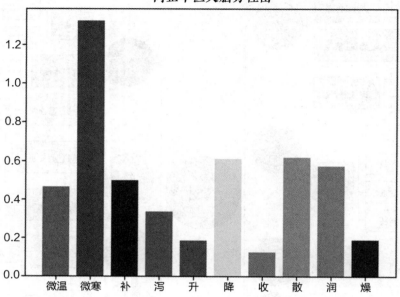

【单味药药性分布图】

	温热药	平药	寒凉药
补药	生半夏☀，白术☀，黄芪，当归☂，人参☂	粳米☂	麦冬☂，西洋参☂
平药	陈皮☀，鸡血藤，伸筋草，大腹皮		
泻药	槟榔☀		升麻，柴胡☀，石膏☂，淡竹叶☂，大黄☀，栀子☂

	升性药	平药	降性药
散性药	当归☂，升麻，柴胡☀	陈皮☀	生半夏☀，粳米☂，麦冬☂，石膏☂，淡竹叶☂，槟榔☀
平药	黄芪	鸡血藤，伸筋草，大腹皮	西洋参☂
收性药	人参☂	白术☀	大黄☀，栀子☂

（注：☀：燥性药，☂：湿性药）

【药性之说明】

在这个肠梗阻又有腹水的案例中，中医大脑所设计出来的方剂的方性可说是偏性很大，因为这是一个在紧急情况下必须出手进攻的方剂，在药物动力学上的降性和散性都需要非常大，才能通过中药强化其自身的能量及排便作用，同时也要排出腹水。而其中的润性较大是为了令肠道的水液较多以促进排便。

【本诊方剂的组成方剂结构分析】

重要结构符合方剂

结构符合方剂	方剂组成	药数
补中益气汤	黄芪、炙甘草、人参、当归、陈皮、升麻、柴胡、白术	8
竹叶石膏汤	淡竹叶、石膏、半夏、麦门冬、西洋参、炙甘草、粳米	7

另外再特别加上的单味药：大腹皮、槟榔、大黄、伸筋草、鸡血藤、栀子。

【重要结构符合方剂说明】

很明显，中医大脑在这一诊中设计的方剂就是补中益气汤结构和竹叶石膏汤结构的组合。而且本诊也因为腹水的关系，中医大脑自动减去了炙甘草。

补中益气汤在本诊主要是用来对治腹水兼有气虚的问题，如：食欲不振、体重近来减轻、某些时段容易疲累、体力差－体质虚弱、口干、口渴、夜间盗汗等症。此外，本方还能用于治疗气虚型的便秘。

竹叶石膏汤是一个清气分热的方剂，其功能是清热生津、益气和胃。由于在《伤寒论》中是用来治疗"虚羸少气，气逆欲吐"的问题，因此可用于治疗本诊患者的食欲不振、某些时段容易疲累、体力差－体质虚弱、口干、口渴等症。

中医大脑智能加减部分，大腹皮和槟榔这组药对可以行气消胀、利水消肿，用来治疗腹水，表现为腹胀、腹大如鼓、面目浮肿、下肢水肿、小便不利者；大黄可以用来泻下攻积治疗便秘的症状，也可活血化瘀治疗卵巢癌的问题；伸筋草可祛风除湿、舒筋活血，鸡血藤的作用是活血补血、舒筋活络，两者合用可治疗卵巢气滞血瘀导致的一些问题；栀子在本诊则是用于治疗胃酸反逆的问题。

我在汤剂的基础上，配合问止中医内部制剂，开方 10 剂。

<h2 style="text-align:center">二诊</h2>

2021 年 9 月 17 日，患者进行二诊，患者家属代述：

服药后效果非常好，患者大便恢复正常，凌晨一点要去一次，四五点还要再去一次，大便黑，几乎成形了；口不干；肚子不胀了，胃也不胀了，胃口还行；烧心打嗝也减轻了；无盗汗。

在此期间我和患者家属微信对话如下：

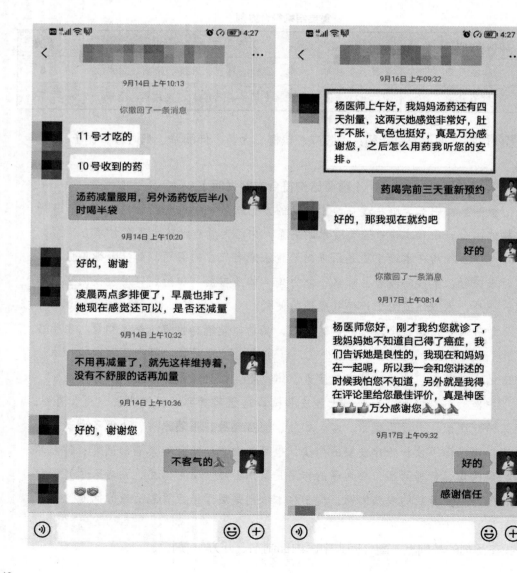

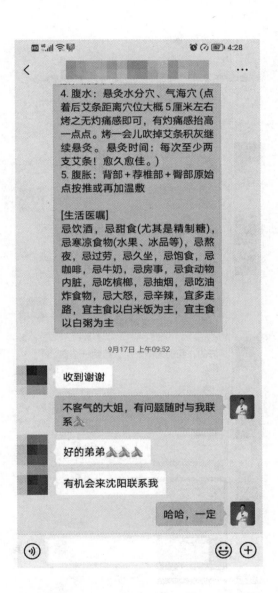

4. 腹水：悬灸水分穴、气海穴（点着后艾条距离穴位大概 5 厘米左右烤之无灼痛感即可，有灼痛感抬高一点点。烤一会儿吹掉艾条积灰继续悬灸。悬灸时间：每次至少两支艾条！愈久愈佳。）

5. 腹胀：背部＋荐椎部＋臀部原始点按推或再加温敷

[生活医嘱]
忌饮酒，忌甜食(尤其是精制糖)，忌寒凉食物(水果、冰品等)，忌熬夜，忌过劳，忌久坐，忌饱食，忌咖啡，忌牛奶，忌房事，忌食动物内脏，忌吃槟榔，忌抽烟，忌吃油炸食物，忌大怒，忌辛辣，宜多走路，宜主食以白米饭为主，宜主食以白粥为主

9月17日 上午09:52

收到谢谢

不客气的大姐，有问题随时与我联系🙏

好的弟弟🙏🙏🙏

有机会来沈阳联系我

哈哈，一定

2021 年 9 月 26 日，患者要求女儿带其去做彩超检查，当时我与家属对话如下：

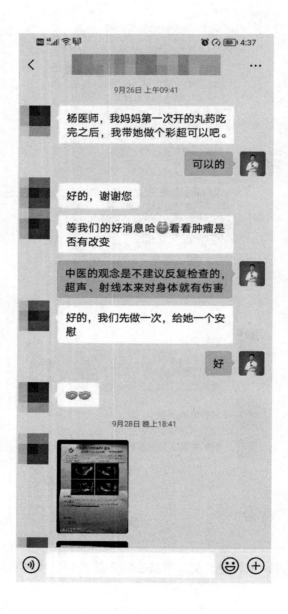

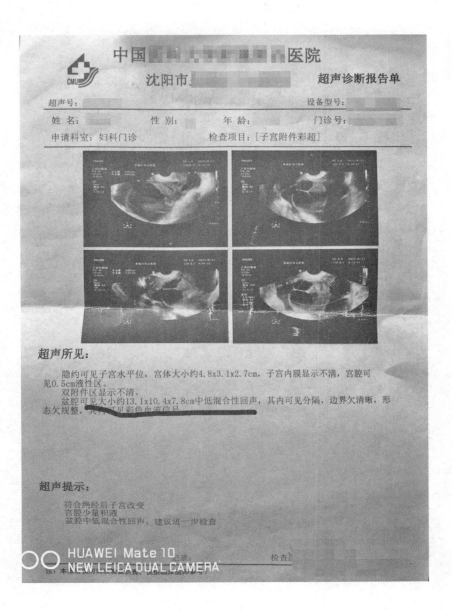

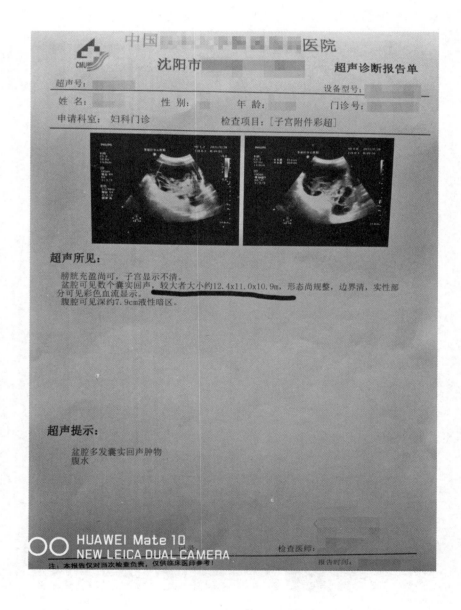

医院

沈阳市　　　　　　　检验报告单

参加2021年沈阳市检验结果互认实验室

姓名:	患者编号:	标本种类: 全血	样本号: 1
性别:	科　别: 门诊　妇科门诊	临床诊断: 卵巢肿瘤	条码号:
年龄:	床　号:	备　注:	检验项目: 血细胞分析

序号	项目	英文代号	结果	提示	参考区间	单位
1	*白细胞计数	WBC	6.58		3.5—9.5	10⁹/L
2	中性粒细胞计数	NEU#	4.52		1.8—6.3	10⁹/L
3	淋巴细胞计数	LYM#	1.38		1.1—3.2	10⁹/L
4	单核细胞计数	MON#	0.40		0.1—0.6	10⁹/L
5	嗜酸性粒细胞计数	EOS#	0.28		0.02—0.52	10⁹/L
6	嗜碱性粒细胞计数	BAS#	0.00		0—0.06	10⁹/L
7	中性粒细胞百分比	Neu%	68.7		40—75	%
8	淋巴细胞百分比	Lym%	20.9		20—50	%
9	单核细胞百分比	Mon%	6.1		3—10	%
10	嗜酸性粒细胞百分比	Eos%	4.3		0.4—8	%
11	嗜碱性粒细胞百分比	BAS%	0.0		0.0—1.0	%
12	*红细胞数目	RBC	3.54	↓	3.8—5.1	10¹²/L
13	*血红蛋白浓度	HGB	92	↓	115—150	G/L
14	*红细胞比容	HCT	28.2	↓	35—45	%
15	*平均红细胞体积	MCV	79.6	↓	82—100	fL
16	*平均红细胞红蛋白含量	MCH	26.0		27—34	pg
17	*平均红细胞血红蛋白浓度	MCHC	327		316—354	g/L
18	红细胞分布宽度 (CV)	RDW-CV	16.2		11.5—17.5	%
19	平均红细胞分布宽度 (SD)	RDW-SD	46.0		35—56	fL
20	*血小板计数	PLT	424	↑	125—350	10⁹/L
21	血小板平均体积	MPV	7.4		6—10	fL
22	血小板分布宽度	PDW	15.4		10—20	fL
23	血小板比积	PCT	0.315		0.08—1	%
24	大血小板数目	P-LCC	46		30—90	10⁹/L
25	大血小板比率	P-LCR	10.8	↓	11—45	%
26	异型淋巴细胞绝对值	ALY#	0.00		0—0.2	10⁹/L
27	异型淋巴细胞百分比	ALY%	0.0		0—2	%
28	不成熟大细胞百分比	LIC%	0.0		0—2.5	%
29	不成熟大细胞绝对值	LIC#	0.00		0—0.2	10⁹/L

WBC/BASO　RBC　PLT　DIFF

送检医师:	检验者:	审核者:
采样时间: 2021-	接收时间:	核收时间: 2021-
审核时间: 2021-	报告时间: 2021-	疑问请于七个工作日内与检验科联系! 联系方式: 024-31857816

第 1 / 1 页

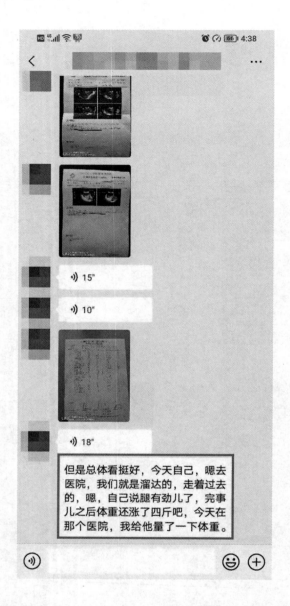

从上面的对话我们可以看出，虽然肿瘤没有明显缩小，但是患者腹水减少，体力、体重均有明显好转。

患者女儿告知我，老太太现在可以连续散步四十分钟。我是真替她高兴，只要有充足的体力，我们就有足够的资本进行下一步攻癌的治疗。

目前，本患者仍在继续治疗中。

【本医案之整体分析】

肠梗阻是指肠道的内容物无法顺畅地通过肠道，一般来说发生在小肠比较多，主要原因有三种：第一个是肠腔过于狭小以致内容物无法顺利通过而造成；第二个是当肠道蠕动力量丧失或产生痉挛，导致肠中的内容物不能正常通过，但这种肠梗阻并无肠腔狭窄的问题；第三个是血液运行发生障碍，多来自肿瘤的压迫而造成肠道麻痹而失去蠕动的功能。在本案例中患者应属于第三种肠梗阻的问题，在这样的问题中我们可以看到，患者的肠梗阻属于肠本身的阳虚现象，使其功能无法正常发挥，但另一方面也是因为有阴实在肠道外而造成的，所以阳虚阴实就是这位患者肠道的整体情形。

如果这个时候肿瘤没有明显缩小，我们就要朝着强化功能的补阳方向去努力，从本诊方剂的方性来看也是以补为多。虽然方剂中看似并没有针对肿瘤的攻法，但当身体的阳气恢复，功能变强，病情自然就可以改善。而医者的治疗策略应该是先重建患者的中医六大健康标准，让患者的日常生活恢复正常，然后在患者体力较强的时候再做去阴实的动作。

另提一点，针对肝硬化或肝病造成的腹水鼓胀，如果患者的肚皮还是圆圆的没有消下去，你拍他肚子，砰砰砰，声音很大，有气胀的现象，说明里面有空气，这属于浮肿，也可以说是因蛋白质不够所造成的，这时我们就会用到补中益气汤或再加参苓白术散来治疗。当然，如果是腹水又兼有典型的气虚之证，一样可以用补中益气汤的加减来对治。

• 医案 47 •

宫颈癌的中西医配合治疗二例

子宫颈癌是发生在妇女子宫颈的癌症，源自不正常的细胞生长。本病初期的时候并没有什么特殊的症状，到了晚期最常见的症状就是阴道不正常出血。本病通常在有过性行为的女性身上才会发生，而且也可能和不正常的频繁性行为有直接的关联。针对本病从初期到晚期的各个阶段，中医都有相关的诊治方法。

| 案例一 |

≡ 初诊 ≡

Y 女士初次就诊时，报告示宫颈癌 Ⅲ C 期，盆腔淋巴有些扩散，肺内微小结节。

患者恶热，盗汗、自汗，上半身出汗；无手足心热；正常饮水，饮水量小于1000mL；胃弛缓，消化不良，无任何腹部疼痛；大便基本成形，不黏，无排不净感；小便正常，起夜 1 次；不易入睡，半夜会醒，醒后能再入睡，不多梦；患者停经后出血，持续白带清稀如水，不夹杂其他颜色；腰酸，无下肢疼痛；无咳嗽咳痰，咽干。

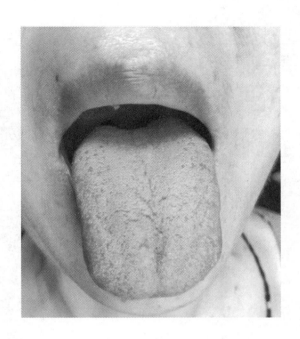

我在中医大脑输入症状后，根据提示为患者开具汤药，并配合制剂问止通瘀丸加强活血化瘀、问止三畏丸加强燥湿止带。

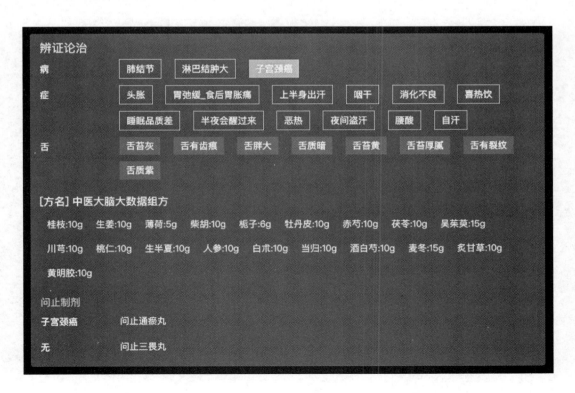

【本诊方剂整体药对结构分析】

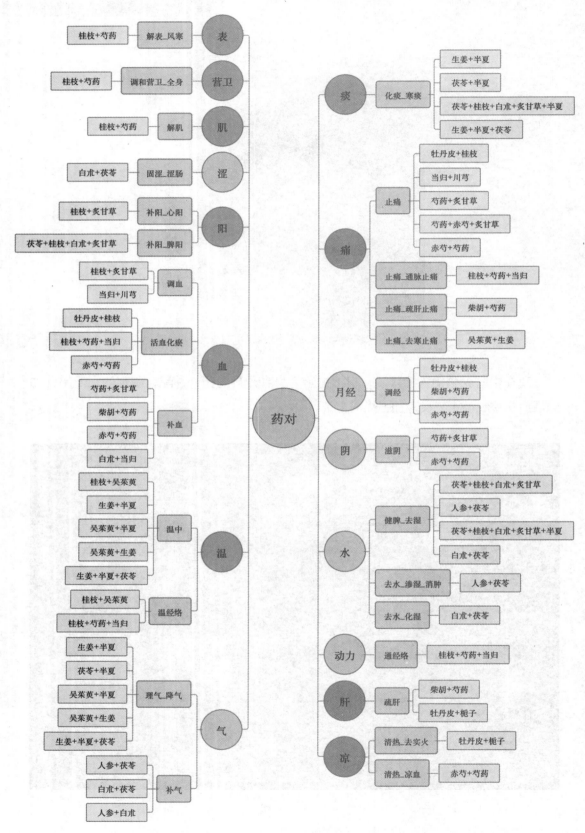

注：此图中的"赤芍 + 芍药"是电脑系统自动生成药对，与"赤芍 + 白芍"同义。下同。

【方剂药性分析】

问止中医大脑方性图

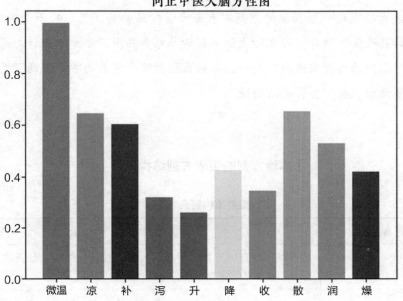

【单味药药性分布图】

	温热药	平药	寒凉药
补药	生半夏 ☀，川芎 ⚘，白术 ☀，当归 ⚘，人参 ⚘，桂枝 ☀，生姜 ☀	黄明胶 ⚘，炙甘草 ⚘	酒白芍 ⚘，麦冬 ⚘
平药	吴茱萸 ☀		
泻药		桃仁 ⚘，茯苓 ☀	牡丹皮，赤芍 ⚘，栀子 ⚘，柴胡 ☀，薄荷 ☀

	升性药	平药	降性药
散性药	川芎 ⚘，当归 ⚘，柴胡 ☀，生姜 ☀	牡丹皮，赤芍 ⚘，桂枝 ☀	生半夏 ☀，吴茱萸 ☀，麦冬 ⚘，桃仁 ⚘，薄荷 ☀
平药			
收性药	人参 ⚘	白术 ☀，酒白芍 ⚘，炙甘草 ⚘	栀子 ⚘，茯苓 ☀，黄明胶 ⚘

（注：☀：燥性药，⚘：湿性药）

【药性之说明】

　　中医大脑在这一诊开出的方剂中有着大量的温补药，但也有不少的寒凉药，虽然整体药性偏温偏补，但实际上的用药却是寒热并用，如此才能针对患者寒热的症状分别对治而没有遗漏。此外，中医大脑对这个方剂的方性强调了散性，这是为了要活血化瘀、去肿散结而设。

【本诊方剂的组成方剂结构分析】

重要结构符合方剂

结构符合方剂	方剂组成	药数
温经汤	吴茱萸、当归、芍药、川芎、人参、桂枝、阿胶、牡丹皮、生姜、炙甘草、半夏、麦门冬	12
加味逍遥散	当归、芍药、茯苓、白术、柴胡、牡丹皮、栀子、炙甘草、生姜、薄荷	10
逍遥散	柴胡、当归、芍药、白术、茯苓、生姜、薄荷、炙甘草	8
桂枝茯苓丸	桂枝、茯苓、牡丹皮、桃仁、赤芍	5
茯苓甘草汤	茯苓、桂枝、生姜、炙甘草	4
苓桂术甘汤	茯苓、桂枝、白术、炙甘草	4

可作为方根的结构符合方剂

结构符合方剂	方剂组成	药数
小半夏加茯苓汤	半夏、生姜、茯苓	3
半夏散及汤	半夏、桂枝、炙甘草	3
芍药甘草汤	芍药、炙甘草	2
桂枝甘草汤	桂枝、炙甘草	2
小半夏汤	半夏、生姜	2
佛手散	川芎、当归	2

【重要结构符合方剂说明】

中医大脑在这一诊设计的方剂是温经汤结构、加味逍遥散结构、逍遥散结构、桂枝茯苓丸结构、茯苓甘草汤结构、苓桂术甘汤结构的合方，但是根据中医学习大脑所整理的方剂组成对照表来看，其中可以覆盖所有单味药的最小组合是温经汤结构、加味逍遥散结构、桂枝茯苓丸结构。

逍遥散	柴胡	当归	芍药	白术	茯苓	生姜	薄荷	炙甘草	桂枝	牡丹皮	桃仁	赤芍	吴茱萸	川芎	人参	阿胶	半夏	麦门冬	栀子
桂枝茯苓丸					茯苓				桂枝	牡丹皮	桃仁	赤芍							
茯苓甘草汤					茯苓	生姜		炙甘草	桂枝										
苓桂术甘汤				白术	茯苓			炙甘草	桂枝										
温经汤		当归	芍药			生姜		炙甘草	桂枝	牡丹皮			吴茱萸	川芎	人参	阿胶	半夏	麦门冬	
加味逍遥散	柴胡	当归	芍药	白术	茯苓	生姜	薄荷	炙甘草		牡丹皮									栀子

温经汤出自《金匮要略》，本方的功能是温经散寒、养血祛瘀，可用于治疗气血虚（元气衰而贫血）而带有寒冷的各种妇人病（如月经不顺、失眠症、带下）。本方可视为由四物汤减地黄，另加人参及其他诸药所组成。四物汤为具有温性、补性和润性的方剂。本方在四物汤基础上，进一步加入补性、润性较强的人参和麦门冬，以及温性较强的吴茱萸、桂枝、生姜，从而增强了全方的温性、补性和润性。牡丹皮、阿胶为理血药，与当归、川芎一起可以治疗血液循环障碍。半夏、麦门冬、吴茱萸属于降性，因此本方常用于治疗"上热下寒"的问题。

加味逍遥散是《太平惠民和剂局方》中的逍遥散加上丹皮和栀子。本方是一个调和肝脾剂，其功能是疏肝清热、泻火解郁。其中柴胡、芍药、炙甘草三药等于四逆散去枳实，能起到消除胸胁部至腹直肌上部之紧张和炎症的作用。而白术与茯苓相配伍，表示本方剂可治疗湿证。当归和牡丹皮是理血药，能促进血液循环，对治疗月经不调和更年期障碍等有裨益。方中温热药物较多，但另一方面也选用了柴胡、栀子、薄荷之类清降上部之热的药物，故本方可用于"上热下寒而兼有肝郁"的问题。

桂枝茯苓丸大体上归于桂枝加芍药汤这一系列类方，可看成是由桂枝加芍药汤除去生姜、大枣、炙甘草这三个调理中州的结构，而代之以祛瘀血药代表的桃仁、牡丹皮和具有利尿效果的茯苓所组成。桂枝有平冲降逆之效果，而芍药有镇痛之效果，适用于因瘀血而伴上火感、烦躁感及疼痛时的治疗。本方虽稍偏于温性，但其温性并不强，各种方性也较平和，因而本方可说是对于各种体质都可以应用的祛瘀血剂。

以上三方合用，可适用于本诊患者上热下寒兼有肝郁和血瘀的问题。

患者一诊服完药，就出现了瞑眩反应。

══ 二诊 ══

二诊时患者反馈：水样白带，有少许红，左大腿偶尔有酸胀感；服药第二天八髎穴有痛点，两侧左右对称，一天后好了，但昨天单侧还有点隐约痛；入睡快了些，自汗、盗汗情况缓解；头不会胀了。

服药期间，在患者的检查报告上，医院最终确定为宫颈癌Ⅳ级。

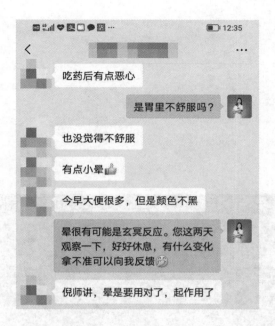

二诊，通过舌图来看，患者体质明显改善：

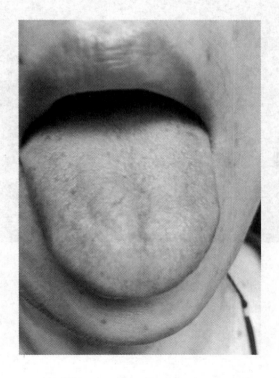

首战告捷，二诊我在一诊用方基础上稍做加减，守方让患者继服。

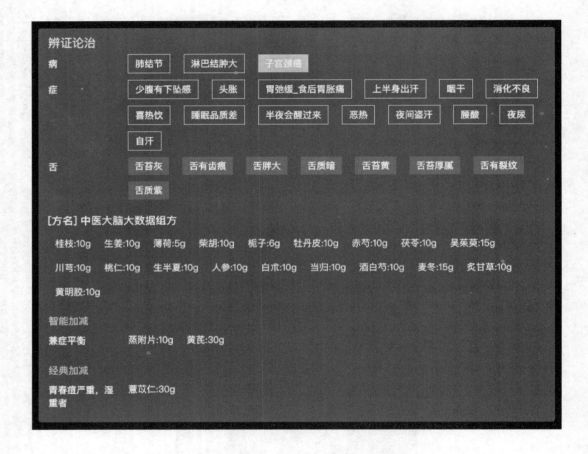

辨证论治

病　　肺结节　　淋巴结肿大　　子宫颈癌

症　　少腹有下坠感　　头胀　　胃弛缓_食后胃胀痛　　上半身出汗　　咽干　　消化不良

喜热饮　　睡眠品质差　　半夜会醒过来　　恶热　　夜间盗汗　　腰酸　　夜尿

自汗

舌　　舌苔灰　　舌有齿痕　　舌胖大　　舌质暗　　舌苔黄　　舌苔厚腻　　舌有裂纹

舌质紫

[方名] 中医大脑大数据组方

桂枝:10g　　生姜:10g　　薄荷:5g　　柴胡:10g　　栀子:6g　　牡丹皮:10g　　赤芍:10g　　茯苓:10g　　吴茱萸:15g

川芎:10g　　桃仁:10g　　生半夏:10g　　人参:10g　　白术:10g　　当归:10g　　酒白芍:10g　　麦冬:15g　　炙甘草:10g

黄明胶:10g

智能加减

兼症平衡　　　　蒸附片:10g　　黄芪:30g

经典加减

青春痘严重，湿　　薏苡仁:30g
重者

【本诊方剂整体药对结构分析】

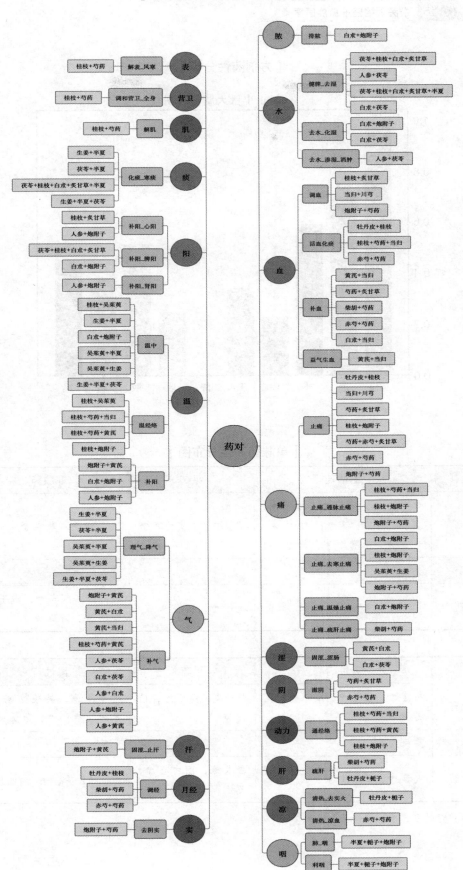

【方剂药性分析】

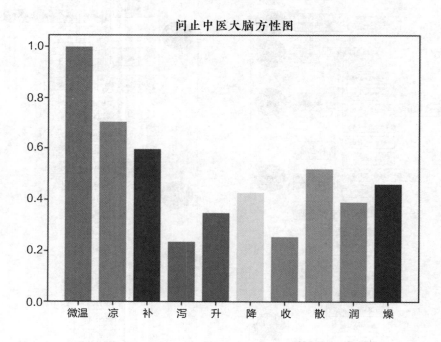

问止中医大脑方性图

【单味药药性分布图】

	温热药	平药	寒凉药
补药	生半夏 ☀，川芎 ☂，白术 ☀，当归 ☂，人参 ☂，桂枝 ☀，生姜 ☀，蒸附片 ☀，黄芪	黄明胶 ☂，炙甘草 ☂	酒白芍 ☂，麦冬 ☂
平药	吴茱萸 ☀		薏苡仁 ☀
泻药		桃仁 ☂，茯苓 ☀	牡丹皮，赤芍 ☂，栀子 ☂，柴胡 ☀，薄荷 ☀

	升性药	平药	降性药
散性药	川芎 ☂，当归 ☂，柴胡 ☀，生姜 ☀	牡丹皮，赤芍 ☂，桂枝 ☀	生半夏 ☀，吴茱萸 ☀，麦冬 ☂，桃仁 ☂，薄荷 ☀
平药	黄芪		薏苡仁 ☀
收性药	人参 ☂，蒸附片 ☀	白术 ☀，酒白芍 ☂，炙甘草 ☂	栀子 ☂，茯苓 ☀，黄明胶 ☂

（注：☀：燥性药，☂：湿性药）

【药性之说明】

这一诊大致维持了前一诊的方剂组成，唯一不同的是新增加了薏苡仁、蒸附片、黄芪这三个药，所以呈现出来的方性和上一诊非常接近。而比较不同的是，原本整体偏润性的方剂因为这三个单味药的加入而燥性变大了一些。

【本诊方剂的组成方剂结构分析】

重要结构符合方剂

结构符合方剂	方剂组成	药数
温经汤	吴茱萸、当归、芍药、川芎、人参、桂枝、阿胶、牡丹皮、生姜、炙甘草、半夏、麦门冬	12
加味逍遥散	当归、芍药、茯苓、白术、柴胡、牡丹皮、栀子、炙甘草、生姜、薄荷	10
逍遥散	柴胡、当归、芍药、白术、茯苓、生姜、薄荷、炙甘草	8
附子汤	附子、茯苓、人参、白术、芍药	5
真武汤	茯苓、芍药、白术、生姜、附子	5
桂枝茯苓丸	桂枝、茯苓、牡丹皮、桃仁、赤芍	5
茯苓甘草汤	茯苓、桂枝、生姜、炙甘草	4
苓桂术甘汤	茯苓、桂枝、白术、炙甘草	4

可作为方根的结构符合方剂

结构符合方剂	方剂组成	药数
芍药甘草附子汤	芍药、炙甘草、附子	3
小半夏加茯苓汤	半夏、生姜、茯苓	3
半夏散及汤	半夏、桂枝、炙甘草	3
利膈汤	半夏、栀子、附子	3
薏苡附子散	薏苡仁、附子	2

续表

结构符合方剂	方剂组成	药数
芍药甘草汤	芍药、炙甘草	2
桂枝甘草汤	桂枝、炙甘草	2
小半夏汤	半夏、生姜	2
佛手散	川芎、当归	2

另外再特别加上的单味药：黄芪。

【重要结构符合方剂说明】

这一诊中增加了薏苡仁、蒸附片、黄芪这三个单味药，因此在方剂组成结构中也出现了附子剂的结构，但整体而言方剂的结构并没有太大的改变。

我们分析一下另外加入的这三个单味药：薏苡仁可以利水渗湿、健脾止泻、清热排脓、除痹；蒸附片用来回阳救逆、助阳补火、散寒止痛；黄芪的作用是补气升阳、益卫固表、利水消肿、托疮生肌。

因为患者有较严重的夜间盗汗和自汗的表现，我们就用了炮附子和黄芪这两个能够固表止汗的单味药，同时也因为患者水液代谢偏失，于是方中也加入了薏苡仁作为调整。

═══ 三诊及以后 ═══

三诊时患者反馈流出杂色带；锁骨、腋窝下出现疼痛；睡眠较前好转，基本不起夜了；着凉时还会有下坠感；最近吃完饭有堵在胃里的感觉，晚饭吃得晚就觉得胀满；打嗝，排气。

我查看舌象，考虑患者湿气阻滞中焦，于是三诊时我在守方的基础上为患者加用了制剂问止温中祛湿丸。

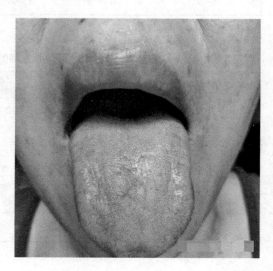

可喜可贺的是，三诊服药期间患者排出过一次黏膜和大量血块。这是很好的排病现象！

但是因为与初发病时情况相似，患者可吓得不轻。我经过语音与患者沟通后，患者放下心来，并于次日表示血量已明显减少。

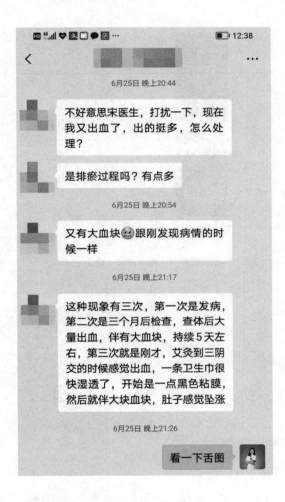

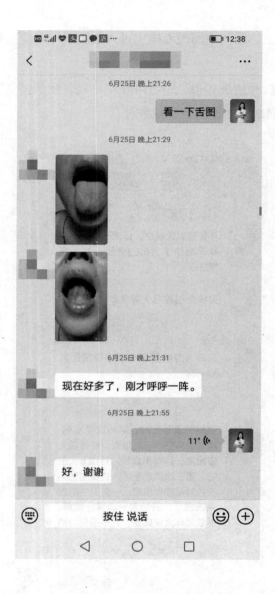

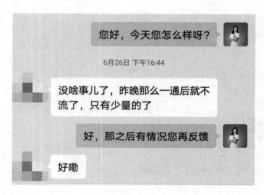

四诊时，患者反馈：天热容易疲惫，白天出汗较多，但是晚上不盗汗；腰不酸，小腹没有坠胀感了；胃胀满改善，打嗝，排气还会有，但减少了；腋下不觉得疼了；锁骨上还有一点压痛，有点肿；分泌物一直带点血色（水样的），白带不黏稠了；八髎穴无特殊感觉，按压不痛了；二便正常；睡眠较好。

四诊时我考虑到患者基础体质已有较大改善，于是更换制剂问止通瘀丸为问止攻癌 1 号，增强患者排病的力量。

四诊时患者舌图如下，对比初诊时已见显著改善。

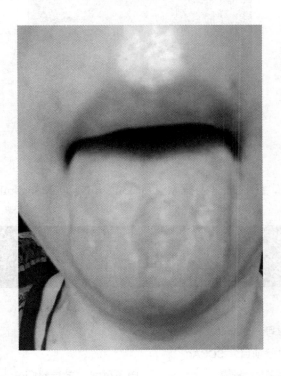

需要注意的是，在四诊之前，患者一直用纯中药治疗。但因家人担忧，最终迫于压力，患者决定之后用中西医结合治疗，想两条腿走路。

五诊时，患者反馈，服药过程中排出黑色稀便（这是问止服药三注意和排病反应中的典型反应），近日黑色便逐渐减少；食欲可，胃不胀了，不打嗝，排气还是多；无咽干和消化不良；锁骨上压痛基本消失，不那么肿。

患者近几日复查增强 CT，有注射碘剂。因注射碘剂后，需要大量喝水排出放射性物质，因此复诊时患者舌图一派寒湿之象。

五诊时患者舌图如下，因为注射碘剂又大量喝水导致寒湿加重。

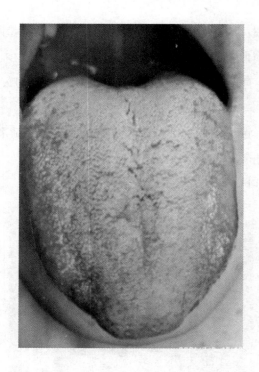

患者经术前复查，鳞状细胞癌抗原已从 35ng/mL 降至 28ng/mL 左右。

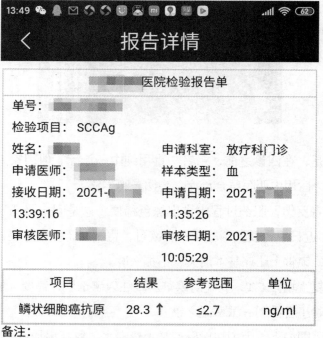

患者只服中药一个月，抗原指标就有明显下降。但是迫于环境压力，患者仍于 7 月底入院进行放疗。放疗期间，医院不允许患者服用汤药。在之后的随访中，患者的舌象也逐渐不佳。

断药期间的舌图：

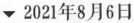

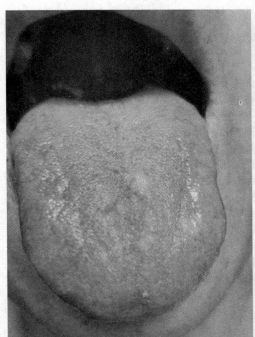 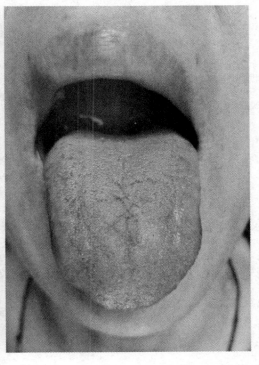

2021 年 8 月 20 日，患者反馈放疗后虽然肿块摸不到了，但是出现肝功的损害。

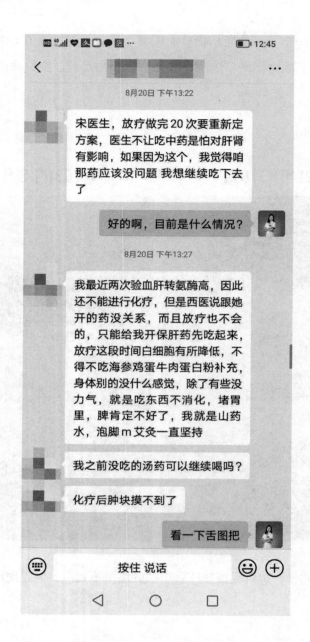

因肝功能受损，患者目前不能化疗，想继续服用前次汤药。

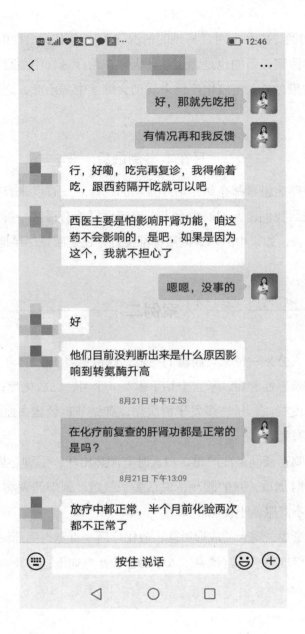

服药后 Y 女士表示：

经与 Y 女士沟通，Y 女士同意将她的情况作为一个追踪治疗的医案分享给大家。而与大家分享这个医案，目的也是为了能让大家在治疗过程中更直观地感受和判断中药和西药各自的效果。Y 女士放化疗结束后仍会继续中药治疗，之后的治疗情况后续会与大家继续分享。

写在本案例最后

我们知道很多癌症患者都在纠结治疗方案的选择。一直以来有很多癌症末期患者在走投无路之际找到我们，但却很少有人在癌症早期就有孤注一掷的勇气。在这里我还是想呼吁各位患者，如果中医六大健康标准良好，还是应该尽早地选择中医治疗。

案例二

这次案例的主人公是一位来自新疆的患者，这位患者于 2021 年 4 月开始在我处就诊，主要情况：宫颈恶性肿瘤，子宫全切手术后 6 个月，已放化疗；右侧乳房肿块 4A 类，左侧 3 级；中度贫血，子宫多发平滑肌瘤，肺结节；低蛋白血症，白细胞低，转氨酶升高；腹腔内有囊肿。

现症：长期耳鸣；夜间盗汗严重，白天时有潮热出汗；手脚心热，身上多处怕冷，肩冷，恶风，天冷时加重，腰酸腰冷；说话多了气短；颈部僵硬痛，时有头昏沉；易上火，胃胀；尿道不舒服，小便热。

患者既往大便量少，现大便成形后软；放化疗后一直觉得阴部潮湿瘙痒。

我在治疗上直接推高"子宫颈癌"入手治疗，开方如下：

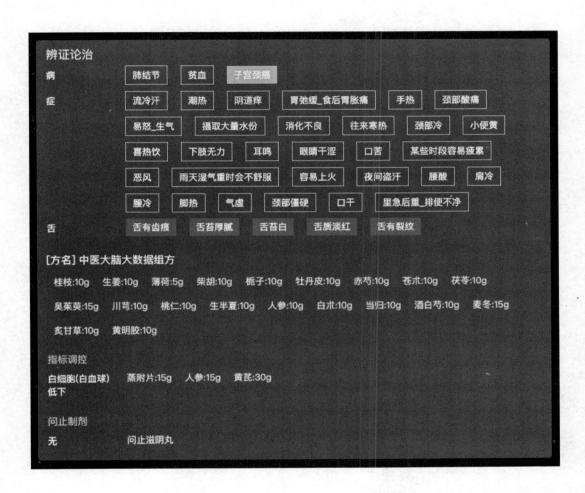

辨证论治

病　肺结节　贫血　子宫颈癌

症　流冷汗　潮热　阴道痒　胃弛缓_食后胃胀痛　手热　颈部酸痛

　　易怒_生气　摄取大量水份　消化不良　往来寒热　颈部冷　小便黄

　　喜热饮　下肢无力　耳鸣　眼睛干涩　口苦　某些时段容易疲累

　　恶风　雨天湿气重时会不舒服　容易上火　夜间盗汗　腰酸　肩冷

　　腰冷　脚热　气虚　颈部僵硬　口干　里急后重_排便不净

舌　舌有齿痕　舌苔厚腻　舌苔白　舌质淡红　舌有裂纹

[方名] 中医大脑大数据组方

桂枝:10g　生姜:10g　薄荷:5g　柴胡:10g　栀子:10g　牡丹皮:10g　赤芍:10g　苍术:10g　茯苓:10g

吴茱萸:15g　川芎:10g　桃仁:10g　生半夏:10g　人参:10g　白术:10g　当归:10g　酒白芍:10g　麦冬:15g

炙甘草:10g　黄明胶:10g

指标调控

白细胞(白血球)　蒸附片:15g　人参:15g　黄芪:30g
低下

问止制剂

无　　　问止滋阴丸

【本诊方剂整体药对结构分析】

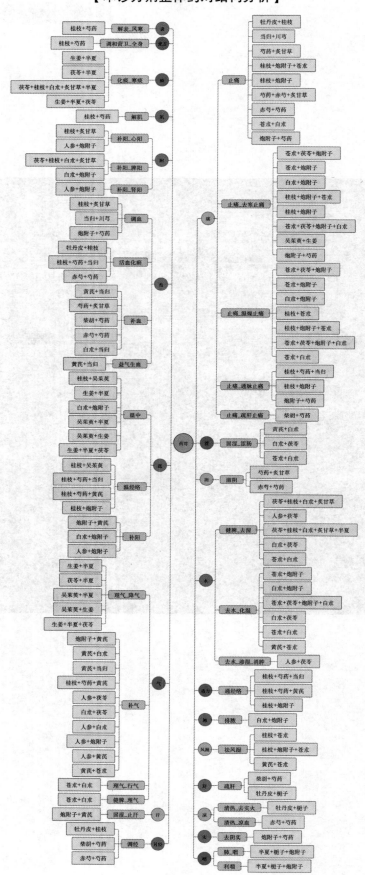

【方剂药性分析】

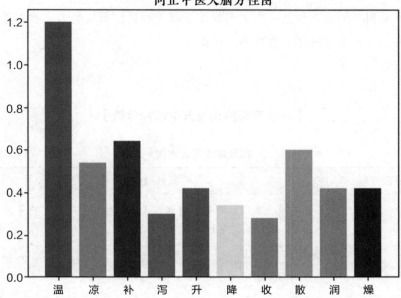

问止中医大脑方性图

【单味药药性分布图】

	温热药	平药	寒凉药
补药	生半夏☀，川芎⛱，白术☀，当归⛱，人参⛱，桂枝☀，生姜☀，黄芪，蒸附片☀	黄明胶⛱，炙甘草⛱	酒白芍⛱，麦冬⛱
平药	吴茱萸☀		
泻药	苍术☀	桃仁⛱，茯苓☀	牡丹皮，赤芍⛱，栀子⛱，柴胡☀，薄荷☀

	升性药	平药	降性药
散性药	川芎⛱，当归⛱，柴胡☀，生姜☀，苍术☀	牡丹皮，赤芍⛱，桂枝☀	生半夏☀，吴茱萸☀，麦冬⛱，桃仁⛱，薄荷☀
平药	黄芪		
收性药	人参⛱，蒸附片☀	白术☀，酒白芍⛱，炙甘草⛱	栀子⛱，茯苓☀，黄明胶⛱

（注：☀：燥性药，⛱：湿性药）

【药性之说明】

这一案例中的用药和上一个案例的用药非常相近，所以我们也看到了相近的药性分布，基本上方性还是偏温补，散性也较大。

【本诊方剂的组成方剂结构分析】

重要结构符合方剂

结构符合方剂	方剂组成	药数
温经汤	吴茱萸、当归、芍药、川芎、人参、桂枝、阿胶、牡丹皮、生姜、炙甘草、半夏、麦门冬	12
加味逍遥散	当归、芍药、茯苓、白术、柴胡、牡丹皮、栀子、炙甘草、生姜、薄荷	10
逍遥散	柴胡、当归、芍药、白术、茯苓、生姜、薄荷、炙甘草	8
附子汤	附子、茯苓、人参、白术、芍药	5
真武汤	茯苓、芍药、白术、生姜、附子	5
桂枝茯苓丸	桂枝、茯苓、牡丹皮、桃仁、赤芍	5
茯苓甘草汤	茯苓、桂枝、生姜、炙甘草	4
苓桂术甘汤	茯苓、桂枝、白术、炙甘草	4
甘草附子汤	炙甘草、苍术、附子、桂枝	4

可作为方根的结构符合方剂

结构符合方剂	方剂组成	药数
芍药甘草附子汤	芍药、炙甘草、附子	3
小半夏加茯苓汤	半夏、生姜、茯苓	3
半夏散及汤	半夏、桂枝、炙甘草	3

续表

结构符合方剂	方剂组成	药数
利膈汤	半夏、栀子、附子	3
芍药甘草汤	芍药、炙甘草	2
桂枝甘草汤	桂枝、炙甘草	2
小半夏汤	半夏、生姜	2
佛手散	川芎、当归	2

另外再特别加上的单味药：黄芪。

【重要结构符合方剂说明】

　　中医大脑在这一诊设计的方剂和前一个案例中复诊方剂的组成非常相似，也都是温经汤结构、加味逍遥散结构、桂枝茯苓丸结构的合方，而在前一个医案的复诊中根据中医大脑智能加减功能另外加入的单味药是薏苡仁、蒸附片、黄芪，而在这一诊中同样也加入了蒸附片和黄芪，但是没有用薏苡仁而加入了苍术。

　　我们看到苍术的出现是因为该患者呈现更多的水湿体质表现，如：雨天湿气重时会不舒服、胃弛缓－食后胃胀痛、里急后重－排便不净、消化不良、舌苔白而厚腻等表现。这些表现提示了该患者中焦脾胃湿重，因此中医大脑加入了对治脾胃湿重的强力药苍术。苍术为菊科植物茅苍术或其变种的根茎，味微苦，有发散、健胃、利尿、燥湿健脾、祛风湿、发表的作用。在临床上，遇到舌苔白而厚腻的患者，我们可以使用苍术和白术，祛湿的力道就会更强，而在本诊中也是如此运用。

患者复诊后表示，部分症状改善：

自诉

现胃胀很少，时少腹阵痛，遇冷加重，吃冷胃痛；大便一天一次，干净；夜间口苦口干；
颈部还有些僵硬，身体较前热，无盗汗，白天全身出汗，自汗，后背发凉好转，不出汗就不觉得冷，
耳鸣，声音大；时有左侧偏头痛；腰中间酸痛出汗；会下肢麻胀；近期大腿根到脚踝水肿。小便正常；

上诊：
身体持续轻松好转，诸症状皆有减轻：
头时有昏沉，耳朵时响，颈部冷出汗减少，皮肤现在不会摸着冷了，疼痛感好很多，时有胃胀，口中无味，想打嗝，
胃时有灼烧感，少量酸水；小便发热好转，大便2次，微黏。
颈部后肩胛骨酸痛。
检查：
甲状腺结节3类，右乳结节4a，纤维瘤可能，左乳3类。盆腔囊性结节，

但在治疗过程中出现新的症状：脚水肿。于是 5 诊时我更换主症为脚水肿来治疗。

经过三次治疗后，患者脚水肿消失；初诊的汗多、盗汗情况消失；身体某些部位不会再觉得寒冷；口干口苦不明显。

虽然患者在治疗过程中症状不时有些反复，但总体是往好的方向发展。

我在近期回访中得知，患者整体表现不错。

于是回到一开始患者既往有"大便量少"的情况来接着治疗，毕竟"每天有一条正常的大便真的真的很重要"！

自诉

8诊：好转
脚不水肿、不麻了。
现无盗汗；胃口好转，饭量变大；胃胀气好转；大便1-2天一次，量少；有时偏硬量就少。有耳鸣，晨起手脚心热一下后消失。
喝水出汗后身体会觉得发凉；天气降温会怕冷；半夜醒来会烦躁，

7诊：
下午时有脚微肿，晨起全身有些酸软无力；出汗正常多了，还有些潮湿感；相对还是怕冷；时有热乎感；大便一天一次，时有2天一次；
胃口差些，饭难吃，口中无味；时有胃胀感气出不来。小便和大便量少。

6诊：
脚不水肿了，但腰腿酸胀，无力，久坐肚子发硬不舒服；吃饭不香。晨起关节酸痛软。小便黄微热，易累。
偶有胃胀，大便很多，舒畅，白天汗多好转，醒来之际会出点汗，怕冷恶风好转，不口苦，时有口干，不偏头痛，颈部僵硬时有；

2021 年 9 月 9 日，患者给我发来复查结果：

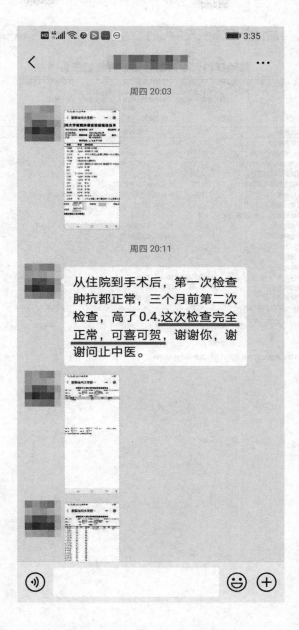

从 2021 年 4 月份，她开始中医治疗，在 5 月份检查时，鳞状细胞癌抗原偏高，治疗 4 个月后鳞状细胞癌抗原已下降至正常值内。

新疆医科大学附属肿瘤医院检验报告单

姓名:	病案号:	标本种类: 血清	样本编号:
性别:	科别: 妇科放射治疗科(一)病区 门诊	临床诊断: 宫颈恶性肿瘤(宫颈乳头状鳞状细胞癌ⅡA1期术后)	备注:
年龄:	床号:	申请医生:	

No	项目名称	结果	单位	参考区间
1	糖链抗原72-4	0.939	U/ml	0.000-6.900
2	神经元特异性烯醇化酶	14.200	ng/ml	0.000-16.300
3	postm ROMA(绝经后)	4.833	%	≥25.3 卵巢上皮癌高风险 <25.3 卵巢上皮癌低风险
4	胃泌素释放肽前体	30.35	pg/ml	0-50
5	β-绒毛膜促性腺激素	<1.20	mIU/ml	0-5(非怀孕)
6	人附睾蛋白4	27.3	pmol/L	绝经前:≤70pmol/L 绝经后:≤140pmol/L
7	胃蛋白酶原Ⅱ	4.5	ng/ml	0-20
8	胃蛋白酶原Ⅰ/胃蛋白酶原Ⅱ	6.0		>3.0
9	胃蛋白酶原Ⅰ	27.2	↓ ng/ml	70-200
10	细胞角质素19	1.34	ng/ml	0.000-3.300
11	鳞状细胞癌抗原	1.90	↑ ng/ml	0-1.5
12	癌胚抗原	1.10	ug/l	0-5
13	糖链抗原19-9	3.50	U/ml	0-39
14	糖链抗原15-3	6.30	U/ml	0-32
15	糖链抗原125	9.80	U/ml	0-35
16	甲胎蛋白	3.50	ng/ml	0-13.4
17	prem ROMA(绝经前)	1.822	%	≥7.4 卵巢上皮癌高风险 <7.4 卵巢上皮癌低风险

采样时间:	2021-05-	接收时间:	2021-05-	检验者:	审核者:
检验时间:	2021-05-	报告时间:	2021-05-		

注: 本报告仅对送检标本负责! 如有疑议请在三日内联系!

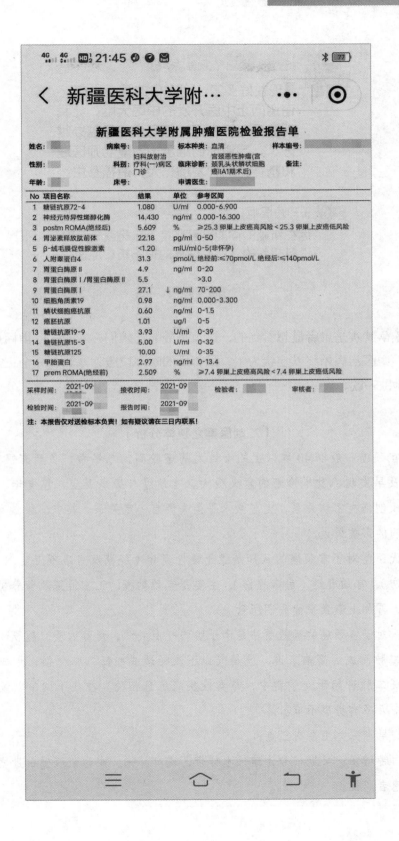

新疆医科大学附…

新疆医科大学附属肿瘤医院检验报告单

姓名:		病案号:		标本种类: 血清		样本编号:	
性别:		科别: 妇科放射治疗科(一)病区门诊		临床诊断: 宫颈恶性肿瘤(宫颈乳头状鳞状细胞癌ⅡA1期术后)		备注:	
年龄:		床号:		申请医生:			

No	项目名称	结果	单位	参考区间
1	糖链抗原72-4	1.080	U/ml	0.000-6.900
2	神经元特异性烯醇化酶	14.430	ng/ml	0.000-16.300
3	postm ROMA(绝经后)	5.609	%	≥25.3 卵巢上皮癌高风险 < 25.3 卵巢上皮癌低风险
4	胃泌素释放肽前体	22.18	pg/ml	0-50
5	β-绒毛膜促性腺激素	<1.20	mIU/ml	0-5(非怀孕)
6	人附睾蛋白4	31.3	pmol/L	绝经前:≤70pmol/L 绝经后:≤140pmol/L
7	胃蛋白酶原Ⅱ	4.9	ng/ml	0-20
8	胃蛋白酶原Ⅰ/胃蛋白酶原Ⅱ	5.5		>3.0
9	胃蛋白酶原Ⅰ	27.1 ↓	ng/ml	70-200
10	细胞角质素19	0.98	ng/ml	0.000-3.300
11	鳞状细胞癌抗原	0.60	ng/ml	0-1.5
12	癌胚抗原	1.01	ug/l	0-5
13	糖链抗原19-9	3.93	U/ml	0-39
14	糖链抗原15-3	5.00	U/ml	0-32
15	糖链抗原125	10.00	U/ml	0-35
16	甲胎蛋白	2.97	ng/ml	0-13.4
17	prem ROMA(绝经前)	2.509	%	≥7.4 卵巢上皮癌高风险 <7.4 卵巢上皮癌低风险

| 采样时间: 2021-09 | 接收时间: 2021-09 | 检验者: | 审核者: |
| 检验时间: 2021-09 | 报告时间: 2021-09 | | |

注: **本报告仅对送检标本负责! 如有疑议请在三日内联系!**

欢喜会员 👍2

❚现在好多了，谢谢你的精心治疗。谢谢问止中医开发的中医大脑，让我们能看上好中医。愿问止中医越办越好。。感谢你们继承倪海厦老师医理和精神，把它发杨光大，造福苍生。

王丹丹医师
远在新疆的你能一直坚持下来是我一开始没料想到的，所以你真的很不错！加油~！

指标正常其实是患者最想看到的，这也是最能让她们心安的，但指标正常不代表抗战结束，中医治病始终以症状为主，只有她的吃喝拉撒睡寒热都完全正常，我们才能放心让她歇一歇。

【二则医案之整体分析】

子宫颈癌一般以 40 岁以上的女性发病率较高，与早婚、多产有很大关系。因此，及早发现、及早诊断的意义极大。宫颈癌与房事卫生、包皮垢、精液刺激、宫颈创伤有密切关系，尤与激素平衡失调有一定关系。其中，雌激素水平过高对本病的影响最大。

现代医学对子宫颈癌的认知是缘于慢性炎症（经期及房事不卫生）、宫颈撕裂（产伤）、宫颈糜烂（房事损伤），主要是宫颈黏膜的正常屏障及营养机制受到了破坏，再加上激素平衡失调所致。

中医对子宫颈癌的病机看法是由于脏腑气血失调、湿毒内侵、蕴积于下，损伤冲任二脉而成。简单来说，就是气血不流畅造成冲任二脉受损，形成积聚肿瘤。冲任二脉皆起于女子胞中，与女性疾病息息相关。冲任不调，以致相火过亢。其中大多有房事不节。

本病早期先兆主要有三点：

1. 白带增多：早期信号为清稀水样带，或有异味，或为浆液样白带增多，但往往被患者忽视。

2.阴道出血：主要特点为接触性出血，易引起警觉，多为性交后出血，特点为少量、点状出血，或大便后有少许血带，或剧烈劳动之后及检查刺激后出血，绝经后的妇女"见红"更为重要警讯。

3.不适感：主要为房事后不适，因局部受到刺激的缘故。如出现隐痛则已非早期，多提示盆腔等邻近组织已有转移侵蚀。

关于子宫颈癌的养护方面，需注意以下卫教项目：

1.避免早婚早育、多婚多育。

2.根治癌前潜病。彻底治愈慢性宫颈炎、宫颈糜烂、白斑。

3.节制房事，注意性生活及经期卫生，男性包皮过长应切除。更年期尤应节制房事。

面对子宫颈癌患者时，中医大脑会通过算法提醒医者注意问诊的重点，方式是根据已输入的症状推算下一组最应该询问的相关症状群。我们通过累积大量子宫颈癌相关医案，统计出本病的主要相关症状，列表如下：

【疾病及现代诊断】贫血。

【整体体质】体重近来减轻。

【热】发热。

【小便】血尿、小便痛、频尿、尿急。

【大便】便秘。

【腹】腹痛、腹胀。

【肛肠】肛门有下坠感。

【带】白带、赤白带下、白带黏稠有颜色、白带清稀如水。

【经】经间期出血－排卵期出血、月经异味。

【阴】阴部异味、交感血出－性交出血、阴道痛、性交疼痛。

【宫】子宫出血、功能失调性子宫出血。

【下肢】大腿痛。

【背腰】腰痛。

不仅在面对子宫颈癌时，在治疗各类癌症及重症时，中医大脑都会根据患者所处的阶段及体质状态，提示应用的攻补策略。我们再一次把问止癌症及重症的治疗流程列表如下，希望可以对本书的读者有所帮助：

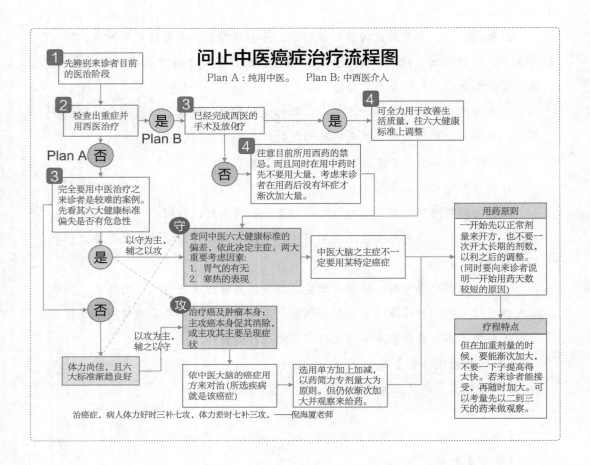

问止中医癌症治疗流程图

Plan A : 纯用中医。　　Plan B: 中西医介入

1 先辨别来诊者目前的医治阶段

2 检查出重症并用西医治疗

Plan B

3 已经完成西医的手术及放化疗

是

4 可全力用于改善生活质量，往六大健康标准上调整

否

4 注意目前所用西药的禁忌。而且同时在用中药时先不要用大量，考虑来诊者在用药后没有坏症才渐次加大量。

Plan A 否

3 完全要用中医治疗之来诊者是较难的案例。先看其六大健康标准偏失是否有危急性

以守为主，辅之以攻

是

守 查问中医六大健康标准的偏差，依此决定主症。两大重要考虑因素：
1. 胃气的有无
2. 寒热的表现

中医大脑之主症不一定要用某特定癌症

否

以攻为主，辅之以守

攻 治疗癌及肿瘤本身：主攻癌本身促其消除，或主攻其主要呈现症状

体力尚佳，且六大标准渐趋良好

依中医大脑的癌症用方来对治(所选疾病就是该癌症)

选用单方加上加减，以药简力专剂量大为原则。但仍依渐次加大并观察来给药。

治癌症，病人体力好时三补七攻，体力差时七补三攻。——倪海厦老师

用药原则

一开始先以正常剂量来开方，也不要一次开太长期的剂数，以利之后的调整。(同时要向来诊者说明一开始用药天数较短的原因)

疗程特点

但在加重剂量的时候，要能渐次加大，不要一下子提高得太快。若来诊者能接受，再随时加大。可以考量先以二到三天的药来做观察。

•医案 48•

中医大脑治肾癌，取得超预期疗效

肾上腺皮质癌是肾癌的一种，是预后较差的恶性肿瘤。患者常见的临床症状有腰胀、腰痛、腹胀、发热、消瘦、乏力、疲劳及腹部肿块，瘤体大者可出现呼吸困难、胸痛等。有淋巴扩散的肾上腺皮质癌患者平均存活期为 2 年。本病治疗效果较差。

中医认为，肾元亏虚是肾癌发生的主要病因；肝脾肾三脏功能失调是重要病机；痰瘀毒互结是癌细胞发展的核心病机；外受湿邪或湿热下注是肾癌发病的决定外因；劳累过度是肾癌发生的基本因素。

《灵枢·百病始生》中就有肾癌的相关记载："其着于膂筋，在肠后者饥则积见，饱则积不见，按之不得。其着于输之脉者，闭塞不通，津液不下，孔窍干壅。"

《疡医大全》中对肾癌相关证亦有描述："石疽生腰胯之间，肉色不变，坚硬如石，经月不变，若黑陷不起，麻木不痛，呕哕不食，精神昏乱，脉散或代者死。"

本文讲的是一位中年男子 K 先生肾癌转移到肺和淋巴，情况较差，在问止中医治疗后取得了超预期的效果。

初诊：中年男人患肾癌

K 先生 39 岁，本是为事业打拼的年纪，但他却不幸于两年前因腹痛、背痛发现肾上腺巨大肿瘤破裂出血，病理显示恶性肿瘤，为肾上腺皮质癌。

K 先生目前做了开腹手术切除肿瘤，术后未做放疗、化疗，本月初 CT 显示肿瘤扩散转移到肺和腹部淋巴。

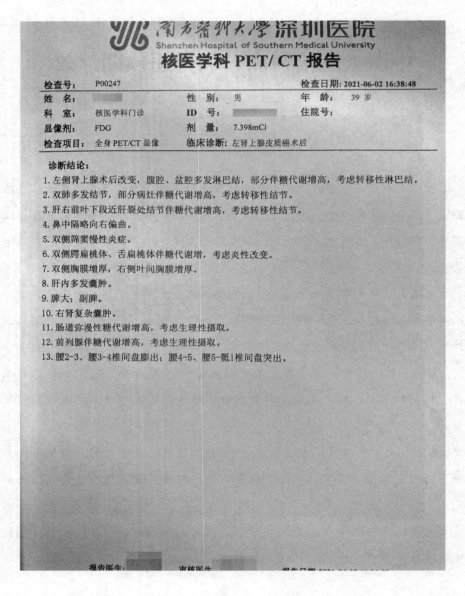

南方医科大学深圳医院
Shenzhen Hospital of Southern Medical University

核医学科 PET/ CT 报告

检查号：	P00247		检查日期：2021-06-02 16:38:48

姓 名：		性 别： 男		年 龄：	39 岁
科 室：	核医学科门诊	ID 号：		住院号：	
显像剂：	FDG	剂 量：	7.398mCi		
检查项目：	全身 PET/CT 显像	临床诊断：左肾上腺皮质癌术后			

诊断结论：
1. 左侧肾上腺术后改变，腹腔、盆腔多发淋巴结，部分伴糖代谢增高，考虑转移性淋巴结。
2. 双肺多发结节，部分病灶伴糖代谢增高，考虑转移性结节。
3. 肝右前叶下段近肝裂处结节伴糖代谢增高，考虑转移性结节。
4. 鼻中隔略向右偏曲。
5. 双侧筛窦慢性炎症。
6. 双侧腭扁桃体、舌扁桃体伴糖代谢增，考虑炎性改变。
7. 双侧胸膜增厚，右侧叶间胸膜增厚。
8. 肝内多发囊肿。
9. 脾大；副脾。
10. 右肾复杂囊肿。
11. 肠道弥漫性糖代谢增高，考虑生理性摄取。
12. 前列腺伴糖代谢增高，考虑生理性摄取。
13. 腰2-3、腰3-4椎间盘膨出；腰4-5、腰5-骶1椎间盘突出。

报告医生： 审核医生：

当下症状：便血，五年前患溃疡性结肠炎，自此每日脓血便六七次，服西药两年无明显作用；一直怕冷，手脚冷；不易出汗；晨起腰痛，肩膀酸痛；疲倦，白天犯困，没精神等。

来问止中医就诊时，患者已经停止工作，专心求医养病了。人也很瘦小，言语中带着绝望，又渴望从我们这里得到希望。

最近晨起腰痛，上午犯困，腹部偶尔痛，大便前脓血，小便正常，非常怕吹空调

5年前患溃疡性结肠炎，每日脓血便六七次，里急后重，腹痛隐隐，不思饮食，吃西药美沙拉秦3年无效

2年前因腹痛背痛发现肾上腺巨大肿瘤破裂出血，开腹手术切除，病理显示恶性肿瘤，肾上腺皮质癌。

术后未做放疗化疗，在宝安中医院下社康用中药治疗肠炎，各种方剂吃了一年半，肠炎减轻，脓血便一天四五次，里急后重减轻。最近半年自行购买四君子汤扶正肠炎好转。

本月初找CT显示肿瘤扩散转移到肺和腹部淋巴，西医建议化疗。

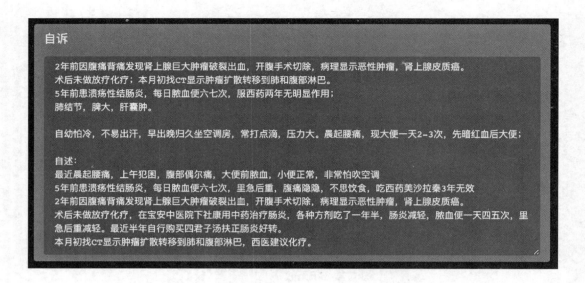

自诉

2年前因腹痛背痛发现肾上腺巨大肿瘤破裂出血，开腹手术切除，病理显示恶性肿瘤，肾上腺皮质癌。
术后未做放疗化疗；本月初找CT显示肿瘤扩散转移到肺和腹部淋巴。
5年前患溃疡性结肠炎，每日脓血便六七次，服西药两年无明显作用；
肺结节，脾大，肝囊肿。

自幼怕冷，不易出汗，早出晚归久坐空调房，常打点滴，压力大。晨起腰痛，现大便一天2-3次，先暗红血后大便；

自述：
最近晨起腰痛，上午犯困，腹部偶尔痛，大便前脓血，小便正常，非常怕吹空调
5年前患溃疡性结肠炎，每日脓血便六七次，里急后重，腹痛隐隐，不思饮食，吃西药美沙拉秦3年无效
2年前因腹痛背痛发现肾上腺巨大肿瘤破裂出血，开腹手术切除，病理显示恶性肿瘤，肾上腺皮质癌。
术后未做放疗化疗，在宝安中医院下社康用中药治疗肠炎，各种方剂吃了一年半，肠炎减轻，脓血便一天四五次，里急后重减轻。最近半年自行购买四君子汤扶正肠炎好转。
本月初找CT显示肿瘤扩散转移到肺和腹部淋巴，西医建议化疗。

当下患者主要的问题是脓血便，因长年久病，他本就气血两亏，再加上长期便血，身体更是虚弱。

因此，初诊时必须马上治疗便血的情况。

我将当下诸症及舌脉录入中医大脑，中医大脑开具7天的处方，同时令其配合一周3次针灸：

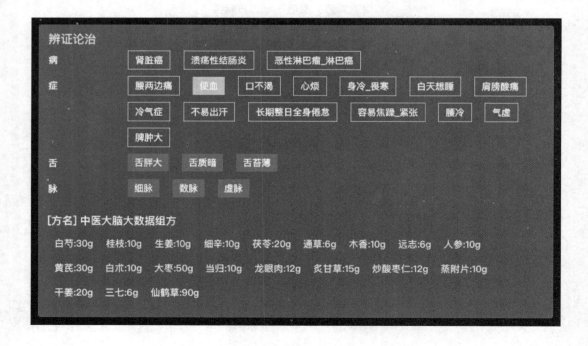

辨证论治

病　　肾脏癌　溃疡性结肠炎　恶性淋巴瘤_淋巴癌

症　　腰两边痛　便血　口不渴　心烦　身冷_畏寒　白天想睡　肩膀酸痛

　　　冷气症　不易出汗　长期整日全身倦怠　容易焦躁_紧张　腰冷　气虚

　　　脾肿大

舌　　舌胖大　舌质暗　舌苔薄

脉　　细脉　数脉　虚脉

[方名] 中医大脑大数据组方

白芍:30g　桂枝:10g　生姜:10g　细辛:10g　茯苓:20g　通草:6g　木香:10g　远志:6g　人参:10g

黄芪:30g　白术:10g　大枣:50g　当归:10g　龙眼肉:12g　炙甘草:15g　炒酸枣仁:12g　蒸附片:10g

干姜:20g　三七:6g　仙鹤草:90g

【 本诊方剂整体药对结构分析 】

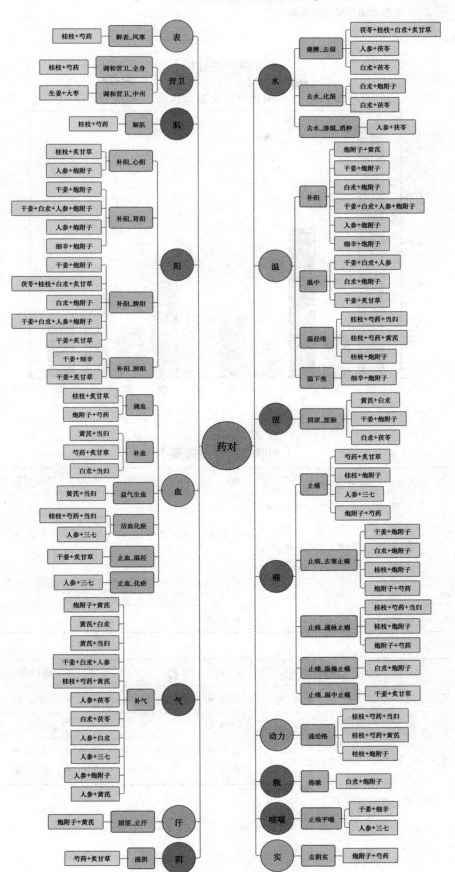

【方剂药性分析】

问止中医大脑方性图

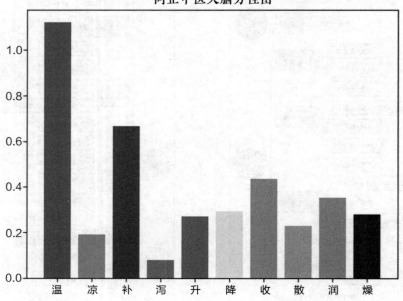

【单味药药性分布图】

	温热药	平药	寒凉药
补药	龙眼肉，大枣☂，白术☀，黄芪，远志☀，当归☂，木香☀，人参☂，桂枝☀，生姜☀，干姜☀，蒸附片☀	炒酸枣仁☂，炙甘草☂	白芍☂，通草☂
平药	三七	仙鹤草	
泻药	细辛☀	茯苓☀	

	升性药	平药	降性药
散性药	当归☂，生姜☀，干姜☀	木香☀，桂枝☀	远志☀，细辛☀
平药	黄芪，三七	仙鹤草	
收性药	通草☂，人参☂，蒸附片☀	白芍☂，白术☀，炙甘草☂	龙眼肉，大枣☂，炒酸枣仁☂，茯苓☀

（注：☀：燥性药，☂：湿性药）

【药性之说明】

从上面的单味药药性分布图来看，中医大脑在这个方剂中的方性偏温补，因为使用了大量的温补药来对治患者的阳虚证候，如长期整日全身倦怠、气虚、身冷－畏寒、腰冷、冷气症、口不渴、白天想睡、舌胖大、舌质暗、虚脉等。为了治疗患者长期便血的问题，药性也需要偏收。

【本诊方剂的组成方剂结构分析】

重要结构符合方剂

结构符合方剂	方剂组成	药数
归脾汤	白术、当归、茯苓、黄芪、远志、龙眼肉、炒酸枣仁、人参、木香、炙甘草、生姜、大枣	12
当归四逆汤	当归、桂枝、芍药、细辛、炙甘草、通草、大枣	7
归芪建中汤	桂枝、芍药、炙甘草、生姜、大枣、当归、黄芪	7
桂枝去桂加茯苓白术汤	芍药、炙甘草、生姜、大枣、茯苓、白术	6
桂枝加黄芪汤	桂枝、芍药、大枣、生姜、炙甘草、黄芪	6
桂枝加附子汤	桂枝、芍药、大枣、生姜、炙甘草、附子	6
桂枝人参新加汤	桂枝、大枣、人参、芍药、生姜、炙甘草	6
四君子汤	人参、白术、茯苓、炙甘草、生姜、大枣	6
黄芪桂枝五物汤	黄芪、芍药、桂枝、生姜、大枣	5
附子理中汤	附子、干姜、白术、炙甘草、人参	5
附子汤	附子、茯苓、人参、白术、芍药	5
茯苓四逆汤	茯苓、人参、炙甘草、干姜、附子	5
真武汤	茯苓、芍药、白术、生姜、附子	5
白术附子汤	白术、炙甘草、附子、生姜、大枣	5
桂枝附子汤	桂枝、附子、生姜、炙甘草、大枣	5

续表

结构符合方剂	方剂组成	药数
桂枝汤	桂枝、芍药、炙甘草、生姜、大枣	5
桂枝去芍药加附子汤	桂枝、附子、炙甘草、生姜、大枣	5
桂枝加芍药汤	桂枝、芍药、炙甘草、大枣、生姜	5
桂枝加桂汤	桂枝、芍药、生姜、炙甘草、大枣	5
桂枝人参汤	桂枝、炙甘草、白术、人参、干姜	5
茯苓甘草汤	茯苓、桂枝、生姜、炙甘草	4
茯苓桂枝甘草大枣汤	茯苓、桂枝、炙甘草、大枣	4
苓桂术甘汤	茯苓、桂枝、白术、炙甘草	4
甘草附子汤	炙甘草、白术、附子、桂枝	4
甘草干姜茯苓白术汤	炙甘草、白术、干姜、茯苓	4
理中汤	人参、干姜、炙甘草、白术	4
桂枝去芍药汤	桂枝、大枣、生姜、炙甘草	4
四逆加人参汤	炙甘草、附子、干姜、人参	4

可作为方根的结构符合方剂

结构符合方剂	方剂组成	药数
四逆汤	炙甘草、附子、干姜	3
芍药甘草附子汤	芍药、炙甘草、附子	3
芍药甘草汤	芍药、炙甘草	2
甘草干姜汤	炙甘草、干姜	2
桂枝甘草汤	桂枝、炙甘草	2
干姜附子汤	干姜、附子	2

另外再特别加上的单味药：仙鹤草、三七。

【重要结构符合方剂说明】

中医大脑在这一诊中所设计的方剂，由结构符合方剂的分析可得出是归脾汤结构、当归四逆汤结构、附子理中汤结构的合方。

归脾汤主要用于心脾两虚而贫血，症见心悸亢进、健忘、失眠、各种出血等、脸色苍白、脉呈软弱而细、腹部也软弱、元气衰退、常感疲劳、带有或多或少的神经症状、无炎症或充血症状。

当归四逆汤的功能是温经散寒、温血通脉，可用于手足寒冷，脉细小；腹证为全腹呈现虚满状态，腹底无力，腹直肌表面紧张且拘急，或腹胀而疼痛。在本诊和归脾汤的合方可治疗虚寒证而有全身出血的问题，如便血、紫癜等。

附子理中汤为理中汤加上附子，用于理中汤证而里寒更甚或兼有阴实肿瘤者。理中汤在《伤寒杂病论》中被称为"人参汤"，是治疗太阴病，里虚寒而有水湿的方剂，适用于胃肠虚弱而面部血色不佳、舌湿润而少舌苔、尿稀薄而量多、手足容易发冷，又伴涎唾稀薄而多、大便软而容易下利；且有时会发生呕吐、眩晕、头重、胃痛等；脉以迟弱、弦细者为多；可应用在脾虚寒而兼有出血问题，如吐血、咯血、肠出血、痔出血、子宫出血等，故可用在本诊的长期便血问题。

医者另外通过中医大脑智能加减的建议加入了三七、仙鹤草。三七用来化瘀止血、消肿定痛；仙鹤草的作用是收敛止血、补虚、止痢。两者合用对于久病的出血，如本诊的长期便血，可以更有帮助。

总之，这是一个对治身体虚寒的整体调整方剂。

二诊：便血停止

好消息来得很快。二诊时 K 先生表示服药 3 天便血就消失了。便血止住，气血得以恢复，自然就不容易犯困，手脚也能暖和些了。

患者当下主要的病症是晨起腰痛，腰为肾之府，肾癌患者大部分的表现为腰部不适。因既往长期伏案工作，故肩膀一直不舒服。

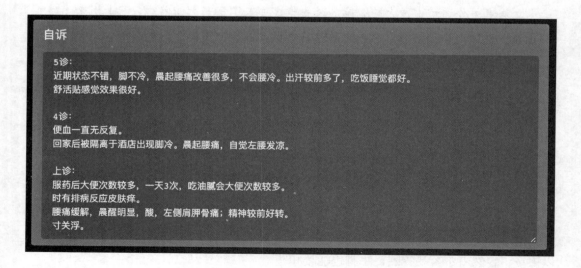

> **自诉**
>
> 服药3天便血消失，大便一天2次，无里急后重，上午不会犯困；手脚较前暖和。
> 腰部好转，但还是长期晨醒腰痛；
> 肩膀长期不适。

┤治疗中期：状态稳定├

止住患者的便血后，接下来的治疗就聚焦在肾癌本身。我用中医大脑计算处方时，把主症选为"肾脏癌"。患者至今服药 5 次，症状已达到基本稳定的状态。

K 先生治疗一个月后便决定回武汉老家，不在深圳居住。回去后需要被隔离，当时 K 先生在酒店的状态有些不好，原本脚是热的，但在酒店吃睡不好，手脚又冷了，他和我都有些担忧。所幸直到解除隔离，K 先生状态都不错。

> **自诉**
>
> 5诊：
> 近期状态不错，脚不冷，晨起腰痛改善很多，不会腰冷。出汗较前多了，吃饭睡觉都好。
> 舒活贴感觉效果很好。
>
> 4诊：
> 便血一直无反复。
> 回家后被隔离于酒店出现脚冷。晨起腰痛，自觉左腰发凉。
>
> 上诊：
> 服药后大便次数较多，一天3次，吃油腻会大便次数较多。
> 时有排病反应皮肤痒。
> 腰痛缓解，晨醒明显，酸，左侧肩胛骨痛；精神较前好转。
> 寸关浮。

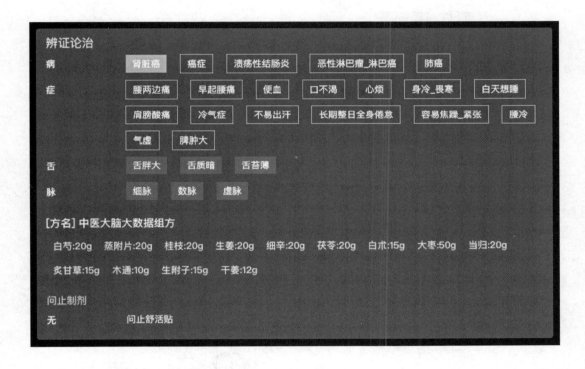

辨证论治

病　　肾脏癌　癌症　溃疡性结肠炎　恶性淋巴瘤_淋巴癌　肺癌

症　　腰两边痛　早起腰痛　便血　口不渴　心烦　身冷_畏寒　白天想睡

　　　肩膀酸痛　冷气症　不易出汗　长期整日全身倦怠　容易焦躁_紧张　腰冷

　　　气虚　脾肿大

舌　　舌胖大　舌质暗　舌苔薄

脉　　细脉　数脉　虚脉

[方名] 中医大脑大数据组方

　白芍:20g　蒸附片:20g　桂枝:20g　生姜:20g　细辛:20g　茯苓:20g　白术:15g　大枣:50g　当归:20g

　炙甘草:15g　木通:10g　生附子:15g　干姜:12g

问止制剂

无　　　　　问止舒活贴

【本诊方剂整体药对结构分析】

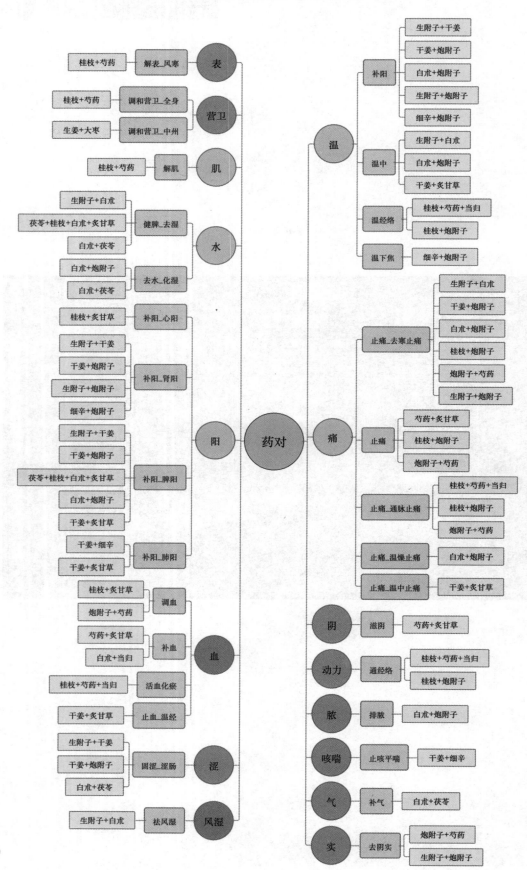

【方剂药性分析】

问止中医大脑方性图

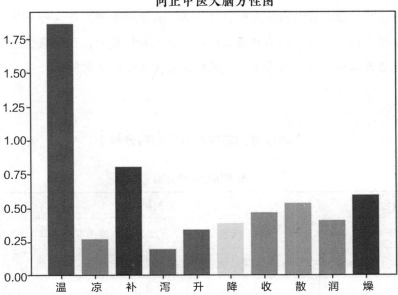

【单味药药性分布图】

	温热药	平药	寒凉药
补药	蒸附片☀，桂枝☀，生姜☀，白术☀，大枣☂，当归☂，生附子☀，干姜☀	炙甘草☂	白芍☂
平药			
泻药	细辛☀	茯苓☀	木通☀

	升性药	平药	降性药
散性药	生姜☀，当归☂，生附子☀，干姜☀	桂枝☀	细辛☀，木通☀
平药			
收性药	蒸附片☀	白芍☂，白术☀，炙甘草☂	茯苓☀，大枣☂

（注：☀：燥性药，☂：湿性药）

【药性之说明】

根据中医大脑计算出来的方性，这一诊和初诊时的用方药性差不多，基本上都是偏于温补的药，但本诊的收性比较小一些，散性较大，另外燥性也加强。散性较大代表着偏向"攻"的力量，而燥性较大代表祛湿力比较强。

【本诊方剂的组成方剂结构分析】

重要结构符合方剂

结构符合方剂	方剂组成	药数
当归四逆汤	当归、桂枝、芍药、细辛、炙甘草、木通（取代通草）、大枣	7
桂枝去桂加茯苓白术汤	芍药、炙甘草、生姜、大枣、茯苓、白术	6
桂枝加附子汤	桂枝、芍药、大枣、生姜、炙甘草、炮附子	6
真武汤	茯苓、芍药、白术、生姜、炮附子	5
白术附子汤	白术、炙甘草、炮附子、生姜、大枣	5
桂枝附子汤	桂枝、炮附子、生姜、炙甘草、大枣	5
桂枝汤	桂枝、芍药、炙甘草、生姜、大枣	5
桂枝去芍药加附子汤	桂枝、炮附子、炙甘草、生姜、大枣	5
桂枝加芍药汤	桂枝、芍药、炙甘草、大枣、生姜	5
桂枝加桂汤	桂枝、芍药、生姜、炙甘草、大枣	5
茯苓甘草汤	茯苓、桂枝、生姜、炙甘草	4
茯苓桂枝甘草大枣汤	茯苓、桂枝、炙甘草、大枣	4
苓桂术甘汤	茯苓、桂枝、白术、炙甘草	4
甘草附子汤	炙甘草、白术、炮附子、桂枝	4
甘草干姜茯苓白术汤	炙甘草、白术、干姜、茯苓	4
桂枝去芍药汤	桂枝、大枣、生姜、炙甘草	4

可作为方根的结构符合方剂

结构符合方剂	方剂组成	药数
四逆汤	炙甘草、生附子、干姜	3
芍药甘草附子汤	芍药、炙甘草、炮附子	3
芍药甘草汤	芍药、炙甘草	2
甘草干姜汤	炙甘草、干姜	2
桂枝甘草汤	桂枝、炙甘草	2
干姜附子汤	干姜、生附子	2

【重要结构符合方剂说明】

从"重要结构符合方剂"和"可作为方根的结构符合方剂"的分析，可知中医大脑在这一诊中设计的方剂主要是当归四逆汤结构、真武汤结构、四逆汤结构的合方。这里的四逆汤用的是生附子，真武汤用的是蒸附片（炮附子），形成了生附子炮附子同用的局面，炮附子强心阳，生附子强肾阳，对于肾癌的阴实之证助益更大。

而在本诊的方剂中也隐含着甘草干姜茯苓白术汤（肾著汤）结构。《金匮要略》中提道："肾著之病，其人身体重，腰中冷，如坐水中，形如水状，反不渴，小便自利，饮食如故，病属下焦，身劳汗出，衣里冷湿，久久得之，腰以下冷痛，腹重如带五千钱，甘草干姜茯苓白术汤主之。"因此本方主要可用于治疗寒湿侵袭带脉留着不去，症见腰痛伴有冷感、重坠感，因而可用于对治此患者的腰痛、腰冷问题。

值得一提的是，真武汤是少阴病中治水的主要方剂，而人体百分之七十是由水所构成，当人体阳气不足造成水湿泛滥，就有可能造成阴实肿瘤、癌症的发生，因此真武汤的结构可应用于本诊的肾癌问题。此外，加上当归四逆汤祛血寒，四逆汤祛里寒，就形成了本诊有效的一个治疗方案。

目前状态：六大健康标准合格

治疗一直持续到今天。K 先生最近的状态不错，吃、喝、拉、撒、睡、寒热这"中医六大健康标准"都正常。

并且，K 先生现在身体会出汗了。这是肾和心功能恢复的标志。他以前来我诊室很苦恼，深圳大热天，大家都出汗，就他没有。

因肾癌已经发生转移，所以即便取得目前稳定的状态，治疗也要一直巩固下去。只有自己正气足够，才能最大程度上减慢转移的速度，实现彻底抗癌。

对于治疗效果，K 先生是这么说的："一直都很好，真的很神奇，超过我的预期。"

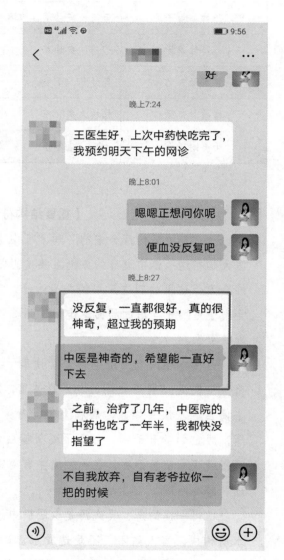

【本医案之整体分析】

在癌症的治疗上，我们一方面会在患者体力和身体状况尚佳的时候采取攻势，也就是针对肿瘤做一些散肿溃坚的工作；但如果患者已经接受过西医的治疗或者体力和身体状况很差的时候，我们就会以调补患者体质、强化身体机能的方向来治疗，而其中我们有一个非常重要的标准就是"中医六大健康标准"！

"我们的身体是否健康"，现代人一有此疑问都是去做各种检查，把所有的健康指标都数字化，很快就可以看出身体是否有什么问题。然而，当我们的身体在阴阳虚实上出现偏失时，现代医学的检查指标可能是反映不出来的，一旦反映出来，往往患病已深。

中医在身体健康的标准上，归纳起来大致有六个标准，说起来似乎平凡无奇，也就是要"能吃、能喝、能拉、能撒、能睡、寒热正常"。有很多朋友认为这些标准似乎非常容易达到，但是中医在每一个项目里都有一些细节要求，一旦不符合这些细节的话，再由医者通过四诊的分析，通常很快会找到身体的缺失。以下这个表就是六大健康标准的一些基础要求，这几个标准看起来好像很容易做到，但是如果仔细看各种细节的话，其实是不容易做到的。

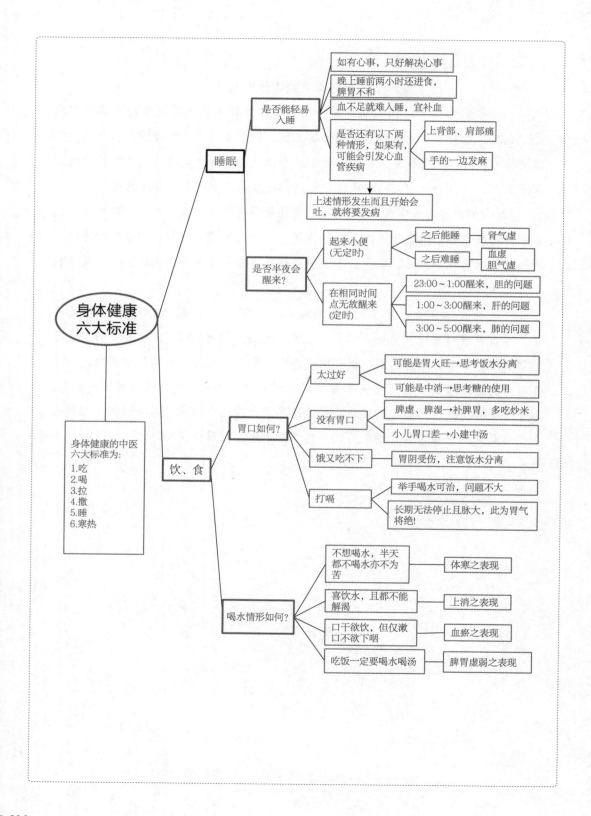

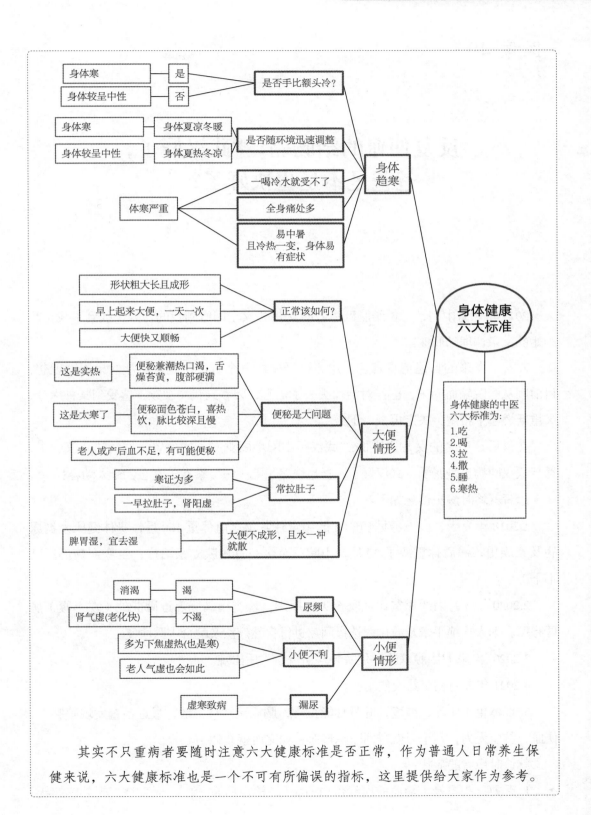

其实不只重病者要随时注意六大健康标准是否正常，作为普通人日常养生保健来说，六大健康标准也是一个不可有所偏误的指标，这里提供给大家作为参考。

·医案 49·

反复便血的结肠癌，"武汉好了，
爸爸是不是也快好了？"

2021 年 8 月中旬，一位结肠癌患者的女儿 Z 女士因看到我的视频，找到了我，想为她的父亲调理结肠癌。

Z 女士发来的自述情真意切，患者已经便血三个月，在他处治疗效果不够理想，目前刚从医院输血回来，已经对治疗失去了信心，因看到我的视频，感受到某种缘分，又重新燃起了希望，决定再试一下！

在最后，患者的女儿这样讲："武汉是中国地图鸡肠子的位置，疫情让武汉病了，爸与武汉同病也是肠子，武汉好了，爸也快好了吧……"拳拳子女心，令人动容！

患者就诊时病史信息如下：

1.2018 年夏天，突发糖尿病酮症酸中毒住院（之前体重 160 斤，身体健康无糖尿病及家族史，病后体重瘦了 30 斤，出院后至今一直用胰岛素治疗，至今血糖仍居高不下）。

2.2020 年 3 月因严重贫血住院查失血原因，检查出结肠癌近脾曲处（左上腹）病理腺癌。本人拒绝手术及放化疗选择回家进行自然疗法及配合中医康复。

3.2020 年 10 月因腹壁脓肿住院外科引流手术后出院。

4.2021 年 5 月初突然大便出血。

5.现体重 104 斤，很瘦，肝肾功能正常，肠癌无转移扩散，最近检查发现脾肿大；便血，贫血无力，几个月就得回医院输血，输完血就有体力。

就诊时患者的症状：

1.乏力，头不晕（输血前血红蛋白 50g/L，输血后 80g/L），无发烧，无外感症状，手脚不冷，怕热，手足心热。

2. 爱喝水，口干，口渴，摄取大量水，日饮水超过 2L，偶尔口苦，无咳嗽咳痰。

3. 小便色深，无灼热感等排尿不适，夜尿频，无水肿。

4. 大便 2 天一次，不干硬，排便不乏力，无排不净的感觉。

5. 吃饭后腋下出汗，晚上不盗汗。

6. 失血过多时心悸，无胸闷气短，无手足抽筋。

7. 最近无腹痛，全腹无压痛。

8. 不易入睡，早醒（4 点），不多梦，白天好睡。

9. 阴囊潮湿。

10. 空腹血糖略高于 11mmol/L。

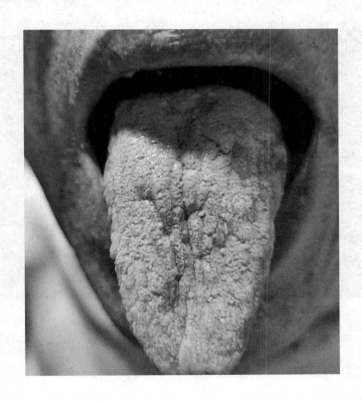

　　综合评估患者的情况，虽然患者的舌图看起来并不乐观，但整体情况尚好，只是寒热不调的问题相对突出。癌症的本质都是阴实，但是该患者因为阴血亏虚，导致一派虚热之象。参考患者既往的治疗经历，这一次我决定标本同治，以 A/B 方的形式，在止血的同时，帮助患者调理虚热的体质。

A 方调理体质：

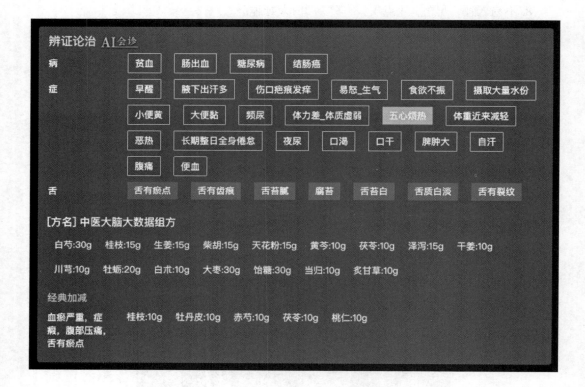

辨证论治 AI会诊

病　　贫血　肠出血　糖尿病　结肠癌

症　　早醒　腋下出汗多　伤口疤痕发痒　易怒_生气　食欲不振　摄取大量水份

小便黄　大便黏　频尿　体力差_体质虚弱　五心烦热　体重近来减轻

恶热　长期整日全身倦怠　夜尿　口渴　口干　脾肿大　自汗

腹痛　便血

舌　　舌有瘀点　舌有齿痕　舌苔腻　腐苔　舌苔白　舌质白淡　舌有裂纹

[方名] 中医大脑大数据组方

白芍:30g　桂枝:15g　生姜:15g　柴胡:15g　天花粉:15g　黄芩:10g　茯苓:10g　泽泻:15g　干姜:10g

川芎:10g　牡蛎:20g　白术:10g　大枣:30g　饴糖:30g　当归:10g　炙甘草:10g

经典加减

血瘀严重，症
痕，腹部压痛，　桂枝:10g　牡丹皮:10g　赤芍:10g　茯苓:10g　桃仁:10g
舌有瘀点

【本诊方剂整体药对结构分析】

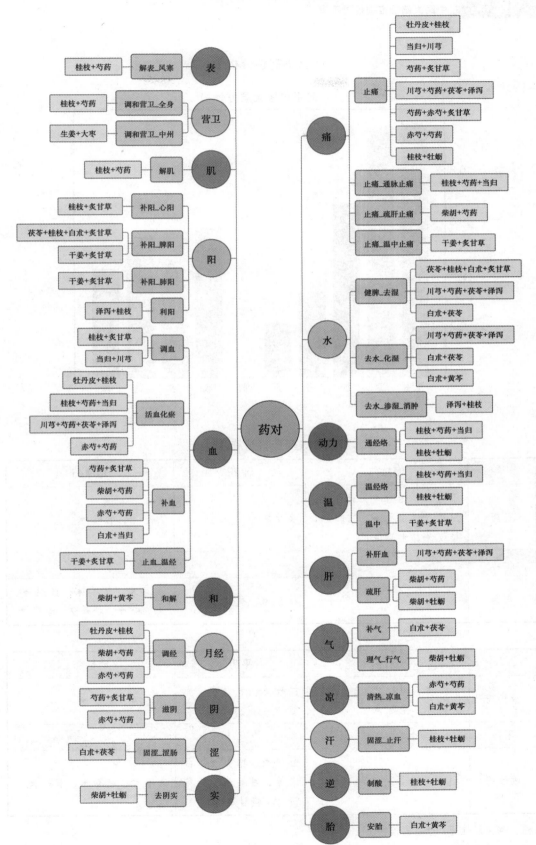

注：此图中的"赤芍 + 芍药"是电脑系统自动生成药对，与"赤芍 + 白芍"同义。

【方剂药性分析】

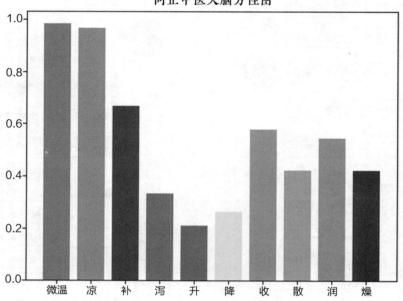

问止中医大脑方性图

【单味药药性分布图】

	温热药	平药	寒凉药
补药	干姜 ☀，饴糖 ☂，大枣 ☂，川芎 ☂，白术 ☀，当归 ☂，桂枝 ☀，生姜 ☀	炙甘草 ☂	白芍 ☂，牡蛎 ☀
平药			
泻药		茯苓 ☀，桃仁 ☂	泽泻 ☀，黄芩 ☀，柴胡 ☀，天花粉 ☂，牡丹皮，赤芍 ☂

	升性药	平药	降性药
散性药	干姜 ☀，川芎 ☂，当归 ☂，柴胡 ☀，生姜 ☀	桂枝 ☀，牡丹皮，赤芍 ☂	泽泻 ☀，桃仁 ☂
平药			
收性药		白芍 ☂，饴糖 ☂，白术 ☀，牡蛎 ☀，天花粉 ☂，炙甘草 ☂	大枣 ☂，茯苓 ☀，黄芩 ☀

（注：☀：燥性药，☂：湿性药）

【药性之说明】

中医大脑在这一诊中所开出方剂的方性符合作为补养调整体质的作用, 我们看到方剂药性并没有强调寒热的偏性, 但是补性特别强, 这是由于患者的体质呈现阴阳两虚的趋势, 比方患者"体重近来减轻、恶热、五心烦热、口渴、摄取大量水份、口干、贫血"是阴虚的表现, 而"长期整日全身倦怠、食欲不振、频尿、夜尿、舌质白淡、舌有齿痕"是阳虚的表现。所以除了强调补性之外, 其他的药性大体上是平均的。这符合医者在开立 A、B 方时的预先设定。

【本诊方剂的组成方剂结构分析】

重要结构符合方剂

结构符合方剂	方剂组成	药数
当归建中汤	当归、桂枝、炙甘草、大枣、芍药、生姜、饴糖	7
柴胡桂枝干姜汤	柴胡、桂枝、干姜、天花粉、黄芩、牡蛎、炙甘草	7
当归芍药散	当归、川芎、芍药、茯苓、白术、泽泻	6
桂枝去桂加茯苓白术汤	芍药、炙甘草、生姜、大枣、茯苓、白术	6
栝蒌桂枝汤	天花粉、桂枝、芍药、炙甘草、生姜、大枣	6
小建中汤	桂枝、炙甘草、大枣、芍药、生姜、饴糖	6
当归散	当归、黄芩、芍药、川芎、白术	5
桂枝茯苓丸	桂枝、茯苓、牡丹皮、桃仁、赤芍	5
桂枝汤	桂枝、芍药、炙甘草、生姜、大枣	5
桂枝加芍药汤	桂枝、芍药、炙甘草、大枣、生姜	5
桂枝加桂汤	桂枝、芍药、生姜、炙甘草、大枣	5
黄芩汤	黄芩、芍药、炙甘草、大枣	4
茯苓甘草汤	茯苓、桂枝、生姜、炙甘草	4
茯苓桂枝甘草大枣汤	茯苓、桂枝、炙甘草、大枣	4
苓桂术甘汤	茯苓、桂枝、白术、炙甘草	4
甘草干姜茯苓白术汤	炙甘草、白术、干姜、茯苓	4
桂枝去芍药汤	桂枝、大枣、生姜、炙甘草	4

可作为方根的结构符合方剂

结构符合方剂	方剂组成	药数
芍药甘草汤	芍药、炙甘草	2
甘草干姜汤	炙甘草、干姜	2
泽泻汤	泽泻、白术	2
桂枝甘草汤	桂枝、炙甘草	2
栝蒌牡蛎散	天花粉、牡蛎	2
佛手散	川芎、当归	2
二仙汤	黄芩、芍药	2

【重要结构符合方剂说明】

　　中医大脑在这一诊中所设计的方剂结构由很多不同的方剂所组成，我们要探讨中医大脑为什么这样开方的思路，最容易的方法还是用中医大脑的方剂与组成列出功能，通过下面这个表我们仔细分析，能够完全覆盖组合本方剂的结构有小建中汤结构、柴胡桂枝干姜汤结构、当归芍药散结构、桂枝茯苓丸结构。

	当归	桂枝	炙甘草	大枣	芍药	生姜	饴糖	柴胡	干姜	天花粉	黄芩	牡蛎	川芎	茯苓	白术	泽泻
当归建中汤	当归	桂枝	炙甘草	大枣	芍药	生姜	饴糖									
柴胡桂枝干姜汤		桂枝	炙甘草					柴胡	干姜	天花粉	黄芩	牡蛎				
当归芍药散	当归				芍药								川芎	茯苓	白术	泽泻
桂枝去桂加茯苓白术汤			炙甘草	大枣	芍药	生姜								茯苓	白术	
栝蒌桂枝汤		桂枝	炙甘草	大枣	芍药	生姜				天花粉						

续表

方剂															
小建中汤		桂枝	炙甘草	大枣	芍药	生姜	饴糖								
当归散	当归				芍药				黄芩	川芎		白术			
桂枝茯苓丸		桂枝									茯苓		牡丹皮	桃仁	赤芍
桂枝汤		桂枝	炙甘草	大枣	芍药	生姜									
桂枝加芍药汤		桂枝	炙甘草	大枣	芍药	生姜									
桂枝加桂汤		桂枝	炙甘草	大枣	芍药	生姜									
黄芩汤			炙甘草	大枣	芍药				黄芩						
茯苓甘草汤		桂枝	炙甘草			生姜					茯苓				
茯苓桂枝甘草大枣汤		桂枝	炙甘草	大枣							茯苓				
苓桂术甘汤		桂枝	炙甘草								茯苓	白术			
甘草干姜茯苓白术汤			炙甘草					干姜			茯苓	白术			
桂枝去芍药汤		桂枝	炙甘草	大枣		生姜									

我们先来谈谈这几个结构方剂的一些临床应用。

小建中汤是一种强壮剂，可用于身体虚弱而容易疲劳者，或是平素身体强壮的人因为反复过劳而感觉疲惫不堪时。本汤证患者常有心悸亢进、盗汗、衄血、梦遗、手足烦热、四肢的倦怠疼痛感、口干、小便频等症。本方是在桂枝汤中增加芍药的分量，并加胶饴（饴糖）所构成。胶饴具有补性、润性、升性和收敛之性，能起强壮脾胃的作用和治疗夜尿症的作用。此方在本诊是对治患者贫血、食欲不振、体力差－体质虚弱、长期整日全身倦怠、腹痛、口渴、口干、自汗、五心烦热等症状。

柴胡桂枝干姜汤常和当归芍药散一起合方，用于治疗肝郁血虚兼有上热下寒之证，临床常应用在糖尿病上。此合方在本诊用于对治患者贫血、食欲不振、体力差－体质虚弱、脾肿大、腹痛、口渴、口干、自汗等症状。

桂枝茯苓丸常和当归芍药散一起合方治疗血瘀兼有血虚之证，也常和柴胡剂一起合方。其腹证多为肚脐左侧压痛，或左侧的下腹部可以摸触到抵抗物。此方在本诊用于对治患者的糖尿病、腹痛、口渴等。

B 方治便血，我嘱患者不拘时温服以止血：

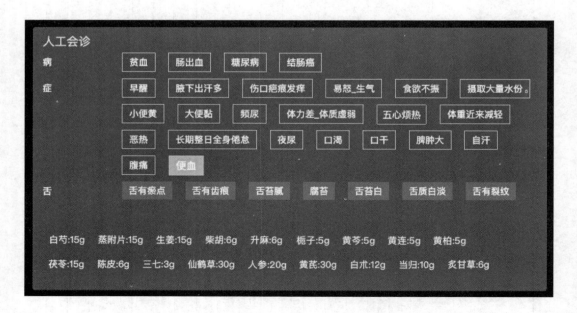

【本诊方剂整体药对结构分析】

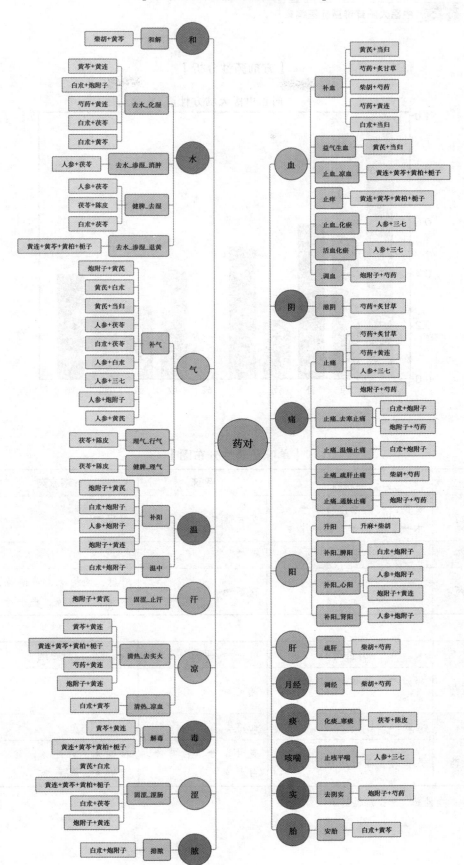

【方剂药性分析】

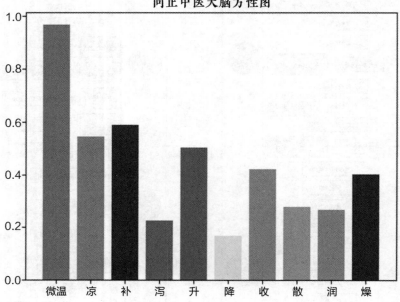

问止中医大脑方性图

【单味药药性分布图】

	温热药	平药	寒凉药
补药	黄芪，人参☂，当归☂，白术☀，生姜☀，蒸附片☀	炙甘草☂	白芍☂
平药	陈皮☀，三七	仙鹤草	
泻药		茯苓☀	升麻，柴胡☀，黄连☀，黄芩☀，黄柏☀，栀子☂

	升性药	平药	降性药
散性药	当归☂，升麻，柴胡☀，生姜☀	陈皮☀	
平药	黄芪，三七	仙鹤草	
收性药	人参☂，蒸附片☀	炙甘草☂，白芍☂，白术☀	茯苓☀，黄连☀，黄芩☀，黄柏☀，栀子☂

（注：☀：燥性药，☂：湿性药）

【药性之说明】

"热迫血妄行"是中医的一个重要病机，因为患者有"恶热、五心烦热、口渴、摄取大量水份、口干"等偏里热的症状，作为对治症状的止血方法，中医大脑的这个方剂中确实有不少寒凉药，但为了不造成阳虚体质的进一步衰退，方中也有热性药的加入，于是热性稍微大一些。而其中的升性、收性、燥性有较高倾向，这是作为一个止血方剂的基础，我们也看到中医大脑在选方取药上注意到了这一点。

【本诊方剂的组成方剂结构分析】

重要结构符合方剂

结构符合方剂	方剂组成	药数
补中益气汤	黄芪、炙甘草、人参、当归、陈皮、升麻、柴胡、白术	8
附子汤	附子、茯苓、人参、白术、芍药	5
真武汤	茯苓、芍药、白术、生姜、附子	5
黄连解毒汤	黄连、黄芩、黄柏、栀子	4

可作为方根的结构符合方剂

结构符合方剂	方剂组成	药数
芍药甘草附子汤	芍药、炙甘草、附子	3
栀子柏皮汤	栀子、炙甘草、黄柏	3
芍药甘草汤	芍药、炙甘草	2
橘皮汤	陈皮、生姜	2
二仙汤	黄芩、芍药	2

另外再特别加上的单味药：仙鹤草、三七。

【重要结构符合方剂说明】

中医大脑所设计的这个方剂，是补中益气汤结构、真武汤结构、黄连解毒汤结构的组合！

补中益气汤和真武汤的合方常用来调理气阳两虚的体质，在本诊中是用于对治患者糖尿病、贫血、食欲不振、频尿、体力差－体质虚弱、长期整日全身倦怠、体重近来减轻、长期整日全身倦怠、夜尿、自汗、腹痛等病症。

黄连解毒汤是治实热的方剂，用于热性病呈现大热烦扰的急性期，亦可用于治疗实热证已变为慢性化的杂病。本方可看作是加入黄柏、栀子二药以代替三黄泻心汤中的大黄而组成。其中的单味药皆属于寒性、泻性、降性和收性，因此可去除身体上的部分充血，镇静烦躁不安和兴奋的状态，并可应用于各种出血证。此方在本诊的应用是对治患者肠出血、便血、糖尿病、小便黄、口渴、易怒－生气、恶热等病症。

中医大脑的智能加减部分，三七和仙鹤草可以帮助止血，用于本诊便血兼有体虚的问题。

服药后，便血止

服药两天后，Z女士反馈父亲的大便已经有点见黄了，但是每次服药后会恶心反胃半小时，我嘱患者将饴糖减半量。

患者获效后我二诊稍做加减守方继服；三诊时患者大便已为黄色，并且成形。舌象亦见好转。

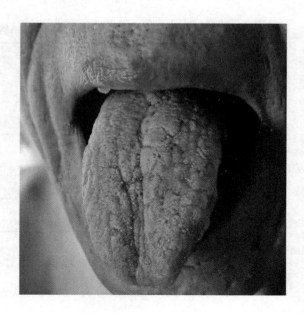

治疗插曲：不吃药，生气，引流口崩脓

服药期间还出现了一些小小的插曲。因为 Z 女士离职在家照顾父亲，煎煮药材，事事亲为。父亲见不得女儿如此辛苦，中间一度闹着不肯吃药。明明是互相关爱的父女俩，结果因为吃药的问题闹得很僵。

四诊时患者症见：容易生气，生气会手抖；什么都不爱吃，就爱吃粥；大便成形，转黄，未见红色；没有五心烦热了；习惯凌晨 4 点醒；空腹血糖 4.7mmol/L。

考虑到患者因阳气虚衰而导致肝气疏泄不利，就诊时我开导患者后，以"易怒 - 生气"为主症，为患者开立了新的体质调理方，停用止血方。

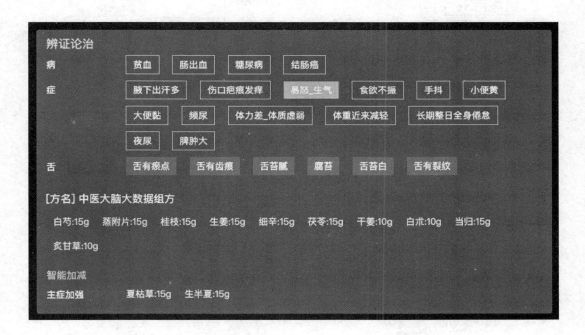

辨证论治

| 病 | 贫血 | 肠出血 | 糖尿病 | 结肠癌 |

症	腋下出汗多	伤口疤痕发痒	易怒_生气	食欲不振	手抖	小便黄
	大便黏	频尿	体力差_体质虚弱	体重近来减轻	长期整日全身倦怠
	夜尿	脾肿大

| 舌 | 舌有瘀点 | 舌有齿痕 | 舌苔腻 | 腐苔 | 舌苔白 | 舌有裂纹 |

[方名] 中医大脑大数据组方

白芍:15g　蒸附片:15g　桂枝:15g　生姜:15g　细辛:15g　茯苓:15g　干姜:10g　白术:10g　当归:15g

炙甘草:10g

智能加减

主症加强　夏枯草:15g　生半夏:15g

【本诊方剂整体药对结构分析】

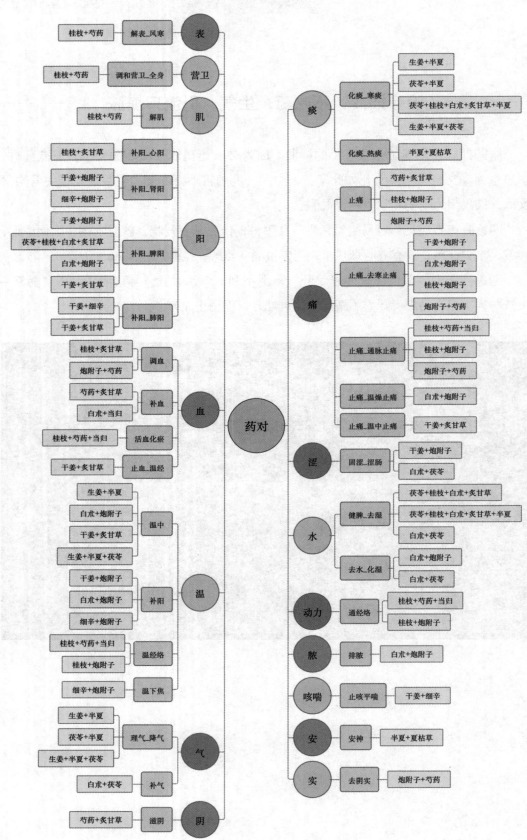

【方剂药性分析】

问止中医大脑方性图

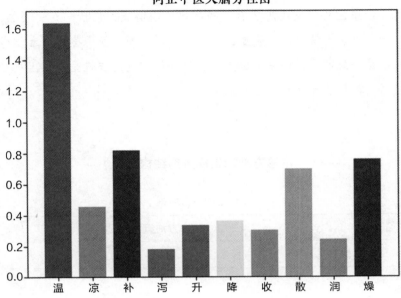

【单味药药性分布图】

	温热药	平药	寒凉药
补药	干姜✳，白术✳，蒸附片✳，桂枝✳，生姜✳，当归☂，生半夏✳	炙甘草☂	白芍☂，夏枯草✳
平药			
泻药	细辛✳	茯苓✳	

	升性药	平药	降性药
散性药	干姜✳，生姜✳，当归☂	桂枝✳	细辛✳，生半夏✳，夏枯草✳
平药			
收性药	蒸附片✳	白芍☂，白术✳，炙甘草☂	茯苓✳

（注：✳：燥性药，☂：湿性药）

【药性之说明】

在这一诊中，我们发现患者有一些症状已经消失，包括"五心烦热，恶热，口渴，口干，摄取大量水份，腹痛，早醒，自汗"等，但是整体而言，患者体质的改善并不是一蹴而成，所以中医大脑新设计的方剂的方性呈现和上一诊中的 B 方大致相同，都是温补性和燥性较强。

【本诊方剂的组成方剂结构分析】

重要结构符合方剂

结构符合方剂	方剂组成	药数
真武汤	茯苓、芍药、白术、生姜、附子	5
茯苓甘草汤	茯苓、桂枝、生姜、炙甘草	4
苓桂术甘汤	茯苓、桂枝、白术、炙甘草	4
甘草干姜茯苓白术汤	炙甘草、白术、干姜、茯苓	4

可作为方根的结构符合方剂

结构符合方剂	方剂组成	药数
四逆汤	炙甘草、附子、干姜	3
芍药甘草附子汤	芍药、炙甘草、附子	3
小半夏加茯苓汤	半夏、生姜、茯苓	3
半夏散及汤	半夏、桂枝、炙甘草	3
芍药甘草汤	芍药、炙甘草	2
甘草干姜汤	炙甘草、干姜	2
桂枝甘草汤	桂枝、炙甘草	2
小半夏汤	半夏、生姜	2
半夏干姜散	半夏、干姜	2
干姜附子汤	干姜、附子	2

另外再特别加上的单味药：细辛、当归、夏枯草。

【重要结构符合方剂说明】

中医大脑所设计的这个方剂很明显地就是真武汤结构、苓桂术甘汤结构、甘草干姜茯苓白术汤结构、四逆汤结构的组合。

对于阳虚体质而言，真武汤常和四逆汤一起合方，治疗阳气不足兼有水液代谢的问题。此合方隐含着甘草干姜茯苓白术汤结构，还可治疗肾着之病，症见腰痛伴有冷感、重坠感等。在本诊中此合方可用于对治患者贫血、食欲不振、频尿、长期整日全身倦怠、夜尿、易怒－生气等症状。

苓桂术甘汤以心下停滞水毒、小便不利、气之上冲、眩晕、身体的动摇感、心悸亢进等为适用目标。这些症状虽然与真武汤证相似，但真武汤证为阴证而本方证则为阳证，所以其表现为脉有力，腹部虽有振水音，但腹部有力而不软弱。桂枝在本方中能发挥平冲降逆的作用；茯苓与白术都是燥性药物，具有调整水液偏停的作用，而茯苓还有安定动悸的作用。茯苓、炙甘草皆属平性药物，而桂枝、白术则属温性药物，同时又均具有补性，因此本方是治疗虚寒兼有湿证的方剂。此方在本诊的应用是对治患者贫血、食欲不振等症状。

此外，医者根据中医大脑智能加减的建议另外加入了单味药细辛、当归、夏枯草。细辛和当归的加入，隐含当归四逆汤去掉偏寒的木通和滋润的大枣，可处理贫血兼有寒证的问题。夏枯草用来清肝火、散郁结，用来解决本诊患者肝火旺易怒生气的问题。而夏枯草搭配生半夏可治疗痰热引起的胸闷、头晕、头痛、失眠等问题，尤其是严重的失眠症。

值得一提的是，方根结构中的小半夏加茯苓汤是本方的关键，可推动中焦升降的气机，治疗本诊患者食欲不振的问题。

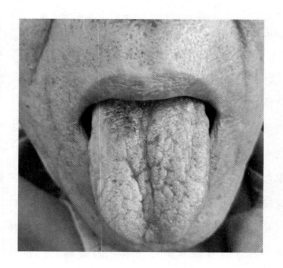

新的处方服用两周后，患者既往因腹壁脓肿住院外科引流术后形成的疤痕处开始疼痛、肿大，Z女士十分担心。

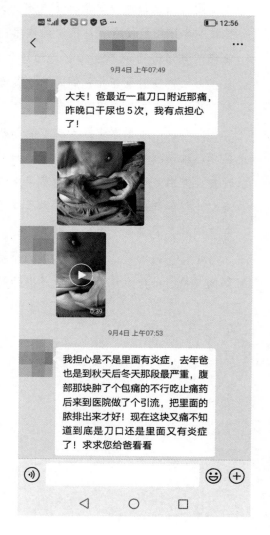

2021 年 9 月 8 日患处图。

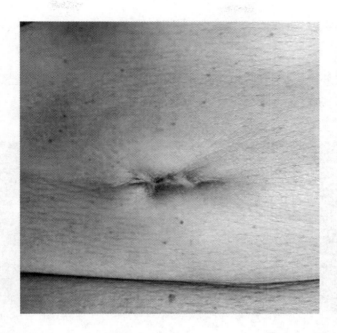

2021 年 9 月 12 日患处图。

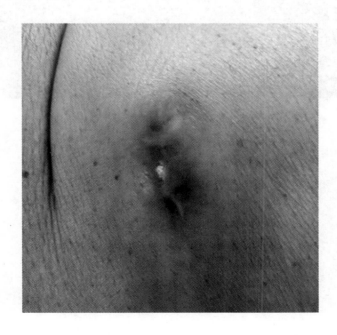

我用微信与 Z 女士解释，这是局部既往有伏邪，等到脓血破溃外出就能拔出病根，Z 女士很担心，考虑是不是应该去医院引流。

拔脓

为加快托脓外出，患者于 2021 年 9 月 12 日来诊时，我以"脓已成而未破"为主症，为患者推选了如下处方：

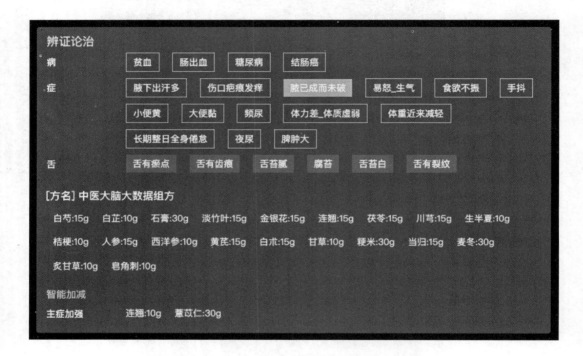

【本诊方剂整体药对结构分析】

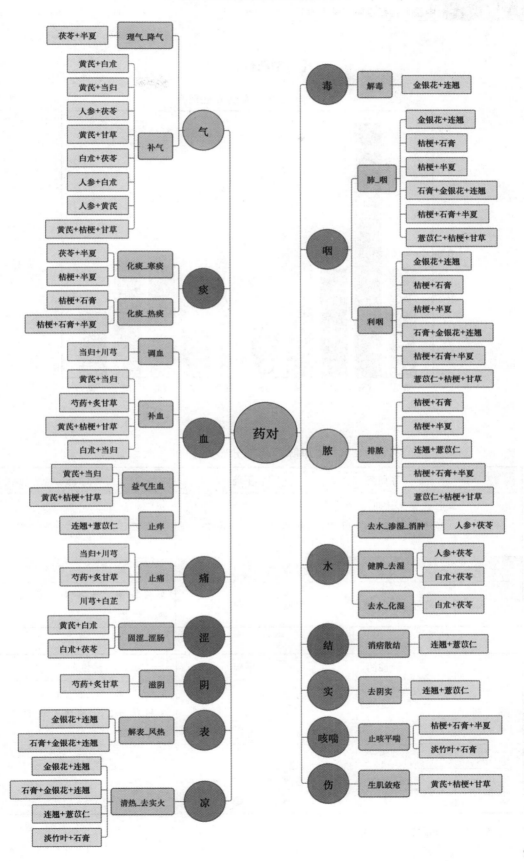

【方剂药性分析】

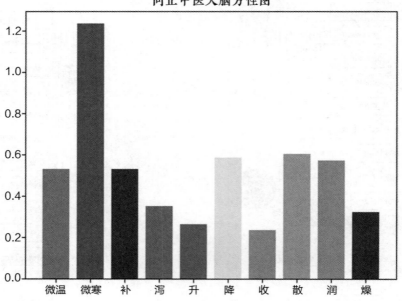

问止中医大脑方性图

【单味药药性分布图】

	温热药	平药	寒凉药
补药	生半夏☀，川芎☂，白术☀，黄芪，当归☂，人参☂	粳米☂，炙甘草☂	白芍☂，麦冬☂，西洋参☂
平药		甘草☂	薏苡仁☀
泻药	皂角刺，白芷☀	桔梗，茯苓☀	金银花☀，连翘☀，石膏☂，淡竹叶☂

	升性药	平药	降性药
散性药	川芎☂，桔梗，皂角刺，当归☂，白芷☀		生半夏☀，粳米☂，麦冬☂，金银花☀，连翘☀，石膏☂，淡竹叶☂
平药	黄芪		西洋参☂，薏苡仁☀
收性药	人参☂	白芍☂，甘草☂，白术☀，炙甘草☂	茯苓☀

（注：☀：燥性药，☂：湿性药）

【药性之说明】

这个方剂完全是设计来对治"脓已成而未破"这个症状的，虽然也考虑了患者本身的其他症状，但是毕竟在托里排脓的过程里面用了较多的寒凉药，所以方性上会呈现偏寒的状况，而这其中比较值得探讨的是降性、散性较大，这是为了排脓的中药动力学需求。

【本诊方剂的组成方剂结构分析】

重要结构符合方剂

结构符合方剂	方剂组成	药数
托里消毒散	人参、金银花、川芎、茯苓、芍药、白芷、黄芪、甘草、当归、皂角刺、白术、桔梗	13
竹叶石膏汤	淡竹叶、石膏、半夏、麦门冬、西洋参、炙甘草、粳米	7

可作为方根的结构符合方剂

结构符合方剂	方剂组成	药数
芍药甘草汤	芍药、炙甘草	2
桔梗汤	桔梗、甘草	2
佛手散	川芎、当归	2

另外再特别加上的单味药：连翘、薏苡仁。

【重要结构符合方剂说明】

中医大脑所设计的这个方剂很明显地就是托里消毒散结构、竹叶石膏汤结构的组合。

我们先来谈谈这两个结构方剂的一些临床应用和方义。

托里消毒散与千金内托散，同为解毒兼强壮的处方。托里消毒散用于化脓性疾患，略带虚状，但体力尚未衰至千金内托散的时期，以消散病毒、补益体力、防止内攻、促进排脓与生长肉芽为目标而使用。其功能是托毒溃脓、补气养血。

本方适用于痈疽气血俱虚，肿不能溃，或溃不能敛。方中当归、白芍、川芎，即四物汤方意，用以补血；人参、白术、茯苓、甘草，即四君子汤，用以补气；金银花清热解毒，主治一切疮疡，脓未成时使之消散，已化脓则将其排除；桔梗、白芷、皂角刺协同金银花加强排脓及消毒的力量；黄芪强壮皮肤肌肉，促进肉芽的新生。

竹叶石膏汤是一个清气分热的方剂，其功能是清热生津、益气和胃。热性病而大热已去，残留余热，热邪内伏而津液枯燥、体力衰弱，热气迫胸而引起上逆，因之胸中烦闷、呼吸促迫、口渴或呕吐者，为本方适用的目标。本方可应用于治疗呼吸系统疾病、糖尿病。

此外，医者根据中医大脑智能加减的建议，加入了连翘、薏苡仁这个药对，这是一个治疗皮肤病及外科的重要药对，其功能是清热排脓、消痈散结，可以用于治疗各种皮肤病，如皮肤痒、疮痈、急性化脓等。

下图是 2021 年 9 月 13 日患处图：

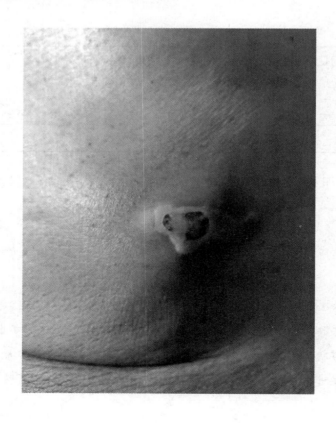

　　本来 Z 女士已经与医院约好，晚上带父亲去引流，结果下午 Z 先生一个喷嚏，伤口自行破溃，排出大量血性脓液。

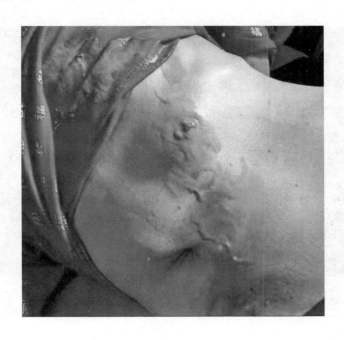

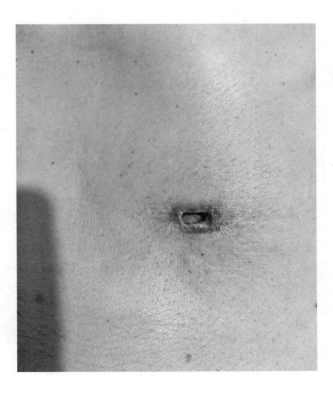

脓血既已排出，我嘱患者再次来诊，这次我以"脓已成而自破"为主症，为患者开出如下处方，帮助患者托脓生肌：

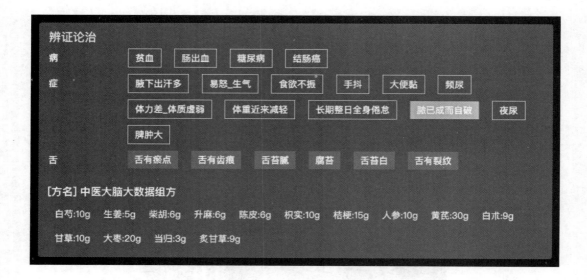

【 本诊方剂整体药对结构分析 】

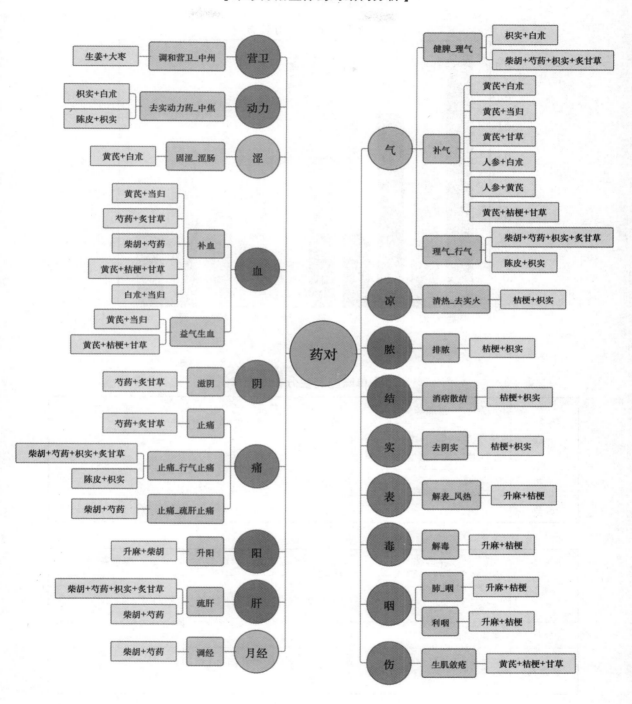

【方剂药性分析】

问止中医大脑方性图

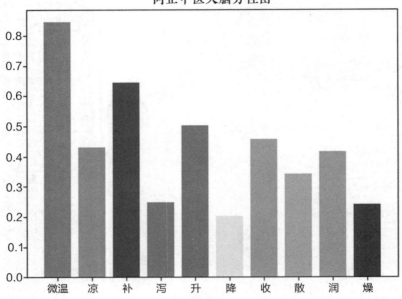

【单味药药性分布图】

	温热药	平药	寒凉药
补药	大枣☂，白术☀，黄芪，当归☂，人参☂，生姜☀	炙甘草☂	白芍☂
平药	陈皮☀	甘草☂	
泻药		桔梗	枳实☀，升麻，柴胡☀

	升性药	平药	降性药
散性药	桔梗，当归☂，升麻，柴胡☀，生姜☀	陈皮☀	枳实☀
平药	黄芪		
收性药	人参☂	白芍☂，甘草☂，白术☀，炙甘草☂	大枣☂

（注：☀：燥性药，☂：湿性药）

【药性之说明】

一旦患者由原来的"脓已成而未破"而成为"脓已成而自破"之后，方剂的走向也有了一些改变，我们会加强补中益气的力量，所以方性由原来的偏凉转偏温。而且我们发现补性较前一诊中的方剂加大不少，降性也改为升性，散性也改为收性。这个方性转变匹配了病程的变化。

【本诊方剂的组成方剂结构分析】

重要结构符合方剂

结构符合方剂	方剂组成	药数
补中益气汤	黄芪、炙甘草、人参、当归、陈皮、升麻、柴胡、白术	8
排脓散及汤	枳实、芍药、甘草、桔梗、大枣、生姜	6
排脓汤	甘草、桔梗、大枣、生姜	4
四逆散	炙甘草、枳实、柴胡、芍药	4

可作为方根的结构符合方剂

结构符合方剂	方剂组成	药数
橘枳姜汤	陈皮、枳实、生姜	3
排脓散	枳实、芍药、桔梗	3
芍药甘草汤	芍药、炙甘草	2
橘皮汤	陈皮、生姜	2
桔梗汤	桔梗、甘草	2
枳术汤	枳实、白术	2
枳实芍药散	枳实、芍药	2

【重要结构符合方剂说明】

中医大脑所设计的这个方剂很明显地就是补中益气汤结构、排脓散及汤结构的组合。

补中益气汤结构在本诊中可对治患者脾气虚之证，如糖尿病、食欲不振、体力差－体质虚弱、体重近来减轻、长期整日全身倦怠、频尿、夜尿等症状。本诊重用黄芪至30g更可加强排脓生肌的效果，如《神农本草经》所述，"黄芪主痈疽，久败疮，排脓止痛"；《珍珠囊》也说："黄芪排脓止痛，活血生血，内托阴疽，为疮家圣药。"

排脓散及汤出自《金匮要略》的合方，由排脓散和排脓汤组合而成，是清热散滞、排脓消痈的方剂，适用于胃痈或肠痈脓成将溃或初溃，而瘀热较甚之证。症见腹满挛急，少腹硬，底有物，重按则痛，或便脓血，口干，舌有紫斑，紫点，苔薄黄，脉滑数。本方原为胃痈、肠痈而设，而今应用更广，凡证属瘀热的痈肿疮疖皆可以本方为基础加减使用。方中枳实味苦性微寒，可理气破滞而除烦热；芍药通血脉凉血而止痛；桔梗开提肺气而排脓；生姜、大枣调和脾胃；甘草调和诸药同时也可治疗喉咙痛。此方在本诊的应用是对治患者脓已成而自破的症状。

患者服药后，Z女士反馈父亲的患处很快便排净脓液，创口也很快愈合了。

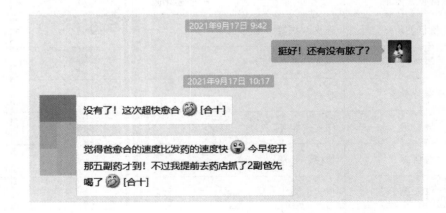

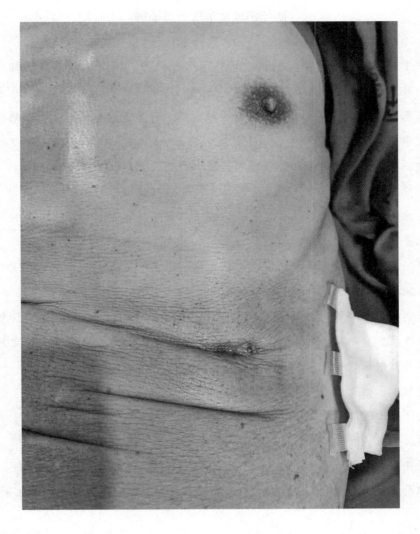

　　Z女士在这里也给广大的病友分享了一些心里话，希望能以自身的经历，给广大病友带来一些帮助。我在这里也祝福Z先生和Z女士，能够早日得偿所愿，摆脱疾病困苦！

两年护理父亲的一点心得

1. 治疗方案

对于结肠癌患者，不要轻易进行手术和放化疗。因为术后感染的概率特别大。如果只是担心出现肠梗阻的话，完全可以用中药解决，没有必要去手术，那样的话患者还要躺在病床上休养很长一段时间。好多患者其实不是死于癌症，而是死于术后感染和术后转移。建议结肠癌患者也不要经常去做 CT，过度辐射会导致细胞电离反而促进癌细胞生长和造成白血病。

2. 情志

有病的人都会焦虑、恐惧、烦躁，很多时候还会自暴自弃！家人长时间陪护患者也会身心疲惫！这时候身边的助缘——大夫真的很重要！

我们很幸运遇到宋大夫！在我爸跟我都打算放弃的那一刹那，她语重心长的一席话又把走近死亡边缘的父亲拉了回来，给了我们父女俩鼓励和希望！

另：我们对病的恐惧和焦虑源于我们的无明，对自己身心的不了解，对医学知识的匮乏！我跟父亲现在每天都在学习中医，听倪海厦老师、林大栋老师的音频。随着对中医认知的提升，我们对治疗也产生了很大的信心！

按照中医六大健康标准来生活后，我们紧绷的心也慢慢放松下来！

我计算出的健康公式：

问止中医 AI 大脑＋良药＋仁医＋患者的善心＝康复！

现在我们在做生活的减法：只有身体的病苦，心不再苦了！父亲每天喝汤药时都会祈愿一切众生身心安乐，远离一切病苦险难！感恩所有助缘我们的善友们！

【本医案之整体分析】

中医在治疗重大疾病的时候，往往会根据患者体质的强弱作为用方取药的依据，而强化患者自身的本有功能来对治病症，这是中医在治疗上的一大特色。中医大脑在面对这位患者看似严重而难解的各种问题上，还是秉持着中医治疗的一些基本原则，一步一步来拆解现有的问题，而在其中我们看到了中医大脑如何——排解患者身体内部化脓的问题。

在一开始，中医大脑先就患者的体质做一个调整，令其气血较为强盛之后，就比较容易做进一步的治疗。我们知道脓的产生是身体的免疫机制和外邪（如细菌、病毒、异蛋白）战斗之后的产物。而身体上的水液分成"水、湿、饮、痰、脓"这五个不同的水液形态阶段，当支持正常生理功能的"水"分布不当，从而形成病理产物"湿"之后，渐渐会浓稠起来而产生"饮"，而饮的进一步发展就会成为"痰"，但到了脓的阶段已经是有大量免疫机制作用后的黏液积聚了。

当脓在体内的时候，由于一时之间量非常大，如果用正常的水液代谢管道来排除，有时会比较困难，好在中医有托里排脓这种治疗方法（又称内托法），这是用补益气血和透脓托毒的药物，扶助正气，托毒外出，以免毒邪扩散和内陷的治疗法则。具体治疗时应根据患者体质强弱和邪毒盛衰状况，分为补托和透托两种方法。补托法用于邪毒方盛，但正气已虚衰，不能托毒外达，疮形平塌，根脚散漫不收，难溃难腐，或溃后脓水稀少、坚肿不消，伴有气虚或阳虚的证候；透托法用于虽正气未衰而毒邪炽盛者，可用透脓的药物，促其早日脓出毒泄，肿消痛减，以免脓毒旁窜深溃，但需注意不宜用之过早，疮疡初起未成脓时不可使用。此外，内托法常与清热法同用，因热盛则肉腐，肉腐则为脓，故透脓的同时要酌加清热凉血解毒的药物，才能加速脓腐的消散。

我们在中医大脑设计的后两个方剂中看到了"脓已成而未破"和"脓已成而自破"这两个不同阶段的用药差别，从方性的改变和方剂结构的组成来看都有很清楚的分别。

这是中医大脑不断累积各种病机治则之后进化学习的结果。正因如此，我们才能看到这一则非常精彩的医案！

·医案 50·

中西医配合治肠癌肝肿瘤，病灶消失

————— 背景：起源于结肠癌 —————

2018 年 2 月，X 阿姨确诊结肠癌，在北京手术治疗。

2020 年 10 月，她又在山东省立医院做了肝、乳腺肿瘤切除术，经病理检查发现，肝脏肿瘤是结肠癌转移导致的，并怀疑肺部磨玻璃状结节也是结肠肿瘤细胞转移，而乳腺肿瘤系原发。

X 阿姨在确诊结肠癌前就患有抑郁症，平时一有事情就焦虑得睡不着。她听说肿瘤是结肠癌转移引起的，更焦虑了，担心这个癌细胞越治越多，怎么都治不好。医院建议化疗＋服用靶向药，她又担心身体吃不消，不知道该怎么办。

2020 年 11 月，她开始就诊于问止中医，希望中医能有帮助。

————— 第一阶段：调体质，为化疗＋靶向药治疗做准备 —————

第二次手术后，X 阿姨在早上 8:00 ～ 9:00 感到腹痛，出虚汗，还有症状如下：

1. 便秘多年，经常好几天都没有便意，服用乳果糖能解出羊屎便。

2. 容易焦躁、紧张，吃了安眠药还是入睡困难（一小时以上才睡着），经常情绪低落，又易怒。

3. 肠胃弱，食欲一般，吃山楂吐酸水。

4. 身冷乏力，扭头就头晕，眼睛容易疲劳干涩。

5. 耳鸣、耳背，晨起口臭、口苦。

6. 舌红，胖大，苔薄黄。

由症状可见，X阿姨为典型的上热下寒之证，应以调理体质为先，我将她的症状输入中医大脑，中医大脑开方如下：

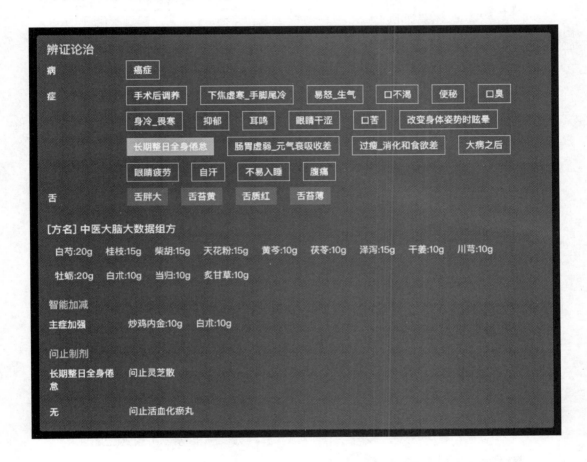

【本诊方剂整体药对结构分析】

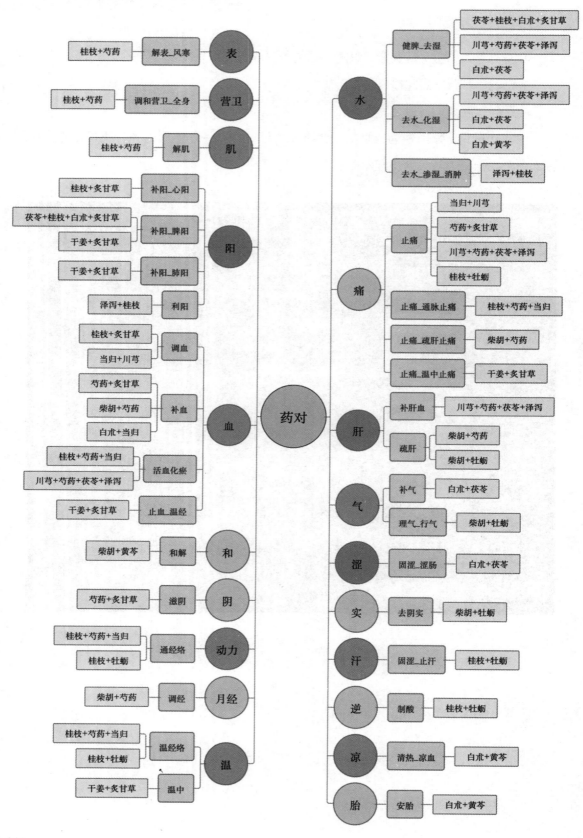

【方剂药性分析】

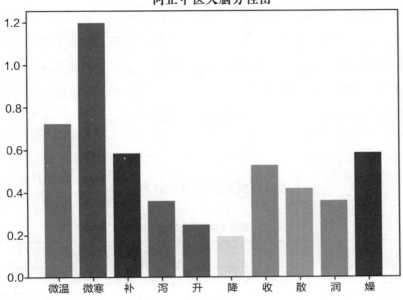

问止中医大脑方性图

【单味药药性分布图】

	温热药	平药	寒凉药
补药	干姜☀，川芎☂，白术☀，桂枝☀，当归☂	炙甘草☂	白芍☂，牡蛎☀
平药		炒鸡内金	
泻药		茯苓☀	泽泻☀，黄芩☀，柴胡☂，天花粉☂

	升性药	平药	降性药
散性药	干姜☀，川芎☂，柴胡☀，当归☂	桂枝☀	泽泻☀
平药		炒鸡内金	
收性药		白芍☂，白术☀，牡蛎☀，天花粉☂，炙甘草☂	茯苓☀，黄芩☀

（注：☀：燥性药，☂：湿性药）

【药性之说明】

中医大脑在本诊设计的方剂中，因为患者有易怒－生气、口苦、口臭、便秘、舌质红、舌苔黄等表现，所以整个方剂是偏寒凉的。但我们不能说患者就是一个热性体质的人，因为她还有身冷－畏寒、下焦虚寒－手脚尾冷、口不渴、舌胖大等表现。所以可以得知她是上热下寒的体质。此外，因为患者有自汗、不易入睡、腹痛、改变身体姿势时眩晕等症状，因此方剂的收性也特别强。

【本诊方剂的组成方剂结构分析】

重要结构符合方剂

结构符合方剂	方剂组成	药数
柴胡桂枝干姜汤	柴胡、桂枝、干姜、天花粉、黄芩、牡蛎、炙甘草	7
当归芍药散	当归、川芎、芍药、茯苓、白术、泽泻	6
当归散	当归、黄芩、芍药、川芎、白术	5
苓桂术甘汤	茯苓、桂枝、白术、炙甘草	4
甘草干姜茯苓白术汤	炙甘草、白术、干姜、茯苓	4

可作为方根的结构符合方剂

结构符合方剂	方剂组成	药数
芍药甘草汤	芍药、炙甘草	2
甘草干姜汤	炙甘草、干姜	2
泽泻汤	泽泻、白术	2
桂枝甘草汤	桂枝、炙甘草	2
栝蒌牡蛎散	天花粉、牡蛎	2
佛手散	川芎、当归	2
二仙汤	黄芩、芍药	2

另外再特别加上的单味药：炒鸡内金。

【重要结构符合方剂说明】

我们先列出重要结构符合方剂的组成如下，从这里不难看出中医大脑在这一诊中开出的方剂是柴胡桂枝干姜汤结构和当归芍药散结构的合方。

柴胡桂枝干姜汤	柴胡	桂枝	干姜	天花粉	黄芩	牡蛎	炙甘草						
当归芍药散								当归	川芎	芍药	茯苓	白术	泽泻
当归散					黄芩			当归	川芎	芍药		白术	
苓桂术甘汤		桂枝					炙甘草				茯苓	白术	
甘草干姜茯苓白术汤			干姜				炙甘草				茯苓	白术	

柴胡桂枝干姜汤是治内外的阳气虚，邪气残留不尽，引起津液不足，兼有气上冲者的方剂。本方是柴胡剂（有柴胡和黄芩）并加进了桂枝、干姜、牡蛎、炙甘草等许多治疗虚证的药物，因此，与柴胡桂枝汤相比，本方可以说是一个用于治疗虚证表现更甚的方剂。由于方中的天花粉（瓜蒌根）有滋润、止渴、镇咳的功效，所以可用于口干、干咳和盗汗等病症。

当归芍药散是一个活血祛瘀祛湿剂，在《金匮要略》中用于治疗妊娠中的腹痛及妇人的各种腹痛，但不一定只有女性可用。本方腹证为脐旁有拘挛，若加以压迫则会波及于腰、背；或腹壁全面柔软，多在心下部有拍水音。腹痛起于下腹的深处，温之按之则会减轻，然而没有腹痛亦可以适用本方。本方常用于虚证体质者而有贫血、腹痛、全身倦怠疲劳感、足冷感、月经不顺、头重、眩晕、耳鸣、肩凝、腰痛、心悸亢进等病症。

中医大脑智能加减中的鸡内金和白术相合，可补消兼施、健脾开胃，可对治患者脾胃虚弱、食欲较差等问题。

二诊时，阿姨在先生和弟弟的陪同下，从山东来深圳面诊，此时她的身体情况如下：

1. 扭头时头晕，术后咽喉异物感并反射顶胀到右耳。

2. 早上 8:00 ～ 9:00 腹痛症状消失，耳鸣减轻，胃口改善，饭量增加，能吃一些肉了。

3. 有便意，大便 1 ～ 2 次 / 天。

我继续守方为阿姨诊治。

2020 年 11 月份，X 阿姨共看诊三次，随后开始服用靶向药，并在当地医院化疗。我于 12 月份回访时得知阿姨第一次化疗后感觉身体还可以，直接去三亚旅游了。

2020年12月10日 晚上22:15

韦大夫好，我在三亚旅游，刚才手机在充电没看到，谢谢关心。现在很晚了，您休息吧，明天发给您。谢谢！

2020年12月11日 晚上22:00

韦大夫好，我化疗第一个疗程9号刚结束，

1, 我的白细胞在正常值。（很高兴）。

2 吃饭没呕吐。

3 头发还没看出掉。

4 刚化疗头两天吃中药吃西药，实在吃不下饭了，中药临时停了几天，饭量慢慢多点了又吃中药了。

5 你让我一天吃三次，在家是这样吃的，出来旅游不方便我改吃早晚两次了。

6 家人考虑南方温度高让我出来玩玩对身体好，能活动开，我现在一天走10000步没问题。

7.大便问题我还喝着乳果糖每天早上喝10ml，每天解大便几次，每次不多。

8 睡觉困难，晚上2点醒了好久再睡着，眼里干涩好多了，

9 早上嘴里还干，比以前也差点了。

10 吃饭还是少，食欲不好。

11.右耳朵老有响但不是耳鸣，也耳聋。

12 我在吃黛力新，治疗抑郁的一天一粒，

13 有时还是发脾气，生气。自己也尽量控制。

谢谢韦大夫

晚安

第二阶段：对治化疗后毒副作用

2021 年 1 月 30 日，还有不到半个月就过春节，可是 X 阿姨联系我，想知道她是否能来深圳面诊。

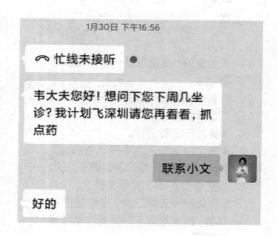

2021 年 2 月 1 日，阿姨在儿子的陪同下来到深圳面诊。我了解到阿姨第 4 次化疗后严重腹泻，电解质紊乱，食欲极差，基本上不能进食。

阿姨在输液后，情况稍微改善，但身体还是很虚弱，大便次数还是多，每次量少。她很害怕，心里想着让我把把脉。

阿姨的脉象是虚脉、缓脉，确实不太好。她极度疲劳，走路时腿上无力，也不想说话，一坐下，就想找个能趴的地方趴着。阿姨还有身冷、手麻、偶尔头晕、不易入睡、早醒的症状。

阿姨最害怕的是身上皮肤出现的大量暗色斑块和脸上出现的很多红疙瘩，这让她很自卑，害怕出门。

我看到她如此羸弱，很是担心。我用中医大脑开出了寒热并清的处方，只开 5 剂，如下：

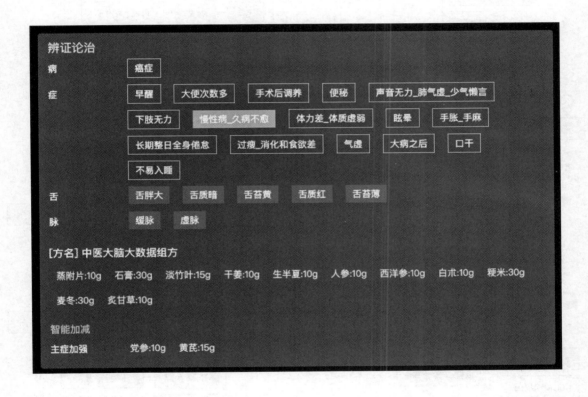

辨证论治

病　　癌症

症　　早醒　大便次数多　手术后调养　便秘　声音无力_肺气虚_少气懒言

　　　　下肢无力　慢性病_久病不愈　体力差_体质虚弱　眩晕　手胀_手麻

　　　　长期整日全身倦怠　过瘦_消化和食欲差　气虚　大病之后　口干

　　　　不易入睡

舌　　舌胖大　舌质暗　舌苔黄　舌质红　舌苔薄

脉　　缓脉　虚脉

[方名] 中医大脑大数据组方

蒸附片:10g　石膏:30g　淡竹叶:15g　干姜:10g　生半夏:10g　人参:10g　西洋参:10g　白朮:10g　粳米:30g

麦冬:30g　炙甘草:10g

智能加减

主症加强　　党参:10g　黄芪:15g

【本诊方剂整体药对结构分析】

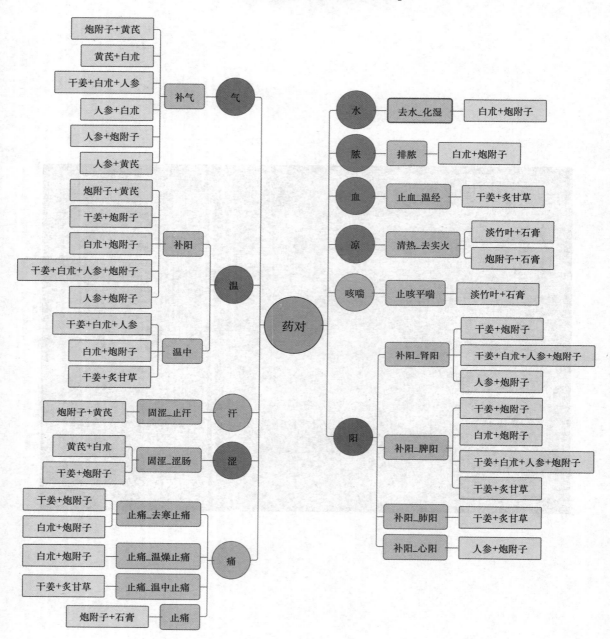

【方剂药性分析】

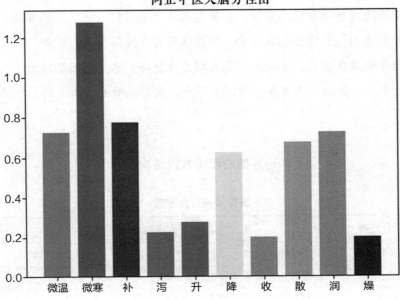

问止中医大脑方性图

【单味药药性分布图】

	温热药	平药	寒凉药
补药	干姜 ☀，生半夏 ☀，人参 ☂，白术 ☀，蒸附片 ☀，黄芪	粳米 ☂，炙甘草，党参 ☂	西洋参 ☂，麦冬 ☂
平药			
泻药			石膏 ☂，淡竹叶 ☂

	升性药	平药	降性药
散性药	干姜 ☀		生半夏 ☀，粳米 ☂，石膏 ☂，淡竹叶 ☂，麦冬 ☂
平药	黄芪		西洋参 ☂
收性药	人参 ☂，蒸附片 ☀，党参 ☂	白术 ☀，炙甘草 ☂	

（注：☀：燥性药，☂：湿性药）

【药性之说明】

医者希望能够做到寒热并治，主要是因为患者目前的症状寒热错杂，因此我们可以看到方剂中有附子也有石膏，但整体而言方性偏寒凉。此外，我们也可以看到因为患者身体虚弱，于是方剂呈现的补性较强。本方在药物动力学来说散性和降性比较大；而由于患者身体的阴液不足，我们也看到了本方的润性较大。

【本诊方剂的组成方剂结构分析】

重要结构符合方剂

结构符合方剂	方剂组成	药数
竹叶石膏汤	淡竹叶、石膏、半夏、麦门冬、人参、炙甘草、粳米	7
附子理中汤	炮附子、干姜、白术、炙甘草、人参	5
理中汤	人参、干姜、炙甘草、白术	4
四逆加人参汤	炙甘草、炮附子、干姜、人参	4

可作为方根的结构符合方剂

结构符合方剂	方剂组成	药数
四逆汤	炙甘草、炮附子、干姜	3
甘草干姜汤	炙甘草、干姜	2
半夏干姜散	半夏、干姜	2
干姜附子汤	干姜、炮附子	2

【重要结构符合方剂说明】

中医大脑在这一诊开出的方剂，显而易见是竹叶石膏汤结构和附子理中汤结构的组合。

竹叶石膏汤所治一般是由少阳病移转于阳明病，且大热已去而残留余热、热邪内伏而津液枯燥者，适用于阳证且为虚证者。其组成可说是麦门冬汤去大枣加竹叶、石膏所构成，故可祛除余热、滋润脏腑、消除疲劳，并治咳嗽、上逆、烦闷、呕吐、口渴等症。

> 附子理中汤是人参汤（理中汤）再加上附子所组成的方剂，是在人参汤治疗胃肠机能衰弱的基础上，再针对手足厥冷、恶寒、脉微弱者设计的。

幸运的是，X 阿姨挺过来了。阿姨服药后没有腹泻，大便 2 天 / 次；也感觉身体慢慢有劲了，走路时腿没那么酸累了；吃饭还行；睡眠也挺好，有时不用吃安定也能很快入睡，也不会早醒了；头晕减轻，手暖和一些了。

抑郁症患者情绪不稳定，药后只要有点风吹草动，她们立刻就想知道答案或得到解决方案。X 阿姨也一样，这两年临床实践下来，我也磨炼出了一颗坚毅的心，该怎么治就怎么治，阵脚不能乱。

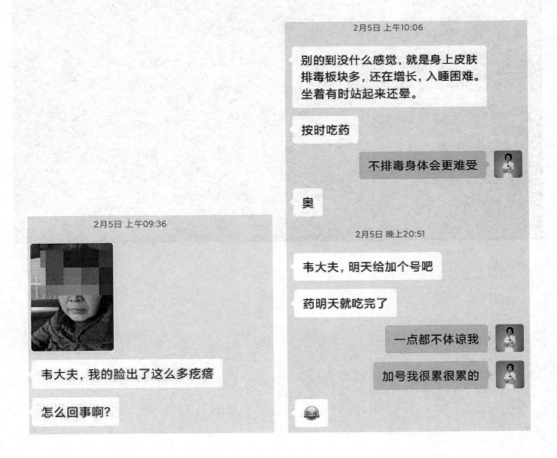

2月6日阿姨来诊时，我针对阿姨水肿的问题开方，帮助阿姨更好地排出化疗残留毒物，改善身上瘀斑和脸上越来越多的红疹。我用中医大脑开方15剂，处方如下：

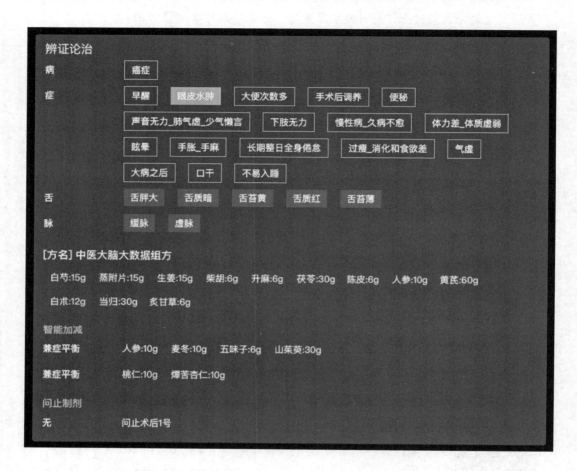

辨证论治

病 癌症

症 早醒　眼皮水肿　大便次数多　手术后调养　便秘
声音无力_肺气虚_少气懒言　下肢无力　慢性病_久病不愈　体力差_体质虚弱
眩晕　手胀_手麻　长期整日全身倦怠　过瘦_消化和食欲差　气虚
大病之后　口干　不易入睡

舌 舌胖大　舌质暗　舌苔黄　舌质红　舌苔薄

脉 缓脉　虚脉

[方名]中医大脑大数据组方

白芍:15g　蒸附片:15g　生姜:15g　柴胡:6g　升麻:6g　茯苓:30g　陈皮:6g　人参:10g　黄芪:60g

白术:12g　当归:30g　炙甘草:6g

智能加减

兼症平衡 人参:10g　麦冬:10g　五味子:6g　山茱萸:30g

兼症平衡 桃仁:10g　燀苦杏仁:10g

问止制剂

无 问止术后1号

【本诊方剂整体药对结构分析】

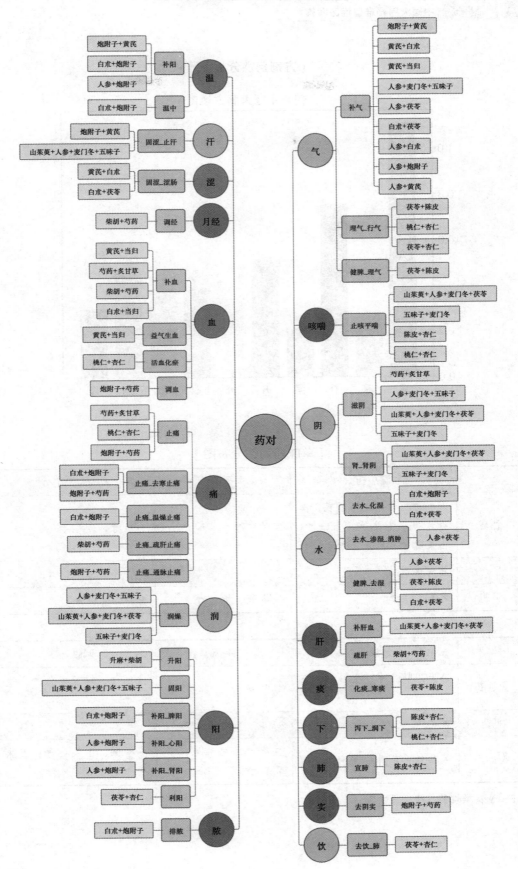

【方剂药性分析】

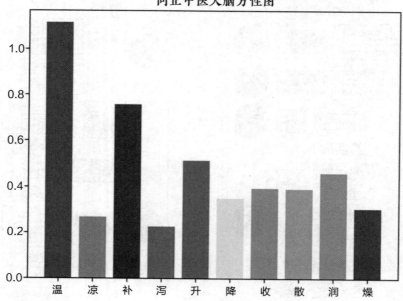

问止中医大脑方性图

【单味药药性分布图】

	温热药	平药	寒凉药
补药	人参☀，白术☀，黄芪，蒸附片☀，生姜☀，当归☀，山茱萸☀，五味子☀	炙甘草☀	白芍☀，麦冬☀
平药	陈皮☀		
泻药	燀苦杏仁☀	茯苓☀，桃仁☀	升麻，柴胡☀

	升性药	平药	降性药
散性药	升麻，柴胡☀，生姜☀，当归☀	陈皮☀	桃仁☀，燀苦杏仁☀，麦冬☀
平药	黄芪		
收性药	人参☀，蒸附片☀	白芍☀，白术☀，炙甘草☀	茯苓☀，山茱萸☀，五味子☀

（注：☀：燥性药，☂：湿性药）

【药性之说明】

在这一诊里，医者进一步地想要针对患者被西医治疗之后的状况做调整，中医大脑所设计出来的方剂不同于前面两诊略偏凉的趋势，这一次的方剂偏于温补，主要是针对患者身体阳气不足的情况做补养，也借着阳气的强化来帮助排除化疗中的药毒，所以整体药性是偏于温补的。

【本诊方剂的组成方剂结构分析】

重要结构符合方剂

结构符合方剂	方剂组成	药数
补中益气汤	黄芪、炙甘草、人参、当归、陈皮、升麻、柴胡、白术	8
附子汤	附子、茯苓、人参、白术、芍药	5
真武汤	茯苓、芍药、白术、生姜、附子	5

可作为方根的结构符合方剂

结构符合方剂	方剂组成	药数
茯苓杏仁甘草汤	茯苓、杏仁、炙甘草	3
芍药甘草附子汤	芍药、炙甘草、附子	3
生脉饮	人参、麦门冬、五味子	3
芍药甘草汤	芍药、炙甘草	2
橘皮汤	陈皮、生姜	2

另外再特别加上的单味药：桃仁、山茱萸。

【重要结构符合方剂说明】

在这一诊中，中医大脑所设计的方剂显而易见的是补中益气汤结构和真武汤的结合。

补中益气汤和真武汤都具有利水的功效，合在一起对于水肿的效果就会特别好，因此可对治患者眼皮水肿的问题并治疗患者目前气阳两虚之证。值得一提的是，补中益气汤还可以治疗气虚型的便秘，在不用搭配大黄剂的情形下也能让患者顺利排便，这是中医大脑组方的厉害之处！

从本诊开始中医大脑使用偏温补的方剂，可以补充患者的能量，帮助患者恢复身体机能。临床所见也证实了这一点。

此外在中医大脑智能加减的部分，医者加入生脉饮的结构可以处理患者口干、舌红等阴虚的现象；桃仁和杏仁的搭配可以活血化瘀兼润肠通便，用于改善患者身上瘀斑的问题。

过完年，阿姨来复诊。看诊前，她就迫不及待地告诉我脸上疙瘩没有了。

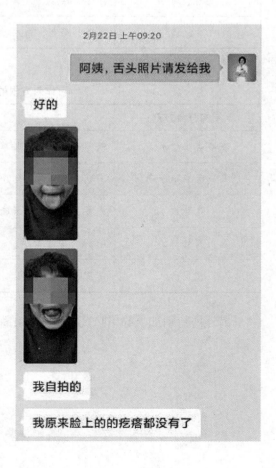

阿姨现在的身体情况如下：

1. 脸上的疙瘩都没有了，看到吃的不会恶心了，胃口不错，能吃一点零食。

2. 头晕明显减轻，嘴唇不发暗了，腿没那么沉了，身上也有力气了。

3. 家里人都说她变年轻了，她自己也自信起来了。

就这样，我一直守方给阿姨治疗 2 个月。阿姨胃口变得很好，人也长胖了，整个人看起来和生病前没有太大区别，容易受惊、心慌等抑郁问题也有改善。

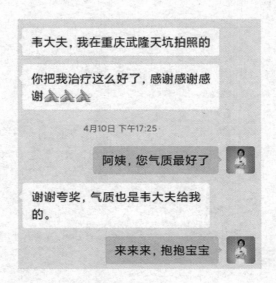

第三阶段：改善听力，病灶残留消失

2021 年 4 月 10 日，阿姨预约了第九诊。

阿姨自觉右耳朵听力下降严重，对正常说话的音量听着也费劲，我调方以改善听力为主，中医大脑开方如下：

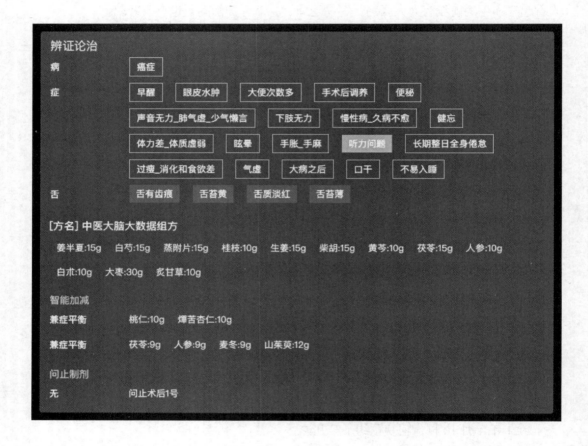

辨证论治

病　　癌症

症　　早醒　　眼皮水肿　　大便次数多　　手术后调养　　便秘

声音无力_肺气虚_少气懒言　　下肢无力　　慢性病_久病不愈　　健忘

体力差_体质虚弱　　眩晕　　手胀_手麻　　听力问题　　长期整日全身倦怠

过瘦_消化和食欲差　　气虚　　大病之后　　口干　　不易入睡

舌　　舌有齿痕　　舌苔黄　　舌质淡红　　舌苔薄

[方名] 中医大脑大数据组方

姜半夏:15g　　白芍:15g　　蒸附片:15g　　桂枝:10g　　生姜:15g　　柴胡:15g　　黄芩:10g　　茯苓:15g　　人参:10g

白术:10g　　大枣:30g　　炙甘草:10g

智能加减

兼症平衡　　　桃仁:10g　　燀苦杏仁:10g

兼症平衡　　　茯苓:9g　　人参:9g　　麦冬:9g　　山茱萸:12g

问止制剂

无　　　　　问止术后1号

【本诊方剂整体药对结构分析】

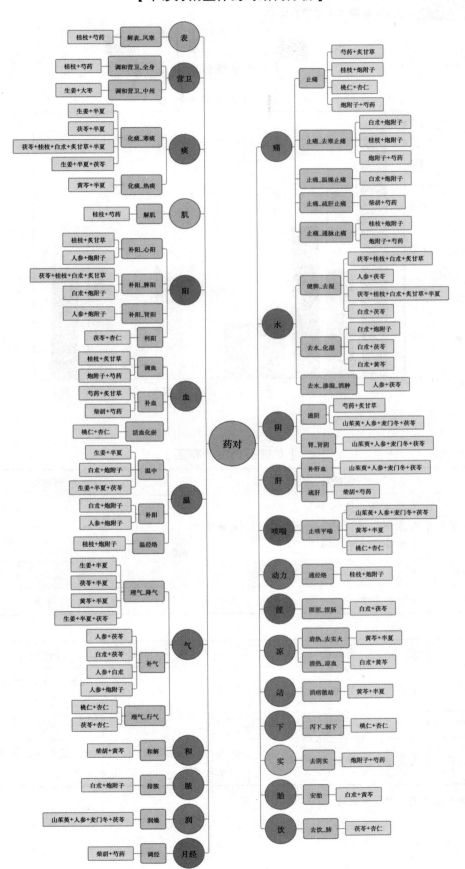

【方剂药性分析】

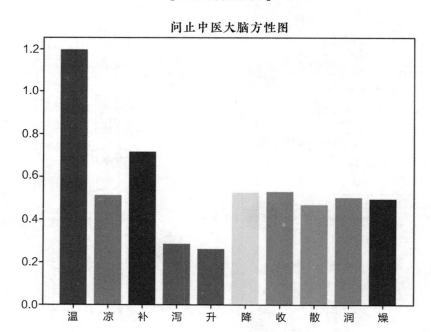

问止中医大脑方性图

【单味药药性分布图】

	温热药	平药	寒凉药
补药	姜半夏☀，大枣☂，人参☂，白术☀，蒸附片☀，桂枝☀，生姜☀，山茱萸☂	炙甘草☂	白芍☂，麦冬☂
平药			
泻药	焯苦杏仁☂	茯苓☀，桃仁☂	黄芩☀，柴胡☀

	升性药	平药	降性药
散性药	柴胡☀，生姜☀	桂枝☀	姜半夏☀，桃仁☂，焯苦杏仁☂，麦冬☂
平药			
收性药	人参☂，蒸附片☀	白芍☂，白术☀，炙甘草☂	大枣☂，茯苓☀，黄芩☀，山茱萸☂

（注：☀：燥性药，☂：湿性药）

【药性之说明】

　　本诊虽然说是以改善听力为主症的诉求，但还是延续了前一诊偏温补的方性，中医大脑持续做补阳动作的趋势不变。

【本诊方剂的组成方剂结构分析】

重要结构符合方剂

结构符合方剂	方剂组成	药数
柴胡桂枝汤	柴胡、半夏、桂枝、黄芩、人参、芍药、生姜、大枣、炙甘草	9
小柴胡汤	柴胡、黄芩、人参、炙甘草、半夏、生姜、大枣	7
黄芩加半夏生姜汤	黄芩、芍药、炙甘草、大枣、半夏、生姜	6
桂枝去桂加茯苓白术汤	芍药、炙甘草、生姜、大枣、茯苓、白术	6
桂枝加附子汤	桂枝、芍药、大枣、生姜、炙甘草、附子	6
桂枝人参新加汤	桂枝、大枣、人参、芍药、生姜、炙甘草	6
四君子汤	人参、白术、茯苓、炙甘草、生姜、大枣	6
附子汤	附子、茯苓、人参、白术、芍药	5
真武汤	茯苓、芍药、白术、生姜、附子	5
白术附子汤	白术、炙甘草、附子、生姜、大枣	5
桂枝附子汤	桂枝、附子、生姜、炙甘草、大枣	5
桂枝汤	桂枝、芍药、炙甘草、生姜、大枣	5
桂枝去芍药加附子汤	桂枝、附子、炙甘草、生姜、大枣	5
桂枝加芍药汤	桂枝、芍药、炙甘草、大枣、生姜	5
桂枝加桂汤	桂枝、芍药、生姜、炙甘草、大枣	5
黄芩汤	黄芩、芍药、炙甘草、大枣	4
茯苓甘草汤	茯苓、桂枝、生姜、炙甘草	4
茯苓桂枝甘草大枣汤	茯苓、桂枝、炙甘草、大枣	4
苓桂术甘汤	茯苓、桂枝、白术、炙甘草	4
桂枝去芍药汤	桂枝、大枣、生姜、炙甘草	4

可作为方根的结构符合方剂

结构符合方剂	方剂组成	药数
茯苓杏仁甘草汤	茯苓、杏仁、炙甘草	3
芍药甘草附子汤	芍药、炙甘草、附子	3
小半夏加茯苓汤	半夏、生姜、茯苓	3
半夏散及汤	半夏、桂枝、炙甘草	3
芍药甘草汤	芍药、炙甘草	2
桂枝甘草汤	桂枝、炙甘草	2
小半夏汤	半夏、生姜	2
二仙汤	黄芩、芍药	2

另外再特别加上的单味药：桃仁、麦门冬、山茱萸。

【重要结构符合方剂说明】

我们从上面重要结构符合方剂的整理中来看，有很多方剂结构都出现在中医大脑这一诊设计的方剂中，从这里面可以清楚地看出柴胡桂枝汤结构和真武汤结构是其主体。

柴胡桂枝汤和真武汤的合方可视为小柴胡汤、苓桂术甘汤、真武汤的合方结构，小柴胡汤和苓桂术甘汤的合方常用于治疗眼睛和耳朵相关的病症，而加了真武汤之后，除了可调整阳虚体质也可经由改善肾气之后治疗耳鸣和听力等相关问题。

值得补充说明的是，柴胡桂枝汤和真武汤都能对治眩晕，因此合方之后对于久病兼有阳虚体质的眩晕问题可以更快改善。

此外在中医大脑智能加减的部分，桃仁和杏仁的搭配可以活血化瘀兼润肠通便；麦门冬用来养阴润肺、益胃生津；山茱萸的作用是补益肝肾。

---

10 剂汤药服完后，阿姨再次来诊表示听力有进步，正常说话能听见了。

我继续守方治疗，用中医大脑开方 15 剂，并开出了后续的丸剂疗程，给予巩固疗效：

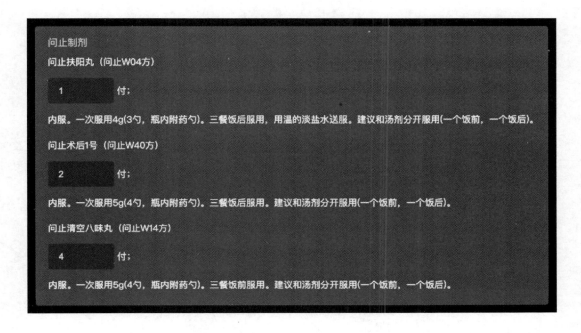

之后，阿姨坚持服用丸剂，定期去医院复查，不时带给我一些好消息。虽然她有时还会焦虑，但不会像个小孩子一样需要他人一直安慰了。

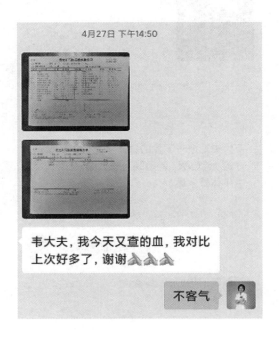

6月9日 下午17:49

韦大夫，我的头发什么时间能张出来？

6月9日 晚上22:37

好好吃饭，半年能长出来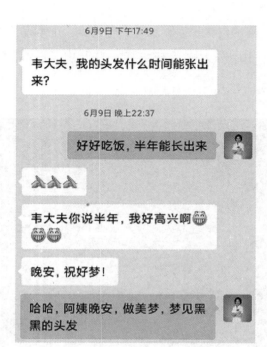

🙏🙏🙏

韦大夫你说半年，我好高兴啊😁😁😁

晚安，祝好梦！

哈哈，阿姨晚安，做美梦，梦见黑黑的头发

7月7日 上午09:15

韦大夫，向你汇报一下我昨晚上活动量😁

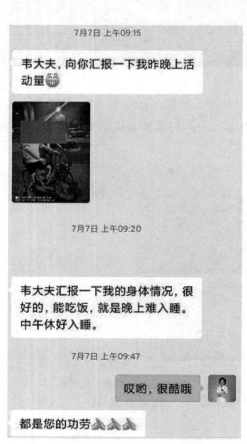

7月7日 上午09:20

韦大夫汇报一下我的身体情况，很好的，能吃饭，就是晚上难入睡。中午休好入睡。

7月7日 上午09:47

哎哟，很酷哦

都是您的功劳 🙏🙏🙏

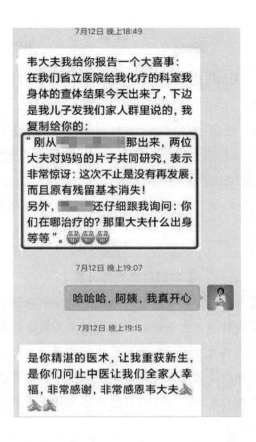

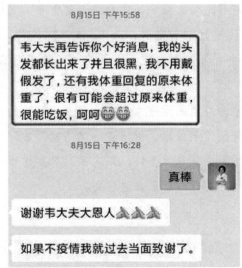

看到阿姨持续好转，我感到特别开心。

阿姨表示如果不是疫情，就想要当面致谢，但相对于致谢，我更希望看到患者的
病情逐渐好转，恢复健康。

中西医配合治癌，大有可为

癌症的分类很繁杂，可是有些癌的恶性程度不高，病情发展也很慢，西方国家称为"幸福癌"。这类癌症虽然也会转移或复发，但只要患者积极配合中西医治疗，就有可能看到奇迹。我想，X 阿姨就是这样的奇迹。

癌症治疗的路上，我们依然有很长的路要走，正所谓"路漫漫其修远兮，吾将上下而求索"。

【本医案之整体分析】

在癌症的治疗上，有一个非常重要的课题就是控制癌细胞的转移，现代医学用化疗来阻止癌细胞的转移，但是癌细胞真的会束手就擒让化疗消灭吗？

虽然现代医学也有各种对于癌细胞转移机制的理论，但其实我们用简单的常识来想：既然体内有细胞会因为环境不好、供氧不足、营养失衡而开始突变成为癌细胞，那么如果患者的整体体质或者说他的体内环境没有改变的话，患者体内一样会有癌细胞不断出现。

所以除了要祛除病邪之外，按中医的看法，更重要的是强化身体的元气。唯有把患者的阴阳虚实调整到中正平和、六大标准完全健康，才有可能阻止癌细胞的不断增长，患者才有可能和癌症长期共存，也有可能彻底消灭癌症而重获新生。

如果依照现代医学的思维来治疗本案中的患者，可能的结果是顾此失彼——有可能放化疗一时间抑制了癌细胞，但患者的体质也因放化疗而进一步衰弱，最后结果恐怕不佳。中医由改善身体整体机制入手，只要患者的胃气尚在，中医治疗成功或患者和癌症和平共存的概率普遍较高。
